면역혈청학

최승구 · 강태숙 · 김선희 · 김유현 · 김충환
박창은 · 서 설 · 신영순 · 양병선 · 엄용빈
육근돌 · 이영종 · 이재상 · 정무상 · 정병균
정우복 · 조혜현 · 최원창 · 홍승복 · 황석연

청구문화사

머리말

영국의 에드워드 제너가 면역의 개념을 처음으로 응용한 이래 수많은 학자들의 노력에 의하여 면역학은 급진적인 발전을 이룩하였으며 나아가서 인류의 복지에도 크게 기여하게 되었다.

혈청학은 현대 의학의 발전과 함께 빠르게 발전하는 학문이며 질병의 정확한 진단과 치료 지침에 객관적인 정보를 제공하는 중요한 분야를 차지하고 있다.

최근에는 면역학에 기초를 두고 있는 혈청학적 검사방법인 단클론항체의 생산방법이 개발되어 고도로 특이적인 혈청학적 검사방법이 출현하고, 유핵 세포분리기와 같은 자동분석기기의 개발로 진단검사가 빠르고 정확하게 처리되고 있다.

이와 같이 새로운 검사방법이 새롭게 개발됨으로써 더욱더 혈청학적 검사범위가 확대되어 가고 있는 실정이며 확대된 업무에 대응하기 위해서는 면역학의 새로운 지식과 새로 개발된 혈청학적 검사방법을 습득 하는 것이 중요하게 되었다.

본서의 특징은 면역학의 전체적인 개념을 이해하는데 필요한 내용과 혈청학으로서 임상병리검사에 꼭 필요하다고 생각되는 중요한 검사방법들의 원리, 검사방법, 검사결과 및 해석을 이해할 수 있도록 상세하게 소개하려고 노력하였다.

오랜 시간에 걸쳐 원고를 준비하였고 여러 차례에 걸쳐 교정을 하였으나 아직도 부족한 점이 많음을 절감하며 미처 발견하지 못한 오류도 상당히 많을 것으로 생각된다. 이러한 것들은 지속적으로 여러분들의 도움을 받아 수정・보완할 것을 다짐드리며 각별하신 성원과 지도편달을 기대해본다.

끝으로 본서가 출판되기까지 많은 지도편달과 도움을 아끼지 않으신 여러 선배제현들께 감사를 드리며 출판을 맡아 수고하신 청구문화사 이상태 사장님과 편집부 여러분께 깊은 감사를 드린다.

이 책이 임상병리분야를 공부하는 학생들이나 이 분야에 종사하는 분들에게 조금이나마 도움이 된다면 저자로서 커다란 기쁨과 보람이 될 것이다.

2009년 5월
저자 씀

목 차

Chapter 1

면역학 개념 및 이해

학습목표

· 면역에 대한 개념을 이해한다.
· 질병과 관련된 인자에 대하여 설명한다.
· 면역시스템의 기능을 설명한다.
· 일차방어선, 자연면역, 획득면역을 이해한다.
· 신체방어 및 질병에 대한 저항의 기전을 설명한다.

1 면역학 개념 및 이해

면역학이란 nonself(**비자기, 외부물질**)을 인식하여 제거하는 분자, 세포, 기관 및 계통에 대한 연구, 인체 조직이 어떻게 반응하고 상호작용 하는가에 대한 연구, 면역 상호작용의 결과가 이로운가 해로운가에 대한 연구 그리고 인체의 면역 계통을 질병에 대항하여 방어하고 치료하기에 유익하도록 조절하는 기전 등을 연구하는 학문이다.

면역계통은 거대하고 복잡한 일련의 요소들로 구성되어 있으며 그 특징으로는 특이성, 기억, 이동성, 복제능 및 협조성 등이 있다. 그 중 특이성과 기억은 림프구에 의한 특징이다. 면역계통의 다양한 특이 및 비특이 요소들이 이동성을 보여주며 T림프구, B림프구, 면역글로불린, 보체 및 조혈세포 등이 작용한다. 일예로 국소적으로 감작되면, 즉 벌레에 물리면 전신적으로도 감작을 일으킬 수 있다. 뿐만 아니라 면역계통의 특이 및 비특이세포들은 복제할 수 있다. 협조성은 면역계통이 최적 기능을 발휘해야 할 때 요구되는 특징이다. 협조성에 의한 상호작용에는 특이세포, 세포산물 및 비 림프구성 요소 등이 포함된다.

면역계통은 자기(self)를 비자기(nonself)로부터 구별하고 비자기에 대항하여 인체를 방어하도록 기능을 발휘한다(그림 1-1). **이러한 계통은 모든 살아있는 생물체에게 생존을 위해서 필수적이다.** 자기와 비자기 간의 구별은 정교하고 특이성이 있는 림프구와 같은 인식계통에 의해서 이루어진다. 면역계통은 또한 특이적 기능을 증폭시켜 주는 비특이 효과세포 기구를 갖고 있으며 단핵 탐식세포, 다형 핵 백혈구 및 보체와 같은 용해인자 등이 작용한다.

외부물질은 생명에 위협적인 병원성 미생물부터 생명을 구하기 위한 이식장기까지 그 구성이 다양하다. 유익한 면역작용의 결과에는 전염성 질병에 대한 선천성 면역, 회복, 후천성 면역 등이 있다. 면역계통에 결핍이나 이상이 발생하면 여러 가지 질병을 야기할 수 있다. 해로운 면역 작용의 결과에는 알러지, 이식거부작용, 자가면역질환 등이 있다.

1. 신체방어 : 질병에 대한 저항

인체의 면역계통은 병원균이 침투하는 것을 특이 및 비특이 기전을 통하여 방어한다(그림 1-2).

1) 일차방어선

감염의 일차방어선은 피부와 점막 표면에서 이루어진다. 피부와 점막 표면은 이물질이 숙주와 처음 접촉하는 장소이기 때문에 다양한 미생물에 대하여 물리적 장벽을 형성한다. 피부 상층부의 케라틴(keratin)과 손상된 피부를 재생시켜주는 상피세포의 재활능력은 피부와 점막의 방어기능을 도와준다.

분비물 또한 미생물 침입에 대한 일차방어선에서 중요한 요소이다. 코와 비인강의 점막에 존재하는 점액은 미생물을 포획하여 기침이나 재채기를 통하여 체외로 배출하게 한다. 피부의 피지선에서 생산되는 피지와 땀에 함유된 젖산은 미생물 생장 저지작용을 갖고 있다. 또한 귀지는 전염성 질병으로부터 귀의 이도를 보호하는 역할을 한다. 액상이나 고상의 노폐물(예로 소변 및 대변)을 제거하는 과정 중에 생산된 분비물도 인체로부터 병원균을 물리적으로 제거하는데 대단히 중요한 역할을 한다. 질의 산성뿐만 아니라 위액과 창자의 산성과 알칼리성은 여러 가지 질병의 원인이 되는 미생물을

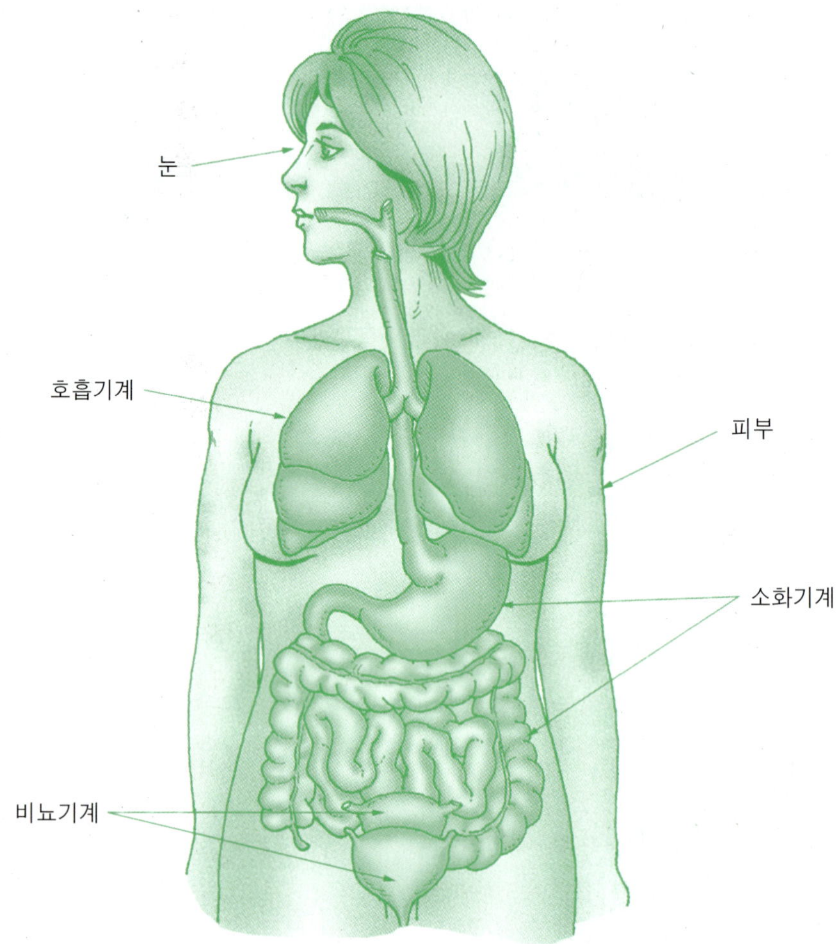

그림 1-1. 인체의 침입 미생물에 대한 자연면역(일차방어)

체액, 특화된 세포 및 정상상재균(normal flora) 등이 호흡기, 소화기, 비뇨기 및 외피 등을 미생물 감염으로부터 자연적으로 방어한다.

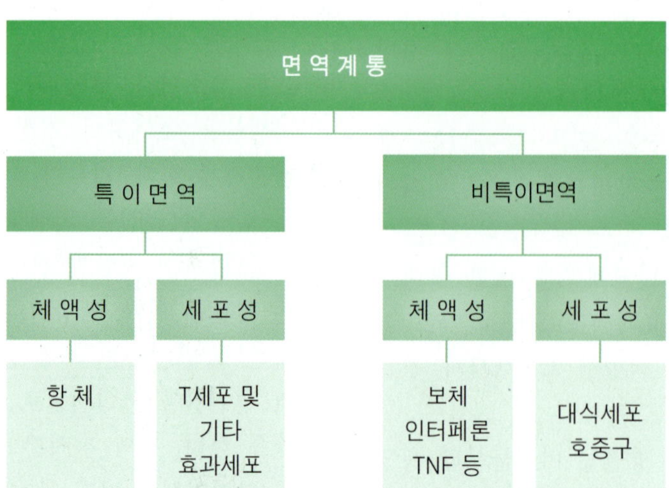

그림 1-2. 면역계통의 구성

죽이는 역할을 한다. 호흡기에서는 섬모(cilia)와 세관(tubule)이 계속적으로 한 방향으로 운동함으로서 미생물에 대한 방어작용을 한다.

눈물이나 침은 병원균을 세척해내는 물리적 작용 외에도 인체를 방어하는데 중요한 화학적 특징을 갖고 있다. 눈물과 타액에서 발견되는 라이소자임(lysozyme)은 감수성이 있는 세균, 특히 일부의 그람 양성 세균의 세포벽을 공격하여 파괴시킨다. 면역글로불린 A(IgA)는 눈물과 타액에 존재하는 또 다른 중요한 방어물질이다.

따라서 인체는 이러한 다양한 장벽을 일차방어선으로 이용하여 질병을 방어하고 있다. 이러한 방어벽은 개체에 따라 약간의 차이가 나지만 전염성 미생물에 대한 방어에 중요한 작용을 한다.

2) 자연면역

자연(선척적)면역은 미생물이 일차방어선을 뚫고 인체에 침입한 후 인체가 감염에 대하여 저항하는 두 가지 방법 중의 하나이다. 다른 하나의 방법은 외부나 내부에서 발생한 이물질을 특이적으로 인식하여 선택적으로 제거하는 획득(후천적)면역이다.

자연면역은 비특이 기구로서의 특징이 있다. 만일 어떤 미생물이 피부나 점막을 뚫고 침입하면 세포성 및 체액성 방어기구로 구성된 일차방어선이 작동한다. 자연면역에 관여하는 요소에는 탐식세포, 보체, 급성염증반응 등이 있다. 이것들은 상대적으로 특이성이 부족하지만 다양한 환경에서 유해한 미생물에 대하여 면역작용을 발휘하기 때문에 필수적인 요소이다. 그 중에서도 외부에서 침입한 이물질을 탐식하는 탐식세포는 가장 중요한 세포성 요소이고 보체는 가장 중요한 체액성 요소다. 그 밖의 체액성 요소를 구성하는 물질로는 천연 항생제라고도 불리는 라이소자임과 인터페론(interferon)이 있다. 인터페론은 바이러스 감염에 반응하여 여러 가지 세포가 신속하게 생산하는 다양한 단백질 집단을 일컫는 물질로서 바이러스의 복제(replication)를 차단시킨다.

감염이나 다른 요인으로 인하여 발생한 조직 손상은 손상된 세포나 미생물에 대한 탐식작용(탐식 및 파괴)을 도와주는 일련의 생화학적 및 세포적 변화를 뜻하는 염증을 유발한다. 만일 염증의 정도가 광범위하다면 당단백의 집단인 급성기 단백질의 혈장내 농도가 상승한 것으로 볼 수 있다. 급성기 단백질(acute-phase protein)은 염증성 질환에 대하여 민감한 표지자로 작용하며 염증성 질환을 감지하는데 사용된다.

3) 획득면역

일부 미생물이 인체의 자연면역을 극복하고 침입하면 저항 능력이 있는 이차방어선과 마주친다. 획득면역은 인체로 하여금 특이적 자극, 즉 항원을 인식하고 기억하고 반응하게 한다.

획득면역은 침입한 미생물을 제거하고 질병으로부터 회복시킨 후 특이성이 있는 면역적 기억을 남기고 마무리한다. 이 기억상태는 동일한 미생물에 재감염 되었을 때 숙주로 하여금 더욱 효과적으로 반응할 수 있도록 작용한다.

자연면역과 마찬가지로 획득면역도 세포성 요소와 체액성 요소로 구성되어 있다. 이중에서 가장 중요한 세포성 요소는 림프구이며 체액성 요소는 항체이다. 림프구는 선택적으로 비자기 물질인 항원과 반응하여 면역적 기억이 생긴 이후부터는 약간 달라진 형태의 반응을 영구적으로 보여준다. 획득면역반응의 두 가지 범주인 세포성 면역과 체액성 면역은 대부분 항체와 보체의 상호작용, 항체와 자연면역을 담당하는 탐식세포의 상호작용, T세포와 대식세포의 상호작용 등에 의하여 발휘된다(표 1-1).

(1) 체액성 면역

항원 자극에 대하여 특이항체가 형성되면 이물질에 대항하여 신체를 방어하도록 항체를 이용한다. 이물질 인식과 이에 대한 항체의 계속적 생산은 체액성 면역의 특징이다. 항체 매개 면역은 숙주가 항체를 직접 생산하거나 다른 개체로부터 수용하여 획득할 수 있다. 이러한 획득면역의 형태를 각각 능동면역과 수동면역이라고 한다(표 1-2).

능동면역은 자연적인 노출에 의한 감염에 의하거나 의도적으로 항원을 주사하여 획득할 수 있다. 이렇게

표 1-1. 체액성 면역과 세포성 면역의 특징

면역 / 특징	체 액 성	세 포 성
기 전	항체매개	세포매개
세 포	B림프구	T림프구
반 응 주 체	혈청내 항체	세포대 세포의 접촉, 세포분비 물질
목 적	세균 감염에 대한 일차반응	바이러스 및 진균 감염, 암세포 항원, 이식조직 등에 대한 방어

표 1-2. 능동면역과 수동면역의 비교

특징 / 형태	분 류	획 득 방 법	숙주의 항체	면역반응의 지속성
능 동	자 연	감 염	있다	장기
	인 공	예방주사	있다	장기*
수 동	자 연	태반성 및 초유성	없다	단기
	인 공	항혈청 및 항독소	없다	단기

*숙주의 면역 능력이 정상일 경우

의도적으로 항원을 주사하는 수단을 예방주사(vaccination)라고 하며 인공능동면역의 중요한 수단이다. 인공능동면역은 질병이 발생하지 않고 항체생산과 기억을 자극하는 유용한 수단이다. 예방주사에 사용된 항원성분은 아주 다양하여 동물이나 식물에서 유래할 수도 있다. 예방주사는 주로 약독화된 바이러스 현탁액, 멸균된 세균성분, 디프테리아나 파상풍 등의 질병에 대하여 면역시키기 위한 변형독소(toxoid)와 같은 세균 생산물 등이 있다.

이러한 물질은 면역능력을 갖춘 숙주에서 질병에 대한 임상적인 증상 없이 항체생산을 자극하며 영구적으로 항원을 기억시킨다. 면역적격(immunocompetent)이란 이물질을 인식하고 특이적 항체를 생산할 수 있는 능력을 말한다. 기억세포집단을 증대시키기 위해서는 이차 이상의 예방주사가 필요로 할 수도 있다.

인공수동면역은 항체가 고농도로 포함되어 있는 혈액제제를 주사하여 이루어지며 A형간염 같은 미생물에 대하여 즉각적인 항체 방어가 필요한 경우에 사용된다. 이러한 항체는 능동적으로 면역시킨 사람이나 동물로부터 생산된다. 인공수동면역은 항체가 체내에서 지속되는 동안만 일시적으로 면역능력을 발휘한다. 뿐만 아니라 수동면역은 자궁내에서 모체의 혈액으로부터 전달된 항체에 의해서 태아가 획득할 수도 있다. 모체의 항체는 또한 분만 후 초유를 통해서도 신생아에게 전달될 수 있다. 신생아를 지속적으로 방어하기 위해서는 능동면역이 발생하여야 한다.

즉각적인 과민반응은 항체가 매개하는 일련의 기구로 구성된다. 이 반응은 주로 고유한 생물학적 특성을 갖는 면역글로불린 E(IgE)가 매개하며 다음과 같은 요인이 작용한다.

- 항원 노출(알러지원)
- 항원에 대한 IgE 항체 반응의 발달
- IgE와 비만세포의 결합
- 항원의 재노출

표 1-3. 과민반응의 분류

과민반응 / 특 징	제 I 형	제 II 형	제 III 형	제 IV 형
명 칭	아나필락시스	세포독성	면역결합체	T세포-의존성
항 체	IgE	IgG	IgG, IgM	없음
보 체	불필요	필요	필요	불필요
관련 세포	비만세포, 호염구	적혈구, 백혈구, 혈소판	숙주의 세포	T세포, 대식세포
예	아나필락시스 고초열 음식 알러지	수혈 부작용 신생아 용혈성 질환 혈구감소증고초열	아더스(Arthus)반응 혈청병 폐염	감염성 알러지 접촉성 피부염

· 비만세포 표면에 결합한 항원 특이적 IgE와 항원의 결합
· 감작된 비만세포로부터 화학적 매개물질의 방출
· 다양한 기관에 매개물질이 작용

아토피 질환은 IgE가 매개하는 즉시형 과민반응 중의 하나이다. 가장 극적이면서 치명적인 전신성 즉각적 과민반응의 예로는 아나필락시스(anaphylaxis)가 있다. 아나필락시스는 담마진이나 혈관부종(발적 및 팽윤) 같은 국소반응이나 호흡기, 심혈관 계통, 위장관 혹은 피부 등의 전신 반응을 특징으로 하는 즉시형 과민반응(제 I 형)을 말하는 것으로 대단히 치명적일 수 있다. 다른 형태의 아토피 질환에는 알러지성 비염, 혈관부종, 천식, 위장관 알러지, 아토피성 피부염, 과민성 습진 등이 있다.

IgE-의존성 과민반응 외에도 두가지의 항체-의존성 과민반응이 있고 세포가 매개하는 지연형 과민반응이 있다. 과민반응에 대한 분류는 Gell과 Coombs에 의하여 개발되었다(표 1-3).

(2) 세포성 면역

세포성 면역은 항체가 매개하는 면역과는 다른 면역 활성으로 구성된다. 림프구는 면역적 특이성을 갖고 있으며 주로 표면의 항원수용체가 이 기능을 발휘한다. 그러나 면역반응을 완전하게 발현시키기 위해서는 비 림프계 세포와 분자가 각각 증폭인자(amplifier)와 수식인자(modifier)로 작용해야 한다.

세포성 면역은 T림프구와 탐식세포(예 : 단구, 대식세포) 간의 연계에 의해서 조절된다. B림프구는 항원결정기에 반응할 수 있는 반면 T림프구는 주요조직 적합성 복합체(major histocompatibility complex, MHC)와 연계하여 다른 세포가 제공하는 항원과 반응한다.

T림프구는 미생물이나 동종이식편(allograft, 같은 종(鐘)이지만 유전적으로 전혀 다른 개체로부터 제공된 조직) 같은 항원을 직접 인식하는 것이 아니라 항원제시세포(antigen presenting cell, APC)인 대식세포의 표면에 제공된 항원을 인식한다. 항원제시세포는 처음에 단핵 탐식세포계의 세포로만 제한된다고 생각했지만 최근에 다른 종류의 세포(내피세포, 신경교세포) 항원을 제시하는 능력이 있다는 것이 밝혀졌다.

림프구는 다양한 형태의 직접적인 세포간 접촉을 통해서 뿐만 아니라 수용성 인자를 생산하여 면역반응의 활성을 유발한다. 비특이적 수용성 인자는 면역계통을 구성하는 각각의 요소들이 만들어내고 작용을 한다. 이 인자를 총체적으로 싸이토카인(cytokine)이라고 부른다. 백혈구간에 작용하는 일부의 인자는 인터루킨(interleukin)이라고 한다.

지연형 과민반응은 종종 세포매개 과민반응으로 사용되지만 엄격히 말하면 지연형 과민반응은 피부에서 이

차적인 반응이 서서히 나타나는 것을 의미한다. 즉 항체반응이 즉시형 과민반응에 의해서 감지되어 지연형 과민반응이 발생하는데 필요한 시간의 길이에 있어서의 미묘한 차이를 반영하는 시간을 추정한다.

세포성 면역은 다음과 같은 면역적 현상에 관계 있다.

- 접촉성 민감증(예: 피부에 어떤 물질이 결합하여 일으킨 넝쿨독 피부염)
- 지연형 과민방응(예: 접촉성 피부염)
- 바이러스나 진균 항원에 대한 면역
- 세포 내부의 미생물에 대한 면역
- 이식편 거부작용
- 새로운 항원을 갖고 있는 종양세포 제거
- 만성 과립종 형성(결절간균, 포도상구균의 세포벽, 석면, 활석 같은 난분해성 물질)

일부 조건에서는 세포성 면역의 활성이 오히려 해롭게 작용하는 경우도 있다. 장기이식, 과민반응, 자가면역질환 등의 경우에는 약물이나 다른 수단으로 정상적인 후천적 면역을 억제할 필요가 있다(면역억제).

2. 질병과 관련된 인자

한 개체의 나이나 건강상태, 유전, 영양상태, 그리고 스트레스 등은 질병과 밀접한 관련을 갖는다.

1) 연령

신생아는 비특이적·특이적 신체방어능력을 갖지만 완전히 갖추어진 것은 아니다. 그러므로 어린이들은 특히 전염성 질병에 감염될 위험성이 크다.

85세 이상의 인구 중 최소한 30% 정도는 질병자체가 아니라 면역방어의 손실로 인하여 사망한다. 나이가 많은 사람은 감염에 대한 자연적 장벽이 약화된다. 정상적으로 고령화 과정에서 발생한 피부의 변화는 미생물이 좀 더 쉽게 침투할 수 있도록 한다. 폐에서는 기침과 기관지 섬모운동 같은 이물질 침투에 대항하는 방어능력이 약해진다. 또 다른 연령과 관련된 변화로는 방광을 완전히 비우지 못하는 경우가 있으며 이 경우 감염이 쉽고 내장의 정상 상재균에 변화가 야기될 수 있다. 이것은 고령화나 약물치료에 의해서도 발생한다. 더욱이 연령과 관련된 일부의 질병은 면역계통에 이상을 초래한다. 노인에게 발생할 확률이 높은 당뇨는 패혈증과 괴저와 같은 질병에 대한 감수성을 높여준다.

질병에 대한 면역반응능력은 연령과 관계가 깊다. 불균형의 면역작용이 고령화 과정과 관계있지만 면역작용에 대한 연령 효과는 대단히 변화가 크다.

일부의 노인층에서 림프구의 양이 감소한 경향이 관찰된다. 림프구의 아형(subset type)이 감소하고 면역조절세포가 제멋대로 작용하는 것은 노인층의 면역을 약화시키는 연령과 관련된 면역적 이상(dysfunction)의 잠재적 원인이다. 조직제거, 음식물 조절, 세포이식 등과 같은 방법으로 면역작용을 증진시키는 것이 임상적으로 이용되고 있으며 면역조절(immunomodulation)이 연령에 따른 면역약화를 차단하고 오히려 증진하는데 응용될 수 있다.

2) 영양

건강에 대한 영양의 중요성은 항상 강조되어 왔다. 이는 성장과 발달에 영양이 필수적이기 때문이며 영양, 면역, 감염의 3요소가 밀접한 관계를 갖는다. 면역반응의 측면에서 음식은 다양한 증세를 유발한다. 탐식작용과 세포성 면역 및 체액성 면역을 포함하는 신체방어의 각 요소는 영양섭취에 의해 영향을 받는다. 비타민과 미네랄 같은 일부 음식물의 결핍이나 과도한 섭취는 면역반응에 부정적인 영향을 끼친다(표 1-4). 그러므로 면역계통이 완전한 기능을 발휘하도록 하기 위해서는 균형있는 식단이 중요하다.

(1) 적절한 식단의 효과

영양과 면역의 관계에 대한 연구는 우리가 먹는 음식의 다양성과 특이적 영양요구에 대한 환경의 영향 등과 같은 요인 때문에 복잡하다. 일부의 영양분은 악성 종양이나 면역기능에 위험을 유발할 수 있으며 비타민 A의 섭취를 적게 하고 지방섭취를 많이 한 사람에게는

표 1-4. 비타민과 미네랄 농도가 미치는 영향

성 분	효 과
수용성 비타민	
엽 산	결핍시 세포성 면역에 심각한 영향
pantothenic acid	피리독신(pyridoxine) 결핍을 동반할 경우 항체생성결핍
비타민 B_1 (thiamine)	결핍시 비정상적인 탐식작용 유발
비타민 B_2 (riboflavin)	결핍시 질병을 일으키지 않지만 종양 발생에 관련 있는 것으로 판단
비타민 B_6 (pyridoxal, pyridoxine)	태아기 및 신생아기 발달 과정 중의 결핍은 면역 계통의 기관, 비장, 흉선에 영향 아동기 및 성년기의 결핍은 미미한 손상(예: 림프구 감소) 면역기관(예: 흉선)의 호몬 생산 감소 각종 항원에 대한 항체 생산 능력 저하 pantothenic acid 결핍과 동시에 발생하면 항체생성결핍
비타민 B_{12} (cobalamin)	Transcobalamin II의 선천적 결핍은 백혈구 감소, 면역글로불린 결핍, 탐식작용 이상 등과 관련
비타민 C (ascorbic acid)	많거나 적으면 탐식작용 기능의 저하
지용성 비타민 등	
비타민 A	비타민 A의 섭취의 감소, 지방섭취의 증가는 악성 종양의 위험성 증가
비타민 E	섭취증가는 세포면역능 향상
카드뮴	섭취증가는 정상적 면역기능 저하
철, 요오드	결핍일 경우 질병에 대한 감수성 증가
납, 구리	결핍이면 염증을 유발하며 증가시에는 항체 생산세포 반응 증가
셀레늄	결핍시 특히 비타민 E 결핍과 연계하여 T세포-의존성 항체반응에 손상 유발

*비타민 B_{12}를 조직으로 운반하는 단백질

악성 종양이 발생할 위험이 증가한다. 이 두 가지 영양분은 면역반응에도 탁월한 효과를 끼치기도 한다. 다양한 영양분의 섭취와 균형이 감염에 대한 감수성, 숙주 면역반응에 대한 감수성, 자가 면역 질환의 치료에 대한 감수성 등에 영향을 준다.

음식은 여러 가지 비율로 유기물과 무기물, 금속 등을 섞어놓은 복잡한 혼합물이다. 각 집단의 영양분 내에서 각 화학물질은 여러 가지 물리적 기능에 서로 다른 영향을 준다. 음식의 특정 성분이 아래의 기구에 의해서 면역작용에 손상을 가하고 이상을 발생시킨다.

- 영양분 결핍
- 영양분 과다
- 대사 이상
- 직접적인 독소 효과 및 알러지 반응

(2) 영양 결핍

저칼로리 음식물 섭취로 인한 영양부족이나 특정 영양분이 완전히 혹은 부분적으로 결핍되면 비정상적인 면역기능이 발생할 수 있다. 영양부족은 암 발생과도 관련이 있다.

단백질 결핍은 면역계통을 약화시키는 질병의 한 예이다. 이 환자들은 면역방어기능에 이상이 발생하여 분비성 IgA의 농도가 감소하고 백혈구의 수가 감소한다. 면역기능의 이상과 감염에 대한 감수성의 증가는 부적절한 음식 섭취의 결과로 나타나며 알콜중독자 및 음식 섭취 불균형이 이러한 이상증상을 유발할 수 있다. 이러한 환자는 zinc와 비타민 B 복합체를 많이 섭취하는 것이 효과적이다.

불균형적인 미네랄 섭취는 면역적 이상을 초래할 수 있다. 즉, 음식에 포함된 molybdenum은 구리의 섭취에 영향을 준다. 섭취한 구리의 양에 따라 과잉일 경우에는 독성으로 인하여 사망을 초래할 수도 있으며 정상 수준의 구리를 섭취한다면 양호한 건강을 유지할 수 있다.

(3) 영양과잉

전체적인 칼로리 과잉이나 특정 영양분의 증가는 면역학적이상을 야기시킨다. 일예로 비만은 발암과 면역기능 이상에 관련이 있다. 비만은 감염 확률을 높일 뿐만 아니라 정상인보다 감염으로 인한 사망률이 훨씬 높다. 비만아동은 세포성 면역기능과 백혈구(호중구) 기능에 변화가 발생된다.

특정 영양분 과잉이 나타내는 무서운 효과의 일례는 영양부족 아동들의 급작스런 철분 과다의 경우가 있다. 이 아동들의 영양부족 상태가 해결되기 전에 철분을 신속하게 보충시키면 패혈증과 같은 심각한 증상 뿐만 아니라 사망까지도 야기한다. 철분이 비록 면역 능력에 있어서 중요한 역할을 하지만 특정 개인에 미치는 철분의 효과는 숙주의 철분-의존 면역능력 및 미생물의 철분에 대한 요구성 간의 불균형을 초래하기도 한다.

(4) 대사이상

한 가지 영양분의 중간 대사산물을 분해하거나 합성하지 못하게 하는 선천적 혹은 후천적 대사이상은 면역결핍이나 이상을 초래한다.

일부의 경우 adenosine deaminase 결핍은 림프구 기능이상이 원인인 심각한 복합형 결핍증(severe combined deficiency, 체액성 면역과 세포성 면역 두 가지가 다 결핍)과 관련이 있다. Adenosine deaminase가 결핍된 아동은 체액성 면역과 세포성 면역이 현저하게 억제되어 T세포와 B세포가 유도되는 줄기세포의 수준에서 장애가 발생할 수 있다. 현재 이 효소를 보충하기 위한 치료법에는 적혈구를 수혈하여 환자의 면역능력을 회복시키는 방법이 있다.

면역계통에 영향을 미치는 대사이상의 또 다른 예로는 purine salvage 경로의 purine nucleoside phosphorylase 결핍이 있다. 이 결핍은 세포성 면역의 손실과 관련이 있으며 환자는 정상적인 체액성 면역을 갖는다.

(5) 직접적인 독소효과 및 알러지 반응

음식물에 존재하는 오염물질 외에도 식품첨가물 같은 자연적으로 발생하는 식물성 혹은 동물성 독소(nitrate, nitrite, 염료 등)와 조리과정 중에 발생하는 화학물질(nitrosamine)은 면역반응의 이상을 초래할 수 있다. 많은 자연독소들이 약리적인 특성을 갖고 있지만 일부는 면역학적인 이상과 관계가 있으며 면역계통 이상의 신호와 증상을 보여준다(표 1-5). 음식물에 대한 알러지는 일반적인 것이고 Ⅰ형 과민반응으로 분류된다. 천식환자에게는 특히 인공화학 식품첨가물이 위험한 것으로

표 1-5. 자연적으로 발생하는 독소

독소형태	인체에 주는 효과
알러지원	표적기관은 피부, 폐, 위장관, 신경계통, 근골격계통 등
발암물질 및 돌연변이원	아플라톡신(aflatoxin)은 일부 악성종양의 발병과 관련
비생리적 아미노산	L-canavine은 낭창 증후군을 유발하거나 악화
단백분해효소 저해제	Kunitz 대두 저해제에 대한 IgE 항체는 아나필락시스와 혈관부종을 유발

밝혀졌다. Sulfite와 같은 물질에 노출된 천식환자들은 가려움증, 담마진, 아나필락시스성쇼크, 심할 경우 사망 같은 증상을 보일 수도 있다. 상한 평지기름은 독성 기름 증후군을 일으킨다. 이 독소를 섭취하면 자가면역질환이 유발된다.

3) 면역에 있어서 단백질, 탄수화물, 지질의 역할

(1) 단백질

단백질 결핍은 면역반응과 숙주 내 감염과 종양발생 등에 크게 영향을 미친다. 7개월 미만의 아기가 단백질 결핍이면 항체 생산 수준이 낮아진다. 영양이 부족한 상태의 아동에 바이러스 예방주사를 놓아도 낮은 수준의 IgA 밖에 분비하지 못한다. 단백질 결핍 아동은 감염에 반응하여 염증반응을 일으키지 못하고 세포성 면역의 억제 정도는 단백질 결핍의 심각정도와 상호관련이 있으며 탐식작용에도 변화가 생긴다.

주로 사춘기 소녀에서 발생되는 신경성 식욕결핍증은 신체내 대단히 저하된 수준의 단백질에 의하여 야기되며 여기에는 IgM, IgG항체, 트랜스페린(transferrin) 및 각종 보체 성분이 관계한다. 탐식작용 이상도 야기되며 만성적인 영양 부족의 성인에게서 수술 후 상처 감염, 균혈증, 폐염 등의 발생율이 높아진다. 그러나 굶는다는 것은 자가면역질환과 관련된 일부 상태에서는 오히려 유리하게 작용할 수 있다.

단백질의 기본 구성단위인 아미노산은 신체 방어에 대단히 중요하다. 식단에 특정 아미노산의 농도가 지나치게 높거나 낮으면 면역 기능에 영향을 미친다. 그 예로 트립토판(tryptophan)과 페닐알라닌(phenylalanine)은 최적의 항체를 생산하도록 작용한다. 류마티스 관절염 환자의 혈청 중에 존재하는 히스티딘(histidine) 수준의 저하 정도는 이 질병의 활성과 관련이 있는 것으로 밝혀졌다.

렉틴(lectin)도 면역에 중요하다. 렉틴은 대부분 당단백이며 세포막에 있는 특정 당분자와 결합할 능력이 있기 때문에 면역학적으로 중요하다. 렉틴이 세포막의 당단백과 결합하면 유사분열같은 세포반응을 촉진시킨다.

(2) 탄수화물

탄수화물에 대한 연구를 통해서 포도당과 같은 당 성분이 면역계와 밀접한 관련이 있음을 증명했다. 당뇨병 환자의 감염에 대한 감수성 증가는 오래전부터 알려져 왔고 특히 탐식작용의 손상이 입증되었다. 갈락토스혈증의 아동은 세균감염의 위험이 높아진다. 그러나 당농도의 증가가 이러한 증상들에 대한 유일한 이유는 아니다. 과혈당보다는 오히려 ketoacidosis가 감염에 대한 감수성에 중요하다.

(3) 지질

섭취하는 음식물 중 지질의 총 섭취량과 지질의 상대적인 균형이 면역기능을 발휘하는데 중요한 역할을 한다. 그 예로 피부에서는 사슬이 긴 포화지방과 왁스(wax)성분이 외부환경에 노출되는 것에 대한 장벽의 역할을 한다. 필수 지방산이 결핍되면 피부에 변화가 발생하고 상처 회복이 지연된다.

생선기름이 항염증작용을 가진 것으로 알려졌지만 반대로 지방의 과다한 섭취는 암 발생률이 증가한다.

4) 면역에 있어서 비타민과 무기질의 역할

비타민 결핍은 노인층과 환자에게서 특히 잘 나타나는 증세이다. 비타민이 결핍되면 각종 신체 방어 수단이 약화된다. 비타민 A는 피부나 점막같은 해부학적 장벽을 유지시켜 주는데 대단히 중요하다. 세포분화과정에서도 비타민 A와 자연적으로 생산되는 프로비타민류(provitamins)는 암에 대한 감수성에 있어서 대단히 중요한 역할을 한다.

1970년대 초기에 비타민 결핍과 항체 형성사이의 관계가 밝혀졌다. 피리독신(pyridoxine), pantothenic acid 및 엽산(folate) 같은 비타민류가 결핍되면 항체반응에 큰 손상을 입는 반면에 리보플라빈(riboflavin), 티아민(thiamine), 비오틴(biotin), niacin 및 비타민 A 같은 비타민류가 결핍되면 항체반응에 상대적으로 적은 손상을 입힌다. 또한 비타민 B_{12}나 비타민 D는 결핍되어도 항체반응에 손상을 입히지 못하는 것으로 밝혀졌다. 피리독신, 엽산 및 비타민 A 등은 농도가 약간만 낮아

져도 세포성 면역에 심각한 영향을 주고 비타민 C의 농도는 특이적으로 탐식작용에 대해서 영향을 미친다.

아연(Zn)같은 필수 미량원소 조차도 양이 지나치게 많으면 면역기능을 약화시키고 감염에 대한 감수성을 증가시키는데, 이것은 대부분의 중금속에 공통적이다. 무기질이 결핍되어도 세포성 면역에 심각한 손상을 입힌다. 칼슘(Ca)과 같은 무기질은 특히 보체의 활성화에 중요할 뿐만 아니라 림프구와 탐식세포의 기능에 대하여 조절작용을 발휘한다.

5) 뇌와 면역계통의 관계

노인층에서는 정신・사회학적 요인이 정신적 질병이 발병하는데 아주 관련이 깊다. 신경계, 내분비계, 면역계 등의 상호작용 기구는 특히 심리적 스트레스에 의해 심하게 영향을 받는다. 배우자와의 사별 같은 심리적 스트레스를 받은 경우, 질병율과 사망률이 최근에 배우자를 사별한 사람들에게서 높게 나타난다. 면역기능이상은 주로 사별, 심각한 질환 및 정신질환 등의 경우에 발생한다. 특히 정신질환자와 생명을 위협하는 질환의 환자에서의 심한 우울증은 세포성 면역의 이상을 초래한다. 반대로 적극적인 정신 상태는 건강과 수명에 이롭게 작용한다.

(1) 정신신경면역학

지난 10~20년간의 연구 결과 인간의 마음과 신체는 여러 가지 방법으로 상호작용한다는 것이 밝혀졌다. 정서적인 스트레스는 면역세포, 분비선 및 기관 등에서의 면역작용을 변화시킨다. 정신신경면역학이란 행동, 뇌 및 면역계통간의 상호작용에 대하여 연구하는 학문으로서 정신과 신체의 복잡한 관계를 연구하여 기초과학과 심리학적 및 정신・사회학적 결과를 연결시켜 준다. 이를 통해서 어떤 질병에 대한 감수성 상승과 심리학적 현상간의 상호관계를 설명할 수 있다.

(2) 스트레스와 질병

각 개인이 심리학적으로 뿐만 아니라 신경・화학적으로 스트레스를 조절할 수 있는 능력은 스트레스 자체의 특성만큼이나 중요하다. 환자의 성격과 극복하려는 형태, 스트레스 정도, 사회적인 지원의 유무, 기타 환경 요인 등은 어떻게 각 개인이 목숨에 위협을 가하는 어떤 사건에 반응할 지를 결정한다. 정신 사회학적 요인들은 각 개체가 병원미생물과 대항하여 나타내는 반응의 일부분으로서 전염성 질병에 대한 감수성에 영향을 미친다. 예로 후천성 면역결핍 바이러스(human immunodeficiency virus, HIV)가 양성인 사람에서는 심리적 요인이 면역상태를 변화시킬 수 있는 생물학적 경로가 있다.

분비성 IgA의 농도는 스트레스가 많은 시기에 낮아지고 스트레스가 적은 시기에 높아진다. 또한 스트레스가 심한 시기에는 호흡기 질환 발병률이 높다.

스트레스 하나만으로는 암 유발성이 없고, 스트레스를 극복하려는 능력과 의지가 없을 때 암세포가 분화되고 증식한다. 급성 스트레스는 일시적인 면역방어작용에 이상을 유발시키지만 오랫동안 조절되지 못한 심리적 스트레스는 면역계통의 다른 성분을 억제시킬 수 있을 뿐만 아니라 만성 스트레스 환자는 실제의 스트레스 요인을 제거해도 증상은 지속된다.

(3) 스트레스와 면역의 체액성 조절인자

스트레스는 호르몬 생산에 대하여 직접적인 영향을 끼친다. 그 예로 잠을 자지 못하게 하면 스트레스와 관련된 호르몬의 생산이 증가한다. 수면방해는 자연살해(natural killer, NK)세포의 활성 감소와 관련이 있으며 세포용해 활성은 크게 감소한다. 수면은 자연면역에 있어서 대단히 중요하여 조금만 방해를 받아도 자연살해세포의 활성 감소를 야기한다.

뿐만 아니라 정신・사회학적 스트레스와 면역기능이상 간에는 호르몬이 매개하는 상호작용이 존재한다. 일부의 호르몬류와 카테콜아민(catecholamines)는 중추신경계(central nervous system, CNS)가 조절하는 반응기구를 매개하는 것으로 알려졌으며 면역억제와 발병에 영향을 미친다. 피질-시상하부-뇌하수체가 이루는 중심축을 자극하면 호르몬이나 신경전달물질(neurotransmitter)을 변화시키며 림프조직의 양방향 신경자극에 의해서 면역기능에 변화를 유발한다. 스트레스에 대한 직접적인 내분비계통 반응에는 시상하부의 자극이 있으며 이 자극으로 카테콜아민이 방출되어 부신수질(adrenal medulla) 내에서 반응이 시작된다.

그 다음 카테콜아민은 각종 스트레스와 관련된 호르몬이 방출되도록 자극한다. Aldosterone, calcitonin, growth hormone, adrenocorticotropin, melanocyte-stimulating hormone, prolactin, thyrotropin, vasopressin, parathyroid hormone, thyroxinezs, glucagon, renin, erythropoietin 및 gastrin 등과 같은 호르몬 농도의 변화도 스트레스와 관련이 있는 것으로 알려져 있다.

스트레스에 대한 반응을 주로 맡고 있는 자율신경계는 코르티스테로이드(corticosteroid)와 연계하여 일반적으로 세포성 면역에 저해 효과를 나타낸다. 스트레스에 반응하여 방출된 기타 호르몬이 면역계통에 미치는 효과는 아직 잘 알려져 있지 않았지만 신경내분비계통에서 발생한 변화와 관련이 있을 수 있다.

(4) 스트레스의 면역적 결과

뇌, 면역계통, 신경계통 간에는 다양한 상호작용이 존재하여 림프계를 구성하는 각종 성분에 영향을 끼친다. 코르티코스테로이드의 생산이 증가하면 림프구의 대사와 증식이 억제된다. 스트레스를 받는 기간 중에는 림프구 기능의 변화가 일시적으로 증가한다. 림프조직은 만성 스트레스의 결과로 기능이 쇠퇴하여 림프구의 수가 감소된다.

뿐만 아니라 자연살해 세포같은 일부의 림프구는 코르티코스테로이드와 카테콜아민의 영향을 받는다. 이 세포들은 종양세포와 바이러스 감염 세포를 용해시킬 수 있는 능력을 갖춘 후손 세포집단을 구성한다. 자연살해세포의 살해작용은 싸이토카인(cytokine), 림프구가 분비하는 물질 및 신경내분비 매개인자(neuroendocrine mediator)에 의하여 조절된다.

싸이토카인의 활성화와 CNS 면역조절신호 사이에는 상호작용이 있고 NK세포의 활성이 CNS를 조절한다는 것이 밝혀졌다. 심각한 우울증 환자는 NK세포가 감소한다.

뇌-면역계통-신경계통 간의 상호작용은 단핵-탐식세포(mononuclear phagocyte)와 관련이 있다. 단핵탐식세포의 표면에는 신경내분비계 펩타이드류(peptides)와 호르몬들과 같은 각종 리간드(ligand)에 대한 수용체(receptor)를 갖는다. 흡연이나 음주, 섭취음식 중의 지질 등과 같은 다양한 생활습관에 의해서 대식세포가 조절된다. 단핵탐식세포는 아테롬성 동맥경화증(atherosclerosis)이 발병하는데 간여하는 중요한 세포이며 일부 자가면역질환(autoimmune disease)과 신 이상물질(neoplasia)에 대한 숙주방어에 중요한 역할을 한다. 스트레스는 지질함량이 높은 음식으로 하여금 초기 아테롬성 동맥경화증 환자에게 대식세포가공격하는 손상부위가 형성되도록 영향을 미치는 잠재 요인이다.

생활 스트레스에 의한 면역반응의 변화는 단구, T림프구 및 그 후손세포, 인간 백혈구 항원 DR세포(Human Leuko-cyte antigen, HLA-DR+) 그리고 NK세포의 수의 감소 등이 있다. 생활 스트레스는 스트레스원에 대한 면역학적 매개요인의 반응에도 영향을 미친다. 일상적으로 반복되는 말 싸움은 스트레스로 인한 말초혈액 내 T세포 및 NK세포 수의 감소를 야기한다. 생활스트레스의 지수가 높은 사람에 있어서는 스트레스를 받는 동안 약간만 감소하지만 조절된 상태에서는 증가한다.

(5) 정신질환자의 면역학적 변화

특정 정신질환는 면역계통에 변화를 발생시킨다. 심한 우울증은 탐식세포, T세포 활성 및 B세포 증식이 관련된 전신적 면역 활성이나 염증반응을 동반할 수 있을 뿐만 아니라 일부 급성기 단백의 혈장 내 농도 상승, 항-핵 항체와 항-인지질 항체같은 자가항체(autoantibody) 역가 상승, 프로스타글란딘(prostaglandin) 농도 상승, 말초혈액 단핵구에 의한 인터루킨(interleukin, IL)-1β 및 IL-6의 생산 증가 등의 현상을 수반한 급성기 반응(acute phase response)을 일으킬 수 있다. 심한 우울증 환자에서 단구의 IL-1β와 IL-6같은 인터루킨 생산 증가는 면역반응과 급성반응기 반응의 기초가 되는 중요한 현상이 되는 반면, 시상하부-뇌하수체-부신으로 이어지는 중심축의 과활성, 세로토닌(serotonin) 대사이상, 불수의적 증상(예: 심한 우울증의 병적 행동) 등을 야기한다.

일부 정신분열환자에게도 면역 활성에 변화가 발생된다. 이런 환자들에서 지속적으로 높은 농도를 나타내는 표지물질은 혈청 내 IL-2 수용체(sIL-2R)이다. 강박증 환자는 sIL-2R과 트랜스페린(transferrin) 수용체(TfR) 간에 양성반응을 나타낸다.

우울증 환자에게서는 감염, 자가면역질환, 종양 등이 발생할 확률이 높고 탐식작용도 저해를 받는다. 중증의 우울증 환자에서는 림프구의 유사분열이 감소되어 결국 면역반응에 변화가 생긴다.

Chapter 2

항원 및 항체

학습목표

· 항원의 특성을 이해한다.
· 항체의 특성을 이해한다.
· 면역글로불린 클라스를 분류하고 특성을 이해한다.
· 아이소타입, 알로타입, 이디오타입을 설명한다.
· 항체 합성과정을 묘사한다.
· 항원항체의 결합반을 설명한다.
· 단클론 항체를 묘사한다.

2 항원 및 항체

1. 항원의 특성

1) 일반적 특성

항원이란 지속적으로 항체를 형성시키고 항체와 결합할 능력이 있는 물질을 말한다. 면역계통에 의해서 외부물질로 인식되는 이물질은 면역반응을 일으킬 수 있는 면역원성이나 항원성을 갖는다. 항원표면에 존재하면서 항체를 생성하는 부분을 항원결정기(antigen determinant) 혹은 에피토프(epitope)라고 한다. 항원의 일부분인 에피토프는 항체나 T세포 수용체와 특이적으로 반응한다.

모든 표면이 항원결정기로 작용하는 것이 아니라 면역계통은 단지 한 단백질의 표면에 두드러지게 나타난 결정기만을 인식하고 이들 중 대부분은 다른 것보다 훨씬 면역원성이 강하다. 면역반응은 특이 결정기에 대하여 작용하고 결과물인 항체는 면역원성이 있는 여분의 분자를 가지고 있는 결정기에 결합한다.

포유동물의 세포막은 화학적으로 단백질, 인지질, 콜레스테롤, 미량의 다당체 등으로 구성되어 있다. 당단백(glycoprotein)이나 당지질(glycolipid)의 형태로 세포막의 단백질이나 지질에 부착되어 있는 다당류(polysaccharides)를 볼 수 있다. 이러한 단백질의 대부분은 같은 종(species)내의 다른 개체에 주사하면 면역원성을 나타낸다. 협막이나 세포벽 같은 세균의 외각 표면 뿐만 아니라 다른 미생물의 외각구조물도 면역원성을 갖는다.

면역환자들에게 아주 중요한 세포성 항원으로는 조직적합성 항원, 자가항원(autoantigen) 및 혈액형 항원 등이 있다. 정상적인 면역계통은 항체를 생산하여 이물질에 반응하기 때문에 세균 항원도 전염성 질병을 연구하는 면역학자들에게 중요하다.

2) 조직적합성 항원

백혈구 같은 유핵세포와 조직은 유전적으로 다른 동일 종(species)의 개체에 주입하면 쉽게 면역반응을 일으킬 수 있는 여러 가지의 세포표면 단백질을 가지고 있다. 이러한 단백질 중 일부는 주요조직적합성 복합체(major histocompatibility complex, MHC)를 구성하여 면역반응을 일으키는데 있어 다른 단백질보다 훨씬 능력이 뛰어나다. MHC는 처음에 인간 백혈구에서 발견되었기 때문에 인간백혈구항원(human leukocyte antigen, HLA)이라고도 한다. MHC항원은 이식된 장기의 거부반응이나 생착에 영향을 미치는데 있어서 ABO항원에 이은 두 번째 요인이 된다. 현재 개인의 HLA와 면역적 이상 사이는 강하게 연관되어 있기 때문에 수많은 과학적 연구의 주제가 되고 있다.

3) 자가항원

이물질을 인식하고 파괴시킬 수 있는 면역 인식계통은 정상적으로 자기항원(serf)에는 면역반응을 일으키지 않는다. 신체의 면역계통은 대개의 경우 자기항원에 대하여 관용을 발휘하지만 일부의 상황에서는 정상적인 자기항원에 반응하여 항체를 생산할 수도 있다. 자기항원을 인식하게 되면 갑상선글로불린(thyroglobulin) 같은 호르몬에 대항하는 자가항체(autoantibody)가 생성된다.

4) 혈액형 항원

혈액형 물질은 조직이나 혈구 및 기타 체액을 통해서 신체에 광범위하게 분포되어 있다. 일부 숙주에 다른 개체의 적혈구 항원이 주입되면 용혈반응과 같은 부작용이 야기된다. 뿐만 아니라 특히 Rh형에 관련된 항원은 적혈구 막의 구성성분이며 이러한 항원들이 소실되면 적혈구 막에 손상이 발생하고 용혈성 빈혈을 일으킨다.

2. 항원의 화학적 특성

항원이나 면역원(immunogen)은 대개 단백질이거나 분자량이 큰 다당류, 드물게는 지질 같은 유기물질이다. 특히 세포 표면항원이나 막 결합항원 같은 항원은 당단백이나 당지질처럼 생화학적 성분이 다른 물질이 결합하여 만들어진다. 예로, HLA는 당단백이며 조직이나 과립구, 단구, 림프구, 전구(thrombocyte)같은 순환 혈구로 구성된 유핵세포의 막 표면에 발현된다.

단백질은 분자량이 크고 구조적으로 복잡하기 때문에 훌륭하게 항원으로 작용할 수 있지만 지질은 상대적으로 단순하고 구조적으로도 불안정하기 때문에 열등한 편이다. 그러나 지질도 단백질이나 다당류와 결합시키면 항원으로 작용할 수 있다. 핵산도 상대적으로 단순하고 신속히 분해되기 때문에 항원으로 작용하기 어려워 인위적으로 안정화시키고 면역학적인 결합부위(carrier, 담체)에 결합시키면 항-핵 항체(anti-nucleic acid Ab)를 생산할 수 있다.

3. 항원의 물리적 특성

항원이 효과적으로 기능을 발휘하기 위해서는 이질성(foreignness), 분해성(degradability), 분자량(molecular weight, MW), 구조적 안정성, 복잡성 등과 같은 요인들이 중요하다.

1) 이질성

이질성이란 항원결정기가 신체 면역계통에 의해서 어느 정도 외부물질로 인식되는가를 의미한다. 항원의 면역원성은 주로 이질성의 높고 낮음에 달려 있다. 신체의 면역계통은 정상적으로 자기 항원과는 반응하지 않는다.

2) 분해성

항원이 신체의 면역계통에 의해 이물질로 인식되기 위해서는 면역반응을 자극하기에 충분한 항원이 있어야 한다. 신속히 분해되는 이물질은 적절하게 항원을 노출시켜 면역 계통을 자극시킬 만큼 충분히 긴 시간 동안 존재할 수 없다.

3) 분자량

분자량이 크면 클수록 그 물질은 항원으로 작용하는데 유리하다. 일부 항원에 대한 항원결정기의 수는 그 분자량과 직접 관련되어 있다. 비록 분자량이 큰 이물질(MW 〉 10,000)이 항원으로 유리하지만 매우 작은 분자인 합텐(hapten)도 큰 담체에 결합시키면 항원으로 작용할 수 있다. 합텐을 큰 물질에 화학적으로 결합시키면 이 담체의 표면에 새로운 구조물이 형성되어 항원결정기로 작용할 수 있다.

4) 구조적 안정성

항원이 효과적으로 면역반응을 유발하기 위해서는 구조적 안정성은 절대적으로 중요하다. 젤라틴(gelatin)처럼 구조가 불안정하면 그 물질은 효과적인 항원이 될 수 없으며 비활성 물질 역시 효과적인 항원이 될 수 없다.

5) 복잡성

항원이 복잡하면 복잡할수록 면역반응은 효과적으로 작용한다. 복잡 단백질은 지질, 탄수화물, 핵산 등과 같이 분자량이 크고 반복적인 다량체(polymer)보다 상대적으로 효과적인 항원으로 작용한다.

4. 항체의 특성

항체는 면역글로불린의 특이적 당단백이다. 전기영동법으로 혈청을 이동시키면 감마글로불린 분획에서 다양

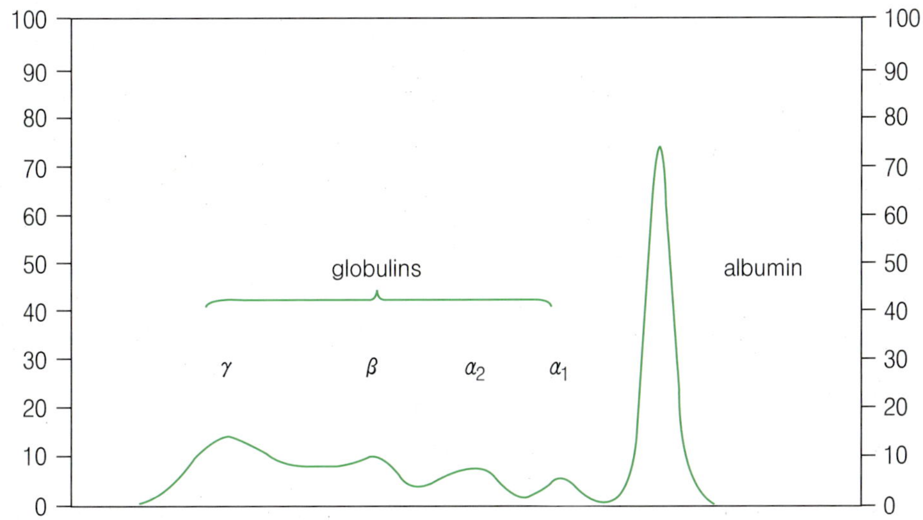

그림 2-1. 정상 혈청의 전기영동 형태

한 항체를 분리해 낼 수 있다(그림 2-1). 그러나 면역글로불린(immuno-globulin, Ig)이라는 용어는 모든 항체가 반드시 전기영동시 감마의 분획에만 존재하는 것이 아니기 때문에 감마글로불린이라는 용어 대신에 사용한다. 항체는 주로 혈청에 존재하지만 눈물, 침, 초유 등과 같은 체액에도 있다.

신체 방어에 있어서 항체의 일차적 기능은 항원과 결합하여 독소나 일부 바이러스를 중화시키는 것이다. 항체의 이차적 기능은 보체와 같은 다른 효과 물질(effector agent)와 결합하여 세균과 같은 비교적 큰 항원을 제거하는 것이다.

면역글로불린의 농도 측정은 전염성 질병이나 자가면역질환을 진단하는데 있어 중요한 의미를 갖는다.

5. 면역글로불린 클라스

대부분의 고등 포유동물은 다섯 가지의 확실히 구별되는 면역글로불린 IgG, IgA, IgM, IgD 및 IgE를 갖는다. 이 다섯 가지 클라스의 면역글로불린은 분자량이나 침강계수, 탄수화물 함량 같은 여러 가지 측면에서 각각 특징이 다르게 나타난다(표 2-1). 클라스 간 차이가

표 2-1. 각 클라스의 면역글로불린의 특징

특 징 \ Class	IgG	IgM	IgA	IgE	IgD
분자량	160,000	900,000	360,000	188,000	160,000
침강계수	7S	19S	11S	8S	7S
탄수화물(%)	8	12	7	12	12
subclass	1~4	없음	1, 2	없음	없음
혈청농도(mg/dL)* (성인)	800~1600	50~200	150~400	0.002~0.05	1.5~40
반감기(일)	21	5	6	2	?

* 전환율 : IgG 1mg= 11.5 IU / IgA 1mg=47.7 IU / IgM 1mg=117 IU / IgD 1mg=709 IU

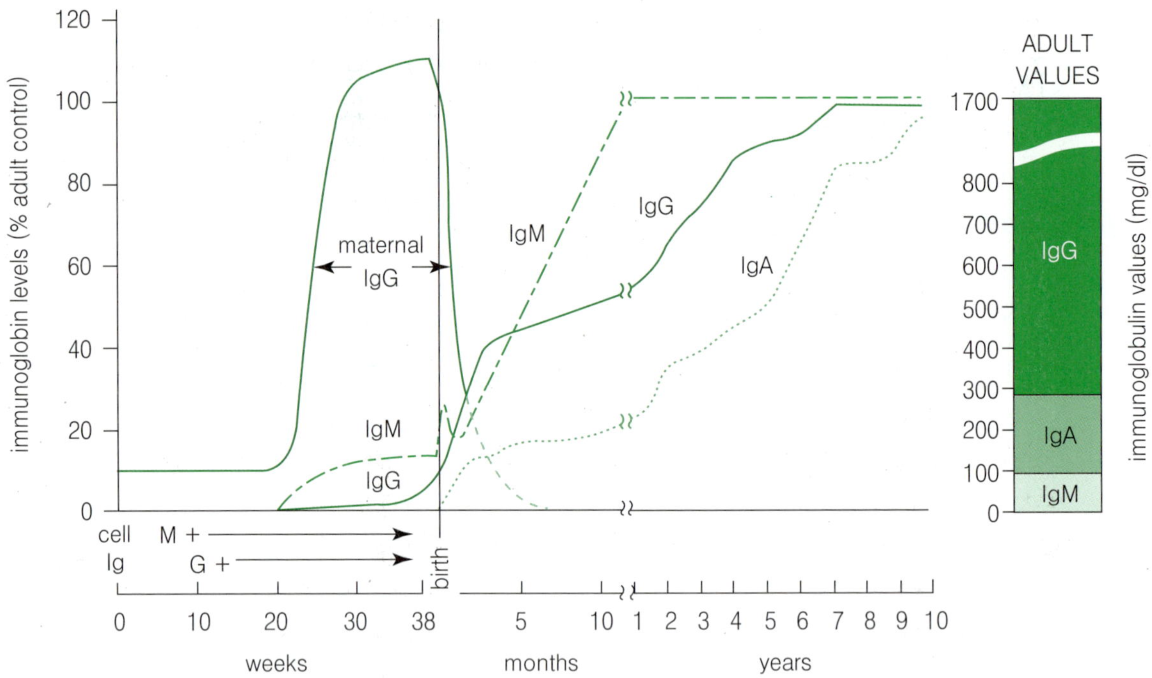

그림 2-2. 신생아, 유아, 아동 등의 면역글로불린 농도

있을 뿐만 아니라 일부 클라스는 서브클라스를 가지며 상이한 특징을 나타낸다.

1) IgG

정상 혈청 내에서 주요 면역글로불린은 IgG다. IgG는 다른 어떤 면역글로불린 보다 혈관 외부로 신속하게 확산되어 독소를 중화시킬 수 있으며 미생물에 결합한다. IgG는 태반을 투과할 수 있을 뿐 아니라 IgG 결합체가 형성되면 보체를 활성화시킬 수 있다. IgG는 전체 면역의 70~75%를 차지한다. 침강계수는 7S이고 분자량은 약 150,000이며 4가지의 서브클라스를 갖는다(표 2-2).

정상적인 어른의 혈청 내에는 약 800~1800mg/dL(90~210 IU/mL)정도의 IgG가 있다. 3~4개월 된 유아의 경우, IgG 농도가 약 350~400mg/dL(40~45 IU/mL)이지만 점점 증가하여 1년 정도 되면 700~800mg/dL(80~90IU/mL)에 달한다(그림 2-2). 16세 정도에 이르면 평균적인 성인 수준에 도달하게 된다(그림 2-3). IgG를 함유한 기타의 체액에는 제대혈(cord blood)과 뇌척수액(cerebrospin fluid, CSF)이 있다. 이들은 각각 800~1800mg/dL, 2~4mg/dL의 IgG가 있다.

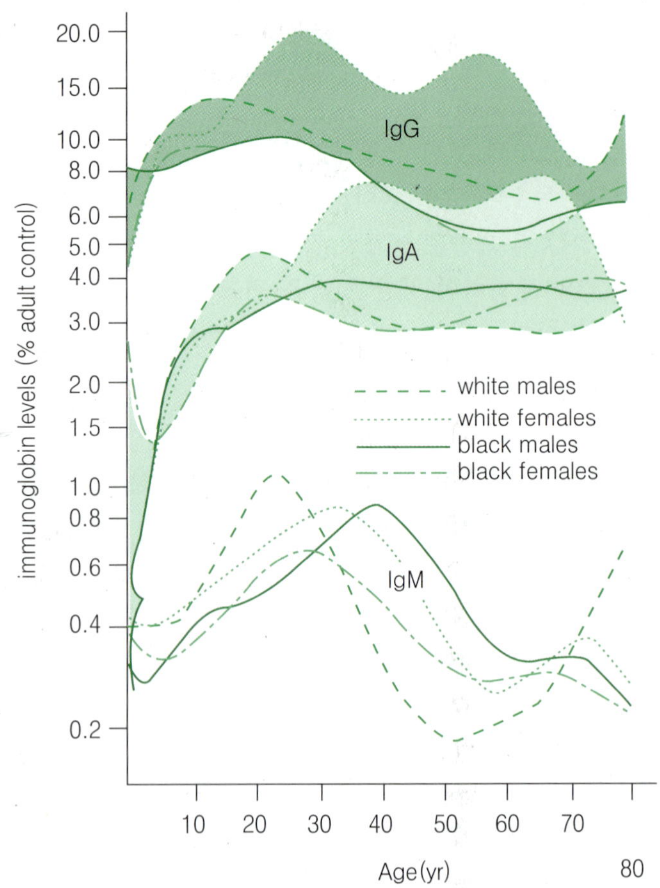

그림 2-3. 건강한 정상인의 혈청 면역글로불린 농도

표 2-2. 각 면역글로불린 subclass의 특징

특 징 \ subclass	IgG_1	IgG_2	IgG_3	IgG_4
혈청(%)	66	23	7	4
보체결합	4+	2+	4+	4+
반감기(일)	23	23	8	23
태반투과	+	?	+	+

유전적인 요인으로 발생하는 일차 면역글로불린 결핍증이나 어떤 질병과 관련해서 발생된 이차 면역글로불린 결핍증 환자에서는 IgG 수준이 현저히 저하된다. 다양한 질병이나 이상증이 발생하면 IgG가 현저히 증가할 수도 있어서 다음과 같다.

① 전염성 질병 : 간염, 풍진, 전염성 단핵구증
② 콜라겐(collagen)이상 : 류마티스 관절염, 전신홍반낭창
③ 혈액학적 이상 : 단구성 백혈병, Hodgkin 병

· 면역글로불린 서브클라스

면역글로불린 클라스 내에는 subclass와 subtype 같은 변종이 있다.

각각의 서브클라스는 H사슬(heavy chain)이나 생물학적 활성에 있어서 차이를 갖는다(표 2-2). IgG는 네 개(IgG_1, IgG_2, IgG_3, IgG_4)의 서브클라스가 있다. 사람에서는 각각의 서브클라스가 약 66%, 23%, 7%, 4% 정도 차지한다.

2) IgM

IgM은 전체 면역글로불린 중 약 10% 정도를 차지하며 크기가 크기 때문에 주로 혈관 내에서만 존재한다. IgM은 주로 면역반응의 초기에 발생하며 응집반응과 용해반응에 있어서 효과적이다. IgM은 분자량이 65,000인 다섯 개의 특유한 H사슬을 갖고 있어서 전체적인 분자량은 900,000이며 침강계수는 19S이다. 정상적인 IgM 농도는 남자의 경우 60~250mg/dL(70~290IU/mL)이고 여자의 경우 70~280mg/dL(80~320IU/mL)이다. 생후 4개월이면 어른 수준의 절반에 도달하고 8~15년 정도면 어른 수준에 도달한다. 제대혈에는 20mg/dL 수준이고 CSF에서는 발견되지 않는다.

IgM은 일차 면역글로불린 결핍증과 이차 면역글로불린 결핍증 환자에게서 감소된다. 다양한 질병이나 이상증의 경우에는 증가할 수 있으며 예를 들면 아래와 같다.

① 감염성 질병 : 아급성 세균성 심내막염, 전염성 단핵구증, 나병, 트리파노소마병, 말라리아, 방선균증
② 콜라겐 이상 : 공피증(scleroderma)
③ 혈액학적 이상 : 단구성 백혈병, 발덴스트롬(Waldenstreöm)병, 고분자 글로불린혈증(macroglobulinemia)

3) IgA

IgA는 전체 면역글로불린 중 15~20%를 차지하며 눈물, 침, 초유, 모유, 내장분비액 등과 같은 분비액에 주로 존재한다. IgA는 주로 신체 표면에 있는 형질세포에 의해서 생산된다. 만일 창자 벽면에 있는 세포가 IgA를 생산하면 장 루멘(intestinal lumen)쪽으로 직접 이동하거나 혈액순환을 통하여 확산된다. IgA는 창자표피세포나 간세포를 통하여 운반되며 분비성분의 당단백과 결합한다. 분비성분은 IgA가 위장관의 단백질 분해효소에 의해 소화되는 것을 막고 분비성 IgA(secretory IgA, sIgA)의 복합체를 형성한다.

sIgA는 미생물이 침투하지 못하도록 체표면을 방어하

는데 있어서 가장 중요하고 눈물, 침, 콧물, 초유 등과 같은 점액 분비물에 존재하기 때문에 신체의 외부 표면이 미생물의 침투를 방어할 수 있도록 작용한다.

IgA 단량체(monomer)는 정상성인의 경우 90~450mg/dL(55~270IU/mL) 정도의 농도를 나타내어 상대적으로 혈청 내 농도가 높은 편이다. 생후 1년이면 성인 수준의 25% 정도에 도달하고 30개월 정도면 그 절반, 16세이면 완전한 성인 수준에 도달하게 된다. 또한 제대혈과 CSF의 IgA 농도는 각각 1mg/dL 이하 및 0.1~0.6mg/dL이다.

IgA는 일차 면역글로불린 결핍증과 이차 면역글로불린 결핍증 환자의 경우 감소된다. IgA 농도가 심하게 증가하면 다음과 관련이 있다.

① 전염성 질병 : 결핵, 방선균증
② 콜라겐 이상 : 류마티스 관절염
③ 혈액학적 이상 : 단구성 백혈병
④ 간질환 : Laennec 간경화, 활성형 만성 간염

4) IgD

IgD는 전체 면역글로불린 중 약 1% 이하를 차지하는 정도로 혈청 내 농도가 매우 낮다. 또한 단백분해 작용에 대단히 민감하고 IgM과 연계하여 주로 B림프구 표면에 존재하는 세포막 면역글로불린이다.

5) IgE

IgE는 혈청 내 미량으로 존재하는 항체이며 분자량은 188,000 정도이다. IgE는 일부의 과민반응, 알러지 및 아나필락시스 반응을 매개하며 일반적으로 신체의 면역 중 기생충에 대한 면역을 담당한다. IgE는 비만세포와 호염구에 있는 수용체에 강하게 결합하여 이 세포들의 히스타민과 헤파린 방출을 매개하는데 있어서 특유한 분자이다.

6. 항체구조

항체의 클라스는 다양성을 나타내며 이것은 항체가 항원에 결합하는 일차적 기능 외에도 서로 다른 기능이 있음을 나타낸다. 각 면역글로불린 분자는 반드시 두 가지 기능을 갖고 있으며 분자의 한 쪽 영역은 항원결합과 관련되어 있고(Fab) 다른 쪽 영역은 면역계통의 세포와 고전적 보체계의 제1성분인 C1q를 포함하는 보체와 결합하는 것을 매개한다(Fc).

항체의 핵심요소는 펩타이드(peptide) 결합으로 연결된 아미노산 잔기의 서열이다. 모든 항체는 공통적으로 삼차원적으로 배치된 기본 폴리펩타이드 구조를 갖고 있다. 이 폴리펩타이드는 공유결합으로 혹은 비공유결합으로 연결되어 있어서 동일한 두 개의 H사슬과 L사슬로 구성된 네 개의 사슬이 모여 하나의 기본 단위를 형성한다. IgG, IgD, IgE 등과 같은 면역글로불린은 4개의 사슬로 된 단량체를 형성하고 IgA는 단량체와 이량체의 두 가지 형태가 있으며 IgM은 네 개의 사슬로 된 단량체 다섯 개가 함께 결합된 오량체(pentamer)를 형성한다.

1) 면역글로불린 분자의 형태

항체 구조의 기본 단위는 도메인(domain)이어서 두 개의 H사슬과 두 개의 L사슬 내에는 12개의 도메인 구조가 있고 각 도메인 간에 서로 쌍을 이룰 수 있도록 S-S결합(disulfude bond)으로 연결되어 면역글로불린 분자를 형성한다(그림 2-4). N-말단(N-terminal)의 항원결

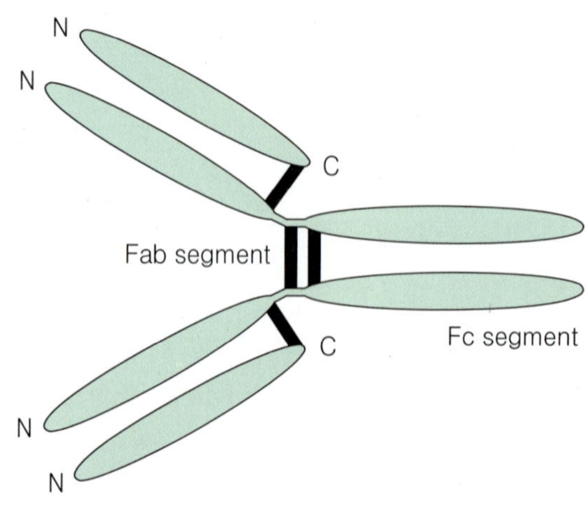

그림 2-4. 면역글로불린 기본구조

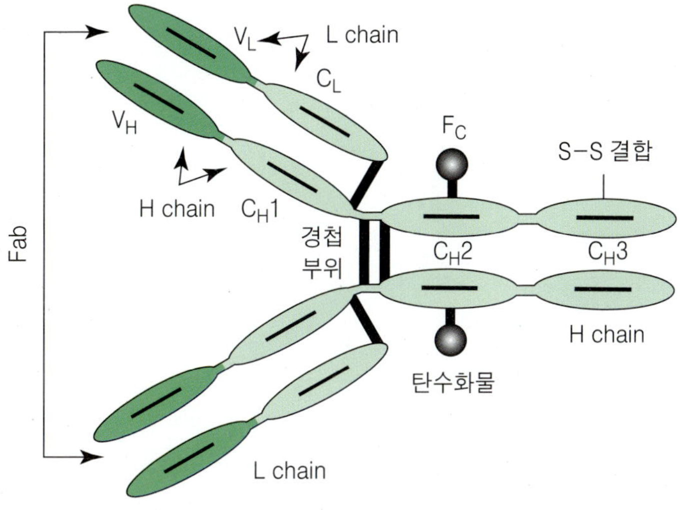

그림 2-5. IgG의 기본구조

합부위 아미노산의 종류가 다양한 이질성(heterogeneity)을 나타내며 가변영역(variable, V)이라 부르고 나머지는 상대적으로 일정한 아미노산 서열로 구성되어 있기 때문에 불변(constant, C)영역이라고 부른다. 항체의 가변영역 내에 있는 약 10개의 아미노산 잔기로 된 펩타이드 조각이 상보성 결정영역(complementary-determining region, CDR)이라고 불리는 고리구조(loop structure)를 형성한다. 각각의 H사슬과 L사슬에는 초가변(hyper-variable)영역이라고도 부르는 CDR이 세 개씩 있다. 서로 다른 항체 간의 차이점은 바로 이 고리구조에서 볼 수 있다.

항체구조에 대한 고전적 모델은 IgG이며 전자현미경을 통하여 관찰했을 때 Y자 모양으로 관찰된다(그림 2-5). 만일 IgG를 화학적으로 처리하여 사슬간 S-S결합이 파괴되면 네 개의 폴리펩타이드 사슬로 분리된다. L사슬은 분자량 25,000 정도의 작은 사슬이며 모든 클라스의 면역글로불린에 공통적이다. L사슬은 두 가지의 subtype, 카파(kappa)와 람다(lambda)가 있으며, 사람에 있어서 면역글로불린 분자의 65% 정도는 카파사슬이고 35% 정도는 람다사슬이다. 좀 더 큰 H사슬은 분자량이 약 50,000~77,000 정도이며 결국 항체의 길이를 결정한다.

면역글로불린 사슬의 특징은 바로 아미노산 서열이다. L사슬과 H사슬의 앞에서부터 110~120개의 아미노산은 가변적이어서 가변영역을 형성하고, L사슬의 나머지는 모든 타입과 서브타입에서 유사한 아미노산 서열을 갖고 있기 때문에 불변영역이라고 부른다. 나머지의 H사슬도 모든 타입에서 일정하고 경첩영역을 형성한다. 면역글로불린 분자의 클라스와 서브클라스는 H사슬에 따라 결정된다.

2) Fab, Fc 및 경첩영역

전형적인 단량체 IgG분자는 유연성 있는 경첩영역으로 연결된 세 개의 구형 영역(두개의 Fab 영역과 한 개의 Fc 영역)으로 구성되어 있다. IgG를 파파인(papain)과 같은 단백분해효소로 분해시키면 비슷한 크기의 세 절편으로 쪼개진다(그림 2-6). 이 절편들 중 두 개는 항원과 결합할 능력을 갖고 있기 때문에 항원결합절편(antigen binding fragment, Fab)이라 부르고, 세 번째 절편은 상대적으로 아미노산 서열이 일정하고 결정화(crystalizable)되기 때문에 Fc라고 부른다. IgG를 또 다른 단백분해효소인 펩신(pepsin)으로 처리하면 다소 다른 양상으로 쪼개진다. 즉 Fc절편은 작은 펩타이드로 잘려나가 결국 완전히 분해된다. 두 개의 Fab 절편은 결합한 채로 남아 F(ab')2라고 부르는 절편을 형성한다.

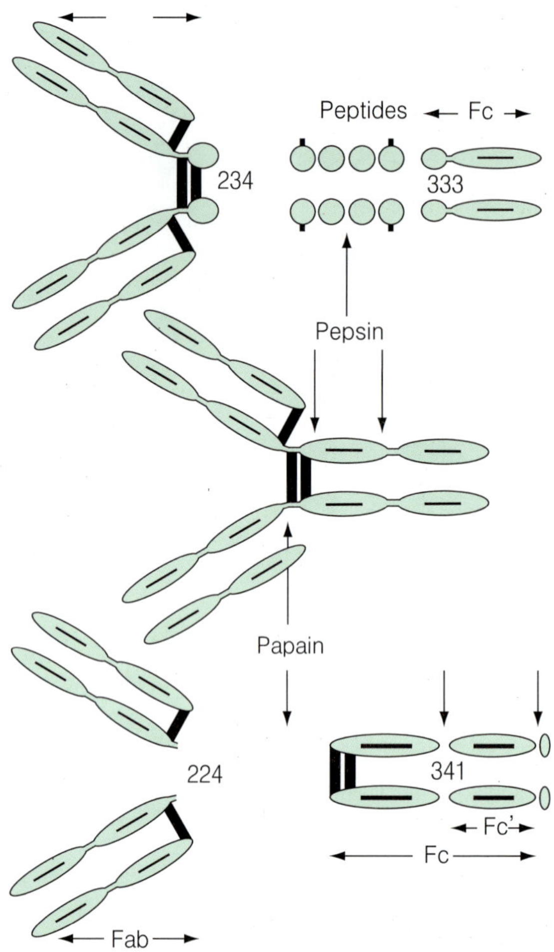

그림 2-6. 사람 IgG_1의 효소적 절단

F(ab')2에는 항원결합 부위가 두 개 있다. 만일 이 F(ab')2를 처리하여 S-S결합이 파괴되면 두 개의 Fab 절편으로 쪼개져서 각각은 한 개의 항원결합부위만을 갖게 된다. Fab 절편에 있는 사슬(interchain)의 S-S결합을 끊으면 한 개의 L사슬과 반쪽짜리 H사슬이 형성된다.

IgG를 전자현미경으로 관찰하면 IgG의 중앙부위가 마치 경첩으로 이어진 것처럼 되어 있어 Fab영역은 움직일 수 있으므로 자유롭게 좌우로 벌리거나 좁힐 수 있다. 이 경첩영역은 C_H1과 C_H2 영역 사이에 있는 약 15개의 아미노산으로 구성되어 있다. 경첩영역의 정확한 아미노산 서열은 가변적이고 면역글로불린 클라스와 서브클라스에 따라 고유하다. 아미노산은 펩타이드 결합을 축으로 하여 자유롭게 회전할 수 있기 때문에 공간적으로 가까이 모여 있는 프롤린(proline)은 관절과 같은 역할을 하여 면역글로불린 사슬이 좌우로 움직일 수 있게 한다. 경첩영역의 가장 현저한 특징은 친수성 아미노산과 프롤린이 많다는 것이다. 친수성 아미노산 때문에 이 영역은 벌리려는 경향이 있어서 펩신이나 파파인 같은 효소를 사용하여 분해할 수 있게 된다. 또한 사슬 간 연결이 전혀 없는 IgD를 제외하고는 모두 이 영역에서는 사슬 간 S-S결합이 이루어진다.

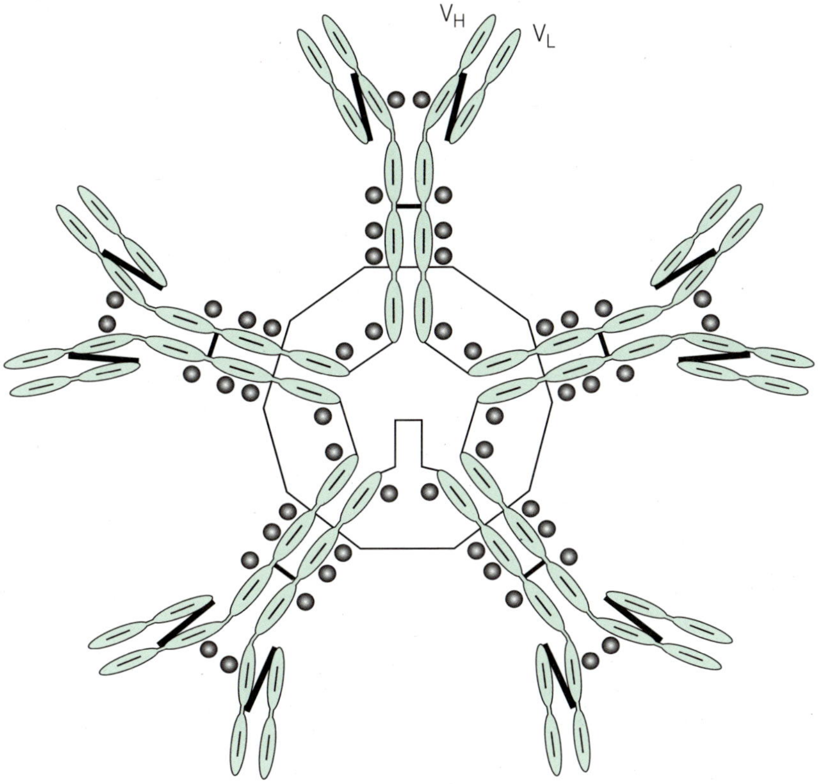

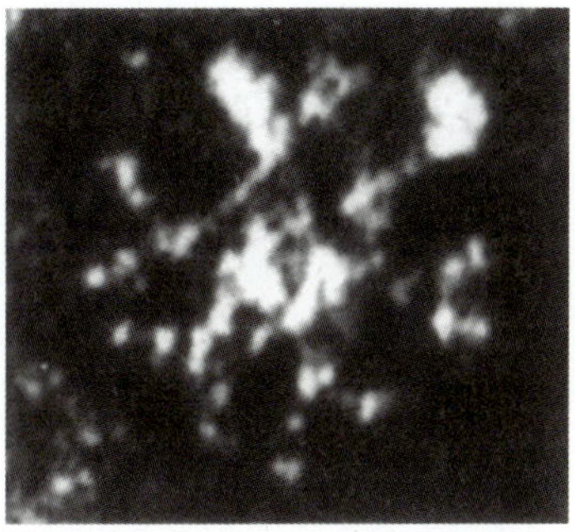

그림 2-7. IgM의 오량체 구조

3) 기타 면역글로불린의 구조

(1) IgM

IgM 분자는 다섯 개의 기본 단위로 구성되어 있다. 각 기본 단위는 두 개의 카파 혹은 람다 L사슬과 두 개의 H사슬로 구성된다. IgM의 각 단량체는 S-S결합을 통하여 원형으로 연결되어 있다(그림 2-7). J사슬이라는 작고 시스테인(cysteine)을 많이 함유한 폴리펩타이드는 IgM의 중심을 구성하고 있다. IgM에는 C_H3와 C_H4 도메인에 결합된 탄수화물 잔기가 있다. IgM에 의한 보체 활성화에 관련된 부위는 C_H4영역에 있다. IgM은 보체 활성화 다단계 반응이나 응집반응 같은 활성에 있어서 IgG보다 효과적이다.

(2) IgA

사람에 있어서 80% 이상의 IgA가 전형적인 네 개의 사슬 구조를 형성한다. 그 중 두개의 체인은 카파 혹은 람다 L사슬이고 나머지 두개의 체인은 H사슬이다(그림 2-8). IgA 단량체는 분자량이 약 160,000이지만 대부분의 포유동물 혈장 내에서는 거의 이량체로 존재한다. 단량체의 IgA 두 개가 J사슬로 Fc 영역을 서로 연결시켜 이량체의 IgA가 된다. 분비형 IgA는 주로 11S의 이량체 형태이고 분자량은 약 385,000 정도이다(그림 2-9). 이 형태의 IgA가 체액에 존재하면서 분비성분이라는 또 다른 단백질과 결합하였을 때 단백 분해작용에 대하여 안정하게 된다. 사람에 있어서 H사슬의 아미노산이 다르면 IgA_1과 IgA_2 같은 서브클라스로 분류한다.

(3) IgD

IgD분자는 두 개의 카파 혹은 람다 L사슬과 두 개의 델타 H사슬로 구성되어있으며 분자량이 약 184,000 정도이다(그림 2-10). IgD에는 H사슬 간에 S-S결합이 없이 경첩영역이 노출되어 있다.

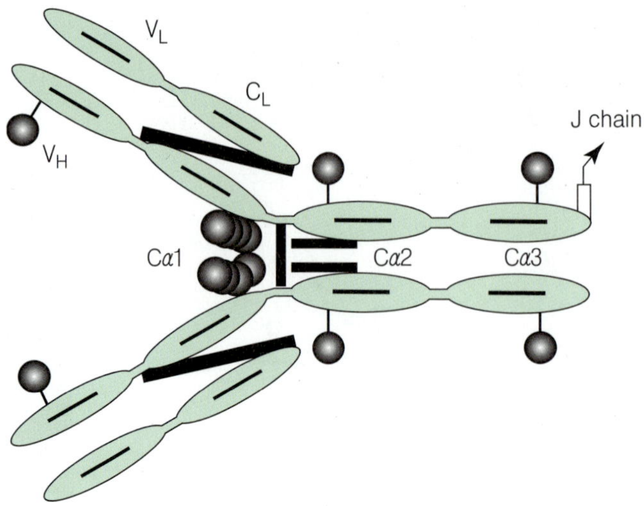

그림 2-8. IgA 분자의 구조

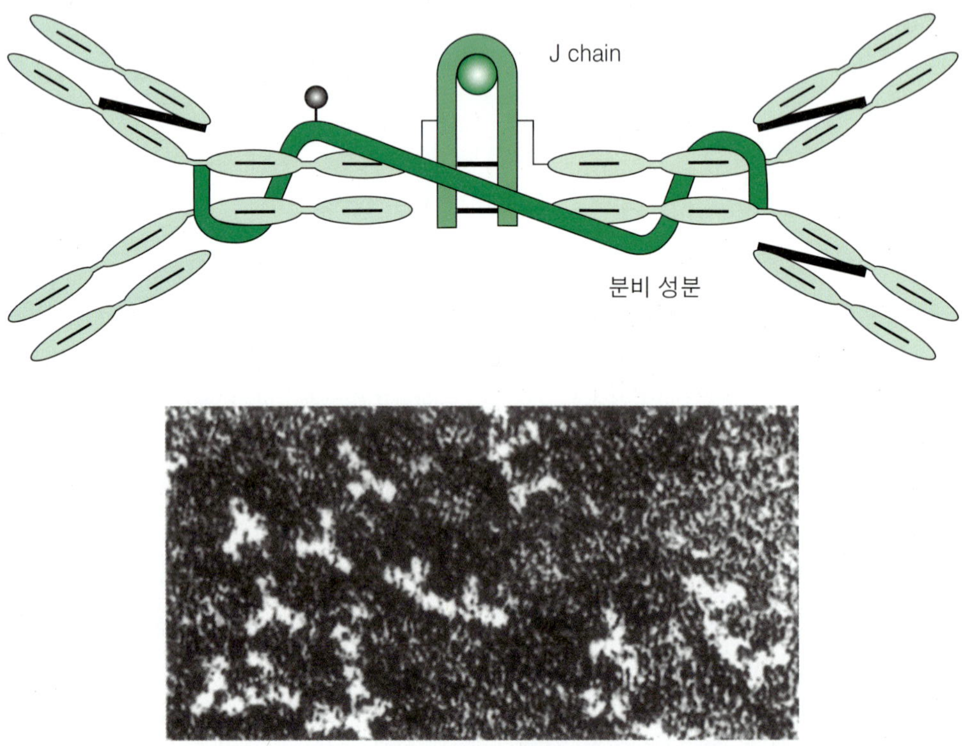

그림 2-9. 분비성 IgA 구조

(4) IgE

IgE분자는 두 개의 카파 혹은 람다 L사슬과 두 개의 입실론(ε) H사슬로 구성되어 있다(그림 2-11). IgE은 Fc영역을 통해서 비만세포나 호중구에 있는 수용체에 항원과 함께 강하게 결합하며 이 세포들로부터 히스타민과 헤파린을 방출시키는 것을 매개한다.

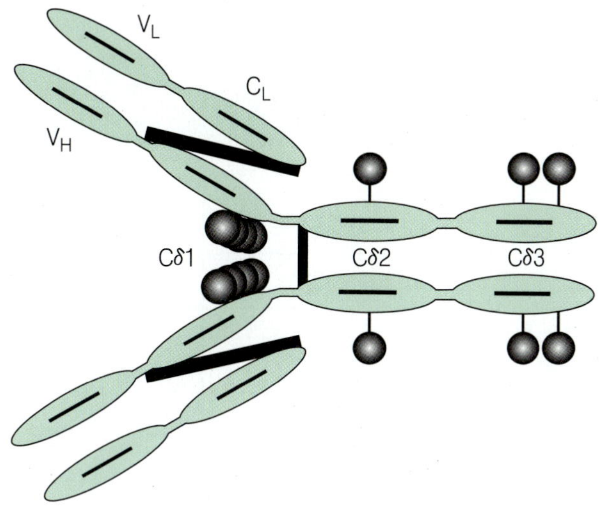

그림 2-10. IgD 분자의 구조

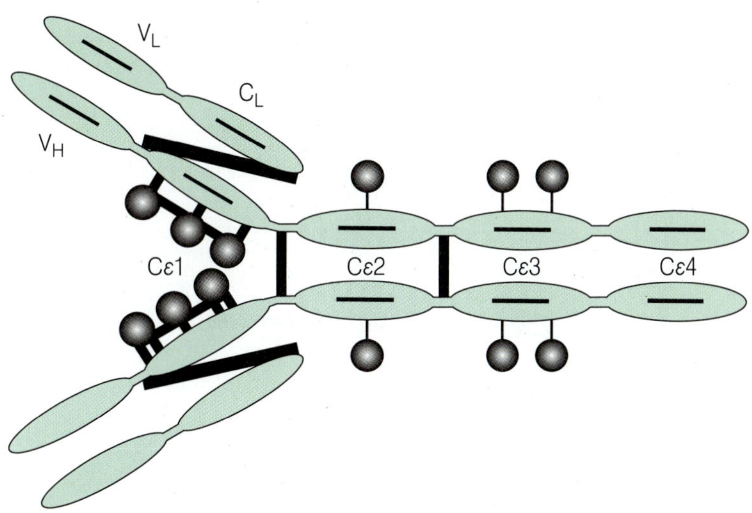

그림 2-11. IgE 분자의 구조

7. 면역글로불린 변종

항원결정기란 면역작용을 유발시키고 그 결과 생성된 항체와 결합반응을 하는 항원 표면의 단백질 영역이다. 면역글로불린 자체는 고분자의 단백질이기 때문에 다른 종의 포유동물에 주사하면 효과적인 항원으로 작용할 수 있다. 이렇게해서 얻어진 항-면역글로불린 혹은 항-글로불린(antiglobulin)을 분석하면 세 가지 형태(표 2-3)의 항원결정기 즉, 아이소타입(isotype), 알로타입(allotype), 이디오타입(idiotype)이 있다(그림 2-12).

1) 아이소타입 결정기

동일한 종의 모든 개체의 면역글로불린에서 공통적으로 존재하는 항원결정기를 말한다. 서로 다른 클라스와 서브클라스로 분류된 H사슬의 불변영역을 아이소타입

표 2-3. 면역글로불린 변종

특징 변종	분 포	형 태	위 치	예
아이소타입	정상의 모든 개체	클라스	C_H	IgM, IgE
		서브클라스	C_H	IgA_1, IgA_2
		타입	C_L	카파, 람다
알로타입	유전적 공통성이 있는 일부의 개체	알로타입	주로 CH, CL (드물게 VH, VL)	사람의 Gm
이디오타입	각각의 개체	이디오타입	가변영역	항원결합부위를 형성하는 초가변영역

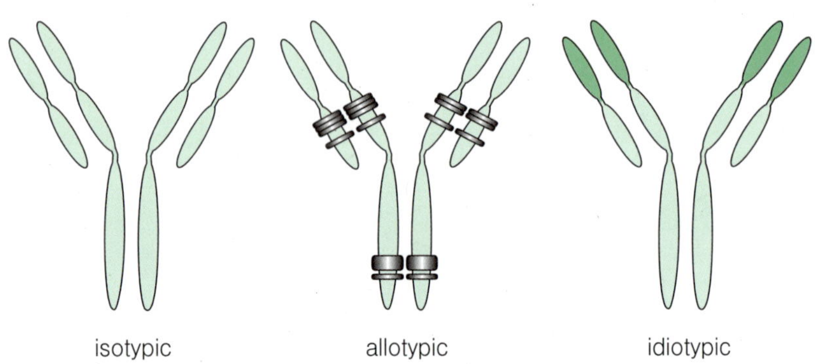

그림 2-12. 면역글로불린 변종

변종(isotype variant)이라고 부른다. 아이소타입 변종을 암호화하는 유전자는 한 종의 모든 개체들이 갖고 있다. 아이소타입 결정기의 예로는 IgG의 감마사슬, IgM의 뮤사슬, IgA의 알파사슬 같이 각 클라스의 면역글로불린에 특이한 결정기 뿐만 아니라 카파와 람다 같이 서브클라스에 특이한 결정기도 있다.

2) 알로타입 결정기

동일한 종의 일부 개체 면역글로불린에서만 공통적으로 존재 하는 항원결정기를 말한다. 이 알로타입에 대한 항체를 알로항체(alloantibody)라고 하며 동일한 종의 다른 개체에 면역글로불린을 주사하여 생산할 수 있다. 알로타입 결정기는 유전적으로 결정된 변종이어서 동일한 종 내의 단일 유전자좌에 대립유전자 쌍이 존재한다는 것을 의미한다. 사람에 있어서 알로타입은 다섯가지의 Gm, Km, Mm, Am 및 Hv 등이 있으며 Gm의 IgG에 대한 표지로 사용할 수 있다.

3) 이디오타입 결정기

이디오타입은 L사슬과 H사슬의 고유한 구조에 의해서 발생한다. 각각의 개체마다 서로 다른 결정기를 이디오타입이라고 한다. 이디오타입 결정기는 항원결합부위를 형성하는 초가변영역에 이어 가변영역에도 존재한다.

8. 항체 합성

숙주의 면역계통이 외부의 항원성이 있는 물질과 접촉하여 반응하면 항체 생산이 유발된다. 면역계통의 세포는 항원을 처음 마주쳤을 때 그 항원을 이물질로 인식하여 반응을 유발할 수 있다.

면역반응은 두 가지 형태를 취하여 T세포와 대식세포에 의존하는 세포성 면역을 일으키거나 항원에 대항하여 반응하는 항체를 생산하는 체액성 면역을 일으킨다. 세포성 면역을 일으킬지 항체반응을 일으킬지에 대한 결정은 전적으로 항원을 림프구에 제공하는 방법에 달려 있으나 대부분의 면역반응은 두 가지 다 발휘한다. 또한 이물질의 항원성은 침입경로와도 관계가 있다. 정맥주사나 복강주사는 대개 피하주사나 근육주사보다 강한 자극이 된다. 동일한 항원에 연속하여 노출되면 기억반응이나 기왕 면역반응을 일으켜 최초 자극을 결과에 반영시킨다. 항체생산의 경우 생산된 면역글로불린의 양과 클라스는 상황에 따라 달라진다.

1) 일차 면역반응

항원 자극이 발생한 후 IgM 항체반응이 네 단계로 진행되지만(그림 2-13) 실제 소요시간과 역가(titer)로 표현되는 항체 수준은 항원과 개인의 특성에 따라 달라진다. 네 단계는 다음과 같다.

- 유도기 : 항체가 없다.
- 대수기 : 항체 역가가 대수적으로 증가한다.
- 고평기 : 항체 역가가 높게 안정적으로 유지된다.
- 감소기 : 항체가 이화작용으로 분해된다.

2) 이차 면역반응

동일한 항원자극에 연속해서 노출되면 일차반응과 동일한 네 단계의 항체반응이 발생한다(그림 2-14). 최초의 항원노출 후 수년의 시간이 흐른 뒤에 동일 항원에 대하여 이차적으로 노출될 수도 있지만 기억 T세포가 증식하도록 자극을 받아 계속해서 항체를 생산할 수 있게 해준다. 그러나 기억반응은 몇 가지 중요한 관점에서 일차 반응과는 다르다.

① 시간 : 이차반응은 유도기가 짧고 고평기가 길며 감소기가 완만한다.

② 항체 타입 : 일차반응에서는 IgM 항체가 주로 나타난다. 이차반응에서는 일부 IgM 항체도 나타날 수 있지만 IgG 클라스의 항체가 나타난다.

③ 항체 역가 : 항체 수준은 이차반응에서 고역가를 나타낸다. 이차반응에 있어서 고평기 수준은 대개 일차반응에서 보다 10배 이상 높게 나타난다.

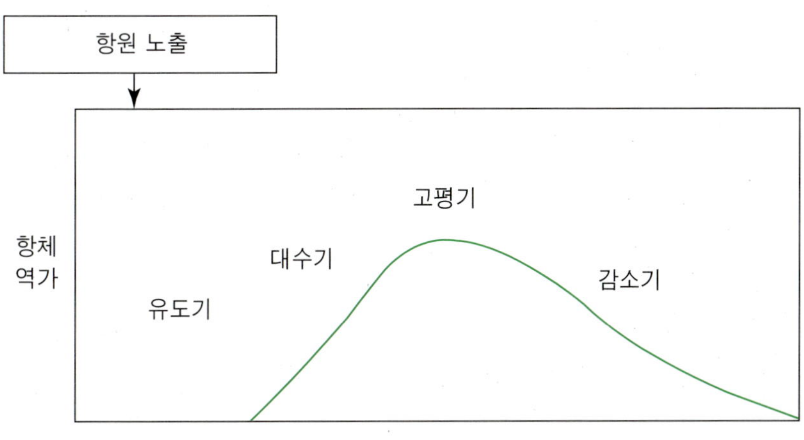

그림 2-13. 항체반응의 네 단계

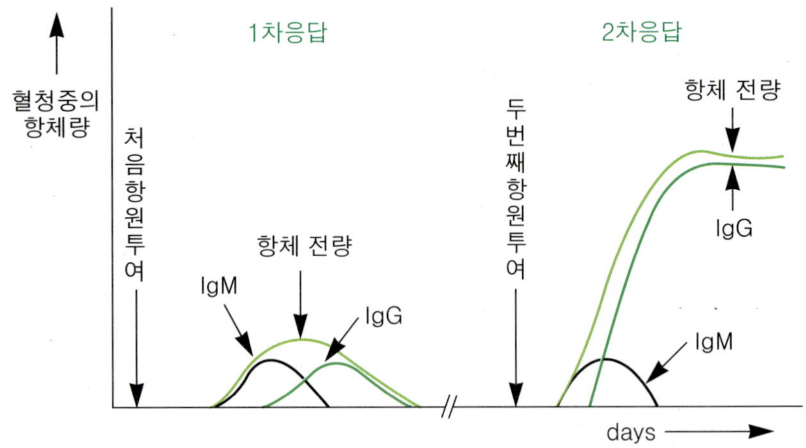

그림 2-14. 일차 및 이차 항체반응

표 2-4. 면역글로불린 특성 비교

특성	IgG1	IgG2	IgG3	IgG4	IgM	IgA	IgD	IgE
보체결합	2+	1+	3+	−	3+	−	−	−
태반투과성	1+	+/−	+	1+	−	−	−	−

9. 항체의 기능

항체의 주요 기능은 항원과 결합하는 것이지만 항원으로 작용할 수 있다. 항체의 중요한 기능은 보체결합과 태반투과이다(표 2-4).

보체의 활성화는 침입 미생물에 대한 용해작용과 탐식작용 촉진 등 중요한 효과기구(effector mechanism)로 작용한다. 사람에 있어서 IgG 태반 통과성은 전달된 항체가 신생아에게 용혈성 질환을 발병시키는 중요한 요인이 되고 반면에 생후 몇 개월간 신생아에서 수동면역을 부여하는 역할을 하기도 한다.

10. 항원 · 항체 반응과 면역 결합체

특정 항체가 다른 항원과는 반응하지 않고 하나의 항원하고만 결합하는 능력을 특이성이라고 부른다. 항원결합부위와 항원결정기 구조가 상보적으로 유사하면 유사할수록 소수성 결합이나 정전기 결합 같은 비공유결합이 강하게 작용하고 항원 · 항체간에 친화력도 높아진다. 분자간에 삼차원적인 구조가 서로 유사하면 분자간의 인력이 다소 약해도 결합할 수 있게 된다. 한 개 이상의 결합부위가 동일 항원과 결합하면 결합강도가 훨씬 증가된다.

11. 항체 특이성과 교차반응

항원 · 항체 반응은 높은 수준의 특이성을 보여준다. 특이성은 항원의 결정기에 대하여 발생한 항체의 결합부위가 반응할 때에만 가능하다. 항원의 여러 결정기 중 일부가 다른 항원의 표면에 있는 항원결정기와 유사할 때 한 가지의 항원에 대항하여 발생한 항체는 다른 종류의 항원과도 반응할 수 있으며 이것을 교차반응이라고 한다.

세균 세포벽의 다당류와 포유동물 적혈구의 다당류는 공통적이어서 이 둘 간에는 교차반응이 있다. 장내에 서식하는 세균 뿐만 아니라 주변에서 볼 수 있는 다른 물질들도 적혈구 A항원이나 B항원과 A 유사 항원이나 B 유사 항원을 갖고 있다. A항원이나 B항원이 한 개체에 주입되어 있을 때 이물질로 인식되면 이러한 적혈구 항원에 대해 사전에 노출된 적이 없었더라도 항-A 혹은 항-B항체가 생산된다. 이런 형태의 교차반응항체를 이호성(heterophile)항체라고 한다.

1) 결합력

네 개의 폴리펩타이드로 된 항체 단위에는 두 개의 결합부위가 있어서 한 항원과 결합시 다가(multivalent)로 작용할 수 있게 해준다. 하나의 결합부위와 하나의 항원결정기 간의 결합 강도를 의미하는 친화력에 대조적으로 다가의 항체가 다가의 항원과 결합하는 강도를 결합력이라고 부른다. 다가의 항원이 하나 이상의 항체와 결합할 때 결합 강도는 현저하게 증가한다. 항원이 하나의 결정기 밖에 가지고 있지 않다면(monovalent) 결합력은 감소된다. 뿐만 아니라 합텐은 단가이기 때문에 하나의 항원 결합 부위를 갖는다.

2) 면역 결합체

항원과 이에 특이적인 항체가 비공유적으로 결합된 것을 면역 결합체(immune complex)라고 한다. 이 면역 결합체는 항원과 항체의 특성이나 비율에 따라 작을 수도 있고 클 수도 있다. 항원이나 항체가 과다한 경우 작은 용존성 결합체가 주로 생긴다. 동량의 항원과 항체가 있으면 침강이 발생한다. 그러나 모든 항원 · 항체 결합체가 동량(equivalent)이라 해도 반드시 침강되는 것은 아니다.

항체는 조직내 국소적으로 자리 잡거나 고정되어 있는 항원과 결합할 수 있으며 순환 혈액에 있는 항원과도 결합할 수 있다. 면역 결합체가 순환혈액에서 형성되면 대개는 신체의 탐식세포가 항체의 Fc부분과 보체 그리고 세포표면 수용체 간의 상호작용을 통하여 면역 결합체를 제거한다.

정상적인 환경 하에서 이 과정은 병적인 결과를 초래하지 않고 이물질 침입에 대항하는 숙주의 주요 방어 수단으로 작용한다. 그러나 비정상적인 환경 하에서는 면역 결합체가 지속적으로 순환 혈액에 남아 있으면서 탐식작용을 회피하고 내피세포나 혈관 벽에 침적되면 여기에 면역 결합체 질환의 가장 큰 특징인 염증반응을 일으키고 신장같은 기관에 침적되어 종양과 같은 숙주에 불리한 면역작용을 유발한다. 순환 면역 결합체의 수준은 형성속도, 제거속도, 결합체의 특성 등의 요인에 의하여 결정되며 그 중 결합체의 특성이 가장 중요하다(표 2-5). 면역 결합체의 검출과 관련항원의 동정은 면역 결합체 질환을 임상적으로 진단하는데 대단히 중요하다.

12. 항원 · 항체 반응의 분자적 기초

면역글로불린 분자는 Fab와 Fc의 두가지 기능(bifunction)을 갖는 구조를 가지고 있다. Fab의 가변영역은 주로 항원결합과 관련되어 있다. 항원결정기와 이에 특이적인 항체가 연결되면 항원결정기의 표면과 면

표 2-5. 면역 결합체의 수준을 결정하는 요인들

항원특성	항원의 양, 분자 당 결정기 수, 크기
항체특성	항체의 양, 친화력, 클라스(결합가, 보체결합능, 수용체와의 반응성)
격자형성정도 *	결합체의 크기, 용해도, 보체결합능, 제거 및 분포성
형성속도	항원 활용성, 항체합성속도
제거속도	격자형성정도*, 항원특성, 보체 및 수용체와 결합하는 복합체의 능력, 단핵 탐식세포의 상태

* 격자 형성이란?
감작된 입자와 항체 간에 서로 교차연결(cross-link)하여 응집을 형성하는 것을 말한다.

역글로불린 분자의 초가변영역의 표면에 있는 화학기(chemical group)가 작용하여 결합한다.

Fc의 불변영역의 경첩영역(Hinge region)이 면역글로불린 분자에 유연성을 부여하여 서로 떨어져 있는 항원결정기와 결합할 수 있도록 한다.

1) 결합 형태

항원·항체의 결합은 항원과 결합부위의 아미노산 간에 다중의 가역적 분자간 인력이 형성하기 때문에 발생한다. 이러한 인력은 반응하는 화학기들이 서로 접근해야만 작용한다. 서로 상호작용할 수 있는 최적거리는 결합의 형태에 따라 다르지만 모든 결합은 매우 짧은 거리에서만 작용하고 거리가 길어짐에 따라 급격히 약화된다.

항원·항체의 결합은 대부분 일가이다. 비공유 결합의 인력은 공유결합과 비교할 때 매우 약하지만 다중의 비공유 결합은 전체적으로 결합강도를 증가시켜 준다. 단일 항원·항체결합 강도는 항체 친화력이라 부르고 인력과 척력의 합에 의해서 형성된다. 항원·항체결합에 관련된 비공유 결합에는 소수성 결합, 수소 결합, 반데르발스힘, 정전기력 등이 있다.

(1) 소수성 결합

항원과 항체 간에 형성된 결합은 주로 소수성 결합에 의한 것이다. 단백질의 비극성 측쇄의 대부분은 소수성이다. 항원과 항체 분자가 서로 반응하여 상호작용지역의 물분자를 배제시키면 단백질에 부과된 억제력으로부터 자유로워져서 결합할 힘을 획득하여 열역학적으로 안정된 결합체를 형성한다.

(2) 수소결합

수소결합은 해당 분자 간에 수소가교를 형성하여 발생한다. 항원·항체 반응에 관련된 수소 결합에는 O-H-O, N-H-N 및 O-H-N 등이 있다.

(3) 반데르발스의 힘

반데르발스의 힘(Van der Waals Forces)는 전자운(electron cloud)과 소수성 결합 간의 상호작용에 의해서 발생된 비특이적 인력이다. 이 힘은 한 원자의 주변에 전자가 어떻게 위치해 있는가에 따라서 발생한 전하의 비대칭성 때문에 발생한다. 이 힘은 물 분자와의 접촉이 최소화되도록 비극성이며 소수성의 작용기를 결합시킴으로써 발생한다. 반데르발스의 힘은 매우 약하지만 항원·항체 반응에서 총제적으로 보면 매우 중요하다.

(4) 정전기력

정전기력은 두 개의 아미노산 잔기가 가지고 있는 각각의 측쇄에 반대로 하전된 아미노산 간의 인력 때문에 발생한다.

2) 특이성(Key and lock)

가장 강한 결합은 항원과 항체가 충분히 근접해 있고 항원결정기의 모양과 항원결합부위의 모양이 서로 딱 들어맞을 때 발생한다. 이 결정기와 결합부위의 상보적으로 들어맞는 정도를 특이성(Key and lock)이라고 한다(그림 2-15). 잘 들어맞으면 몇 가지의 비공유 결합이 동시에 형성할 확률이 대단히 높아지고 결합이 깨질 확률은 거의 없지만 잘 들어맞지 않는 모양이라면 인력보다 척력이 강하게 작용할 수 있다. 이상적인 상보적 형태에서 벗어나면 벗어날수록 척력은 증가하고 인력은 감소하기 때문에 전체 결합력은 감소하게 된다. 그러므로 항체와 특정 항원의 결합강도를 결정하는데 있어서 특이성 정도는 대단히 중요하다.

3) 항원·항체 반응의 검출

시험관적(in vitro) 검사법으로 항원-항체의 결합을 검출할 수 있다. 응집반응(agglutination)은 항원·항체의 상호작용 결과를 검출하기 위해서 널리 사용되고 있다. 기타 검사법으로는 침강반응(precipitation reaction), 용혈반응(hemolysis testing), 응집저해반응(inhibition of agglutination) 등이 있다. 방사면역측정법(radio-immunoassay, RIA)과 효소결합면역흡착법(enzyme-linked immunosorbent assay, ELISA) 같은 검사법은 시

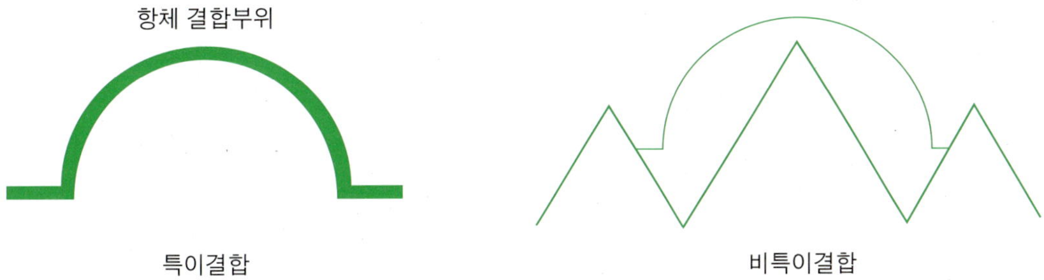

그림 2-15. 특이성정도

표 2-6. 진단법에 있어서 특이 면역글로불린의 역할

Ig / 진단법	IgG	IgM	IgA
응집반응	1+	3+	−
보체결합	1+	3+	1+
항원 노출 후 출현시간	3~7	2~5	3~7
최고 역가 도달시간	7~21	5~14	7~21

험관내 형성된 면역 결합체를 측정한다. 면역글로불린의 검출과 정량은 전염성 질병과 면역학적 이상의 진단에 중요하다(표 2-6).

4) 항체 형태가 응집반응에 미치는 효과

면역글로불린은 상대적으로 양성의 하전을 띠고 있어서 어떤 입자에 감작(sensitization)시키거나 도포(coating) 후에는 제타포텐셜(zeta potatial)이 감소된다. 제타포텐셜이란 세포 표면의 총 하전(net charge)과 전단 표면의 하전 간에 존재하는 정전기적 힘의 차이를 말한다. 항체는 제타포텐셜 효과 범위 이상으로 연장시켜서 하전 입자와 연결할 수 있어서 적혈구들을 서로 근접시키고 결합하여 응집시킬 수 있다.

모든 항체는 응집시키는 능력에 있어서 차이가 있다. 때때로 완전 항체라고도 불리는 IgM 항체는 항원을 가지고 있는 적혈구를 생리식염수에 현탁시켰을 때 응집반응을 보이며 IgG나 IgA보다 훨씬 효율적이다. 적혈구 표면에 결합은 하지만 응집반응을 나타내지 않은 항체는 불완전 항체로 분류한다.

13. 단클론 항체

단클론 항체(monoclonal antibody, MAb)는 융합된 단일세포로부터 형성된 항체를 정제한 것이다. 이러한 항체는 특이성이 뛰어나서 하나의 특정 항원만을 인식하고 결합한다.

1) 기술개발

1975년 Köhler와 Milstein는 최초로 림프구를 융합시켜 특정 항체를 생산할 수 있는 세포주(cell line)를 만들어냈다. 이 두 과학자는 세포간의 융합을 유도하는 sendai 바이러스를 사용하여 서로 다른 계열의 골수종(myeloma) 세포들로 만들어진 잡종세포(hybrid cell)를 개발한 공로를 인정받아 1984년 노벨의학상을 수상했다. Sendai 바이러스는 원래 특성이 세포의 융합을 유도하는 유행성 독감 바이러스다.

원래 Köhler는 정상세포에 대한 표지를 만들기 위해서 면양 적혈구를 쥐에 면역시켰다. 잡종세포를 만든 후에 잡종세포가 아직도 면양 적혈구에 대한 항체를 생산할 수 있는지를 알아보기 위하여 검사했을 때 잡종세포 중 일부가 특이 항-면양 적혈구 항체를 다량으로 생산해 내고 있는 것을 발견했다. 이렇게 만들어진 잡종세포는 모세포의 특성(예: 항-면양 적혈구 항체)대로 항체를 분비하는 능력이 있다. 이 잡종세포를 여러번 계대배양하면 하이브리도마(hybridoma)가 완성되는 것이다. 하이브리도마 세포는 쉽게 클론화(단일 세포만을 선택해서 배양하는 과정)될 수 있다. 하나의 세포군으로부터 유래한 면역글로불린을 단클론 항체라고 한다.

2) 단클론 항체 생산

단클론 항체를 생산하는데 사용되는 현재의 방법(그림 2-16)은 Köhler에 의해 개발된 원래의 방법을 개선한 것이다. 하이브리도마 기술은 기본적으로 정제도가 낮은 항원 혼합액을 마우스에 주사하여 항원에 대한 특이 항체를 생산하는 세포를 선별하는 것이다. 전체적으로 MAb를 생산해 내기 위해서는 3~6개월이 소요된다.

우선 마우스를 특정 항원으로 면역시킨다. 면역반응을 왕성하게 일어나도록 하기 위하여 몇 번 더 면역시킨다. 마지막 면역 후 2~4일 만에 비장세포를 취해 배양 중인 마우스 myeloma 세포와 섞는다. Hypoxathine phosphoribosyl 전이효소(transferase)가 결핍된 myeloma 세포는 배양액 중에 있는 hypoxanthine을 이용하여 퓨린(purine)이나 피리미딘(pyrimidine)을 만들 수 없기 때문에 정상세포와 융합되지 않으면 배양액 중에 살아남을 수 없다. 뿐만 아니라 myeloma 세포는 면역글로불린을 분비할 수 없기 때문에 정제과정이 간단하다.

Sendai 바이러스 대신 폴리에틸렌 글라이콜(polyethylene glycol)을 세포 혼합액에 첨가하여 세포막 융합을 촉진시킨다. 대략 200,000개의 비장세포 중 하나가 myeloma cell과 융합된 살아있는 잡종세포가 된다. 정상 비장세포는 배양액 중에서 생존할 수 없다. 융합된 세포

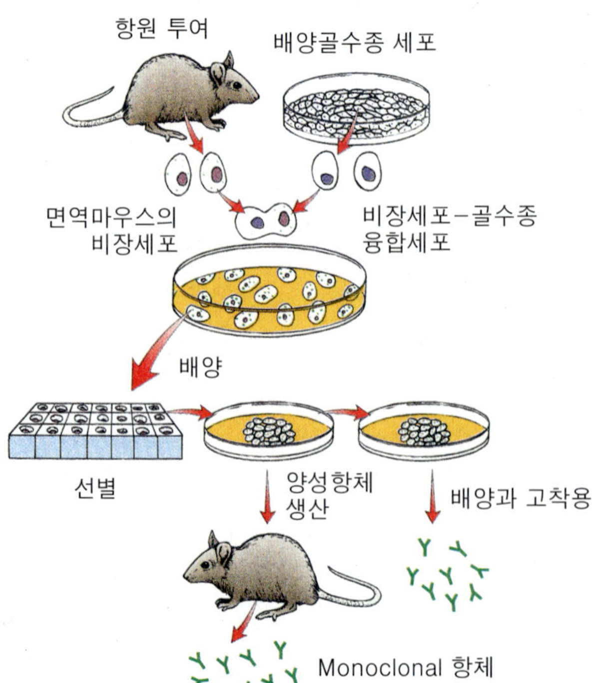

그림 2-16. 단클론항체의 생산

의 혼합물은 hypoxanthine, aminopterin, thymidine 등을 함유한 배지(HAT배지)에서 배양된다. 아미노프터린은 myeloma cell 이 퓨린과 피리미딘을 합성하는 것을 저해하는데 결국 myeloma는 배지의 hypoxanthine을 사용할 수 없기 때문에 죽는다.

비장세포와 골수종세포를 융합시켜 만든 잡종세포는 정상적인 비장세포로부터 전환효소를 제공받아 배양액 중의 hypoxanthine과 thymidine을 이용할 수 있기 때문에 생존할 수 있다. 이 세포들은 매 24시간 마다 두 배로 증식하면서 HAT배지 내에서 급격히 분열한다. 비록 모든 잡종세포가 바람직스러운 항체를 생산하는 것은 아니지만 한 마리의 마우스 비장으로부터 약 300~500개의 잡종세포를 생산해 낼 수 있다. 하이브리도마를 2~4주 동안 배양시킨 후 ELISA나 RIA 같은 검사법을 이용하여 특이항체가 생산되었는지 확인하기 위해 상청액을 가지고 시험한다. 사용할 만한 항체를 생산하는 세포군은 대량배양(mass culture)되고 항체를 생산해내지 못하는 세포를 제거시키기 위해 다시 클로닝(cloning)을 반복한다.

항체를 생산하는 세포도 몇 달 동안 계속 배양하면 항체를 합성하거나 분비하는 능력을 잃어버릴 수가 있다. 따라서 대개는 하이브리도마를 소량씩 분주하여 냉동 보관한다. 클로닝이 완료되면 대량으로 배양하여 마우스의 복강에 주입시킨다. 하이브리도마는 원래 암세포이기 때문에 급격히 성장하여 복강속으로 다량의 체액을 유출한다. 이 복수(ascite fluid)에는 단클론 항체가 풍부하며 쉽게 획득할 수 있다.

3) 단클론 항체의 용도

단클론 항체가 면역학 분야에 미친 가장 큰 효과는 세포막 항원을 분석할 수 있게 해준 것이다. MAb는 혈청내의 항체와 비교할 때 한 가지의 특이성만을 가지고 있기 때문에 호르몬의 동정과 정량, 조직이나 혈액형 구분, 전염성 물질 동정, 세포표면 물질 동정 및 분류, 백혈병이나 림프종의 치료, 종양항원과 자가항체의 동정, 면역치료 등과 같이 다양하게 임상적으로 이용한다.

Chapter 3

면역계통의 수용성 매개인자

학습목표

· 보체의 특성을 묘사한다.
· 고전경로에 의한 보체활성과정 및 특징을 설명한다.
· 부경로의 활성 특징을 설명한다.
· 렉틴경로의 활성 특징을 설명한다.
· 보체의 생물학적 기능을 이해한다.
· 보체 수준평가 및 분석을 설명한다.
· 싸이토카인 종류별 특징을 묘사한다.
· 급성기 단백질 특징을 이해한다.

3 면역계통의 수용성 매개인자

면역계통은 유전학적으로 중요하며 선천성 면역계통과 후천성 면역계통으로 구성되어 있다.

1. 보체계

보체는 열에 약한 25가지 혈장단백질로서 대부분이 단백분해효소의 기능을 가지고 있다. 총체적으로 이 단백질은 전기영동에서 β 글로불린으로 분획된다. 보체계는 중요한 세 가지의 경로를 통하여 활성되며 고전경로, 부경로, mannose결합 렉틴(mannose-binding lectin, MBL)경로가 작용한다(표 3-1, 3-2).

1) 보체활성화

보체 구성성분은 대개 불활화된 형태로 순환 혈액에 존재한다. 뿐만 아니라 C1 INH, I인자, H인자, C4 결합단백질 등의 조절 단백질은 정상 범주를 초과하여 활성화된 보체를 억제하여 균형을 맞추도록 조절한다. 항원과 IgM이나 IgG 같은 특이 항체가 결합하면 고전경로가 시작되어 일차적으로 체액성 면역의 생물학적 효과를 증폭시킨다.

부경로는 미생물 표면의 다당체 같은 이물질과 접촉하면 활성화되어 미생물 감염이나 다른 생물학적 변화에 대항하여 비특이 방어를 증폭시킨다. 정상적 상태에서는 한 경로가 활성화되면 다른 경로도 활성화되도록 유도하는 경향이 있다. 각각의 경로는 결국 공통적인 최종용해 단계로 유도된다. 양쪽 경로를 통해 C3가 C3b로 전환되면 차례로 용해성 보체인 C5~C9의 활성화가 일어나 세포를 용해시킨다. 막 상해 복합체(membrane attack complex)로 작용하는 일부의 혈장 단백은 세포막의 지질 이중층 내에 용해부위로 작용할 구조물을 삽입하여 결국 막을 파괴시킨다.

표 3-1. 보체계의 세 가지 주요 생리활성

활 성	
1. 감염에 대한 숙주방어	
옵소닌 작용	C3 및 C4의 공유결합 절편
화학주성 및 백혈구 활성화	C5a, C3a, C4a ; 아낙필라톡신 백혈구 수용체
세균 및 동물세포 용해	C5~C9 막 상해 복합체
2. 선청성 및 후천성 면역의 경계	
항체 생산 증진	면역 결합체와 항원에 결합된 C3b와 C4b
반응	B세포와 항원제공세포 표면에 있는 C3 수용체
면역 기억 증진	면역 결합체와 항원에 결합된 C3b와 C4b, 수지상세포 표면에 있는 C3 수용체
3. 노폐물제거	
조직으로부터 면역결합체 제거	C1q; C3 및 C4의 공유결합절편
죽어가는 세포제거	C1q; C3 및 C4의 공유결합절편

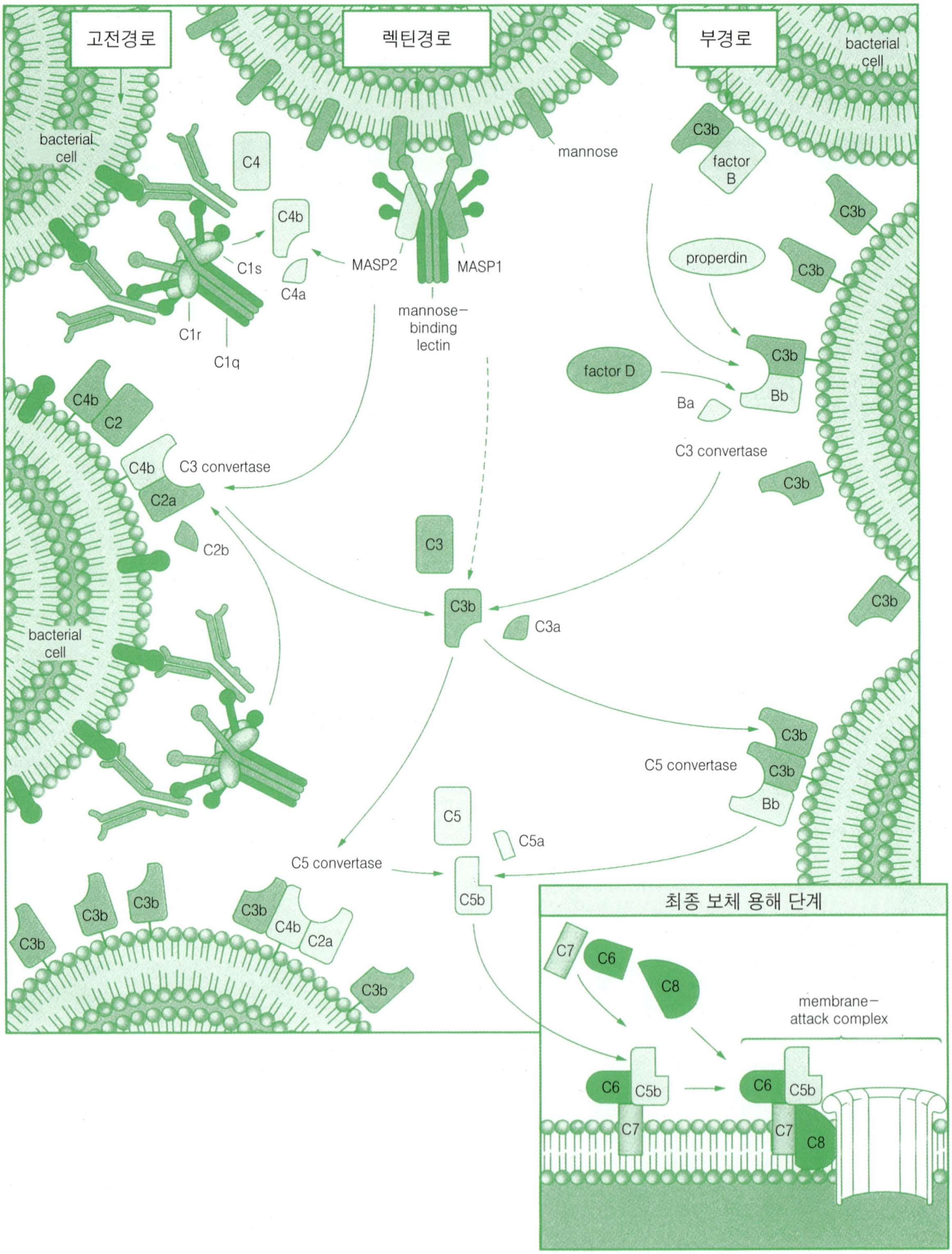

그림 3-1. 고전경로, MBL 경로, 부경로의 모식도

고전경로는 C1q, C1r, C1s로 구성된 C1 복합체가 세균 표면의 항원에 결합된 항체에 결합하여 시작된다. MBL 경로는 MBL과 serine 단백분해효소인 MBL 관련 단백분해효소 1과 2(MASP1과 MASP2)로 된 복합체가 세균 표면에 정렬되어 있는 mannose 집단과 결합하여 시작된다. 부경로는 세포표면에 있는 탄수화물의 하이드록실(hydroxyl)기에 소량의 C3b가 결합하여 시작되고 조절 단백질은 혈장내의 C3가 쪼개지면 활성화된다.

표 3-2. 보체의 활성화 경로에 관여하는 인자

경 로	개 시 인 자
고전경로	면역 결합체, 죽어가는 세포(apoptotic cell), 일부 바이러스와 Gram 음성세균, 리간드에 결합된 C-반응성 단백질(c-reactive protein, CRP)
부경로	다양한 세균, 곰팡이, 바이러스, 종양세포
MBL 경로	말단에 mannose가 있는 미생물

표 3-3. C3절편 수용체

수용체	특이성	보유세포
CR1	C3b(iC3b)	적혈구, 과립구, 단구, B세포, 수지상세포, 사구체의 상피세포
CR2	C3dg(C3d)	B세포
CR3	iC3b	단구, 과립구, 자연살해 세포

보체가 최초로 활성화된 후 각 효소전구체는 이전의 보체성분이나 복합체에 의해서 활성화되어 고도로 특화된 단백분해효소가 된다. 이것은 제한된 단백분해작용에 의하여 효소전구체를 활성형으로 전환시킨다. 이 활성화 과정 중에 작은 펩타이드 절편이 떨어져 나가고 막 결합 부위가 노출되어 나머지의 큰 절편이 결합한다. 결과적으로 다음 순서의 활성형 효소가 형성된다. 각 효소는 여러 가지의 효소전구체를 활성화시킬 수 있기 때문에 각 단계마다 증폭되어 증폭다단계(amplifying cascade) 용해기전을 유발한다.

2) 보체수용체

각종 형태의 세포는 보체를 활성화 시키거나 분해시키는 과정에 생산된 C3절편 중 하나 혹은 수개의 절편과 결합하는 당단백을 세포막 표면에 발현시킨다. 이 수용체의 기능은 세포의 형태에 따라 다양하지만 아직 완전히 밝혀지지 않았다(표 3-3).

CR1은 인간적혈구에 있는 수용체로서 I 인자에 의해 C3를 iC3b로 절단할 때 보조인자(cofactor)로 작용한다. CR2는 림프구가 마이토젠(mitogen)이나 항원자극에 대하여 반응하는데 영향을 미친다. CR3는 탐식작용과 같은 숙주 방어기구에 있어 중요하다.

3) 보체활성화의 효과

보체의 활성화와 이 과정 중에 형성된 분해산물은 다양한 생리적 및 세포적 결과를 초래한다. 생리적 결과로는 혈관 확장, 혈관 투과성 증가 등이 있다. 세포적 결과는 첫째, 염증반응 매개인자의 생산과 같은 세포활성화, 둘째, 보체의 가장 중요한 기능인 항체가 결합된 표적세포막의 용해작용(표적세포가 적혈구라면 용혈작용), 셋째, 탐식작용을 도와주는 옵소닌 작용 등이 있다.

보체는 주로 항원·항체 상호작용에 영향을 미치며 혈장내 면역 결합체의 크기, 조성, 용해도 등에 영향을 끼친다. 보체 활성화는 과민반응을 매개하며 IgE·항원 결합체가 직접적으로 활성화시키거나 플라스민(plasmin) 발생을 유도하는 활성형 Hageman 응고인자에 의해서 시작되고 결국 최종적으로는 고전경로를 활성화시키는 것이다. 두 경로에서 C3로부터 시작해서 보체 구성 성분들이 활성화되면 즉시형 과민반응의 아낙필라톡신(anaphylatoxin)이 발생하게 된다.

2. 고전경로

고전경로는 항체매개성 면역의 중요한 기전 중의 하나로서 기본 구성성분은 C1부터 C9까지다. 구성성분 활성화는 번호순을 따르지 않고 C1, C4, C2, C3, C5, C6, C7, C8, C9의 순서로 진행된다.

혈장 내에는 C3가 가장 많이 존재하며 C3의 결합이 보체 활성화 과정의 가장 중요한 반응이다. 생체 내에서 보체의 합성원이 무엇인지에 대해서는 논란의 여지가 있지만 위장관과 비뇨생식관의 상피세포에서는 세가지 당단백(C1q, C1r, C1s)의 칼슘-의존성 복합체인 C1이 합성된다. 고전경로는 인식단계, 효소활성화 단계, 막상해단계 등의 세 단계로 구성된다.

1) C1 복합체의 결합

보체계의 인식 단위는 C1q, C1r, C1s 및 연결효소 등으로 구성된 C1 복합체다. 이 복합체는 C3 전환을 유도하는 고유의 기능을 갖고 있다. C1q가 면역글로불린 분자에 직접 결합하면 C1 복합체가 결합된다. C1r와 C1s는 면역글로불린에 결합하지는 않지만 다음의 활성화에 관계가 있다. C1 복합체의 결합 유무에는 많은 요인들이 작용한다. 그 중 면역글로불린의 class가 중요하며 IgM과 대부분의 IgG 같은 면역글로불린만이 C1복합체에 결합한다.

IgM 분자 하나는 C1과 결합할 능력이 충분하지만 IgG 분자는 최소한 두 개 이상이어야 한다. 결합된 C1의 양은 IgM 항체의 농도에 직접 비례하지만 IgG의 경우에는 그렇지 않다.

C1q 분자는 면역글로불린의 보체결합 부위에 다가로 작용하여 결합 한다. C1q 펩타이드 사슬의 구조는 각각 6개의 사슬로 된 세 개의 하부단위(subunit)로 형성된다. 각 하부단위는 몸통 부분에서 서로 연결된 세 쌍의 나선구조와 구형의 머리 부분이 있어서 전체적으로는 Y자 모양으로 이루어져 있다.

이 머리 부분이 면역 결합체를 형성한 면역글로불린과 결합을 하는 장소이다. IgG 분자의 보체결합 부위는 CH2 도메인이고 IgM 분자의 경우는 CH4 도메인이다. 보체결합 부위는 면역글로불린과 결합한 후 노출되거나 항상 노출되어 있기도 하지만 요구되는 결합력을 확보하기 위해서는 C1q가 다가 결합을 하는 것을 필요로 한다.

C1r과 C1s는 화학적으로 비슷하지만 C1r은 이량체를 형성하지만 C1s는 일가로 C1r에 결합한다. C1r과 C1s는 사구형(tetrad) 복합체를 형성하여 Ca^{2+} 이온의 존재 하에 C1q에 결합한다.

C1q에 의한 C1r 기전은 C1q가 효소활성을 갖고 있지 않기 때문에 아직 알려지지 않았지만 C1q가 결합한 채로 C1r과 C1s의 순서로 활성화된다는 것과 둘다 활성화에서 전형적인 시린·히스티딘 에스터레이즈(serine-histidine esterase)로 작용한다는 것은 알려져 있다. C1s는 C1r에 대하여 기질로 작용한다. C1s는 고전경로의 다음 구성성분인 C4와 C2를 활성화시키지만 C1r은 그와 같은 능력이 없다.

2) C1qrs 복합체에 의한 C4의 결합 및 활성화

C1s는 C4의 α 사슬에 있는 N-말단부위로부터 C4a 펩타이드를 떼어내고 큰 절편인 C4b는 남긴다. C1s의 분해부위 주변의 혈장 내에서 이 작용이 일어나 반응성이 있는 내부 싸이오에스터(thioester) 결합이 C4b에 노출된다. C4b 분자가 세포막에 안정적으로 결합할 수 있는 가능성은 10% 미만이다. 활성화 부위에 근접하여 C1qrs 복합체가 있거나 적혈구가 있으면 결합이 형성된다. 결합하지 못한 C4b 분자는 불활화되어 결국 분해된다.

C1s는 유리상태의 C2에 대해서는 약하게 단백분해작용을 나타내지만 Mg^{2+} 이온의 존재 하에 C4b 분자와 결합한 C2에 대해서는 강하게 분해작용한다. 또한 C4bC2결합체가 C1s에 근접하여 있을 때만 이 작용이 일어난다. C2로부터 C2b 절편이 떨어져 나간다. 결과적으로 C2a 절편은 C4b와 결합하여 고전경로의 C3 전환효소의 역할을 하는 C4b2a가 형성된다. 이 C4bC2a 복합체의 활성부위는 C2a 펩타이드 부분에 있는 것으로 알려졌다. C4bC2a 복합체는 C2a가 쉽게 분리되어 분해되기 때문에 대단히 불안정하여 체내에서의 반감기가 5분 정도이다.

C1s가 C4에 작용하고 C2가 안정된 형태의 C4bC2a 복합체를 형성하는데 있어서 두 가지의 주요 억제인자가 있으며 첫째는 단백분해효소 C1 esterase 저해인자 이고, 둘째는 C3b 불활화 인자(inactivator)이다. C1 esterase 저해인자(inhibitor)는 C1s와 C1r에 결합한다. 이 활성은 막 부위에서 C1의 작용을 억제하는데 있어서 그리 중요하지 않을 수도 있지만 유리 상태의 C1이 C4와 C2에 지나치게 많이 작용하는 것을 조절한다.

3) C4b2a 복합체의 C3에 대한 작용

보체 활성화 과정은 C3 단계에서 극에 달하여 보체계의 중심으로 여겨진다. 고전경로의 C3 전환효소로 불리는 C4b2a 복합체는 C3의 N-말단으로부터 C4 아나필라톡신이라는 펩타이드를 잘라내어 C3를 활성화시킨다. 이렇게 잘라내면 큰 절편인 C3b에 있는 결합 부위가 노출되어 결과적으로 C3b 분자가 활성화되고 C4b2a 복합체에 결합한다. 혈장내에는 C3가 고농도로 존재하기 때문에 반응이 대단히 비효율적일지라도 각각의 결합 부위를 수백 분자의 C3b와 결합할 수 있다.

C3b 분자만이 C4b2a와 결합하여 보체활성화 과정의 최종 단백분해 복합체를 형성한다.

4) C3b의 C5에 대한 작용

C3b는 C5와 α사슬로부터 C5a를 떼어내어 C5b를 결합시키고 막 상해 복합체(membrane attack complex)를 형성하기 시작한다. 고전경로에서는 더 이상 단백분해효소가 발생되지 않는다. C4b2a3b 복합체를 형성하지 못한 C3b 분자는 적혈구나 다른 표적세포의 표면에 결합하여 옵소닌 작용을 매개하며 세포는 탐식세포의 C3 수용체를 통하여 결합한다.

5) C5~C9 막 상해 복합체

일단 C5b가 세포막에 결합하면 뒤이어서 C6, C7, C8, C9이 순서대로 결합한다. 정확한 비율로 복합체가 형성되면 막 상해 복합체가 되는 것이다. C5b6b 복합체는 친수성이지만 여기에 C7이 결합하여 C567 복합체가 세척능(detergent) 뿐만 아니라 인지질에 결합할 수 있는 능력을 갖게 된다. 동일한 복합체내에 친수성과 소수성기가 동시에 존재하면 중합화가 일어나고 펩타이드 사슬이 서로 평행으로 정렬된 덩어리인 마이셀(micell) 구조를 형성하는 경향이 있다. 결합되지 않은 유리 상태의 C567은 반감기가 0.1초 정도로 대단히 짧지만 효율적으로 확산되어 지질 이중층(lipid bilayer)구조에 부착할 수 있어서 관련이 없는 정상(bystander) 세포들을 용해시키는 현상이 발생한다. C567은 일단 세포벽에 결합되면 상대적으로 안정하여 C8이나 C9와 반응할 수 있다. C5678은 C9을 중합시켜서 막 상해 복합체라고 알려진 세관(tubule)을 형성한다.

C9이 결합하면 삼투압에 의한 세포융해작용이 가속화된다. 이 세관은 한쪽 끝은 지질 이중층을 뚫고 삽입되어 있으며 다른 끝은 세포막 밖으로 돌출한 실린더(cylinder) 모양이다. 막 삽입 영역의 마이셀 구조가 아직 완전히 밝혀지지는 않았지만 이러한 형태의 구조는 막을 가로질러 이온 뿐만 아니라 물 분자까지도 자유롭게 이동하기에 충분할 만큼 지질 이중층을 혼란시킬 수 있다. 결과적으로 살아있는 세포내로 Na^+와 물 분자가 유입되어 삼투압 균형이 깨지면서 세포융해가 일어난다.

3. 부경로

부경로는 고전경로와 유사한 면이 있다. 두 경로에서는 모두 C3를 활성화시켜 공통적인 용해경로에서 중심 역할을 하는 C3 전환효소가 발생한다. 그러나 항원·항체 반응에 의해서 시작하는 고전경로와는 대조적으로 부경로는 전혀 항체가 관여하지 않는다. 세균과 동물세포의 표면에 있는 어떤 물질들은 특이 항원·항체 결합체 없이도 부경로를 활성화시킬 수 있다. 부경로를 활성화시킬 수 있는 물질로는 inulin, zymosan, 효모 표면의 다당체, 세균의 다당체와 내독소, 응집된 면역글로불린 IgG2, IgA, IgE 등이 있다.

발작성야간혈색소뇨증(paroxysmal nocturnal hemoglobinuria, PNH) 같은 질병에 걸린 환자의 적혈구는 활성인자(activator)로 작용하여 적혈구가 지나치게 많이 용혈되게 한다. 이러한 비특이적 활성은 체액성 면역반응이 유도되기 전에 숙주를 방어할 수 있도록 해주기 때문에 생리학적으로 유익하게 작용한다.

부경로의 중요한 특징은 고전경로의 처음 작용하는 단백질C1, C4, C2가 활성화 과정에 참여하지 않는다는 것이다. 고전경로의 C2a에 해당하는 부경로의 성분은 C3이며 구조적으로도 부경로의 B인자와 유사하다. 부경로의 활성인자가 또 다른 일련의 정상적인 혈청단백들이 전환되도록 촉매하여 C3가 활성화되도록 유도하기 때문에 C1, C4, C2 등이 없어도 가능하다. 사람 혈청내의 정상 단백질인 프로퍼딘(properdin)이 바로 부경로에서 작용하는 첫 번째 단백질이다.

C3b가 활성인자 표면에 결합하면 C3b에 B인자가 결합하지만 C3b가 결합하지 않았거나 비활성인자 표면에 결합하면 H인자에 결합하여 C3b,B 결합체 형성을 방해한다. C3b와 B인자는 결합체를 형성하여 C3 전환효소(convertase)인 C3b, B3로 전환된다. 이때 생리적으로 불활성의 분자인 α_2글로불린(glycine이 풍부하다)으로 된 작은 절편인 Ba가 D인자의 효소 활성을 통해서 떨어져 나간다. C3b, Bb 결합체는 계속해서 C3를 C3b로 전환시킬 수 있으며 B인자와 결합하는 과정을 반복한다.

이 경로에서 주요 조절작용은 H인자에 의하여 이루어지며 C3b와 B인자의 결합을 억제한다. H인자는 활성화 C3전환효소인 C3b,Bb 결합체의 형성을 차단시킨다. 전에는 β_1H 인자라고 불렸던 H인자는 B인자와 경쟁적으로 C3b의 결합부위에 결합하여 C3를 불활화시킨다. 둘 중 어느 인자가 C3b에 결합된 것인가는 C3b가 결합된 표면의 특성에 달려있다. 다당류는 활성인자 표면이라 불리며 C3b의 사슬에 B인자가 우선적으로 결합하도록 작용한다. 이런 상황하에서 H인자는 결합되지 못하도록 억제되고 결과적으로 B인자가 공통의 결합부위에서 H인자를 대체시킨다. H인자가 제거되면 계속해서 C3b가 형성된다. 또 다른 조절작용은 C3b,Bb 전환효소의 안정성이다. 통상 C3b,Bb 결합체는 Bb가 떨어져 나가기 때문에 반감기가 약 5분 정도이다.

그러나 프로퍼딘(P)이 C3b,Bb에 결합하여 C3b,BbP를 형성하면 반감기가 30분으로 증가한다. 단백질 응집체나 미생물 표면에서 수많은 C3b,Bb 인자 및 프로퍼딘이 결합하면 C5 전환효소의 활성을 갖게 된다. C5를 쪼개면 이후의 활성화 과정은 고전경로에서와 같다.

4. 렉틴 경로

만노즈-결합 렉틴은 콜렉틴(collectin)이라고 불리는 칼슘-의존성 렉틴 집단 중의 한가지 이며 구조적인 면에서 C1q와 동질성이 있다. 선천적 면역계통에 있어서 인식하는 기능이 있는 MBL 분자는 각종 세균의 말단 마노즈(mannose)에 결합한다. 그 후 C4, C2, C3 순으로 작용하여 반응을 활성시키며 항체는 관여하지 않는다.

MBL을 암호화하는 유전자에 돌연변이가 발생하면 MBL 결핍이 발생하고 MBL 결핍이 발생하여 혈 중 MBL이 세균의 mannose에 결합하여 보체 활성화를 유발시킨다는 것이 밝혀진 후 mannose - binding lectin - associated serine protease(MASP) 효소도 발견되었다. MASP는 MASP1과 MASP2라고 불리는 serine 단백분해 효소와 반응하여 보체를 활성화시킨다.

5. 보체의 생물학적 기능

보체계의 생물학적 기능은 크게 두 가지 범주로 구분한다(표 3-4). 하나는 막 상해 복합체(membrane attack complex, MAC)에 의한 세포용해이고 다른 하나는 보체가 분해된 절편이 갖는 생물학적 효과이다. 막 상해 복합체는 삼투압의 차이를 야기시켜 세포를 용해한다. 보체 활성화 과정 중에 발생된 단백 분해 절편이 매개하는 면역 및 염증반응에는 여러 가지 보체 효과가 수반된다. 이러한 절편들은 보체가 활성화되었거나 혈액으로 방출된 바로 그 세포 표면에 결합된 채로 존재한다. 반대로 활성형 절편은 탐식세포나 내피세포 같은 각종 형태의 세포표면에 발현된 특이적 수용체에 결합하여 생물학적 효과를 발휘한다.

고전경로, 부경로, 최종용해경로 등에서 어느 구성 성분이 결핍되면 보체 활성화가 감소되어 보체가 매개하는 생물학적 기능도 저하된다.

표 3-4. 보체와 기능

보 체	기 능
C5~C9	세포 용해
C3B, IC3B	옵소닌 작용
C5A > C3A > C4A	아나필라톡신 / 염증반응(혈관반응)
C5A	다형핵 백혈구 활성화
고전경로, C3B, C3b	면역 결합체 제거, B림프구 활성화

1) 보체 수준의 변화

보체계는 비정상적 자극에 반응하여 심각한 조직손상을 야기시킬 수 있다. 보체 활성화의 생물학적 효과는 지속적인 감염에 대한 반응이나 자기항원에 대한 자가항체반응으로 발생할 수 있으며 이러한 상태에서 보체의 염증효과와 용해효과는 질병을 유발하는 심각한 원인이 될 수 있다.

보체 활성화는 또한 혈관 내 혈전증(thrombosis) 과도 관련이 있으며 조직에 허혈(ischemic)성 손상을 야기한다. 류마티스 관절염(rheumatoid arthritis)이나 전신홍반낭창(systemic lupus erythromatosus, SLE) 같은 일부의 질병이나 일부의 유전병에서 보체 수준이 비정상적일 수 있다.

(1) 보체수준 상승

염증이 발생하면 보체수준도 상승한다. 보체수준 상승은 각각의 보체 구성성분(예로, C3)이 급성기 단백질(acute-phase protein)이기 때문에 염증, 외상, 혹은 심근경색 같은 급성 질환과 관련이 있다. 보체수준 상승은 어떤 질환에서나 공통적이고 비특이적이기 때문에 임상적 응용이 제한적이다.

(2) 보체수준 감소

보체수준이 낮으면 보체가 최근에 지나치게 활성화된 적이 있거나 현재 소비되고 있으며 유전적 결합 때문에 한 가지 구성성분이 결핍되는 등 세 가지 원인 중의 하나 때문이다.

특정의 구성성분이 결핍되면 각가지 질병을 유발한다(표 3-5). 보체결핍은 일차 면역결핍증의 2% 미만을 차지하지만 보체수준 감소는 종종 SLE나 기타의 면역질환과 함께 나타난다(그림 3-2, 표 3-6).

비정상적인 형태의 보체활성화를 유발하는 유전적 결합이 있으면 대개의 경우 보체계를 이루는 구성 단백질 중 하나가 결핍된다. 만일 조절 물질이 없으면 적당치 못한 시간이나 부위에서 과량의 활성화가 유발할 수 있다. 활성화가 증가되면 잠재적으로 지나친 염증반응, 세포용해 및 보체계 구성성분의 소모 등을 유발시킨다(표 3-7).

보체결핍증(hypocomplementemia)은 보체를 활성화시킬 수 있는 IgG나 IgM 항체가 결합체를 형성하면 유발된다. 혈액을 따라 순환하는 면역 결합체를 발생시키는 질병의 경우 대개 보체 농도가 저하된다. 보체 단백질의 경우 정상적 일지라도 비교적 빠르게 전환(turnover)되어서 면역 결합체에 의해서 보체 활성화가 유발된지 1~2일 만에 정지하여 보체수준은 급격히 정상으로 회복한다. 다음의 세 가지 보체결핍은 화농감염에 대한 감수성을 증가시킨다.

- 보체의 옵소닌 활성 결핍
- 보체의 용해 활성을 약화 결핍
- MBL경로에서의 기능 결핍

*Haemophilus influenza*와 *Streptococcus pneumoniae* 같은 화농성 세균에 대한 감수성은 항체 생산이나 고전경

표 3-5. 사람의 보체 결핍증

보 체	관 련 질 병
C1q	전신성 홍반성 낭창양 증후군 : 이차면역이 쇠퇴하여 무감마글로불린혈증
C1r	전신성 홍반성 낭창양 증후군 : 피부근염, 맥관염, 재발감염 및 만성 사구체신염, 피부괴저, 관절염
C1s	전신성 홍반성 낭창, 전신성 홍반성 낭창양 증후군
C1 INH	유전성 혈관부종, 신장염
C2	재발 화농 감염, SLE양 증후군, SLE, 원판상 낭창, 막증식성 사구체신염, 피부근염, 활막염, 자반병, Henoch-Schönlein 자반병, 고혈압, Hodgkin병, 만성 림프성 백혈병, 헤르페스형 피부염, 다근염
C3	재발 화농감염, SLE양 증후군, 관절통, 피부발진
C3 활성인자	재발 화농감염, 담마진
C4	SLE, SLE양 증후군, 피부근염양 증후군, 맥관염
C5	Neisseria 감염, SLE
C5 이상	Leiner병, gram 음성균의 피부 및 내장 감염
C6	Neisseria 감염, SLE, Raynaud 현상, 공피증양 증후군, 맥관염
C7	Neisseria 감염, SLE, Raynaud 현상, 공피증양 증후군, 맥관염
C8	Neisseria 감염, 건피성색소증, SLE 양 증후군

표 3-6. 보체결핍과 관련된 질병

구 분	질 병
면역 결합체와 관련된 류마티스 질병	전신홍반낭창 류마티스 관절염 전신 맥관염 혼합 저한 냉글로불린 혈증
사구체신염	Streptococcus후 막 증식성
전염성 질병	아급성 세균성 심내막염 감염성 심실문합 pneumicoccus 패혈증 그람 음성균 패혈증 바이러스혈증(B형간염, 홍역) 기생충감염(말라리아)
조절단백질 결핍	C1 저해인자결핍 : 유전성 혈관부종 I 인자 결핍 F 인자 결핍

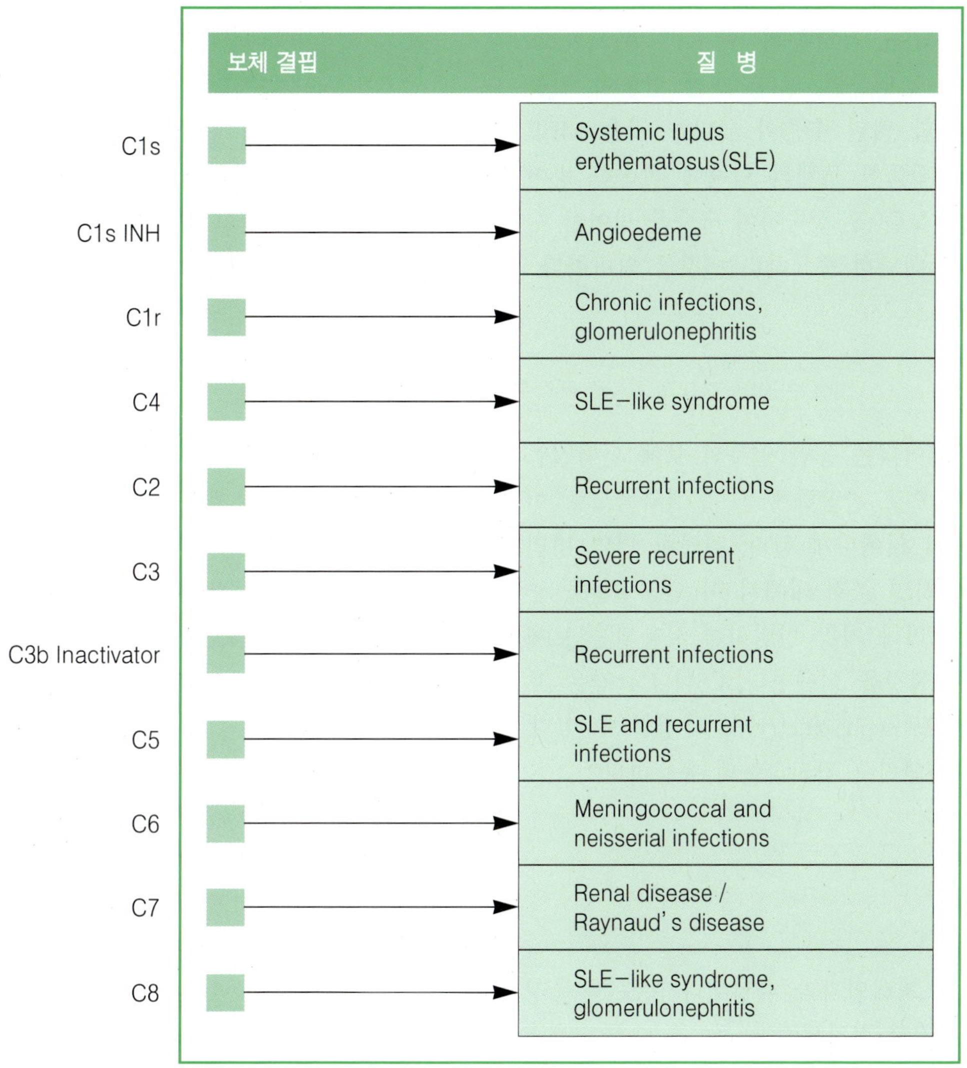

그림 3-2. 보체결핍증

표 3-7. 각각의 성분에 의한 보체 활성 해석

보체 결정	고전경로	부경로	부적절한 검체	염증
CH_{50}	감소	감소, 정상	감소	증가
C3	감소	감소	정상	증가
C4	감소	정상	감소	증가

로의 보체생산, 탐식세포 기능 등에 결함이 있는 환자에서 증가한다. 막 상해 복합체의 구성성분이 유전적으로 결핍되어 유발되는 감염증의 예로는 *Neisseria meningitidis*에 의한 감염증이 있다. 재발 감염이 있는 어린이가 만노즈-결합 렉틴 수준이 낮다는 것은 MBL 경로가 수동적으로 획득한 모체의 항체에 의존한 방어와 면역계통이 항원 노출 후 성숙하여 숙주를 방어할 수 있는 중간 기간에서 대단히 중요하다는 것을 의미한다.

6. 검사법

면역결합반응이 일어나는 동안 일부의 보체 단백질은 어떤 조직에 물리적으로 결합하게 되고 결과적으로 이 조직에서 면역반응이 일어나게 된다. 적당한 면역 병리학적 염색법을 사용하면 조직 내에서 이 단백질들을 눈으로 볼 수 있다. 그러나 가장 빈번하게 사용되는 보체 측정법은 혈청이나 혈장을 이용한다. C3나 C4 같은 보체 구성성분은 비탁도(nephelometry)로 측정할 수 있다. 이 방법은 환자를 진단하고 감시하는데 유용하다.

1) 보체측정

(1) C1 저해인자

C1은 혈청 내 C1 저해인자의 활성이나 농도를 측정하는데 사용된다. 유전성 혈관부종(hereditary angioedema, HAE)은 C1 결핍으로 인해 발생한다. 일부의 환자는 비활성의 C1 단백질이 발견되기도 한다.

(2) C1r, C1s, C2, C3, C4, C5, C6, C7, C8

동형접합(homozygous)이 이루어지면 환자는 이미 유전적으로 SLE 같은 면역질환이나 관절염, 만성사구체신염, 각종 감염, 맥관염 등과 같은 질병을 유발한다.

(3) C1q

C1q는 혈청을 이용하여 측정한다. 담마진, 맥관염, 중증복합면역결핍증(severe combined immunodeficiency), X-관련 저감마글로불린혈증(X-linked hypogammaglobulinemia) 등과 같은 환자는 C1q 수준이 감소할 수 있다.

(4) C1q 복합체

보체성분 C1q에 IgG나 IgM으로 형성된 면역 복합체를 측정하는 방법이다. C1q 결합가가 높으면 혈액 중에 보체 활성화의 고전경로와 반응하는 순환 면역 결합체가 존재한다는 것을 의미한다. 이 방법은 급성 골수성 백혈병이 관해(remission)하는 동안 병의 예후를 진단하는데 유용하다.

(5) C2

C2 결핍증은 보체결핍증 중에서 가장 흔한 것이다. C2 유전자가 6번 염색체의 주요조직적합성 복합체 유전자에 포함되어 있기 때문에 상염색체-열성(autosomal-recessive) 이상이다. 발병율은 1/28,000~1/40,000이고 일반적인 집단에서도 1.2% 정도의 잠재상태(carrier state)로 나타낸다.

동형접합 C2 결핍증 환자 가운데 절반가량은 *S. pneumoniae*, *N. menigitidis*, *H. influenza* 같은 세균에 감염되어도 전혀 증상이 없다. 증상을 나타내는 환자의 절반가량에서는 광선에 민감하고 발진을 유발하며 낭창양(lupus-like) 증상을 나타낸다.

(6) C3

C3는 보체일 뿐만 아니라 급성기 단백질로도 작용한다. 따라서 농도가 상승한다는 것은 급성 염증 질병을 의미한다. 비록 C3가 두 가지 경로의 분지점에 있지만 부경로를 통해서 활성화가 발생하였을 때 더욱 심하게 농도가 감소된다. Streptococcus 후의 사구체신염 환자나 유전성 C3결핍증 환자는 농도가 극단적으로 낮아진다. C3는 중증 간질환의 경우 또는 신 이상을 동반한 SLE 환자에게서 낮아진다.

(7) C3b 저해인자

보체계의 C3b는 C3 농도가 낮아지도록 하여 혈액 중에 C3PA를 완전히 제거시키고 C3b의 농도는 높게 한다. C3b 저해인자 결핍증은 감염의 가능성을 높여 주는 유전적인 요인(예로, B27)으로 작용한다.

(8) C3 전구활성인자

보체계 구성 성분 중 B인자는 부경로가 활성화되면 소비된다. C3 전구활성인자(proactivator, PA)의 농도를 측정하면 C3 수준의 감소가 고전경로의 활성화 때문인지 아니면 부경로의 활성화 때문인지를 알 수 있다. C3와 C4 수준이 동시에 감소하면 고전경로가 활성화된 것이고 C4는 정상수준이면서 C3와 C3PA 수준이 감소하면 부경로가 활성화된 것이다.

고전경로가 활성화 된다는 것(때때로 부경로의 활성화를 동반하는 경우도 있다)은 면역 결합체 질환, 각종 형태의 맥관염, 급성 사구체신염 등과 같은 질병과 관련이 있다. 반면에 부경로의 활성화는 만성 사구체신염, 아급성 세균성 심내막염, PNH, 겸상적혈구 빈혈 등과 같은 질병과 관련이 있다. 전신홍반낭창의 경우에는 두 가지 경로가 다 활성화된다.

(9) C4

대개의 경우 C4 수준을 측정하면 보체와 관련된 질병을 가장 정확하게 알아낼 수 있다. C4는 또한 급성기 반응 단백질로도 작용한다. C4 수준이 증가한다는 것은 급성 염증반응이 유발되어 질병이 악화된 상태인 것을 의미한다.

C4 수준을 정확히 측정하면 총 백혈구 수, 백혈구 백분율(leukocyte differential), 적혈구 침강 속도(ESR) 검사법 보다 조기에 염증이나 감염증을 진단할 수 있다.

7. 면역반응에 관여하는 기타 수용성 매개인자

1) 싸이토카인

유주저지인자(migratory inhibitory factor, MIF)는 T세포가 분비하는 물질로서 탐식세포의 이동을 막는 기능이 있어서 탐식세포가 염증부위에 축적되도록 한다.

싸이토카인은 과학자들이 집중적으로 연구하고 있는 분야 중의 하나로서 계속해서 새로운 이름들이 등장하고 있다. 이 물질은 세균이나 그 밖의 항원 노출에 반응하여 선천적 면역이나 후천적 면역에 관련된 세포가 합성하여 분비한다(표 3-8, 표 3-9).

대부분의 싸이토카인이 백혈구에 의해 생산되어 다른 백혈구에 대하여 반응하기 때문에 인터루킨(interleukine,

표 3-8. 선천적 면역 및 후천적 면역에 관계된 싸이토카인

선천적 면역	후천적 면역
케모카인(chemokine)	γ-인터페론(IFN-γ)
제일 인터페론(IFN-α,IFN-β)	인터루킨-2(IL-2)
인터루킨-1(IL-1)	인터루킨-4(IL-4)
인터루킨-6(IL-6)	인터루킨-5(IL-6)
인터루킨-10(IL-10)	인터루킨-13(IL-13)
인터루킨-12(IL-12)	림프독소(lymphotoxin, Lt)
인터루킨-15(IL-6)	변형성장인자(transforming growth factor, TGF)
인터루킨-18(IL-18)	
종양괴사인자(TNF)	

표 3-9. 선천적 면역과 후천적 면역의 비교

면 역 특 징	선천적 면역	후천적 면역
예	TNF-α, INF-γ, IL-1, IL-12	INF-γ, IL-2, IL-4, IL-5
분비세포	대식세포, NK 세포	T-림프구
생리활성	선천적 면역 및 염증반응의 매개인자	림프구의 성장 및 분화 조절, 대식세포, 호산구, 비만세포 등의 효과세포 활성화
자 극	내독소(endotoxin), 세균 세포벽, 바이러스 RNA, INF-γ	단백질 항원
생산량	다량, 혈청 내 확인가능	소량, 대개 혈청내 확인 불가
효과	국소 혹은 전신	대개 국소
질병	전신성	국소조직 상태
저지인자	corticosteroid	cyclosporine, FK-506

IL)이라고도 한다. 새로운 싸이토카인이 발견되고 특징이 규명됨에 따라 IL-1 등과 같이 번호를 부여하여 명명한다.

싸이토카인은 다양한 세포 반응을 조절함으로써 결국 면역반응을 조절하는 활성화 세포가 분비하는 단백질이다. 대부분의 싸이토카인은 특이 항원에 의해 결정되지 않는다는 면에서는 비특이적이다. 또한 대부분의 싸이토카인은 다중활성을 갖고 있어서 여러 형태의 세포에 작용할 수 있다(표 3-10, 표 3-11).

조혈세포와 림프계 세포는 여러 가지 싸이토카인이 상호작용하여 형성한 복잡한 network에 의하여 조절된다. 특히 콜로니자극인자(colony-stimulating factor, CSF)와 인터루킨은 조혈세포와 림프계 세포의 증식, 분화 및 활성화에 중요한 역할을 한다.

뿐만 아니라 싸이토카인은 숙주 방어에 있어서도 기능을 발휘한다. 선천적 면역에 있어서 싸이토카인은 미생물에 대한 초기 염증반응을 매개하여 후천적 면역반응을 자극하는 반면에 후천적 면역에서는 싸이토카인 자체가 항원으로 자극된 림프구를 증식시키고 분화시켜서 대식세포와 같이 전문화된 효과세포를 활성화시킨다.

싸이토카인은 아주 낮은 농도에서도 기능을 발휘할 수 있다. 그 활성은 대부분 생산된 그 위치에서 국소적으로 제한되지만 간혹 전신적으로 효과를 나타낼 수도 있다. 싸이토카인이라는 집단으로서 개개의 분자는 다를지라도 다음과 같은 공통적인 특징이 있다.

- 세포 활성화에 반응하여 급격히 합성
- 표적세포 표면의 특이 수용체에 결합
- T세포와 B세포에 있어서는 수용체 발현을 조절하여 면역반응을 증폭시키거나 축소
- 서로 다른 다양한 형태의 세포에 작용(pleiotropism)
- 여러 가지의 싸이토카인이 동일한 기능을 발휘(redundancy).
- 합성한 세포의 주변이나 같은 종류에 세포에 대하여 작용하거나(autocrine) 비슷한 세포에 작용(paracrine)
- 다른 싸이토카인의 합성 및 활성에 영향

싸이토카인은 세포 표면의 싸이토카인 수용체에 결합하여 작용한다. 각각의 싸이토카인은 고유한 기능이 있어서 싸이토카인마다 수용체에 결합한 후 신호를 전달하는 방법이 다르다. 모든 싸이토카인 수용체(표 3-12)

표 3-10. 싸이토카인 분비세포 및 면역 조절 활성

싸이토카인	분 비 세 포	생 리 활 성
인터루킨		
IL-1 α	대식세포, 상피세포	발열, T세포 활성화, 대식세포 활성화
IL-1 β	대식세포, 상피세포	발열, T세포 활성화, 대식세포 활성화
IL-1 RA	대식세포	IL-1의 저해인자로서 IL-1 수용체에 결합
IL-2(T세포성장인자)	T세포	활성화 T 세포의 증식 ; 세포독성 T세포의 활성화, 다른 림포카인 유도
IL-3(콜로니자극인자)	활성화 T 세포	초기의 조혈세포 성장 촉진
IL-4	T 세포, 비만세포	휴면기 B세포의 활성화 초기에 작용하는 성장인자 ; B세포 및 대식세포에 HLA-DR 발현 유도, B세포의 항체 아이소타입을 IgG1 및 IgE로 전환, T세포, 비만세포, 과립구, 거핵구, 적혈구 등의 성장 및 분화
IL-5	T 세포, 비만세포, B 세포	활성화 T세포 및 B세포에 대한 성장 및 분화 유도인자 ; 호산구 분화 및 증식 ; 특정 클라스의 B세포 분화 유도(IgA 생산)
IL-6	대식세포, mitogen으로 활성화된 T세포, 섬유아세포	B세포에 대한 성장 및 최종분화 인자 ; 급성기 반응 유도 ; T세포 및 B세포 성장인자 ; T세포 활성화 ; 세포독성 T세포 활성화
IL-7	골수기질	초기 T세포 및 B세포 분화 및 성숙
IL-8(NAP-1)	단구, 각질세포, 섬유아세포	호중구의 화학 주성 및 활성화
IL-9	T세포	T세포, 갑상선 세포, 비만세포 증식
IL-10	T세포, 비만세포, B세포	여러 가지 세포 내에서의 싸이토카인 합성 저해, 비만세포 증식
IL-11	골수기질	조혈작용 조절인자, 거핵구와 골수계 후손세포의 생산을 자극, Ig분비 B세포의 수를 증가
IL-12(NK 자극인자)	B세포, 대식세포	세포독성 T세포의 활성을 증진 ; 활성화 NK세포, LAK (lymphokine-activated killer)세포, 활성화 CD4+T세포, 활성화 CD8+T세포 등에 대한 성장인자로 작용
IL-13	T세포	IL-4와 유사한 생물학적 효과 보유, IL-13 수용체는 IL-4수용체의 일부분, 전구 B세포(pro-B cell)의 증식억제, T림프구에는 작용 못함.
IL-14	B세포 성장인자로 작용	적정량 이상으로 생산되면 B세포형 B-Hodgkin 림프종(NHL-B) 유발, IL-14에 대한 항체가 NHL-B의 성장을 억제
IL-15	T세포	IL-2와 유사한 생물학적 효과 보유, 특히 LAK 세포 유도 같은 여러 과정에서 상승 효과물질로 작용. 살해세포와 NK세포의 항종양 활성 증가, T림프구의 화학주성 유도물질, IFN-γ 합성의 유도
IL-16	단구, CD8+T세포, B세포	T세포 화학주성 유도 물질 ; CD4+T세포의 이동을 증가시킴 ; IL-2와 함께 CD4+T세포의 활성화 촉진 ; 일부 암의 III 단계 내지 IV단계의 환자에서 농도 증가 ; IFN-α,히스타민, 세로토닌 등이 IL-16의 생산 증가
IL-17	CD8+T세포	G-CSF를 통하여 과립 형성 유도 ; 항체-의존성 종양 세포 파괴 작용을 보강시킴 ; IL-1, IL-4, IL-6, IL-10, IL-12, INF-γ 등과 같은 다양한 싸이토카인에 대한 조절작용 ; 히스타민과 세로토닌 IL-17의 생산 증가
IL-18		IMF-γ 생산유도와 혈관 형성억제 과정에 IL-12와 함께 상승작용 물질로 작용, OL-18과 IL-12의 존재하에 INF-γ 생산이 증가하면 종양 세포의 성장 억제
IL-19	단구	lipopolysaccharide(LPS)와 CM-CSF가 합성을 자극, IL-10과 유사한 생물학적 효과 보유, 대식세포의 기능을 조절, T_H1과 T_H2의 활성을 억제, bcl-2 단백 합성을 증가시켜 종양세포 및 면역세포의 apoptosis를 유도
IL-20	각질 세포	건선에서처럼 합성이 증가하여 피부염증을 유발, IL-10과 유사한 생물학적 효과 보유, 종양세포 성장 촉진
IL-21		조혈작용과 면역반응을 조절, 림프구 분화 유도 ; IL-2 및 IL-15의 항 종양 방어 체계와 유사 ; T 림프구 생산 증가, NK세포의 성장 및 성숙, B림프구의 성장 등을 촉진
IL-22	활성화 T세포	IL-10과 유사하지만 LPS에 반응하여 단구를 통해 전염증성 싸이토카인 생산을 억제하지 않음 ; IFN-α,β,γ와 다소 유사
IL-23		STAT4(signal transducer and activator of the transcription factor-4)의 전사 활성인자, STAT4는 특정 집단의 기억 T세포에 대한 자극인자로 작용
IL-25	T_H2	림프계 세포의 증식을 지원, 알러지 형태의 면역반응을 증폭
인터페론		
IFN-α	백혈구	항바이러스작용, MHC class I 발현 증가
IFN-β	섬유아세포, 상피세포	항바이러스작용, MHC class I 발현 증가
INF-γ	T세포, NK세포	대식세포 활성인자, MHC class II 발현 유도, TNF와 함께 상승작용, NK세포 활성 증진, IL-4에 대항물질(antagonist)

표 3-11. 키타 싸이토카인의 면역조절 활성

인 자	표 적 세 포	활 성
TNF		
TNF-α(cachectin)	대식세포, NK세포	국소염증반응, 상피세포 활성화
TNF-β(lymphotoxin)	T세포, B세포	살해작용, 상피세포 활성화
TNF 집단 CD40 리간드	T세포, 비만세포	B세포 활성화, class 전환
TNF 집단		
CD27 리간드	T세포	T세포 증식 자극
CD30 리간드	T세포	T세포 및 B세포 증식자극
케모카인		
membrane cofactor protein(MCP-1)	대식세포	단구에 대한 화학주성

표 3-12. 싸이토카인 수용체

구 분	싸이토카인
I형 수용체 (조혈단백)	IL-2, IL-3, IL-4, IL-5, IL-6, IL-7, IL-9, IL-11, IL-12, IL-13, IL-15, GM-CSF, G-CSF, 성장호르몬, prolactin
II형 수용체	IFN-α, IFN-β, IFN-γ
TNF	TNF-α, LT, CD40 ligand, Fas ligand, 신경성장인자
면역글로불린 수용체	IL-1, M-CSF, 줄기세포인자
막투과 수용체	케모카인

는 하나 이상의 막투과(transmembrane) 단백질이 있으며 그 중 세포 밖으로 노출된 부분은 싸이토카인과의 결합을 담당하고 세포내 부분은 세포내 신호전달 경로를 시작한다.

- Janus kinase(JAK/STAT) 경로
- 종양괴사인자 수용체-관련인자(TRAF)에 의한 TNF 수용체 신호
- Death domain에 의한 TNF 수용체 신호
- Toll 수용체 신호
- 수용체-관련 tyrosine kinase
- G-단백질 신호

서로 다른 싸이토카인에 대한 수용체는 세포 외부구조의 도메인을 근거로 하여 몇 가지 집단으로 분류할 수 있다(표 3-12). 싸이토카인이 결합된 수용체는 아팝토시스(apoptosis)를 유도하거나 유전자 발현을 자극시키는 관련 세포내 단백질을 활성화시킨다.

2) 인터루킨

현재까지 25가지의 인터루킨이 확인되었다. 인터루킨의 특징은 분비성 단백질로서 백혈구 간의 상호작용을 매개로 하지만 항원과는 결합하지 않는다. 또한 림프구에 의해 만들어져 림프구에 작용하는 분자들도 인터루킨에 포함된다.

인터루킨의 기능은 상당 부분 중첩되어 있어서 림프계 세포의 성장과 분화를 조절하여 전체적으로 염증반응과 면역을 조절하는 것이다. 각각의 인터루킨은 별도의 수용체를 통하여 기능을 발휘한다.

(1) IL-1

예전에는 림프구 활성화 인자라고 불리던 IL-1은 IL-1α와 IL-1β의 두가지 형태가 있다. IL-1은 IL-2의존성 T림프구의 증식을 자극하고 IL-2 수용체 발현을 증가시키며 B 림프구의 증식과 분화를 증진시킨다. IL-1은 휴면기 T세포를 활성화시키고 다른 림프구의 합성을 유도하며 주로 보조인자(cofactor)로서 기능을 발휘한다.

IL-1의 주기능은 감염이나 다른 염증 자극에 대한 숙주의 염증반응을 매개하는 것이다. IL-1의 생물학적 효과는 TNF와 유사하다. IL-1은 저농도에서는 국소 염증에 대한 매개인자로 작용하고 고농도에서는 순환 혈류에 가담하여 내분비효과(endocrine effect)를 발휘한다. IL-1은 급성기 반응(acute-phase response)에 있어서 전신적 수준의 잠재적 매개인자이다. IL-1은 발열을 유도하고 간에 의한 급성기 반응 단백질 합성을 증가시키고 프로스타글란딘(prostaglandin) 방출을 자극시키며 대사적 배출(악액질, cachexia)을 시작한다.

또한 IL-1은 염증반응의 잠재적 매개인자로서 IL-1의 과생산이나 만성적 방출은 관절염, 섬유소증, 독성쇼크증후군 등의 발병을 의미한다. IL-1 방출을 조절하는 기구에 대한 연구가 활발히 진행 중이며 이 방면에 대한 지식을 축적하는 것은 사실상 만성 염증을 조절하는데 있어서 대단히 중요하다. IL-1은 구조적으로 유사한 세 가지 폴리펩타이드로 구성되어 있다. 그 중 IL-1α와 IL-1β는 이롭고 해로운 생물학적 작용을 동시에 갖고 있으며 IL-1수용체 억제물질은 IL-1의 활성을 저해한다. IL-1α와 IL-1β는 발열, 수면·식욕 부족, 고혈압 등을 유도할 수 있다. IL-1은 뇌하수체 호르몬 방출을 자극하고, 콜라겐 분해효소 합성을 증가시켜서 결국 연골 파괴를 초래하고, 프로스타글란닌 생산을 자극하여 통증을 경감시켜 준다. IL-1은 또한 랑게르한스섬의 β세포 파괴, 골수성 백혈병 세포의 성장, 관절염이나 대장염과 관련된 염증, 아테롬성 동맥경화 반점의 발달 등을 의미한다. IL-1은 숙주 방어의 기능도 갖고 있다.

IL-1 수용체 억제물질은 어떤 질병에 대항하여 발생한 IL-1의 해로운 효과에 대하여 보호하는 기능이 있으며 IL-1 활성에 대한 특이적 저해인자로서 IL-1이 세포 표면의 수용체에 결합하는 것을 차단시킨다. 이 수용체 억제물질은 패혈증, 관절염, 만성 골수성 백혈병 등의 환자에게는 이롭게 작용한다.

(2) IL-2

예전에는 T세포 성장인자라고 부르던 IL-2는 항원으로 자극받은 T세포를 증식시키고 클론을 확장시킬 수 있는 능력 때문에 잘 알려져 있다. IL-1에 의한 T세포 활성화는 급격히 IL-2 수용체를 발현시킨다. IL-2가 수용체에 결합하면 항원으로 활성화된 T세포의 클론 확장이 초래되고, 항원이 제거됨에 따라 IL-2 수용체의 발현이 감소되어 T세포의 클론 확장을 제한한다. IL-2 수용체(IL-2R)는 비공유적으로 결합된 세 가지 α, β, γ의 단백질로 구성되어 있다.

항원자극은 IL-2R의 발현을 촉진시키기 때문에 항원을 인식하는 세포가 바로 획득면역반응 중에 생산된 IL-2의 생리적 수준에 반응하여 우선적으로 증식하는 세포이다. 항원 인식시 T세포에 의해 생산된 IL-2는 항원 특이 세포를 증식시키고 다른 면역 세포들의 증식과 분화를 촉진시키며 항원으로 활성화된 T세포가 apoptosis 과정을 거치며 죽어가게 한다.

IL-2는 또한 일부 종양세포에 대한 NK세포집단의 세포용해 활성을 극적으로 증진시킨다. 이러한 이유로 암환자에 대한 임상적 치료방법에 자주 사용되고 있다. 이러한 세포들을 림프구 활성 살해세포(LAK)라고 한다.

(3) IL-3

IL-3는 조혈세포에 대한 활성 범위가 대단히 넓다. IL-2는 원래 모든 성숙된 형태의 세포로 분화되는 세포의 확장을 증진시키기 때문에 다콜로니(multicolony) 자극인자라고 한다.

치료 목적으로 재조합 IL-3를 사용하면 이상이 발생한 골수도 자극할 수 있다. IL-3는 바이러스 감염과 연관이 있는 혈구감소증, 빈혈 등의 치료와 골수 이식이나 화학치료 후에 유용하다.

(4) IL-4

IL-4는 원래 B세포 자극인자-1로 알려졌으며 휴면기 B세포의 활성화 초기에 관여하는 성장인자이다. IL-4는 주로 IgE 항체 생산과 처녀 CD4+협조T세포가 T_H2세포로 분화되는 것을 자극한다. IL-4는 또한 B세포가 생산하는 IgM class가 IgE로 전환되도록 자극한다. IL-4는 분화된 T_H2세포에 대한 autocrine 성장인자로 작용한다. IL-4는 또한 IFN-γ의 대식세포 활성화 효과를 억제하여 세포성 면역반응을 저해한다. 이것은 T_H2세포가 염증반응의 저해인자로 작용하는 여러 가지 기구 가운데 하나이다. IL-4는 알러지 반응을 제한시키는 기능이 있어 치료목적으로 사용한다.

(5) IL-5

원래는 T세포 대체인자나 B세포 성장인자-2라고 불리던 IL-5는 IL-4와 활성이 거의 같다. IL-5는 B세포의 증식과 IgA 항체 생산을 특이적으로 자극시킨다. IL-5의 주된 기능은 호중구를 활성화시켜서 T세포 활성화와 호중구성 염증 과 관련이 있으며 호중구의 성장과 분화를 자극시키는 것과 성숙 호중구를 활성화시키는 것이다. 이 분화촉진 활성 때문에 IL-5는 단독 혹은 다른 IL-과 병용하여 면역결핍증을 치료하는데 사용된다.

(6) IL-6

IL-6은 선천성 면역과 후천성 면역 모두에서 기능을 발휘한다. 원래는 IFN-β-2 혹은 B세포 자극인자라고 불리웠다. IL-6은 획득면역에서 항체생산세포로 분화된 B세포의 성장을 자극할 뿐만 아니라 Ig 분비를 유도한다.

IL-6은 IL-1이나 TNF와 유사하게 발열을 유도하거나 급성기 반응 단백질 방출을 자극하고 활성시키며 전신적 효과를 갖고 있다. IL-1, TNF 및 IL-6은 급성기 반응을 유도하는 주요인자로서 과생산 되면 만성 염증이나 사망을 초래할 수 있다.

(7) IL-7

IL-7은 림프형성단백-1(lymphopoietin-1)이라고 한다. IL-7은 T세포나 B세포 계열에 포함된 미성숙 전구세포의 생존과 확장을 자극한다. 초기의 B세포 후손세포는 세포표면에 IgM이 나타날 때까지 IL-7과 반응한다. 일단 세포막에 IgM이 나타나면 B세포는 IL-7과 반응할 수 있게 된다. IL-7은 또한 성숙 T세포에 대한 성장인자로 작용하는 IL-2와 유사한 작용을 한다.

(8) IL-8

IL-8은 단구-유도 호중구 화학주성인자라고 한다. IL-8은 호중구와 T세포에 대하여 화학주성이 있는 염증성 싸이토카인이다. IL-8은 호중구에 대한 자극인자여서 respiratory burst을 활성화시킬 뿐만 아니라 특이적 및 아쥬르호성(azurophilic)과립물질의 방출을 활성화 시킨다.

(9) IL-9

IL-9는 림프구 성장인자로서 일부 T세포 계열과 골수로부터 유도된 비만세포 후손세포의 성장을 돕는다. 뿐만 아니라 적혈구 모세포-형성 집단(blast-forming unit)의 성장을 도와준다. IL-9는 대세포 퇴행성 림프종이나 호지킨병에서 자가분비하여 종양을 성장시키는 역할을 한다. Hodgkin 및 Reed-Sternberg세포는 IL-9 전사체와 단백질을 생산하여 IL-9에 대한 결합 부위를 발현시킨다.

(10) IL-10

IL-10의 주요기능은 활성화 대식세포를 저해하는 것으로서 여기에는 활성화 대식세포에 의한 IL-12 및

TNF 생산 억제, 대식세포 표면에 보조 자극인자(costimulator) 및 MHC 클라스 Ⅱ 분자 발현 억제 등이 있다. 시험관 내에서는 IL-10이 B세포의 증식을 자극하기도 한다.

IL-10은 *Leishmania donovani*로부터 기인된 열병(Kala azar)의 증상이 나타나는 동안에 발생하는 TNF-γ의 방출을 억제시키기도 한다. 중증의 비-Hodgkin성 림프종 환자에 있어서 혈청에 확인할 수 있을 정도의 IL-10이 존재한다는 것은 환자의 예후가 지극히 나빠서 생존 기간이 얼마 남지 않았다는 것을 의미한다.

질병의 상태가 Ⅳ단계이고 확인할 수 있을 정도의 IL-10 혈청농도의 환자는 예후가 특히 나빠서 4년 미만의 생존 기간을 갖게 된다.

(11) IL-11

IL-11은 최근에 골수기질(stroma)-유도 싸이토카인으로 명명되었으며 조혈작용에 대하여 다기능(multifunction)을 가진 조절인자이다. IL-11은 IL-3과 함께 상승작용을 하여 거핵구(megakaryocyte)와 골수계 후손세포를 자극하기도 하고 생체 내와 시험관 내 모두 Ig-분비 B림프구의 수를 증가시킨다.

IL-11은 조혈계통의 후손세대에 대하여 IL-6과 유사한 작용을 하여 정상적인 B세포의 분화를 촉진시킨다. IL-11은 B세포의 DNA합성이나 Ig분비를 지나치게 증가시키지는 않는다. IL-11은 악세서리 T세포와 단구의 존재 하에서만 B림프구의 분화를 촉진시킨다. 이 효과는 CD4+/45RA-T세포와 단구에 의한 IL-6 생산 자극을 통해서 발휘된다. IL-11은 거핵구 계열의 악성세포를 조절한다. IL-11은 암환자를 화학요법으로 치료할 때 발생하는 혈소판결핍증을 치료할 목적으로 사용된다.

(12) IL-12

IL-12는 NK세포 자극인자나 세포독성 림프구 성숙인자라고 하며 세포독성 효과세포의 활성을 촉진시킨다.

IL-12는 세포내 미생물에 대한 초기 선천성 면역반응의 주요 매개인자이며 후천성 면역 중 세포성 면역을 유도하는데 중요한 역할을 한다. IL-12는 세포내 미생물을 제거하는 대식세포, NK세포, T세포 등이 관련된 일련의 반응을 시작하는 아주 중요한 성분이다.

IL-12는 원래 IL-2와 상승작용을 일으켜 세포독성 림프구 반응을 증강시키는 능력이 있는 것으로 알려졌다. 비록 IL-12가 NK세포와 활성화 T세포의 세포독성 기능을 IL-2와 나누어 가졌지만 IL-2와는 현저하게 다른 기구를 통하여 작용한다. IL-12는 활성화 NK/LAK세포에 대해서 뿐만 아니라 활성화 CD4+T세포와 CD8-T세포에 대해서도 성장인자로 작용한다.

IL-12의 생물활성은 첫째, NK세포와 T세포에 의한 IFN-γ 생산의 자극, 둘째, CD4+협조T세포를 IFN-γ-생산 T_H1 세포로의 분화 자극, 셋째, 활성화 NK세포와 CD8+ 세포독성T세포의 세포독성기능 촉진 등이다.

(13) IL-13

IL-13은 IL-4와 유사한 생물학적 효과를 보유하고 있으며 실제로 IL-13 수용체는 IL-4수용체의 일부분이다. IL-13은 구조적으로도 IL-4와 유사하며 대식세포 같은 비림프계 세포에 대한 효과도 IL-4와 유사하지만 T세포나 B세포에 대한 효과는 IL-4보다는 약하다.

(14) IL-14

IL-14는 B세포 성장인자로 작용한다. IL-14가 과 생산되면 B세포성 비 Hodgkin 림프종(NHL-B)이 발병할 수 있는 반면 IL-14에 대한 항체는 NHL-B의 성장을 억제한다.

(15) IL-15

IL-15는 생물학적으로 IL-2와 유사하여 특히 LAK세포 유도 과정에서처럼 다방면에서 상승작용을 일으킨다. IL-15는 바이러스 감염이나 선천성 면역을 일으킬 수 있는 자극에 반응하여 생산된다. IL-15의 기능은 NK세포의 증식을 촉진시키는 것이며 감염 후 초기 며칠 내에 NK세포가 확장되도록 자극한다. IL-15는 T-살해세포와 NK세포의 항종양 활성을 증가시키고 T림프구에 대한 화학적 유인제(chemiattractant)이다. IL-15는 IFN-γ합성에 필수적이다.

(16) IL-16

IL-16은 T세포에 대한 화학적 유인제로 작용하며 CD8+T세포와 CD4+T세포의 운동성을 증가시키고 IL-2와 함께 이 두 가지 세포의 활성화를 촉진시킨다. IL-16은 B세포 내부에도 존재하며 3기 내지 4기 암환자에게서 고농도로 존재한다. 히스타민과 세로토닌이 IL-16의 생산을 증가시킨다.

(17) IL-17

IL-17은 과립구-집락자극인자(G-CSF)를 통하여 과립형성(granulopoiesis)을 유도한다. IL-17은 IL-1, IL-4, IL-6 IL-10, IL-12 및 IFN-γ 같은 여러 가지 싸이토카인을 조절한다. 히스타민과 세로토닌은 IL-17의 생산을 증가시키며 IL-17은 TNF-α와 YNF-β처럼 여러 가지 전 단계의 염증(proinflam-matory)반응을 일으킨다.

(18) IL-18

IL-18은 특히 IFN-γ 생산을 유도하고 혈관형성 억제를 유도하는데 있어서 IL-12와 함께 상승작용을 한다. IL-18과 IL-12가 함께 작용하여 IFN-γ의 생산을 증가시키면 종양세포의 성장을 억제시킬 수 있다. IL-18은 IL-1과 구조적으로 유사하여 비슷한 수용체를 이용하여 신호를 전달하지만 기능은 IL-1과 전혀 다르다. IL-18은 NK세포와 T세포에 의한 IFN-γ생산을 자극시키고 이 반응에서는 IL-12와 함께 상승작용을 한다.

(19) IL-19

지질다당체(lipopolysaccharide, LPS)와 과립구·대식세포-집락자극인자(GM-CSF)는 IL-19의 합성을 자극한다. 생물학적 기능은 IL-10과 유사하여 대식세포의 기능을 조절하고 T_H1과 T_H2의 활성을 억제한다. 또한 bcl-2 단백질의 합성을 증가시켜서 종양세포와 면역세포가 apoptosis 과정을 거쳐 죽게 한다.

(20) IL-20

IL-20은 피부 염증에 중요한 역학을 담당한다. 생물학적 활성은 IL-10과 유사하여 종양세포 성장을 자극한다.

(21) IL-21

IL-21은 조혈작용과 면역반응을 조절하고 림프구가 분화되도록 작용한다. 또한 항종양 방어체계에서 IL-2 및 IL-15와 유사하게 작용한다. T세포의 생산과 NK세포의 성장 및 성숙 그리고 B림프구의 성장 등을 촉진시킨다.

(22) IL-22

IL-22는 IL-19와 유사하지만 LPS에 반응하여 단구를 통해 염증전단계의 싸이토카인을 생산하는 것을 저해하지는 않는다. IFN-α, IFN-β 및 IFN-γ 등과 다소 유사하다.

(23) IL-23

생체 내에서의 기능이 부분적으로 IL-12와 공통적이며 전사인자인 STAT4를 활성화시킨다. IL-2은 수용성 수용체인 IL-12p40 부분과 IL-12p35와 연결된 p19라고 불리는 싸이토카인 유사 부분으로 구성된다.

사람과 생쥐의 IL-23은 IL-12와 유사한 활성을 나타내지만 기억T세포 중의 특정 집단을 자극하는 능력에 있어서 차이가 있다.

(24) IL-25

IL-25는 SF20이라고도 하며 골수 스트로마 유래 성장인자이다. T_H2세포에 의해 생산되며 IL-17싸이토카인 그룹 중의 하나이다. IL-25는 골수계 세포형성(myelopoietic) 활성은 없지만 림프계 세포의 증식을 도와준다. IL-25는 다른 형태의 세포에 작용하여 알러지형 염증반응을 증폭시킬 수 있다.

3) 인터페론

인터페론이란 바이러스 감염세포에서 발견되는 싸이토카인 집단을 말한다. 감염된 세포에서 바이러스의 복제를 방해(interference)할 수 있기 때문에 인터페론이라는 이름이 붙여졌다.

IFN은 세균, 종양 및 항원 이물질에 대한 신체의 자연방어 작용을 한다. IFN은 특정 유전자의 발현을 촉진시키고 세포 증식을 억제하며 면역 효과세포를 증진시키는 등 가장 광범위하게 작용하는 생리활성 조절인자이다. IFN은 또한 항바이러스 작용, 면역조절작용, 항종양작용(antineoplstic)이 있다.

Ⅰ형 IFN은 바이러스 감염에 대한 초기 선천성 면역반응을 매개한다. 여기에는 구조적으로 현저히 다르지만 동일한 세포표면 수용체에 결합하여 유사한 생물학적 반응을 유도하는 두 가지의 IFN-α와 IFN-β가 있다.

10여년전에 DNA 재조합 기술에 의하여 생산된 IFN-α-2를 임상적 목적으로 사용을 시도하였다. IFN-α-2는 암을 치료하는데 있어 항종양활성이 있는 것으로 확인된 첫 번째 순수 인간 단백질이었다. 현재 IFN은 40여개국의 나라에서 바이러스나 종양에 대하여 치료 목적으로 허가를 받았다. IFN은 다양한 질병의 발병과 발현에 임상적으로 유용하다는 것이 밝혀졌다. 여기에는 털세포 백혈병, 후두 및 성기 파필로마(papilloma), 후천성면역결핍증후군의 Kaposi 육종 및 B형이나 C형 간염바이러스에 의한 만성간염 등에 대한 IFN-α의 사용이 포함된다. IFN-α-2a는 종양유전자의 발현을 억제시킬 수 있기 때문에 만성 골수성 백혈병이나 다른 골수증식 증후군 등에 있어서 효과적이며 유아의 목숨에 위협을 가하는 코티코스테로이드-저항 혈관종의 초기 관해를 유도한다. IFN-β는 다발성 경화증(multiple sclerosis)과 과지질혈증에 대한 치료에 유용하게 사용된다. IFN-γ는 IFN-α나 IFN-β와는 현저히 다른 특징을 갖고 있어서 만성 육아종성 질환(chronic granulomatous disease, CGD)에 대한 면역조절 치료제로 승인을 받았다. IFN-γ는 CGD 환자의 세균 감염율을 낮추고 세포내 감염체의 복제를 억제하는데 있어서 효율적이다. 또한 기저세포암(basal cell carcinoma), 피부 평편세포암, HIV(human immunodeficiency virus)의 초기 감염 등에서도 임상적 결과가 양호하다. IFN은 주로 다른 싸이토카인, 화학요법제, 방사선조사, 수술, 발열물질(hyperthermia) 및 호르몬을 병용하여 사용하면 효과적이다. IFN은 세포에 대한 효과가 다양하여 향후 광범위한 양성종양이나 악성종양에 응용할 수 있다.

(1) IFN-α

IFN-α는 백혈구 인터페론이라고 하며 대부분의 IFN-α는 저해작용을 갖고 있기 때문에 음성적인 방법으로 면역반응을 조절하는데 있어 중요한 면역 억제물질로 작용한다.

(2) IFN-β

IFN-β는 섬유아세포 인터페론이나 B세포 자극인자라고 한다. 이 단백질에 대한 유전자를 클로닝(cloning)하여 단일 분자가 다양한 기능을 갖고 있다는 것이 밝혀졌으며 IFN-β는 IL-6라고도 한다.

(3) IFN-γ

IFN-γ는 가장 중요한 대식세포-활성화 싸이토카인으로서 선천성 면역과 세포성 면역에 있어서 중요한 역할을 한다. IFN-γ는 MHC class Ⅰ 및 Ⅱ분자의 발현을 자극하고, 항원제공세포를 상호자극하며, 처녀 CD4+T세포를 T_H1 세포로 분화되는 것을 증진시키고, T_H2세포의 증식을 저해한다. 뿐만 아니라 IFN-γ는 B세포에 작용하여 특정 Ig subclass의 전환을 촉진시키고, 호중구를 활성화시키며 NK세포의 세포용해 활성을 자극한다. IFN-γ는 또한 IL-4에 대한 억제작용을 갖고 있다. IFN-γ는 면역반응에 대하여 다양한 효과를 갖고 있기 때문에 많은 관심을 끌고 있다. 다양한 질병에서 임상적 사용이 시도되고 있는 것은 IFN-γ가 대부분의 싸이토카인 활성을 증강시킬 수 있기 때문이다. IFN-γ는 관절염, 암, AIDS 등의 질환을 치료할 목적으로 단독 혹은 다른 싸이토카인과 병용으로 투여하며 효과적이다.

4) 종양괴사인자

종양괴사인자(TNF)는 주로 Gram 음성세균이나 기타 전염성 미생물에 대한 급성 염증반응을 매개한다. 따라서 중증 감염의 전신적 증상의 대부분은 TNF에 의한 것이다. TNF 수용체는 다양한 종류의 세포에서 유전자 전사를 자극하거나 apoptosis를 유도한다. TNF-α를 암호화하는 유전자는 HLA-DR과 HLA-B 유전자좌 사이의 HLA영역에 있다.

TNF는 역사적인 이유로 해서 대단히 밀접하게 관련이 있는 TNF-β(림프독소)와 구별하기 위해서 TNF-α라고도 부른다. TNF-α와 TNF-β는 서로 유사한 활성을 공유하고 있으며 그 중 대부분이 IL-1과 동일하다. 그러나 TNF는 T세포 증식을 자극할 수 없다는 점과 IL-1은 종양세포를 용해시키는 데는 단지 제한된 범위의 능력밖에 없다는 점에서 둘은 차이를 갖는다.

TNF의 주요 생리 활성은 첫째, 호중구와 단구를 감염 부위에 보충시키는 것을 자극하는 것이고 둘째, 호중구와 단구를 활성화시켜 미생물을 제거하는 것이다.

TNF는 낮은 농도에서 백혈구와 상피세포에 작용하여 급성 염증을 유도하고 중간 정도의 농도에서는 염증반응의 전신적 효과를 매개한다. 중증 감염의 경우 TNF가 다량으로 생산되어 패혈성 쇼크 같은 임상적 이상을 야기한다. TNF는 감염 시에 순환 혈류와 같이 순환하면서 쇼크를 유도하거나 죽음을 초래할 수 있는 일련의 반응을 매개한다. 패혈성 쇼크의 증상은 Gram 음성 세균에 의한 중증 패혈증을 의미한다. TNF는 종양세포를 파괴하는 능력이 있어서 항암제로 사용될 수 있지만 반면에 정상세포에도 치명적인 부작용이 있다.

일부 연구에 의하면 TNF의 혈청 농도는 Gram음성 세균의 중증 감염의 결과를 예견할 수 있게 해 줄 뿐만 아니라 뇌척수액의 TNF-α 수준은 상태가 호전되고 있는 환자에서 보다는 만성 점진적 다발성 경화증 환자에게서 더 높게 나타난다. 분명히 뇌척수액의 TNF-α 수준은 만성 점진적 다발성 경화증 환자의 경우 질병의 발전과 관계가 있다.

TNF-β(림프독소)는 급성 염증반응을 매개하여 T세포 활성화와 염증 간에 관계를 맺어준다. TNF-β의 생물학적 효과는 TNF-α와 동일하다. TNF-β는 낮은 농도로 분비되기 때문에 대개 국소적으로 작용하는 싸이토카인이지 전신적인 상태를 매개하는 싸이토카인이 아니다.

8. 조혈자극인자

1) 줄기세포인자

줄기세포인자(*c-kit* ligand)는 종양 유전자 *c-kit*으로부터 유도된 단백질인 tyrosine kinase 막 수용체와 반응하는 싸이토카인이다. 줄기세포인자는 이 수용체와 반응하기 때문에 *c-kit* ligand라고 부르며 미성숙 줄기세포에 작용하기 때문에 줄기세포인자라고 한다. 줄기세포인자는 골수줄기세포가 다른 CSF에 반응할 수 있도록 자극하지만 그 자체만으로는 집락을 형성시키지 못한다. 뿐만 아니라 흉선 내 미성숙 T세포와 점막조직내 비만세포의 생명력과 증식 능력을 유지시켜준다.

2) 집락자극인자 (colony-stimulating factor)

G-CSF나 GM-CSF같은 다양한 형태의 CSF가 T세포에 의해서 만들어진다. 이러한 과정 중에 림프계통과 조혈계통 사이에 관계가 맺어진다. 그 예로 G-CSF와 GM-CSF는 과립구와 단구의 생산을 조절하여 T세포계통이 염증반응을 증진시키도록 작용한다.

조혈 후손세포가 반고형의 배지 내에서 집락을 형성하는 능력으로 CSF의 생리활성을 측정한다. CSF는 면역계통의 전구세포의 생존, 증식 및 분화에 반드시 필요한 단백질이다.

또한 CSF는 인간의 질병을 치료하는데 있어서도 잠재력이 있다. CM-CSF는 AIDS환자, 화학요법의 경우에서처럼 면역적 타협 상태의 환자 및 골수이식 환자 등에 있어서 순환 백혈구의 수를 증가시키기 위한 임상실험에 많이 사용되고 있다.

3) 변형성장인자-β

인터페론처럼 변형성장인자(transforming growth factor, TGF)도 바이러스에 감염된 세포에 의해 생산된다. TGF는 정상세포에서 표현형 형질도입(phenotypic transformation)을 유도할 수 있기 때문에 붙혀진 이름이다. TGF-β는 대식세포나 혈소판과 같은 다양한 종류의 세포에 의해서 방출된 5가지 싸이토카인으로 구성되며 IL-1에 의해 유도된 T세포 증식을 저해한다. 면역계통에 있어서 TGF-β의 주된 기능은 림프구나 다른 백혈구의 증식과 활성화를 저해하는 것으로서 T세포의 증식과 분화 뿐만 아니라 대식세포의 활성화를 저해한다. 생쥐에 있어서 TGF-β는 IgA생산을 자극한다. TGF는 염증 종양방어, 세포성장 및 상처치료(wound healing) 등에 있어서 중요하다. TGF-β는 일부의 면역반응은 증진시키는 반면 나머지 면역반응은 억제시키는 능력이 있어서 만성 염증 질환에 중요한 역할을 담당한다.

4) 케모카인

케모카인이란 백혈구가 혈액으로부터 혈관을 투과하여 감염 조직부위로 이동하도록 자극하고 조직 내에서 다형핵 백혈구와 단핵백혈구의 이동을 조절하는 구조적으로 동질성이 있는 싸이토카인 집단을 말한다. 케모카인이란 말은 화학주성(chemotatic)과 싸이토카인을 축약시킨 것이다.

현재까지 약 50가지의 케모카인이 동정되었으며 여기에는 IL-8, 혈소판인자-4, 막 보조인자 단백질, CD46(MCP-1), MIP-1-α, MIP-1-β 등이 있다. CXC 케모카인인 IL-8이 호중구를 우선적으로 보충시키고 CC 케모카인인 eotaxin이 호산구를 보충시키는 예에서처럼 다양한 케모카인이 서로 다른 세포에 작용한다. 케모카인은 서로 다른 세포집단이 염증 부위에 단계별로 도착하도록 조절한다.

케모카인은 비록 화학적으로 유인하는 활성에 근거하여 발견되었지만 그 외에도 면역계통이나 다른 계통 내에서도 중요한 기능을 한다. 케모카인은 백혈구의 모양이 급격히 변하도록 하여 위족(pseudopod)을 형성할 수 있도록 작용한다. 또한 액틴 필라멘트(actin filament)가 교대로 중합되고 다시 탈락되도록 자극하여 백혈구가 운동하여 싸이토카인의 화학적 농도차이에 따라 이동하도록 유도한다.

그 밖의 기능으로는 ICAM-1, ICAM-2, VCAM-1 등과 같은 내피세포 표면의 리간드에 대한 백혈구 인테그린(integrin)의 친화력을 증가시키고, 말초 림프 조직을 통해서 림프구와 다른 백혈구가 이동하는 것을 조절하며, 면역세포가 림프조직이나 기타 전문화된 세포속으로 혹은 특정 부위로 이동할 수 있도록 해준다.

5) 싸이토카인 측정

종전에 사용해오던 싸이토카인 측정법으로는 생화학적검사(bioassay), 효소결합면역흡착법(ELISA), 세포내 염색, 리보핵산효소보호법(ribonuclease protection assay) 및 중합효소연쇄반응(PCR) 등이 있다. 새롭게 개발된 측정법으로는 다양한 싸이토카인을 동시에 분석하는 FlowMetrix 정량분석기를 사용하는 방법, 세포내 염색, 알러지원에 의해 자극된 제대혈 단핵구법(celELISA), 림프절이나 비장에 대한 실시간 PCR, 면역측정법 및 Biotrak 측정법 등이 있다.

9. 급성기 단백질

1) 개요

급성기 반응은 신체의 선천적 방어작용으로서 염증에 대한 비특이적 지표이다. 이 반응에 관련된 당단백질 집단을 총체적으로 급성기 단백질 혹은 급성기 반응물질이라고 한다. 염증, 감염, 악성종양, 외상, 수술, 약물 등과 같은 각종 질병이나 이상과 같은 조직손상에 반응하여 다양한 급성기 단백질이 서로 다른 속도와 제각각 다른 수준으로 생산된다. 외상이 발생하면 즉시 이 단백질의 합성이 증가되고 전염증성 싸이토카인에 의해 합성이 유지된다.

염증이 발생했다는 생물학적인 신호는 주로 ESR의 증가이고 이외에도 국소 염증반응과 조직손상 같은 대부분의 경우 혈장 내 급성기 단백질이 나타난다. 염증 반응에서 각기 다른 역할을 하는 약 20여가지의 급성기 단백질이 있으며(표 3-13), 대부분은 당단백으로 구성되어 있어서(표 3-14) 여기에는 C-반응성 단백(C-reactive protein, CRP), C3 및 C4와 같은 보체, 섬유소원(fibrinogen), haptoglobin 같은 수송 단백질, α1-antitrypsin 같은 저해인자, α1-acid glycoprotein 등이 있다. 염증에 의한 변화를 살피면 세부적인 증상은 알 수 있지만 그렇다고 이러한 정보들만으로 확실히 진단 내리거나 치료방법을 선택할 수는 없다.

표 3-13. 급성기 단백질 측정의 응용

질병 예후 감시(monitoring) 면역질환의 치료에 대한 반응평가	류마티스 관절염, 청소년 만성 관절염, 강직성 척수염, Reiter 증후군, 건선성 관절염, 맥관염, 류마티스 발열
질병의 증상 확인	면역 결합체 침적, 수술 후 감염

표 3-14. 임상적으로 유용한 급성기 단백질

특 징 단백질	정상농도(g/ℓ)	급성염증시 농도(g/ℓ)	반응시간(시)
CRP	0.0008-0.004	0.4	6-10
α_1-antichymotrypsin	0.3-0.6	3.0	10
α_1-antitrypsin	2.0-4.0	7.0	24
Orosomucoid	0.5-1.4	3.0	24
Haptoglobin	1.0-3.0	6.0	24
섬유소원	2.0-4.5	10.0	24
C4	0.55-1.2	3.0	48-72
C4	0.2-0.5	1.0	48-72
ceruloplasmin	0.15-0.6	2.0	48-72

ESR은 염증을 확인하는데 가장 먼저이면서도 최상의 수단이다. CRP는 IL-6의 통제하에서 간에 의해 생산되는 급성기 단백질로서 염증반응의 지표로 활용할 수 있다. 특히 급성 염증반응시에는 혈청 농도가 1,000배 이상 증가한다. 또한 자가면역질환이나 악성종양같은 만성 염증 질환의 경우에는 CRP 농도가 꾸준히 증가한다. CRP는 농도가 염증에 따라 민감하게 변하기 때문에 급성기 단백질 중에서 대단히 우수한 표지이다.

CRP의 변화는 ESR에 비의존적이고 염증과정과 평행을 이룬다. CRP는 급성기 반응을 측정할 수 있는 직접적이고 정량적인 지표로서 자체의 빠른 반응속도 때문에 실제적인 임상적 상태에 대한 적절한 정보를 제공해 준다. 반면에 ESR은 급성기 반응을 측정하는데 대한 간접적인 지표로서 염증반응의 변화에 대하여 아주 느리게 반응하고 여러 가지 인자에 의하여 영향을 받는다. ESR은 다글로불린혈증(polyglobulinemia), 한냉글로불린혈증(cryoglobulinemia), 혈색소병 등과 같은 상태하에서는 거짓 정상농도일 수 있고, 빈혈이나 고감마글로불린혈증의 환자 중 염증이 없는 경우에는 거짓 고농도일수도 있다.

2) 급성기 단백질의 합성과 분해

모든 종류의 급성기 단백질은 조직손상에 반응하여 신속하게 합성된다. 일부의 질병에서는 증가 속도가 2배~5배에 달한다. 뿐만 아니라 격렬한 운동은 패혈증에서 발생하는 반응과 유사성이 있는 염증반응을 유발한다. 염증반응(특히, 운동에 대한)의 지표로는 백혈구증, 염증성 매개인자 및 급성기 반응물질의 방출, 조직손상, 각종 백혈구계 세포의 감작, free radical 생산, 보체 활성화, 응고작용, 섬유소 용해작용 등이 있다.

급성기 단백질은 반응속도가 다양하고 증가 범위도 다양하여 소위 음성 급성기 단백질은 혈관 내 공간으로부터 단백질이 누출되어 실제로는 감소될 수 있다. 혈관 내 응고시 섬유소원 저농도, 용혈시 haptoglobin 저농도, 신장기능 이상시 α_1-acid glycoprotein(orosomucoid) 농도 증가, 철분결핍시 transferrin 농도 증가 등과 같이 염증 이외의 증상에 의해서 변형될 수 있다. 또한 간기능 이상, 신장이나 장기의 병변부위를 통한 누출의 경우에도 농도가 낮아진다.

각 급성기 단백질의 최고 농도와 변화속도는 임상적인 상태와 그 성분에 따라 달라진다. 급성 염증시에는 CRP와 α_1-antichymotrypsin 농도가 첫 12시간내에 증가하고 보체성분 C3와 C4는 며칠이 지나도 상승하지 않는다.

급성기 단백질은 항상 평행을 이루며 변하지는 않는다. 따라서 이 단백질 농도에 있어서의 균형이 맞지 않으면(mismatch) 분해작용이 증가하여 특정 단백질을 순환계로부터 제거한다. 또한 합성속도의 불일치에 의하여 농도에 차이가 난다. 대부분의 급성기 단백질들은 반감기가 2~4일 정도이지만 CRP의 경우는 5~7일이어서 환자가 회복하게 되면 다른 어떤 급성기 단백질보다 급격하게 낮아진다.

3) CRP

CRP는 감염, 자가면역질환 등을 감시하기 위해 임상적으로 사용되어 왔고, 최근에는 심근경색의 치료 예후 감시에도 사용되고 있다. CRP 수준은 염증반응과정과 평행을 이루다가 염증이 가라앉음에 따라 확인할 수 없는 정도로까지 낮아진다. CRP는 급성염증시 농도에 있어서 100배 이상 증가하며 가장 빠르게 반응하기 때문에 급성 염증에 대하여 대단히 민감한 지표의 역할을 한다. CRP는 염증에 반응하여 ESR보다 빠르게 증가하는 반면 감염되었음에도 불구하고 백혈구수는 정상범위를 유지한다. CRP 농도가 높아졌다는 것은 수시간전에 감염되었다는 신호로 판단하여 배양검사로 확인할 필요도 없이 바로 치료 단계로 들어갈 수 있다. 이러한 특성 때문에 CRP는 염증이나 악성질병에 대한 일차선별검사(screen-ing)나 염증질환의 치료를 감시(monitoring)하는데 최우선적으로 선택될 지표이다.

거의 70가지 이상의 질병에서 CRP증가를 수반하며 여기에는 신생아 패혈증 및 수막염, 면역억제 환자의 감염, 화상 감염, 수술 후 감염, 심근경색, 악성종양, 류마티스 질환 등이 포함된다. CRP측정은 세균과 바이러스의 감염을 판별하는 것과 같은 일부의 증례에서 진단과정에 포함될 수 있다. 극도로 높은 CRP 수준은 세균감염을 의미한다. 일반적으로 CRP는 임상적인 진단을 내리기가 어려운 중증환자에 있어서 세균성 감염을 나타내는 지표로 사용할 수 있지만 특이성이 없기 때문에 특정한 질병에 대한 진단지표로는 사용할 수 없다.

CRP 수준은 조직손상이나 수술 후에 상승하고 합병증의 경우에는 수술 후 2일 만에 최고치에 달하였다가 7~10일 이내에 정상치로 회복된다. 만일 CRP 수준이 높게 지속되면 임상적 증상이 발전하여 패혈증을 의미하기 때문에 합병증을 주의해야 한다.

CRP는 임상적 용도에서 일정기간 연속적으로 측정할 때 특히 유용하여 CRP 수준의 변화과정은 치료효과를 감시하거나 수술 후 합병증이나 감염을 초기에 발견하기 위해 사용된다. CRP는 류마티스 관절염에서 단기적 및 장기적 염증활성을 반영해 줄 수 있으므로 CRP 수준을 감시하면 임상검사나 방사선검사로 진단하기 수개월 전에 어떤 약물에 반응을 나타내는지 조기 예상할 수 있을 뿐만 아니라 아스피린 같은 소염제의 효과나 약리적 특성을 평가하는데도 사용될 수 있다. 아스피린-양 약물은 염증 시에 급성기 단백질을 억제시키지 못하므로 환자로 하여금 최단시간 내에 적절한 치료 효과를 볼 수 있도록 해주고 진행성 염증과 관절손상을 최소화 시켜준다. CRP 측정은 또한 다른 관절염에서도 치료와 염증활성을 감시하는데 유용하다. 류마티스 발열과 Crohn병도 CRP로 감시할 수 있다. 이외에도 심근경색의 경우에는 전통적인 효소측정법과 CRP를 같이 측정하면 더욱 정확한 정보를 얻을 수 있다.

그러나 만성 염증 질환에서는 CRP의 신뢰도가 떨어진다. 즉, 전신홍반낭창, 피부근염, 궤양성 대장염 등과 같은 질환에서는 다른 급성기 단백질로 바뀌어 CRP 수준은 정상을 유지할 수도 있다. 특히 전신홍반낭창의 경우에는 현성염증임에도 불구하고 CRP 반응이 거의 없거나 전혀 없다.

CRP와 저밀도 지질단백(low-density lipoprotein, LDL) 콜레스테롤은 둘 다 심혈관 질환이 유발될 위험성이 높은 환자에서 농도가 높아진다. Ridker 등은 최근에 발표된 연구보고를 통해서 CRP수준은 여태까지 심혈관 질환 위험성의 지표로 사용해오던 LDL 콜레스테롤보다 훨씬 더 강력한 선견지표(predictor)라고 주장하였다.

10. 기타 급성 반응물질의 중요성

α_1-antitrypsin은 급성 염증반응시에 증가하는 급성기 단백질이다. 면역 결합체 질환에서 발생하는 맥관염은 백혈구의 라이소솜효소에 의한 면역 결합체 제거가 증가하기 때문에 지나치게 낮은 수준의 α_1-antitrypsin을 야기시킨다.

보체 성분인 C3a와 C5a, C3b가 결핍되면 심각한 감염이 발생한다. 뿐만 아니라 면역 결합체 질환과 그람음성균혈증의 경우에는 보체를 활성화시키는 동안 보체성분이 소모되기 때문에 특히 C3와 C4 같은 보체 성분들의 수준이 낮아지게 된다. 급성 염증의 경우 정상이거나 약간 높은 수준이다. 급성 염증과 면역 결합체 질환이 발생한다면 보체의 소모가 급성감염에 의해 위장되기 때문에 면역 결합체 질환에서 면역 결합체의 축적에 대한 유일한 지표로서 사용되는 보체수준이 신뢰할 수 없게 된다. 보체성분이 쪼개지면서 발생된 산물을 측정하는 것이 총 보체 농도를 측정하는 것보다 효과적이다. 복막염이나 췌장염은 C3산물을 측정하는 것이 총 C3를 측정하는 것보다 효과적이다. 림프종은 다른 보체성분에는 전혀 변화없이 오직 C1 esterase 저해인자 수준만을 현저히 증가시킨다.

때로 혈청 동(copper)으로 측정되는 ceruloplasmin은 Hodgkin병을 모니터하는데 사용되며 농도가 증가하면 병이 재발되었다는 것을 나타낸다. 아직 확실한 것으로 밝혀지지는 않았지만 비 Hodgkin 림프종에서도 ceruloplasmin 증가가 재발의 지표로 사용되고 있다.

11. 급성기 반응물질 측정법

염증은 거의 반드시 급성 조직손상을 수반한다. 급성 염증의 진단 범주는 크게 세균성과 비세균성의 두 가지가 있고 다시 비세균성에는 외상, 만성염증, 바이러스성 질환 등이 있다. 백혈구수, 급성기 단백질, ESR 등과 같이 대부분의 측정법이 급성감염의 초기진단에 집중되어 있다. 그 중 총 백혈구수에는 절대 계산, 밴드백분율, 말초 혈액 평판 도말 중 100개의 분화 세포 중 호중구의 비율 등이 있다.

ESR은 급성 및 만성 질환과 악성종양에서 볼 수 있는 적혈구 침강속도 증가 현상을 나타내는 질환에 대한 비특이적 지표이지만 가장 자주 이용되는 측정법 중의 하나이다. 이러한 혈액학적 측정법 외에도 몇 가지의 면역적 측정법이 있으며 여기에는 대식세포 기능 측정법이나 CRP 측정법이 있다.

12. CRP 라텍스 신속 응집법

1) 원리

CRP 응집법(agglutination test)은 항원으로서의 CRP를 함유한 환자 혈청과 라텍스 입자의 표면에 도포된 항-CRP 항체간의 반응에 기초를 두고 있다. 도포된 입자는 항원이 검체 혈청 내에 존재할 때 응집반응을 일으켜 눈으로 확인할 수 있게 해준다. CRP 측정은 임상적으로 특히 감염과 같은 염증성 질환을 확인하는데 이용된다. CRP는 또한 염증 질환 및 악성질환을 일차 선별검사하는데 필요하며 염증질환을 감시하는데 유용한 지표이다. CRP는 또 다른 어떤 급성기 단백질보다 신속하게 합성되기 때문에 염증이 의심되는 상태에서는 우선적으로 선택되어야 할 측정법이다.

2) 검체 채취 및 준비사항

검체를 채취하기 전에 환자가 별도로 준비해야 할 것은 없다. 검체를 채취할 때에는 환자를 적극적으로 확인해야 하며 채취 즉시 환자의 침대 옆에서 환자에 관한 여러 가지 사항을 기재하여야 한다. 즉, 이 검체라벨에는 환자명, 채취일자, 진찰권 번호, 채혈자 이름 등이 포함된다.

혈액은 무균적으로 채취해야 한다. 최소 2㎖의 혈액이 필요하다. 채혈 후 응고된 혈액을 즉시 원심분리하고 혈청을 소량씩 분주한다. 지방혈증, 용혈, 세균오염 등과 같은 경우의 검체는 검사에 사용할 수 없다. 비록 황달 환자와 같이 혼탁한 검체도 검사에 사용될 수는 있지만 되도록 신선한 검체를 사용하는 것이 바람직하다.

만일 채혈 직후 검사에 사용할 수 없다면 24시간 이내의 경우에는 2~8℃에 보관할 수 있다. 그 이상 보관해야 한다면 -20℃ 이하로 냉동시켜 보관한다. 일단 냉동된 검체를 해동시킬 때에는 37℃에서 즉시 해동해야 한다. 냉동과 해동을 반복해서는 안 된다. 해동 시 검체가 혼탁하다면 사용 전에 원심기를 사용하여 혼탁물질을 제거한 후 검사에 사용한다.

(1) 검체준비

검사 시 검체의 온도는 실온이어야 한다. Glycine-생리식염 완충액(희석액) 0.4㎖이 든 시험관에 검체 혈청 0.1㎖을 가하여 검체를 5배 희석한 후 완전히 혼합한다.

3) 시약, 장비 및 소모품

- IMMUNEX 제품 내에 포함된 준비물 : Latex 입자, 20배 농축희석액, 양성대조액, 음성대조액, 검경 슬라이드
- 제품에 포함되어 있지 않지만 필요한 준비물 : 혼합기, 시험관, 증류수, 피펫

(1) 시약

IMMUNEX CRP 라텍스 현탁액(양 항-CRP 항체로 감작시킨 라텍스입자) : 완충액 및 보존제(0.1% sodium azide) 포함

2~8℃ 보관, 사용 전 살며시 흔들어 섞어 준다.

CRP 라텍스 현탁액은 냉동시키면 안 된다. 농축희석액(glycine-생리식염 완충액)에는 보존제로서 2% sodium azide가 포함되어 있다. 190㎖의 증류수에 농축희석액 10㎖(전량)을 가하여 희석액을 만든다.

주: 희석액은 2~8℃에 보관한다. 적절하게 보관한다면 라벨에 표시된 유효기간 내에는 사용할 수 있다. 용액 내에 혼탁하거나 입자성 물질이 존재하면 사용하지 않는다.

(2) 장비 및 소모품

모세관 피펫, 가는 나무막대, 검경 슬라이드(반드시 증류수로 세척하며 세제를 사용하면 안 된다), 시계, 12×75 시험관, 피펫(1㎖용)

4) 정도관리

(1) 양성대조혈청

- 완충제, 안정제, 보존제(0.1% sodium azide) 포함.
- 2~8℃ 보관

이것을 검체로 하여 시험하였을 때 양성반응을 나타내지 않으면 제품에 이상이 있는 것이므로 폐기한다.

(2) 음성대조혈청

- 완충제, 안정제, 보존제(0.1% sodium azide) 포함
- 2~8℃ 보관

이것을 검체로 하여 시험하였을 때 응집반응을 나타내면 재시험하고 반복적으로 동일 결과가 나타나면 폐기한다.

음성대조와 양성대조는 매 시험마다 검체와 병행해서 검사하여야 한다.

주의 : 대조혈청은 사람으로부터 유래한 것이기 때문에 다른 혈청 검체와 마찬가지로 2단계 생물안전 수준(biosafety level)에서 취급해야 한다.

5) 검사방법

주 : 모든 시약과 검체는 사용전에 실온의 온도를 유지해야 한다.

(1) 시약 점검사항

- 슬라이드의 한 쪽에 양성대조액을 한 방울 떨어뜨리고 다른 쪽에는 음성대조액을 한 방울 떨어 뜨린다.
- 2분 이내에 결과를 판독한다.
- 양성대조액은 응집반응을 나타내는 반면 음성대조액은 고르게 혼탁하여야 한다.

(2) 방법

- 검체를 희석하지 않은 것과 희석액으로 10배 희석한 것 두 가지로 하여 검사한다.
- 희석하지 않은 검체 한 방울(약 50㎕)을 슬라이드의 원안에 떨어뜨리고 10배 희석 검체 한 방울도 다른 원 안에 떨어뜨린다.
- 음성 및 양성대조액을 한 방울씩 사용하지 않은 두 개의 원안에 각각 떨어뜨린다.
- CRP 라텍스 현탁액을 살며시 흔들어 균질하게 될 때까지 재 현탁시킨다. 드롭퍼(dropper)를 이용하여 CRP 라텍스 부유액을 한 방울씩 각 혈청 검체와 대조액에 떨어뜨린다.
- 가는 나무 막대를 이용하여 각 혈청 검체와 대조액을 CRP 라텍스 부유액과 완전히 섞는다. 이때 원안에 있는 내용물이 각각의 원안에서 전체적으로 골고루 퍼지도록 한다.
- 슬라이드를 분당 8~10회 가량 2분 동안 앞뒤로 기울인다. 슬라이드를 평편한 곳에 놓았다가 즉시 현미경으로 응집을 관찰한다.

경고 : 라텍스 부유액, 대조액, 완충액 등에는 보존제로서 sodium azide가 포함되어 있으며 이것은 납관이나 동관과 반응하여 고 폭발성의 금속 azide를 형성할 수 있다. 폐기 시에는 azide 덩어리가 형성되는 것을 막도록 과량의 물을 흘려준다.

(3) 결과보고

염증이나 조직괴사가 없는 환자에서 CRP 농도는 0이거나 0.5㎎/㎗ 이하이다. 참고치는 신생아가 0.01㎎/㎗이고 성인 남성과 비 임신여성이 0.05㎎/㎗ 이하이다.

- **양성반응**

라텍스 현탁액이 응집반응을 나타내면 양성반응이다. 희석시키지 않은 검체와 5배 희석검체 중에서 하나라도 양성반응이 나타나면 양성으로 보고한다.

- **음성반응**

응집괴를 볼 수 없으면 음성반응이다. 희석시키지 않는 검체와 5배 희석 검체 둘 다에서 음성반응이 확인되면 음성으로 보고한다.

6) 검사과정 중 주요사항

검체 채취와 취급은 검사에 대단히 중요하게 작용한다. 반응면적, 혼합정도, 반응시간, 반응온도 등을 일정하게 유지하면서 시험해야 한다. 양성반응 정도는 다음과 같이 등급을 정한다.

1+ : 불투명한 배경에 매우 작은 응집괴
2+ : 약간 불투명한 배경에 작은 응집괴
3+ : 맑은 배경에 중간 크기의 응집괴
4+ : 맑은 배경에 큰 응집괴

(1) 오진원인

검체 혈청이 지혈증, 용혈, 세균오염 등의 경우라면 위양성 결과가 나타날 수 있다. 반응시간이 2분 이상인 경우에도 건조 효과 때문에 위양성 결과를 나타낼 수 있다.

위음성 결과는 고농도의 CRP(항원과다)때문에 희석하지 않은 검체에서 나타날 수 있다. 따라서 1 : 5 희석 혈청도 검사해야 한다.

(2) 임상적 적용

대개 감염, 심근경색, 수술 등과 같은 염증반응의 시작과 함께 CRP 수준이 정상인에 대한 참고치 보다 훨씬 증가한다(10배 이상). 이 측정법은 특히 감염 같은 염증성 질환의 조기 진단에 질병을 일차 선별검사하는데 중요하며 질병의 진전을 감시하는데 임상적으로 유용한 방법이다.

(3) 제한사항

라텍스 응집법은 정성 또는 반정량 방법이며 CRP 수준을 정량적으로 측정해야 할 경우에는 혼탁법(mephelometry)과 같은 다른 방법을 사용하여야 한다. 응집반응의 강도가 반드시 CRP농도를 표시하는 것은 아니다. CRP 수준이 높은 검체에서도 낮은 검체와 마찬가지로 약하게 응집이 일어날 수도 있다. 즉 환자의 상태에 따라 결과가 변할 수 있다.

이 방법의 CRP 검출 수준은 1±mg/dl이어서 1mg/dl 이하의 수준인 환자의 경우에는 측정할 수 없다. 이방법의 민감도는 약 93%이다.

Chapter 4

면역 혈청 실험실내 안전

학습목표

- HBV와 HIV의 전파과정을 이해한다.
- 감염예방에 대하여 이해한다.
- 위험물질 및 폐기물 취급 주의사항을 묘사한다.
- 혈청학적 실험절차를 설명한다.
- 적혈구 부유액 제조방법을 설명한다.
- 계열 희석방법을 설명한다.

4 면역 혈청 실험실내 안전

면역 혈청 실험실 내에서 감염성 질환에 노출되지 않도록 주의해야 하며 방사성동위원소를 사용하는 실험실에서는 엄격하게 안전기준을 준수해야 한다. 임상실험실 요원들은 일상적으로 매일 반복되는 작업을 통해서 위험한 화학물질에 노출될 수 있다. 대부분의 실험실 사고는 피부나 눈 자극에서부터 폐부종에 이르는 화학물질과 관련된 질병을 수반하게 된다.

1. 안전수칙

모든 실험실에는 병원 내에서 일하는 사람이나 환자의 건강과 안전에 대한 위험을 최소화시킬 수 있는 계획이 있어야 한다. 안전상태를 유지하기 위해서는 정리정돈, 좋은 작업환경 및 적절한 장치 등이 필요하다. 각 실험실에는 실험방법, 수칙, 주의사항 등을 수록한 최신 안전교범을 비치하여야 한다.

2. 혈액 및 체액에 관한 주의사항

의료 종사자들이 HIV(human immunodeficiency virus)나 HBV(hepatitis B virus)같은 혈액 유래 병원체에 대해서 비경구적으로 노출되거나 점막 혹은 손상된 피부들을 통해서 노출되는 것을 막기 위해서 『혈액 및 체액에 관한 주의사항』을 제정하였다. 『혈액 및 체액에 관한 주의사항』에 따르면 모든 환자의 혈액과 체액은 감염시킬 능력이 있으며 취급시 주의할 것을 권고한다(표 4-1).

비록 HIV가 혈액, 정액, 질 분비물, 타액, 눈물, 모유, 뇌척수액, 양막액(amniotic fluid) 및 소변 등에서 분리되었지만 현재까지 HIV의 전파에 관련된 것은 단지 혈액, 정액, 질 분비물 및 모유 등이었다. 일부의 AIDS 환자로부터 타액과 눈물에서 미량의 HIV가 발견되었다. 그러나 체액에서 소량의 HIV가 발견되었다는 것이 반드시 그 체액으로 HIV를 전파할 수 있다는 것을 의미하지는 않는다. HIV는 감염된 사람의 땀에는 없다. 또한 AIDS환자의 타액, 눈물, 땀 등과 접촉해도 HIV에 감염되지 않는다.

3. 직업과 관련된 HBV 및 HIV의 전파

의료종사자들은 HBV나 HIV가 바이러스이기 때문에 질병을 일으킨다는 것을 알아야 한다. 적절한 안전수칙

표 4-1. 잠재적 감염력이 있는 체액

체 액*	양막액, 담즙, 혈액, 혈액유래체액, 모유, 뇌척수액, 초유, 대변, 코분비물, 비인강세척액, 심막액, 복막액, 흉막액, 농, 화농, 타액, 정액, 땀, 활액, 눈물, 소변, 질 분비물
기 타	혈액으로 오염된 체액 종류가 불분명한 체액 고정되지 않은 조직이나 기관 HIV를 함유한 조직 배양

* 대부분의 체액은 HBV나 HIV 같은 바이러스가 소량으로 존재하기 때문에 효율적인 전파수단이 되지 못한다.

표 4-2. 의료 종사자에게 직업상 전파된 HIV 감염 건수

직 업	노 출 경 로	
	확 인	미 확 인
실험실 종사자	48	5

을 준수하면 직업상 노출을 통한 HIV 전파의 가능성을 차단시킬 수 있다. 직업상 노출이란 주사 바늘로 찔리거나 날카로운 물건으로 상처 또는 혈액, 조직, 기타의 체액, 농축 바이러스액 등과 점막이나 손상된 피부와의 접촉을 말한다.

의료종사자가 직업상 발생한 HIV 감염사고 가운데 경피적 노출이 가장 많다. HIV가 비록 직업과 관련된 위험은 아니지만 현재 치명적인 질병으로 간주되고 있기 때문에 과소평가되어서는 안 된다(표 4-2).

질병관리본부에 의하면 미국 내에서 2001년 7월까지 HIV에 감염되어 AIDS를 앓고 있는 환자수를 총집계하면 466,023명이라고 한다. 이 중에서 직업상 노출된 후 AIDS 환자로 판명된 의료종사자는 57명이었다. 미국 내에서 직업상의 이유로 보고된 경피적 및 점막 피부 혈액 노출사고 건수에 따르면 수술실 종사자와 임상실험실 종사자가 각각 4%, 37%를 차지했다. 혈액에 대한 노출은 직업상 HIV에 감염된 경우 중에서 가장 중요한 감염요인이다. 실험실에서는 혈액이 섞인 체액, 기타 체액, 바이러스 등에 대한 노출사고도 발생할 수 있다.

HBV의 전파도 HIV의 전파에 못지않아서 매년 직업상 HBV에 노출되는 사고 건수가 5900~7400건에 달한다. 1982년에 B형 간염 백신으로 예방을 실시하자 사고 건수가 급격히 감소하고는 있지만 아직도 매년 약 800명의 의료종사자가 직업상 노출로 HBV에 감염되고 있다.

혈액은 병원 환경 내에서 가장 중요하고 유일한 HIV, HBV 감염경로이며 감염요인으로 작용한다. HBV는 혈액 내에 비정상적으로 높은 농도로 존재하지만 HIV는 통상 낮은 농도로 존재한다. HBV는 건조 혈액이나 혈액산물 같은 혈액제제 내에서 25℃로 보관하면 약 7일간 감염력을 유지할 수 있고 HIV는 동일조건에서 약 3일 이상 유지할 수 있으며 건조시키지 않은 경우에는 1주일 이상 유지할 수 있다. HBV나 HIV에 감염된 혈액에 노출된 후 노출자가 감염될 가능성은 다음의 요인에 따라 다르다.

- HBV나 HIV의 농도, 바이러스 농도의 경우 HBV가 HIV보다 훨씬 높음
- 접촉기간
- 의료종사자의 손에 상처 유무
- 의료종사자의 HBV에 대한 예방주사 실시여부

HBV와 HIV는 여러 경로를 통해서 직접 전파된다(표 4-3). 그러나 직업상의 환경 하에서 다음의 상황은 감염을 유발할 수 있다.

- 부주의로 인해 주사바늘에 찔려서 혈액, 혈장, 혈청 및 기타의 체액이 경피적으로 접종되는 사고
- 주사 바늘에 찔리지 않았더라도 긁힌 상처, 찰과상, 화상, 그 밖의 체액이 스며 나올 수 있는 상처 부위가 혈액이나 다른 체액으로 오염된 사고
- 입으로 직접 피펫을 취급하다가 튀긴 혈액이나 기타 체액 방울이 구강, 비강, 결막 등의 점막에 노출된 사고
- 원심분리 시 일어난 사고나 시험관의 고무마개를 잘못 취급하여 발생한 체액 유출(작은 방울 형태) 만일 이 분무성 물질이 점막이나 피부의 상처부위에 직접 접촉하게 되면 바이러스가 전파

HBV와 HIV는 간접적으로도 전파될 수 있다. 감염된 혈액이나 기타의 체액으로 오염된 실험대 표면이나 실험장치 같은 생명이 없는 물체와 접촉을 통해서도 바이러스가 전파될 수 있다.

표 4-3. 의료환경 내에서 HIV에 오염될 위험도

경 로	형 태	접촉 위험도	바이러스감염 위험도	접종 위험도
혈 액				
혈액제제[1]	필 수	고	고	고
주사바늘[2] 공용	선 택	고	고	최 고
주사바늘손상	사 고	저	고	저
외 상	사 고	중	고	고
결 막	사 고	중	중	최 저
비강점막	사 고	저	저	최 저
구강점막	사고 / 선택	중	중	저
분만전후	사 고	고	고	고
하부호흡기	사 고	최 저	최 저	최 저
성 교				
항 문	선 택	최 고	최 고	최 고
음 경	선 택	고	저	저
궤 양	선 택	고	고	최 고
질	선 택	저	저	중
피 부				
접 상	사 고	최 저	최 저	최 저
손 상	사 고	저	고	고

1 : 검사하지 않는 공여자의 혈액을 사용
2 : 주사바늘이 바이러스에 감염된 혈액으로 오염되었을 경우

4. 감염 예방

HIV, HBV 및 기타 혈액 유래 병원체에 대한 감염을 예방하기 위해서는 혈액에 노출되는 것을 차단하는 것이 중요하다. HBV에 대해서는 예방접종으로 실시하는 것이 현명한 예방법이다. 만일 실험실 요원이 필수 안전지침에 대하여 숙지하고 그대로 준수한다면 HBV, HIV 및 혈액유래 감염체에 대한 병원감염 위험을 최소화할 수 있다.

1) 장갑

비닐이나 라텍스로 만들어진 의료용 장갑은 멸균된 수술용과 멸균되지 않은 실험용이 있으며 비닐장갑과 라텍스장갑이 있다. 라텍스에 민감한 사람에게는 라텍스가 포함되지 않은 장갑을 제공해야 한다. 모든 기구를 세척할 때에는 고무 장갑을 사용해야 한다.

장갑의 선택과 사용에 관한 일반지침서에는 다음의 사항을 포함시켜야 한다.

- 정상적으로 멸균 상태인 신체 부위를 접촉하는 과정이나 지속적으로 멸균 상태를 유지해야 하는 과정일 때에는 멸균 장갑을 사용한다. 멸균 장갑을 요하지 않는 과정일 경우에는 멸균되지 않은 실험용 장갑을 사용한다.
- 혈액검체나 혈액제제를 취급할 때는 장갑을 착용한다. 장갑이 혈액이나 다른 체액으로 오염된 것이 확인 되었거나 물리적 손상이 있으면 즉시 장갑을 교체한다.
- 라텍스장갑이나 비닐장갑을 재 사용할 목적으로 세척하거나 소독하지 않는다. 세제로 세탁을 하면 장갑내의 눈에 보이지 않는 작은 구멍을 통하여 액체가 쉽게 침투할 수 있게 된다. 고무장갑은 세척하여 재사용할 수 있지만 소독은 오히려 악화시킬 수 있다. 고무장갑이 구멍 났거나 찢어졌거나 아니면 탈색과 같은 변화의 조짐이 보인다면 버려야 한다.

혈액 유해 감염체가 존재할 확률이 매우 낮은 것으로 알려진 상황이라면 숙련된 시술자가 수술과정에서 장갑을 사용하는데 대한 지침을 완화시킬 수 있다. 그러나 시술하는 과정 중의 장갑사용에 대한 지참에는 다음을 포함시켜야 한다.

- 피부에 베인 상처, 찰과상 혹은 기타의 손상을 입은 시술자는 반드시 장갑을 착용해야 한다. 상처가 있으면 피부 노출에 이어서 감염될 확률이 크게 높아진다.
- 시술자가 협조하지 않는 환자를 수술할 때와 같이 손에 오염되었다고 판단되면 즉시 장갑을 착용해야 한다.
- 유아나 어린이의 손가락 끝이나 발뒤꿈치에서 채혈할 때 장갑을 착용해야 한다.
- 수술 훈련을 받을 때에도 장갑을 착용한다.
- 다른 환자를 접촉할 때마다 장갑을 교환한다.

2) 실험 중 장갑 착용

비닐장갑을 착용할 시기는 다음과 같다.

- 혈액, 혈장, 혈청 및 기타 체액을 취급할 때
- 사람 유래의 항혈청이나 적혈구 같은 잠재적으로 감염력이 있는 혈액제제를 취급할 때
- 혈액, 혈장, 혈청 및 적혈구를 검사할 때
- 검체용기, 실험기구 등과 같이 잠재적으로 혈액이나 기타 체액으로 오염될 소지가 있는 물품을 사용할 때

실험실 내의 장비나 물품 표면으로부터 간접적으로 오염되지 않도록 주의해야 한다. 전화 받기 전, 실험장비를 취급하기 전 혹은 문 손잡이를 잡기 전에 반드시 장갑을 벗거나 오염되지 않은 장갑이나 종이수건을 덮고 실시한다.

3) 안면 보호 및 반창고

혈액이나 다른 체액이 튀거나 분무될 염려가 있을 경우 안면을 보호해야 한다. 혈액이나 다른 체액이 점막과 접촉할 수 있다고 예상되면 마스크나 안면보호대를 착용해야 한다. 주로 손, 얼굴, 목 등과 같은 노출된 피부 중 상처부위는 방수성의 반창고로 차단시켜야 한다.

4) 실험복 및 가운

실험실 종사자는 잠재적으로 감염될 수 있는 검체를 가지고 작업할 때에는 반드시 색깔로 구분되는 실험복을 착용해야 한다. 작업지역을 떠날 때에는 실험실에서 입던 실험복 상의를 바꿔 입어야 한다. 상의가 혈액이나 체액으로 심하게 오염되었다면 상의로부터 추출되어 피부나 안에 입은 옷이 오염되지 않도록 즉시 바꿔 입어야 한다. 오염된 실험복이나 가운은 세탁할 때까지 지정된 위생봉투에 보관한다.

혈액이나 체액이 튈 가능성이 클 경우에는 일회용 비닐앞치마를 두르는 것이 좋다. 작업 후 지정된 용기에 버려야 한다. 어떤 경우에도 방수 가운을 착용하는 것이 가장 바람직하다.

5) 안전수칙

(1) 수세

안전수칙 중에서 손을 자주 씻는 것이 가장 중요하다. 환자나 검체와 접촉한 후에는 즉시 손을 씻어야 한다.

표 4-4. 의료 시설 내 수세 및 청결 유지 지침

1. 눈에 뜨일 정도로 손이 더럽거나 단백성 물질로 오염되었을 때는 반드시 비누를 이용하여 손을 씻는다.
2. 눈에 뜨일 정도가 아니면 알코올 같은 살균제를 이용하여 오염요소를 제거한다.
3. 알코올과 같은 살균제가 우선적으로 선택되어야 하지만 수세 장치에 접근하기가 용이하고 시간이 충분할 경우나 드물지만 살균제에 민감할 경우에는 항생제 비누를 사용하여 손을 씻는다.
4. 환자의 피부와 접촉한 후에는 반드시 손을 씻는다.
5. 혈액, 분비물, 점막, 상처부위, 붕대 등을 만졌으면 눈에 뜨이게 오염되지 않았더라도 반드시 손을 씻는다.
6. 환자를 돌보는 동안 오염된 부위로부터 청결한 부위로 이동해야 한다면 반드시 손을 씻는다.
7. 환자 바로 근처의 물건을 만졌을 때에도 반드시 손을 씻는다.
8. 중증 호중구감소증이나 다른 중증 면역질환환자를 돌보기 전에 반드시 손을 씻는다.
9. 장갑을 벗은 후 손을 씻는다.

표 4-5. 가정용 표백제의 희석법

표백제의 양	물의 양	비 율	차아염소산소다(%)
1mL	9mL	1 : 9	0.5

장갑은 수세의 대체품이 아니라 부속품으로 사용해야 한다. 수세는 미생물의 전파를 감소시키는 수단이다. 다음의 경우에 손에 오물이 묻은 것이 보이면 즉시 비누로 닦아내고 오물이 보이지 않을 때는 비누나 살균제(antisepsis)로 닦아낸다.

- 실험을 끝내고 실험실을 떠나기 전
- 장갑을 벗은 후, 장갑은 질적인 차이가 심하여 비닐장갑은 4~63%가 새고, 라텍스장갑은 3~52%가 샌다.
- 먹거나 마시기 전, 화장 전, 콘택트렌즈를 갈아 끼우기 전, 화장실을 이용하기 전・후
- 손으로 점막을 만지거나 피부의 상처부위를 만지기 전
- 사고로 피부가 혈액, 체액 혹은 조직에 접촉된 직후, 장갑에 난 구멍을 통해서 접촉되었다면 즉시 장갑을 벗어버리고 즉시 완전하게 손을 씻는다. 만일 사고로 피부의 노출부위가 오염되었거나 장갑의 구멍을 통해 오염되었다면 우선 액체비누로 닦고 물로 잘 헹군 후 10배로 희석한 표백제나 50% isopropanol 혹은 ethanol을 사용한다(표 4-4). 적어도 1분 이상 피부에 표백제나 알코올이 있게 한 후 마지막으로 비누와 물로 씻어낸다.
- 손에 대한 위생을 청결하게 유지하기 위해서는 준수해야 할 두 가지 사항이 있다. 첫째, 물이 없는 살균제(예로, 알코올)로 손에 오염된 물질을 제거할 때는 한 손의 바닥에 살균제를 붓고 손과 손가락의 모든 표면에 살균제가 골고루 퍼지도록 하여 손이 마를 때까지 두 손을 문지른다. 살균제의 사용양은 제품에 표시된 대로 따른다. 알코올 살균제의 경우 적절하게 사용하면 손이 완전히 마르는데 15~25초 정도 소요된다. 둘째, 비누로 손을 씻을 때는 손을 먼저 따뜻한 물로 적시고 3~5㎖의 액체 비누를 한 손에 떨어뜨리고 손과 손가락 표면 전체에 골고루 퍼지도록 하며 따뜻한 물로 헹구고 종이수건으로 완전히 말린 후 종이수건으로 수도꼭지를 잠근다.

(2) 오염제거

실험실 내의 모든 표면은 사용 전・후에 가정용 표백제를 10배 희석하여 닦아 위생을 유지해야 한다(표 4-5). 가위나 핀셋 같은 도구도 매일 소독해야 한다. 10배

희석 표백제는 HBV를 10분 만에 불활화시키고 HIV를 2분 만에 불활화시킨다. 혈액으로 오염된 일회용품은 "생물학적 위험"이라고 표시된 용기에 보관되어 적절한 경로로 폐기되어야 한다.

혈액을 엎지르면 잠재적 위험물질로 취급해야 한다. 이 경우에는 다음의 세척과정을 준수해야 한다.

① 장갑과 실험가운을 착용한다.
② 종이수건으로 엎질러진 혈액을 빨아들인다. 단백질 농도가 높으면 표백제의 효과가 감소하기 때문에 표백제를 사용하기 전에 가능한 한 최대한으로 혈액이나 혈청을 제거한다.
③ 10배 희석 표백제용액으로 눈으로 보이는 모든 오염장소를 씻는다.
④ 종이 수건을 10배 희석 표백제용액으로 적셔 오염장소를 닦아낸다.
⑤ 오염을 제거하기 위해 사용된 모든 일회용품을 "생물학적 위험"이 표시된 용기에 보관한다.

(3) 주사바늘

미국 내에서 매년 약 600,000~1,000,000건의 주사바늘 사고가 발생하지만 이 중 대부분은 보고되지 않는다. 주사바늘 사고를 막기 위해서는 주사를 사용한 후 바늘만 분리해서 캡을 씌워서 지정된 용기에 안전하게 보관한다.

사용된 주사바늘은 즉시 그대로 특별히 지정된 용기에 보관해야 한다. 혈액으로 오염될 수 있는 날카로운 물건도 주사바늘과 동일한 기준을 적용해야 한다. 사용된 주사바늘을 보관하는 용기는 가능한 한 실험실과 가까운 곳에 둔다.

용기는 너무 많이 채워서 주사바늘이 밖으로 삐져 나오지 않도록 해야 하고 폐기물 근처에 둔다. 만일 주사바늘에 찔리면 즉시 감독관 등의 책임 있는 사람에게 보고해야 한다.

(4) 기타 주의사항

부주의로 인해 혈액이나 그 밖의 체액으로 오염되는 사고를 막기 위해서는 다음과 같은 안전수칙을 준수해야 한다.

· 공여자와 수여자에게 감염시킬 수 있는 혈액과 접촉하는 모든 장비는 무균적이어야 하고 재생하지 않는다.
· 음식이나 음료를 실험실 내에서 먹거나 보관하면 안된다. 검체를 담을 용기, 냉장고 혹은 냉동고 등을 생물학적 위험 물질로 표시한다.
· 원심분리 시킬 필요가 있는 검체는 뚜껑을 완전히 조이고 밀폐된 원심분리기를 사용한다.
· 대기 중으로 분무가 발산되지 않도록 천천히 조심해서 뚜껑을 연다.
· 실험실 안전 피펫을 사용한다. 실험재료를 입으로 피펫팅하지 못하도록 금지해야 한다.

6) 주의사항 준수

주의사항을 준수하도록 하기 위해서는 제도적인 정책이 필요하다. 일상적인 실험실내 활동을 위해서 개인보호장비로는 장갑과 실험가운이 있다. 통상적으로 마스크 같은 다른 장비는 필요 없다. 실험구역의 모든 실험은 상대적 위험도에 따라 생물학적 위험수준(Biosafety level) 1, 2, 3 등으로 구분한다.

· 1 수준 : 실험실종사자가 환경에 대하여 알려지지 않았거나 최소한의 잠재적 위험을 안고 있는 물질을 취급하는 실험
· 2 수준 : 실험실종사자가 환경에 대하여 어느 정도의 잠재적 위험을 안고 있는 물질을 취급하는 실험. 대부분의 혈액을 취급하는 실험은 2 수준의 주의사항을 필요로 한다. 개방된 검체를 취급하지 않는다면 예외일 수 있다(표 4-6).
· 3 수준 : 호흡으로 노출된 결과 중증 혹은 잠재적으로 치명적인 질병을 유발할 수 있는 물질을 취급하는 실험

7) 노출사고의 예방 및 기록

혈액으로부터 유래한 병원체에 대해서 가장 좋은 예방법은 B형간염에 대한 예방주사와 주의사항 준수이다. 만일 사고자가 B형간염 예방주사를 맞지 않았다면 경피적 사고 즉시 예방주사와 함께 B형 간염바이러스에

표 4-6. 생물학적 안전수준 2에서 최소한의 주의사항 요약

번 호	내 용
1	매일 클린벤취 표면을 소독한다.
2	에어로졸에 노출되지 않도록 클린벤취를 사용하며 장갑, 가운, 안경, 마스크 등을 착용한다.
3	일상적으로 가운과 장갑을 착용한다.
4	피펫을 입으로 사용하지 않는다.
5	검체 수송수단이 적절해야 한다.
6	감염성 폐기물을 적절하게 폐기한다.
7	작업지역에서는 음식, 음료, 흡연, 화장, 콘텍트 렌즈 취급 등을 금한다.
8	고위험작업은 제한된 지역에서만 수행한다.
9	주사 바늘 취급시 주의사항을 실천한다.
10	실제 위험물질이거나 의심물질에 노출되면 즉시 보고한다.

대한 면역글로불린(HBIG)을 주사해야 한다. 각 제품의 사용방법대로 처리했다면 HBV나 HIV에 감염될 위험이 없다.

수직감염이 발생할 위험이 예상되면 의사나 기타 종사자는 HBV나 HIV항체에 대해서 필수적인 모니터링을 요청할 수 있다. 수직감염에 관련한 의사나 기타 종사자에 대해서도 노출 후 일정한 간격으로 항체검사를 실시한다. 수직감염에 노출된 후 보고서를 작성하여 기록을 유지해야 한다.

5. 위험물질 및 폐기물 취급

각종 정부기관이 전염성 폐기물, 화학적 폐기물, 방사성 폐기물 등을 통제한다. 모든 실험실은 위험물질 취급에 관련된 법규를 준수하고 특히 책임자는 의료종사자들이 안전수칙을 준수하도록 할 책임이 있다.

1) 전염성 폐기물

오염된 거즈나 시험관 같은 전염성 폐기물은 적절한 용기에 모은 후 버려야 한다. 이 용기는 다음의 사항을 갖추어야 한다.

- "생물학적 위험"이라는 표시가 눈에 잘 띄도록 한다.
- 오렌지색 등의 색깔로 표시한다.
- 누출이 발생하지 않도록 하고 주사바늘의 경우에는 바늘로 구멍이 나지 않는 재질을 사용한다.
- 혈액과 체액 뿐만 아니라 이러한 것으로 오염된 일회용품에 대해서도 이 용기에 보관한다.

만일 전염성 폐기물에 대한 일차 보관용기가 적색 비닐봉투라면 이것을 이차 금속용기나 플라스틱 용기에 그대로 보관해야 한다. 봉투 표면을 오염시키지 않도록 주의해야 하고 만일 표면이 오염되면 다시 전체를 적색 비닐봉투에 넣는다. 10배 희석 표백제 용액등으로 이차 용기를 정기적으로 혹은 눈으로 오염이 확인된 직 후 오염제거 한다.

전염성 폐기물은 최종적으로 소각하여 폐기해야 하며 보조적인 방법으로는 가압멸균 방법으로 폐기물을 처리한다.

2) 화학적 폐기물

화학적으로 위험한 모든 물질들은 위험을 표시해야 할 뿐만 아니라 그 내용과 심각성을 적절하게 기록해야 한다. 실험실 내에서는 주의사항을 작성하여 실험원들이 숙지하도록 하고 교육을 실시해야 한다. 여기에는 반드시 화학적 위험물질을 취급할 때의 작업 지침, 통제방법, 보호장비 사용법, 의료 검사법, 주의사항 등을 포함시켜야 한다.

매년 위험한 화학물질에 대한 재고 조사를 실시하여 기록으로 남겨야 한다. 실험실에서 사용되는 대부분의 독성화학물질은 안전한계치(threshold limit value, TLV)와 허용노출한계(permissible exposure limit, PEL)를 갖고 있다. TLV는 정부에서 정한 최대 안전 노출 한계이고 PEL은 시간당 개인에게 허용되는 한계를 말한다. 위험한 화학물질과 그 폐기물을 취급하고 사용하기 위해서 관계자들에 대한 교육·훈련이 중요하다. 신참자는 즉시 교육시키며 종사자들은 매년 교육시킨다.

3) 방사성 폐기물

방사면역측정법(RIA)과 관련된 방사성 폐기물은 각별히 신경 써서 폐기시켜야 한다. 가장 좋은 방법은 폐기물을 별도로 표시된 창고에 원래 사용된 I cpm 보다 반감기가 10회 경과한 정도의 cpm으로 낮아질 때까지 보관한다. 이후 다른 것과 마찬가지로 폐기할 수 있다. 폐기 량과 폐기 방법을 기록으로 보존해야 한다.

6. 기본적인 혈청학 실험 절차

1) 실험지침서

실험지침서에는 현재 사용되고 있는 기술, 정부로부터 허가 받은 사항 등을 기록하여 실험실 종사자가 필요할 때 참고할 수 있도록 해야 한다. 모든 종사자들이 정기적으로 실험지침서를 복습하는 것이 무엇보다 중요하다. 실험지침서에 포함시킬 내용은 표 4-7과 같다. 실험절차에 한 가지 이상의 기술을 사용하고 있다면 보조적인 기술도 포함시켜야 한다.

2) 검사 정밀성

검사 전 실수의 원인을 제거하기 위해서는 혈액검체를 채취한 직후 바로 환자에 대한 내용을 기록해야 한다. 대개 용혈된 검체는 혈청학적 검사에 사용하지 않는다. 검사의 실수 발생요인은 전체적인 실수나 부분적인 실수에 의하여 발생된다.

장치, 시약 등을 지속적으로 감시하는 품질보증절차로서 전체적인 실수를 제거할 수 있다. 시약은 사용하는 바로 그 시간에 혼탁도나 비정상적 상태인지 외관으로 점검할 수 있다. 오염된 시약은 잘못된 결과를 유발할 수 있다. 시험절차를 준수하여 정확한 시험법을 사용해야 한다.

검사법에 있어 산재하는 실수는 위양성이나 위음성 결과를 유발할 수 있다. 검사에 사용된 기술에 따라 기술상의 실수에 대한 원인은 다음과 같다.

(1) 위양성 원인

① 시험관에 다른 시약을 첨가
② 혈청과 세포의 혼합물을 지나치게 원심분리
③ 오염된 유리기구
④ 용혈 검체
⑤ 원심분리된 검체의 잘못 취급
⑥ 장시간 반응

(2) 위음성 원인

① 반응 시 검체를 넣지 않는 경우
② 반응 시 시약을 넣지 않는 경우
③ 혈청과 세포의 혼합물을 약하게 원심분리한 경우
④ 원심분리된 혼합물을 지나치게 세게 흔든 경우

표 4-7. 실험지침서

작업명	검사법	원리 및 목적	검체채취 및 보관
품질관리	시약, 장비 및 소모품	실험순서	예상치 혹은 참고치

주 : 오진원인 / 제한사항 / 임상적 적용

(3) 위음성 · 위양성 공통원인

① 부정확한 시험관 표기
② 시험관에 다른 시약을 첨가
③ 결과판독 실수
④ 결과 기록의 실수
⑤ 사용기간이 지났거나 보관이 잘못된 시약

3) 혈액검체 준비

환자로부터 혈액을 채혈한 후 응고시켜서 검사에 사용할 혈청만을 신속히 분리 해낸다. 실험에 사용될 실험지침에 따라 실온 또는 냉장에서 응고시킨다. 통상 한 시간 정도면 완전히 응고된다. 응고된 시험관을 가는 나무막대로 내부 벽면을 따라 돌리면서 혈병을 분리하고 적당한 속도로 10분간 원심분리한 후 혈청을 무균적인 피펫으로 시험관에 옮긴다. 만일 혈청에 적혈구가 섞여 있으면 다시 한 번 원심분리한다. 혈청이 든 시험관을 밀봉하되 검사를 신속하게 수행하지 않는다면 -20℃에서 냉동 보관한다.

4) 보체 불활화

일부 검사에는 불활화된 혈청을 사용해야 한다. 불활화는 보체 활성을 파괴하는 과정이다. 보체는 일부 매독검사에서 C1q 같은 보체성분이 반응을 방해한다. 보체는 라텍스를 응집시키므로 수동라텍스응집법에서 위양성반응을 유발한다. 뿐만 아니라 혈구 응집법에서도 혈구를 용해시킨다. 체액내의 보체는 56℃에서 30분간 가열하여 불활화시킬 수 있다. 불활화 후 4시간 이상 경과하였을 때 다시 한 번 56℃에서 10분간 가열하여 불활화시킨다.

5) 피펫

면역혈청학 실험실에서는 정량적으로 시약을 옮기거나 혈청 같은 검체를 연속희석 시키기 위해서 피펫을 사용한다. 비록 자동화된 마이크로피펫이 전통적인 초자피펫을 대치하여 사용되고 있지만 초자피펫을 사용해야 할 경우가 가끔 발생한다. 수동으로 사용될 피펫의 형태는 혈청학 피펫이라고 한다. 이것은 눈금표시가 된 부분의 반대쪽 끝에 백색 원으로 표시하였다. 피펫에는 T.D.(to deliver)라는 표시가 있고 빨리 알아보기 위해서 사용량을 표시하는 색깔로 구분할 수 있는 규격이 인쇄되어 있다.

혈청학 피펫은 반드시 중력을 이용하여 배출시켜야 한다. 피펫에 남은 마지막 한 방울은 불어서 배출시킨다.

각각의 혈청학 피펫에는 10mL in 1/10과 같이 식별용 숫자가 표시되어 있다. 첫 숫자는 피펫의 전체 용량을 나타내고 둘째 숫자는 가장 작은 눈금을 나타낸다. 위에서 예를 든 것과 같은 경우에 피펫의 전체용량은 10mL이고 1mL 단위로 등분하여 각각의 mL단위를 10등분 했다는 것을 의미한다. 가장 많이 사용되고 있는 혈청학 피펫으로는 10mL in 1/10, 5mL in 1/10, 2mL in 1/10, 2mL in 1/100, 1mL in 1/10, 1mL in 1/100 등이 있다. 피펫을 정밀하게 사용하기 위해서는 취하려는 양을 채울 수 있는 가장 작은 피펫을 사용해야 한다.

피펫은 사용 전에 끝이 깨지거나 오염되었는지 점검해야 한다. 용액을 빨아들일 때 뿐만 아니라 배출할 때에도 고무벌브(bulb)를 사용해야 한다. 원하는 눈금보다 약 2㎝ 정도 위로 용액을 빨아들인 다음 피펫을 수직으로 세워서 기포가 발생하지 않도록 하고 잠겼던 피펫 표면을 깨끗한 거즈나 휴지로 가볍게 닦아낸다. 눈높이를 맞춰서 천천히 용액 상단을 낮추어 meniscus가 원하는 눈금에서 형성되도록 한다.

7. 면역혈청학 검사원리

면역학적인 검사법에는 화학이나 면역혈액학과 같은 다른 분야의 학문과 공통적인 기술들이 적용된다. 면역학에 있어서는 항원과 항체의 반응을 확인하기 위해서 여러 가지 혈청학적 기술을 사용한다. 이러한 방법은 감염체에 대한 항체를 확인하고 정량화하는데 정확하다. 일부의 경우에 감염체에 대한 항체를 한 가지 이상의 방법으로 확인할 수 있다. 항체를 검출하기 위해서는 질병의 급성기 동안이나 처음 발견되었을 때 채혈하

표 4-8. 단계희석의 예

tube	1	2	3	4	5	6	7	8	9	10
생리식염액(mL)	1	1	1	1	1	1	1	1	1	1
이전 검체 희석액(mL)	1	1(1/2)	1(1/4)	1(1/8)	1(1/16)	1(1/32)	1(1/64)	1(1/128)	1(1/256)	1(1/512)
최종희석	1/2	1/4	1/8	1/16	1/32	1/64	1/128	1/256	1/512	1/1024

고 통상 2주 후 회복기 동안에 다시 한 번 채혈하여 혈청을 준비한다. 급성기와 회복기의 검체를 같이 검사하면 항체역가에 있어서의 차이를 볼 수 있다. 그러나 간염 같은 전염병은 감염 후 수 개월이 지나야 비로소 역가가 상승된다.

혈청학적 검사의 개념은 역가 상승을 확인하는 것이다. 항체역가나 농도는 항체가 검출되는 최종 희석 혈청의 희석 비율의 역수이다. 그러므로 역가가 높다는 것은 혈청 내에 항체의 양이 많이 존재한다는 것을 의미한다. 특정 항원에 대한 항체역가를 결정하기 위해서는 두 단계를 거쳐야 한다.

첫째, 혈청 등의 항체를 포함하고 있는 용액을 계열 희석한다.

둘째, 각각의 희석액에 동일한 양의 항원액을 가한다.

단계 희석이란 혈청을 일정한 간격으로 점진적으로 희석시키는 것을 의미한다. 대부분의 경우 매 단계마다 1/2씩 희석되는 2단계희석을 사용한다(표 4-8). 각 시험관에 든 액체의 양은 모두 동일하다. 모든 검사법에는 정상참고범위가 정해져 있다. 역가는 통상 변색이나 응집과 같은 양성반응을 나타내는 최종희석액의 역수로 보고 한다. 대부분의 병원체에 대해서는 처음에 역가가 8이었다가 수주 후 32로 나타나듯이 역가가 4배 이상 상승하였을 때 현재 감염 중인 것으로 진단한다.

Chapter 5

항원 – 항체반응

학습목표

· 항원–항체 반응을 이해한다.
· 친화력과 결합력을 묘사한다.
· 각 반응의 원리를 이해한다.
· 각 반응에 관련된 특징을 이해한다.

5 항원 - 항체 반응

1. 검사재료와 취급법

검사재료는 주로 혈청이나 적혈구, 수액, 요 등이 사용되고 최근에는 세포성 면역검사에 림프구도 이용된다.

이들 검체가 목적에 맞도록 채취되어 검사까지 검사결과에 영향이 없도록 하기 위하여 올바른 취급과 보존이 필요하다.

1) 검체 채취시기

- 매독을 의심한 혈청검사시 감염 기회가 있은 후 5일~1주일 후의 채혈에서는 항체검출이 불충분하므로 항체 생성후 검사한다.
- 요에서 면역학적 임신반응 검사는 임신 6주가 경과해야 양성반응이 된다.
- 검사 채취시기가 부적절할 경우 경과에 따라서 채취한다.
- Virus 감염시 감염 초기, 대수증식기, 회복기에 검체를 채취하여 비교한다.

2) 혈청 분리와 보존

- 채혈은 가능한 공복시가 좋다. 식후 1~2 시간후 채혈은 혈액이 지질 성분을 함유하여 면역 비탁법, 용혈반응 성적에 영향을 끼친다.
- 채혈 혈액은 37℃ 부란기 또는 실온에서 응고하여 2,000~2,500rpm으로 5분간 원심분리 후 잘 세척된 시험관에 보존한다.
- 긴급히 혈청 분리할 경우는 채혈후 곧바로 2,000~2,500rpm으로 한번 원심하여 상부의 섬유소층을 면봉으로 제거후 다시 2,000~2,500rpm으로 원심하여 혈청을 채취한다.

(1) 분리제를 사용하는 방법

- 혈청을 가능한 많이 채취하고, 혈청 분리를 쉽게 하기 위하여 혈청 분리제를 사용한다.
- 진공 채혈관중에 분리제(silicon)가 들어 있고 혈청 검사에는 영향이 없다.
- 채혈후 응고시켜서 원침하면 혈구층과 혈청의 사이를 분리제가 분리시켜서 깨끗한 혈청을 분리하도록 한다.

(2) 항응고제의 사용

- 세포성 면역검사의 림프구 채취나 백혈구 혈소판이 필요한 검사시 항응고제가 사용되고 세포의 장해를 가능한 적게 하고, 신속히 분리함이 중요하다.
- 항응고제로는 heparin이 일반적으로 사용되나 검사에 따라 구연산나트륨, EDTA의 Na염, K염도 사용된다.
- 이상 검사 이외 혈청학적 검사에 항응고제를 사용해서는 안된다. 그 이유는,
  ① 혈청중 섬유소원이나 그 분해산물이 침강반응 등 판정이나 항원항체반응의 장해가된다.
  ② 56℃ 30분 비동화시 섬유소원이 백탁하여 반응장해, 판정곤란이 일어난다.
  ③ 항응고제에 의한 탈 Ca작용으로 보체를 불활성화 하므로 보체가 관여하는 반응에 사용할 수 없음

(3) 채혈량과 혈청의 필요량

혈액에서 혈청을 분리하여 얻는 양은 도중에 손실 되는 양도 고려해야 한다(약 30%).

(4) 혈청의 보존(일반적인 보존법)

- **동결보존** : 방부제를 가함 없이 -20℃ 이하나 가능하면 -70℃ 냉동고에 보존하면 가장 장기간 보존 가능하다. 혈청의 동결융해 반복시에 항체가의 감소 경향이나 항보체성이 증강된다.
- **방부제를 가하는 법**
  ① 혈청검사에 영향이 적은 아질화나트륨(NaN_3)을 혈청에 대하여 0.1% 비율로 가하여 냉장고에 보존하는 방법이다(5% 용액을 만들어 혈청량의 1/50량을 가하면 좋다).
  ② 방부제는 virus의 중화시험에 사용한 혈청은 사용해서는 안된다.
- **동결 건조법**
  ① 장기간 혈청 또는 항혈청(특히 희귀한 것) 보존에 가장 좋으나 고가이다.
  ② 저온하에서 진공상태를 만들어 수분 제거후 진공상태 그대로나 또는 질소 gas를 채워서 보존하는 방법이 있다.
  ③ 원래의 양과 똑같은 양의 정제수로 녹혀서 사용함
  ④ 동결 건조한 것의 보존은 4℃ 냉장고가 좋고, 실온에서도 장기간, 수년 문제되지 않는다.

(5) 온도에 영향을 받는 검체

- **한냉 응집반응**
  ① 4℃ 이하에서는 자기 또는 O형의 적혈구와 결합하고, 37℃에서 적혈구와 떨어지는 성질을 갖는 항체로 채혈에서 혈청 분리까지 찬 곳에 보관해서는 안된다.
  ② 혈청 분리까지 차게 하면 혈청중 항체가 자기적혈구와 결합하여 혈청중의 정확한 항체가를 알 수 없다.
- **항 globulin 시험**
  ① 채혈후 저온에 두면 한냉 응집소나 기타 한냉 항체의 일부가 자기적혈구에 결합하면 동시에 보체도 반응하여 결합한다.
  ② 37℃로 따뜻하게 하면 다른 항체는 떨어져도 보체성분은 떨어지지 않는다.
  ③ Coomb's 혈청의 항보체 항체와 반응하고, 직접 Coomb's 시험이 위양성을 나타내서 채혈후 냉장고 보존은 부적당하다.
- **한냉 용혈반응(Donath-Landsteiner 반응)**
  이 항체는 저온으로 하면 자기적혈구에 보체와 함께 결합하고, 37℃로 하면 자기적혈구를 용혈하므로 본 항체에 의한 용혈인지 기계적 용혈인지 구분할 수 없다.
- **혈청 보체가 측정**
  보체 성분중에는 이열성 성분이 많으므로 여름 등에는 활성이 저하하기 쉽다. 그러므로 채혈후 신속하게 실온에서 혈청을 분리하여 -20℃(2~3주간 이내 안정) 또는 -70℃(장기 보존가능)로 보존하는 것이 좋다.

(6) 혈청의 비동화

- 혈청중의 보체성분을 비동화하기 위하여 피검 혈청을 56℃ 30분 또는 63℃ 3분간 가온하여 불활성화 한다.
- **비동화의 의미는**
  ① 동종 또는 이종의 혈구(혈액형 back typing, Paul-Bunnell 반응, Waaler-Rose 반응)세균 등을 사용한 widal 반응 등에서는 피검 혈청중의 동종항체, 이종항체나 이호성 항체와 함께 보체가 작용하여 용혈, 용균현상이 일어나 판정이 곤란해 진다.
  ② 응집반응(일부 침강반응)에서는 보체가 항원항체반응에 저해 작용으로 반응이나 감도가 저하된다.
  ③ 보체 결합반응에서는 일정량의 보체를 가하기 때문에 혈청중의 보체를 불활성화 할 필요가 있다.
- 보체성분 중 56℃ 30분으로 비동화되는 성분은 C_1, C_2, C_5, C_8, C_9이나 보체는 어느 성분이 비동화되어

도 그 작용은 없게 된다.

- 불활성화한 혈청이 약 8시간 이상 냉소에 보존하면 보체활성이 되돌아 오므로 이 경우 56℃ 10분간 재차 비동화해야 한다.

(7) 비동화해서는 안되는 검사

- 혈청 보체가측정(CH50) : 혈청중의 보체 활성을 측정하는 것으로 비동화 해서는 절대 안됨
- 한냉 용혈반응(Donath-Landsteiner 반응) : 자기혈구와 혈청에 보체를 가하여 저온으로 한 후 37℃로 가온하여 용혈 유무를 관찰하는 것으로 자기혈청중의 보체 작용도 이용하기 때문
- 면역전기영동법 : 비동화로 저분자 단백의 변성, 영동도가 변화하고 분리가 극히 나쁘다.
- 종양 marker 및 기타의 단백성분 : α-fetoprotein, CEA, ferritin, IAP, β_2-microglobulin, CA19-9 등을 비동화하면 이들 단백의 성분에 변성 항원성이 약하므로 검출이 저하됨

3) 뇌척수액의 채취와 보존

- 혈청검사에서 뇌척수액이 검체로 되는 것은 매독이나 수액중의 면역 globulin 측정 등이다.
- 다른 검사가 없는가 확인후 2,000~3,000rpm으로 원심 유형성분을 제거한 후 보존한다.
- 뇌척수액의 보존은 혈청에 준한다.

① 동결보존 : -20℃ 또는 -70℃의 냉동고에 보존

② 척수액 전량에 대하여 아질화나트륨(NaN_3)을 0.1% 비로 가하여 4℃에 보존한다.

4) 소변의 취급과 보존

- 혈청검사에서 소변을 재료로 하는 검사에는 면역학적 임신반응, E_3의 면역학적 측정, 요 중 β_2-microglobulin 측정, 요중 면역 globulin 측정 등이다.
- 임신반응의 정성 등은 아침 일찍 공복시 요가 좋다. 소변은 24시간 요를 받은 것의 일부를 검사에 사용한다.

· 24시간 요

① 용기에 Toluen(xylol)을 2~3ml 넣고 24시간 요를 받는다.

② 용기에 chloroform 약 20ml를 넣고 이에 24시간 요를 받는다.

③ 소변의 일부를 원심 또는 여과하여 사용, 보존방법을 혈청보존법과 동일하게 생각하면 좋다.

5) 타액의 채취와 취급

- ABO식 혈액형에서 주시험과 부시험이 일치하지 않는 경우, 타액중의 혈액형 물질을 확인하여 아형의 결정에 사용한다.

· 타액 취급요령

① 객담이 섞이지 않도록 사전에 입을 씻고서 입구가 넓은 병 또는 배양접시(페트리디쉬)에 타액을 받는다(소아는 탈지면을 입에 넣어서 채취).

② 이를 항온조에서 10~15분간 적용시킨다(효소에 의한 혈액형 물질의 파괴방지, 타액중 점성이나 단백을 변성하여 제거 한다).

③ 자비한후 2,500~3,000rpm으로 원심, 그 상청을 검사에 사용한다.

④ 보존을 위해서는 -20℃ 또는 -70℃에 동결 보존한다.

6) 환자 적혈구와 조제법

- 환자 적혈구가 검체로 필요한 검사는 혈액형 판정, 교착적합시험, 직접 항 globulin시험, 한냉 용혈반응(Donath-Landsteiner 반응), Ham 시험 등이 있다.
- 이들 검사는 환자 적혈구와 동시에 혈청도 필요하므로 항응고제 가함없이 채혈한다.
- 혈구 부유액은 정확하지 아니해도 경험적으로, 육안적으로 만든다.

7) 관절액, 흉, 복수 기타

- 매독검사 또는 면역 globulin 측정에 관절액이나 흉

수, 복수 등이 있으나 이들 취급은 혈청에 준한다.
- 관절액이 점성이 강할 때에는 단백 분해효소(스프라제)로 처리하여 사용

8) 림프구 분리법

- **비중원심법** : 비중이 적혈구나 과립구보다 적고, 림프구보다 큰 Ficoll-hypaque 용액(비중 1.077)으로 heparin을 가한 혈액을 혼합하여 1,500rpm 전후로 원심분리한다.
- **침강법** : 3.5% dextran 생리식염액과 heparin을 가한 혈액을 혼합하여 원심하면 적혈구의 침강이 촉진되어 상층에 림프구가 풍부한 백혈구층을 얻는다. 그러나 적혈구나 과립구의 혼입이 많다.
- **페이퍼 · 칼럼법**
  ① 먼저 비중원심법이나 dextran 침강법으로 얻는 림프구가 풍부한 용액을 △10페이퍼 · 칼럼에 통과하면 칼럼에 혈소판, 과립구 등이 흡착되고 림프구는 흡착되지 않고 경과한다.
  ② 98% 이상의 순수한 림프구 용액이 얻어질 수 있다. 그러나 B세포도 어느 정도 흡착되므로 검사에 따라서는 사용될 수 없다.

9) 시약의 취급

(1) 잘 사용되는 용액이나 완충액

- 생리식염수액 : 0.85~0.9%의 NaCl용액
- Magnesium 생리식염수액 : 염화마그네슘은 흡습성이 강하므로 16.7g을 빨리 평량하여 1l의 생리식염수에 녹이고 이를 원액으로 생리식염수액을 100배 희석 사용하는 것이 좋다.
- 인산완충 생리식염액(pH 7.2)(형광항체법에 사용되는 것)
  NaCl 9.0g, KCl 0.2g, 인산나트륨 1.15g을 200~300ml의 정제수로 녹이고, 완전용해 상태에서 최종 1,000ml의 물에 넣어 autoclave로 녹여서 냉각하여 다른 시약을 첨가한다.
- **Gelatin · velonal 완충액**(GVB)
  ① 5배 velonal완충액(5배 보존원액) : 5.5-diethylbarbital산은 냉수에는 녹기 어려우므로 사전에 1,000ml의 물에 넣어 autoclave로 녹여서 냉각하여 다른 시약을 첨가한다.
  ② Gelatin-velonal 완충액(GVB) : Gelatin은 잡균이 부착되기 쉬우므로 2%의 것을 소분해서 무균적으로 만들어 놓고 조제시 1개씩 사용한다.

(2) 항원의 취급

- ASO 가측정(Rantz-Randall법)에 사용되는 SLO는 산소에 불안정하므로 장시간 방치하면 활성을 잃어버린다.
- 항핵항체의 핵 기초재료나 FTA-ABS법의 TP 도말표본은 어느 것도 공기중에 노출되면 냉장고 보존에서도 비특이형광이 증가한다.
- FITC 표식항체(fluorescein isothiocyanate)는 냉장고 보존에서도 갈색병 또는 흑색종이, 알루미늄 호일로 빛을 차단시킨다.
- 동결용해를 반복시 단백과 색소의 해리가 일어난다.

10) 적혈구의 취급

(1) 항응고제를 사용하는 방법

- 혈청검사에 사용되는 적혈구는 면양과 토끼 혈구가 일반적으로 사용된다.
- 면양은 경정맥, 토끼는 귀의 정맥 또는 심장에서 채혈한다.
- 항응고제로는 heparin이 가장 많이 사용되고, 혈액 1ml에 대하여 heparin 10단위를 가하여 잘 혼합한다(1주간 보존가능).
- heparin 이외 항응고제는 2중수산, 구연산나트륨, EDTA- 2K 등

(2) 유리알을 사용하는 법

- 직경이 3~5mm의 유리알 20~30개를 멸균 삼각 플

라스크에 넣고, 항응고제 첨가없이 채혈하여 넣고 수평으로 천천히 진탕하면 유리알에 fibrine이 부착되어 적혈구와 혈청을 얻을 수 있다(1주간 보존가능).

(3) 보존액을 사용하는 방법

- Alsever액 : 본액과 동량의 혈액을 혼합한다.
- ACD액(acid citrate dextrose) : 본액 15ml에 혈액 100ml의 비율로 혼합한다.
- CPD액(citrate-phosphate-dextruse) : 본액 14ml에 혈액 100ml의 비율로 가하여 혼합한다.

11) 보체의 취급

- 보체는 신선 기니픽의 혈청으로 보체 활성이 높고 보체 성분의 비율이 좋다.
- 기니픽의 심장에서 약 5ml 정도 혈액을 채취하여 시험관에 넣고 응고하여 혈청을 분리하여 5마리 정도 분량을 함께 혼합한다.
- 소량분주하여 -70℃ 이하로 보존하면 장기간 사용이 가능하다.
- 냉장고 보존시에는 Green액을 동량 가하여 놓으며 1주 정도 사용된다.
- 동결건조하면 수년 활성을 유지하고, 용해액으로는 Green액이 사용됨
- 보체를 사용 용액에 녹일 경우 그 용액을 사전에 냉각시켜서 충분히 냉각 단계에서 보체를 넣어 조제한다. 조제후에도 시간이 있으면 냉장고에 넣어 둔다.

2. 항원항체반응의 원리

1) 항원항체반응의 정의

- Salmonella typhi 감염환자의 혈청에 Sal.typhi균을 가하여 혼합하면 Sal.typhi균은 Sal.typhi균에 대한 항체와 특이적으로 반응하여 응집을 형성한다. 이와 같은 항원과 항체가 특이적으로 반응하여 응집반응, 용해반응, 침강반응 등의 반응을 일으키는 것을 총칭해서 항원항체반응이라고 한다.
- 항원항체반응의 특이성 : Sal.typhi에 감염된 환자의 혈청중에는 Sal.typhi균에 대한 항체는 Sal.typhi균 만을 응집시키고 Sal.paratyphi균이나 Shigella균은 원칙적으로 응집시키지 않는 항원항체반응을 말한다.

2) 항원항체반응의 분류

(1) 반응이 일어나는 장소에 의한 분류

- 시험관내 반응(In vitro) : 생체 밖으로 취한 체액중에 존재하는 항체가 시험관 또는 슬라이드상에서 항원과 항체반응을 일으키는 것
- 생체내 반응(Zn vivo) : 동물체내에 들어 있는 항원 또는 항체가 동물체내의 항체 또는 항원과 항원항체반응을 일으키는 것을 생체내 항원항체반응이라고 한다.

3) 항원항체반응의 특이성

- **형특이성 또는 군특이성** : ABO 혈액형에서 항 A 항체는 A형 물질을 갖는 모든 사람의 적혈구를 응집하는 것과 같이 동종 개체의 동일성분 사이에 갖고 있는 특이성을 형특이성 또는 군특이성이라 함
- **종특이성** : 종에 의한 특이성으로 사람의 γ-globulin을 토끼에 주사하여 생성된 면역혈청은 사람의 γ-globulin만이 반응하고 다른 동물의 γ-globulin과는 반응하지 않는 것
- **장기특이성** : 종에 관계없이 장기에서만이 공통의 특이성을 나타내는 것을 장기특이성이라고 한다. 즉 사람의 수정체를 토끼에 주사하여 만든 항혈청이 사람의 수정체 단백뿐만 아니라 여러 동물의 수정체 단백과도 반응하고 또한 면역한 토끼의 수정체 단백과도 반응하는 것
- **이호성 반응**
  ① 정의 : 어떠한 항원 A를 어떠한 동물에 주사하여 만든 면역 혈청이 항원 A와 반응은 물론, A와의 외견상 전혀 무관한 항원 B, C, D와도 반

응하는 것과 같이 종에도 장기에도 관계없이 불규칙하게 분포되어 있는 공통항원에 의하여 나타내는 특이성을 가진 일련의 반응을 말한다.

② 이호성 반응에 관여하는 항원을 이호성 항원 항체를 이호성 항체라고 한다.

③ 대표적인 것은 기니픽의 장기(간, 신, 뇌, 부신, 고환)의 축출액을 토끼에 면역시, 면양 적 혈구를 용혈시키는 항체가 되고, 동일한 항원은 기니픽 장기 이외 염소, 말, 고양이, 개, 닭 등의 장기, 폐렴구균, 적리균의 일부 중에도 함유된다. 이같은 항원을 총칭하여 Forssman 항원라 하고, Forssman항원과 반응하는 항체를 Forssman항체라고 한다.

4) 근친반응

· 사람의 혈색소에 대한 항혈청은 원숭이의 혈색소와도 반응한다. 즉, 생물학상 근친의 관계가 있는 동물로부터 얻은 성분은 그 어떠한 것인가에 대하여 만든 항혈청과도 교차반응을 일으키는 것이 많은데 이같은 반응을 근친반응이라고 한다.

5) 교차반응(cross reaction)

· **정 의** : 한 개의 면역혈청이 그 면역혈청을 만드는데 사용한 항원과 다른 항원과 반응하는 것을 교차반응이라 함

· **교차반응의 원인**

① 2개의 항원이 공통의 항원 결정기를 갖는 경우

② 2개의 항원 결정기의 화학구조가 극히 근사한 경우

6) 항원항체반응에 관여하는 면역 globulin

· 항원이 생체내 도입되면 여러 가지 면역 globulin에 속하는 항체가 생산된다. 즉, 매독에 감염시, Treponema pallidum(TP)에 대한 항체가 되고, 이 항체 활성은 IgG 이외 IgM, IgA 중에도 존재하고 어떠한 TP성분을 흡착시킨 적혈구를 응집하는 것이 IgG, IgM, IgA에 속하는 항체도 반응조건만 갖추면 응집반응에 관여한다(표 5-1).

7) 항원항체반응의 속도

· 항원항체반응의 속도는 반응 온도에 의해 큰 영향을 받는다.

· 침강반응은 저온에서 반응 속도가 늦으나 침강물량은 많다.

· 침강반응에서 온도가 높으면 반응이 촉진되나 항원항체복합체의 해리가 일어나서 침강물의 양은 감소된다.

표 5-1. 항원항체반응에 관여하는 면역 globulin

항원항체반응의 종류	항 체	반응에 관여하는 면역 globulin
응 집 반 응	응집소	IgG, IgM, IgA
침 강 반 응	침강소	IgG, IgM, IgA
탐 식 반 응	Opsonin	IgG, IgM
용 해 반 응	용해소	IgG, (IgG4을 제외함), IgM
세 포 장 해 반 응	세포장해항체	IgG, (IgG4을 제외함), IgM
보 체 결 합 반 응	보체결합성항체	IgG, (IgG4을 제외함), IgM
효 소 중 화 반 응	항효소항체	IgG, IgM
Virus 중화반응	Virus 중화항체	IgG, IgM
Atopy 성반응	Reagin	IgE

· Wassermann 반응의 제 1반응계에서도 저온에서는 반응 속도는 늦으나 37℃보다도 최종적으로는 보체 결합이 강하다.

8) 항원항체반응에 영향인자

· **지방질** : 검사혈청중 지질이 많으면 항보체성을 나타내는 경우가 있다.

· **항원 적혈구의 단백분해효소 처리** : 적혈구를 사전에 단백분해효소로 처리하여 놓으면 적혈구의 전기 2중층계면 전위가 떨어져서 불완전항체에 의해서도 응집이 일어난다.

· **단백질** : 생리식염수 중에서는 적혈구에 대한 불완전항체를 대응한 적혈구와 결합해도 응집이 일어나지 않으나, 전위차가 큰 혈청, 혈장, 소혈청, albumin 등의 농후한 단백용액 중에서는 적혈구의 전기 2중층계면 전위가 떨어져서 응집이 일어난다.

· **온도** : 항원항체반응은 일반적으로 37℃ 부근에서 반응이 강하다.

① 한냉 적혈구 응집반응은 1~3℃에서 강한 반응, 항 A, 항 B항체, 불규칙성 적혈구 동종항체로도 저온에서 반응이 강함

② 발작성 한냉 혈색소 요증환자의 Donath-Landsteiner 용혈소는 1~3℃ 냉각 후 37℃로 가온하면 용혈반응이 일어난다.

· **염류**

① 0.85~0.9%의 NaCl 농도는 등장의 의의와 항체와 결합하지 않는 항원입자와 항체와 결합한 항원입자와의 사이에 계면화학적인 안정성의 차이에 의한 농도 즉, 항체와 결합한 항원입자의 전기 2중층계면 전위가 떨어지고, IgM항체가 응집을 만드는데 작용하는 농도임

② Mg^{++}와 Ca^{++}는 항원 항체복합체에 의하여 보체가 활성화될 때 필요하다.

· pH

① 혈청반응검사에서 pH는 대개 6~8의 사이로 면역 globulin의 등전점에 가까우므로 반응 진행이 현저히 좋은 조건이다.

② 단백은 각자 고유의 등전점을 갖고, 그 부근 pH에서 가장 침전하기 쉽고, 항원항체복합체의 등전점은 항체 globulin의 등전점에 가깝다.

9) 항원항체반응의 감도

표 5-2의 항체검출 방법과 민감도에 나타나 있다.

10) 항원항체반응에서 각 인자의 양적 관계

(1) 항원항체반응

· 정량적 검사시 항원, 항체, 보체 등의 양적 관계가 중요한 의의를 가지며 주로 응집반응과 침강반응이 이와 관련이 있다(그림 5-1).

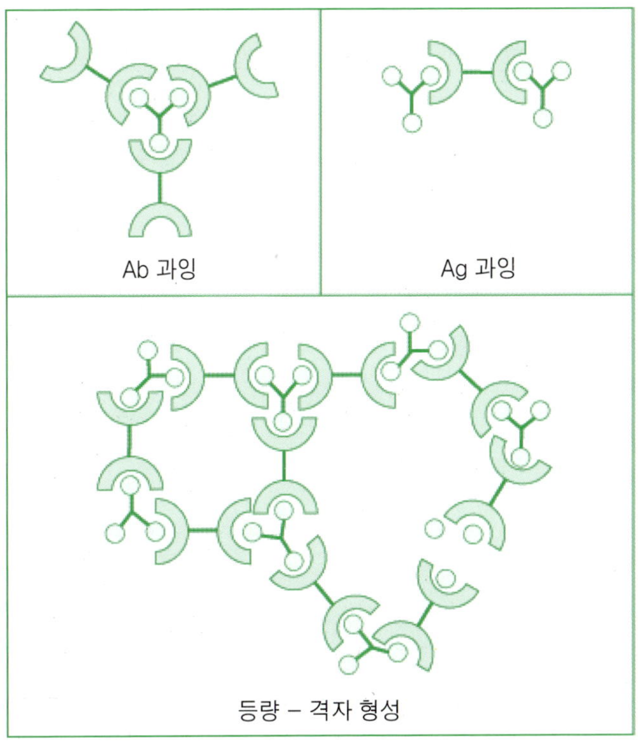

그림 5-1. 항원-항체 반응에 비율이 미치는 영향

항원이나 항체 중 한 가지 성분이 월등히 많을 때는 항원결정기(상, 좌)나 결합부위(상, 우)가 포화되어 작은 크기의 결합체 밖에 형성할 수 없다. 그러나 비율이 적당하다면 서로 격자형태의 커다란 결합체를 형성한다(하).

표 5-2. 항체검출 방법과 민감도

	방 법	검출되는 최소항체 N량 (μg/ml)
침강반응	(1) 정성적 - 중층법 - 한천내 (2) 정량적 - Microkjeldahl 법 - (비탁법) - (비색법, Folin-Ciocalteu 시약법)	 3~5 5~10 20 20 4
세균응집반응	(1) 정성적 (2) 정량적 - 폐렴구균 - Sal.typhi 균	 0.05~1.0 10~20 >20
적혈구응집반응	(1) 활동성 : 혈액형 (2) (수동 항원) - Sal. typhi 균 V - Sal. typhi 균 O	0.1~0.2 0.005 0.006 0.003
용혈반응	(1) 직접 : 면양 용혈소와 보체 (2) 간접 : 항원 (폐렴균 SIII)을 흡착시킨 적혈구	0.0002~0.03 0.3
면역점착반응		0.0005
보체결합반응		0.12~0.4
매독침강반응 (양성반응의 한도)		0.2~0.5
Allergy	(1) 수동(기니픽) 수동(자궁) (2) 국소수동(기니픽 피부) 국소수동(대국쥐피부) (3) 피부감작(Prausnitz-Küstner) (4) Arthus 현상(닭 난백 albumin)	30 0.01 0.003 3 0.01 10
Diphtheria 독소중화 (토끼피부)		0.002
방사면역측정법		0.001
효소면역측정법		0.001

· 항원 감량법 : 항체량을 일정하게 하고, 항원량을 계단적으로 희석하여 항원항체반응을 실시하는 법
· 항체 감량법 : 항원량을 일정하게 하고 항체량을 계단적으로 희석하여 항원항체반응을 실시하는 법
· 최적현상 : 항원 감량법으로 실시한 침강반응에서 가장 빨리 가장 많은 침강물이 생성되는 항원과 항체의 양적 비를 최적비(optimal propertion)라고 한다.
· 억제현상 : 어떤 반응계에서 항원 또는 항체의 어느 쪽이 과잉하기 때문에 반응이 억제되는 부분을 억제지대(inhibition zone)라 하고, 억제지대가 나타나는 것을 지대현상(zone phenomenon)이라고 한다.

· Zone phenomenon
① prozone(전역반응) : 항체량이 많고 항원량이 적은 경우 거짓음성반응
② postzone(후역반응) : 항원량이 많고 항체량이 적은 경우 거짓음성반응

(2) 항원, 항체, 보체의 반응

· 항원 감량법 : 매독의 보체 결합반응에서와 같이 항체량, 보체량을 일정하게 하고, 항원을 감량 희석하여 실시하는 법
· 항체 감량법 : 매독의 Kolmer의 보체 결합반응에서와 같이 항원량, 보체량은 일정하게 하고, 항체량을 감량 희석하는 법
· 보체 증량법 : 매독의 Browning의 보체 결합반응에서와 같이 항원량, 항체량을 일정하게 하고, 보체를 증량하는 법

11) 항원항체의 결합상태

· 격자설(Lattice theory) : 항원과 항체의 양적 관계의 차이에 의하여 여러 가지 구조의 격자를 만들어서 침강물이 발생되는 현상
· 최적비의 경우 : 항원이 2개 이상의 결정기를 가져서 항원의 결정기와 항체의 활성부위가 순차적으로 결합하여 격자를 만들고 상당히 큰 침강물을 만든다.
· 항체과잉의 경우 : 일부 항체의 활성 부위가 떠돌아 다녀도 결합항원이 없어서 격자 또는 침강물이 생기지 않는다.
· 항원과잉의 경우 : 항원의 결정기는 떠다녀도 결합할 항체가 없으므로 격자 또는 침강물이 형성되지 않는다.

3. 적혈구 응집반응

1) 응집반응의 개요

적혈구, 세균 등의 입자상 항원이 대응하는 항체와 반응하여 응집괴를 만드는 현상을 응집반응(agglutination)이라고 한다.

응집반응을 나타내는 항원을 응집원(agglutinogen)이라 하고, 항체를 응집소(agglutinin)라고 한다. 응집소는 IgG, IgM, IgA 중에 어느 것에 속한다.

응집원(항원) + 응집소(항체) → 응집(agglutination)

세균, 적혈구, 백혈구, 혈소판 등의 세포 표면에 존재하는 항원이 반응에 관여하고 내부 항원은 응집원으로 되지 않는다.

예 : Sal.typhi는 편모항원, H항원, 균체항원, O항원, capsule 항원, Vi항원이 있으나 Vi항원이 가장 표층에 있어서 O응집반응을 저지한다.

O응집(균체응집)은 미세과립상, H 응집(편모응집)은 솜털 모양을 나타냄

항원 물질을 흡착시킨 입자 또는 항체로 어떤 면역 globulin을 흡착시킨 입자도 응집반응을 나타낸다.

응집반응에 관여하는 항체를 응집소라 하고, 항체 희석시 응집을 나타내는 최고 희석 배수를 그 항체의 응집소역가(titer)라 한다.

2) 응집반응의 기전 : 2단계

(1) 제1단계(감작단계)

항체가 적혈구표면의 항원 결정기와 결합하는 단계로

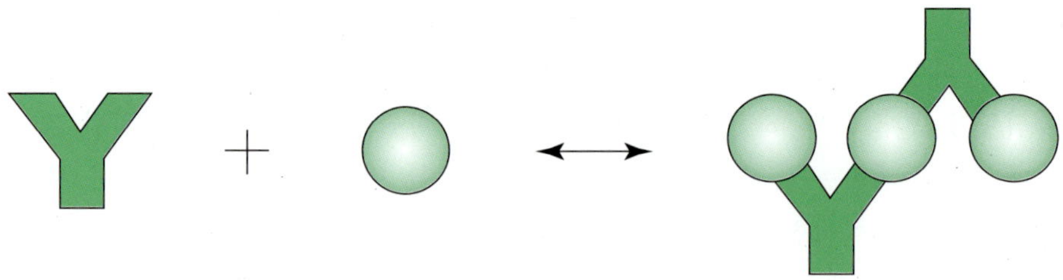

그림 5-2. 항원과 항체의 응집반응

항체는 결합가가 2가이기 때문에 항원과 결합하여 응집괴를 형성한다.

종종 보체결합도 동반되며, 가역적으로 결합량이 최고로 되는 조건이 다음 인자에 좌우된다.

- **pH** : 6.4~8.4에서는 영향 없음
- **지적온도** : 4℃가 지적항체(한냉 응집소), 실온이 지적(항 A자연항체), 37℃가 지적(Rh항체)
- **항원항체의 비율** : 항체 검출의 감도가 항원인 적혈구를 감소함이 좋다. 그러나 postzone prozone에 의하여 영향
- **반응시간** : 보통 15~30으로 충분, 극히 약한 항체는 30~60분 감작을 요함
- **Ion 강도** : 적혈구 표면은 N-acetyl · noilamin산(NANA)의 carboxyl기 ion에 의하여 생리식염수액중에서 부(負)로 하전되어 있어서 자연 응집은 일어나지 않는다. 한편 생리식염수액중(NaCl)에서 양이온 Na+는 적혈구의 음이온에 끌려서 적혈구표면에 모여서 밀도 높은 양 ion군을 형성하고 이 양ion은 적혈구와 함께 이동하므로 적혈구의 표면은 전기적 2중층을 형성하고 있다. 이 2중층을 전기 2중층이라 하고 그 전압을 전기 2중층계면 전위(ζ-potential)라 한다. 2개의 적혈구가 근접하면 전기 2중층의 표면 ion에 의하여 서로 반발되어 일정거리(350Å) 이내로 근접할 수 없게 되지만 적혈구에 항체가 결합하면 전기 2중층계면 전위가 떨어져서 그 결과 적혈구가 대단히 접근하게 되고, 이때 항체량이 많으면 많은 만큼 전기 2중계면 전위가 떨어져서 적혈구 사이의 거리는 작아진다. 이 결합항체가 IgM이라면, IgM항체의 분자 크기가 커서(350Å) 2개의 적혈구의 전기 2중층을 돌파해서 IgM항체의 반응기와 적혈구의 결정기가 결합하여 응집이 일어난다.

(2) 제2단계(응집단계)

- 감작적혈구에 항체가 세포 사이를 다리 역할을 해서 서로 결합하는 단계
- 적혈구가 항체에 의하여 감작되어도 즉시 응집된다고는 할 수 없고 항체에 의한 차이를 나타낸다.

① 식염수 중에서 응집을 나타내는 항체는 IgM에 속하고, 완전항체, 2가항체, 정형항체, 응집항체 등으로 부른다.

② 응집을 나타내지 않는 항체는 IgG(IgA)가 대부분이고, 불완전항체, 1가항체, 비정형항체, 피복항체(coating antibody) 등으로 부른다.

3) 응집반응 영향인자

(1) 응집반응 영향인자

- 항체 분자의 크기나 형태
- 적혈구 표면의 항원 결정기의 위치, 수, 이동성
- Medium의 이온 강도, 점조 등

(2) 분자의 크기

- IgG는 2개의 항원 결합부위 사이의 거리가 85~140Å이고, ζ전위가 11~12mv 이상에서는 적혈구 거리가 너무 커서 IgG 단독으로는 응집이 안됨. 가교완성 수단으로 항 사람의 globulin 혈청, 단백분해효소(적혈구 거리를 좁힘), 고농도 albumin이나 polymer

를 사용함

- IgM은 10개의 항원 결합부위를 가져서 그들의 거리 간격은 285～350Å이고 ζ전위가 21mv 이하이면 응집이 된다.
- 적혈구의 항원 결전기수가 많으면 반응항체가 많게 되고, ζ전위가 떨어지면 IgG항체도 응집이 된다(예 : 항A IgG항체에 의한 A형 적혈구의 응집).
- 천연 또는 합성 polymer는 항체에 의하여 응집반응을 촉진한다(단독으로는 고농도에서 응집, 연전형성).

① Polymer의 응집 촉진효과 기전의 가설

ⓐ Polymer에 의한 ζ전위가 저하한다.

ⓑ Polymer가 세포 간 간격을 연결 가교로 작용

ⓒ Polymer에 의해 근접하는 물이 감소하고, 소수성으로 된다.

- Polymer를 albumin, 아라비아고무, casein, methylcelulose, dextran, polyvinylalcohol, gelatin, ficol 등이다.
- 효소의 작용

① Papain, trypsin, physin bromelin 등과 같은 단백분해효소는 적혈구의 하전을 감소시켜서 응집을 강하게 한다.

② Papain에 의한 적혈구 표면 형태의 변화를 촉진시키는 효과라고 생각됨.

③ 어떤 종의 형 항원은 효소에 의하여 파괴되어 항체에 의하여 응집이 안된다.

- 온도 : 면역항체에 의한 응집반응은 37℃에서 강하다. 42～60℃ 부근에서는 응집소가 항원에서 떨어지게 된다(항원의 해리). 한냉 응집소는 0～3℃에서 강한 응집
- 세포간 거리를 좁히는 수단

① 진탕 및 막대로 혼합 : 항원과 응집소를 넣고서 진탕이나 막대기 등으로 휘저으면 응집이 강하다.

② 액층의 높이 : Slide glass상에서와 시험관내에서 응집반응의 비교시 slide 상에서 넓게 편 것이 응집이 강하다.

③ 원심침전속도 : 탁상 원심기로 3,400rpm/15초 또는 500～1,000rpm에서 1분 원심하면 응집이 강하다.

④ 양 ion 고분자전해질인 polpyrine, protamin, poly-L-lysine 등은 하전의 중화, polymer에 의한 가교 침투압에 영향 등으로 응집을 촉진

4) 응집반응의 종류

(1) 응집소 유래에 의한 부류

- 정상 동종응집반응

B형인 사람은 면역되지 아니하여도 혈청중에 항 A를 가져서 동종항원인 A형 적혈구를 응집하는 반응

- 정상 이종응집반응

어떠한 동물이 갖고 있는 정상 항체와 그 동물과 다른 종에 유래하는 항원이 반응하여 일어나는 응집반웅(건강한 사람의 혈청중에 면양적혈구를 섞으면 응집됨)

- 면역 동종응집반응

① Rh0(D)음성의 모친이 Rh0(D)양성인 아이를 임신한 경우나, Rh0(D)양성 피를 수혈하는 경우 항 Rh0(D)항체를 생성한다.

② 면역항체는 IgG항체로 불완전항체이고, 생리식염수액에서는 응집이 안되나 교질용액법, 효소처리법, 항 globulin 시험에 의하여 응집됨

- 면역 이종응집반응 : Sal.typhi에 감염 후 회복하면 환자 혈청은 Sal.typhi균을 응집하는 반응
- 자가면역응집반응

① 후천성 자기면역성 용혈성빈혈 환자 적혈구는 이미 자기항체에 감작되어 자기 적혈구에 대한 항체를 소유하며, 직접 Coomb's시험으로 확인

② 혈청중에 자기항체가 존재하면 간접 Coomb's 시험으로 확인

(2) 반응형식에 의한 분류

- **직접 응집반응**

항원(세균, 혈구) + 대응항체 → 응집반응

① 세균응집반응 : Widal반응, Weil-Felix 반응
② 혈구응집반응 : 적혈구응집반응(hemagglutination), 백혈구응집반응(leukoagglutination), 혈소판응집반응(platelet agglutination)

· **간접(수동)응집반응**
(indirect : passive agglutination)
① 항원을 입자에 흡착시켜서 이것과 항체를 반응시켜서 응집이 일어나는 것을 간접(수동)응집반응이라고 한다.
② 역간접 응집반응(reversed passive agglutination) : 항체를 입자에 흡착시킨 입자를 써서 항원을 검출하는 방법이다.
③ 인공적 입자로는 polysthylene · latex입자(합성수지), 벤토나이트, 가오린, cholesterol, 탄소입자, gelatin입자 등을 사용한다.
④ 적혈구에 의한 수동응집반응(PHA)은 면양 혈구(가장 좋다), 사람의 O형 적혈구(정상 이종항체에 의한 비특이반응이 없음), 닭, 거위혈구(응집이 빨리 일어나지 않을 때 사용)를 formalin처리로 장기간 사용
⑤ 적혈구에 세균의 다당체를 흡착시켜서 응집반응에 이용, 예로서 tuberculin다당체를 사람 O형 적혈구에 흡착시켜서 결핵 환자의 혈청과 반응하면 응집이 일어남(Middlebrook-Dubos반응)
⑥ 단백항원 결합 : 적혈구는 단백항원을 자연히 흡착하지 못하므로 다음과 같은 결합법이 쓰임
- 탄닌산 처리(Boyden법) : 적혈구를 10,000배 이상의 탄닌산 처리로 항원을 결합시킴
- Diazo화 : bis-diazotized benzidine(BDB)에 의해 적혈구와 항원과를 결합시킴
- 항체(IgG)감작 : 토끼를 면양 적혈구로 면역시켜 만든 적혈구응집소를 응집하지 않을 정도로 희석하여 적혈구와 반응시키면 IgG 흡착 적혈구가 된다. 만성관절 rheumatis환자 혈청에 류머티스인자가 양성이면 응집을 나타냄(Waaler-Rose 반응)
- Glutaraldehyde(GA)처리 : GA가 2개의 CHO기를 가진 것을 이용하여 한편은 적혈구 한편은 단백항원의 amino기와 반응시켜 양자를 결합함

(3) 보체성분과 수용체가 관여하는 응집반응 (면역점착반응)

항원항체, 보체복합체(Ab, Ag C_3b)는 사람 O형 적혈구의 C_3b 수용체와 반응응집을 일으키는(면역 부착응집반응) 예민한 반응이다.

(4) 항 globulin 시험(Coomb's 시험)

· IgG나 보체가 적혈구 표면에 결합하면서 응집을 나타내지 않는 경우(IgG 불완전항체의 경우) 가교수단으로 항 globulin항체(Coomb's 혈청)가 사용된다.
· 항 globulin 시약 : 사람의 혈청성분으로 토끼나 기니픽을 면역시켜서 만들어지고, 사람의 IgA, IgA, IgM이나 C_3, C_4 등에 대한 항체를 함유하나 적혈구 각개가 가진 항원에 대한 항체를 포함하지는 않는다.

① 직접 항 globulin시험(direct antiglobulin test, direct Coomb's test)

생체내에서 적혈구가 이미 항체나 보체로 감작되었는지 여부를 검사하는 것으로 생리식염수를 세척 후, 항 globulin혈청과 반응시키면 응집한다.
예 : 신생아 용혈성 질환 아이의 제대혈액은 양성

② 간접 globulin시험(indirect antiglobulin test, indirect Coomb's test)

혈청이 불완전항체에 감작 유무를 조사하는 것

(5) 항원항체반응에 의하지 않는 적혈구 응집반응

· Virus에 의한 적혈구 응집반응
많은 종류의 virus가 사람 또는 여러 동물의 적혈구를 응집하는 것을 Hirst 등(1941)에 의하여 Influenzae virus에서 처음 발견하였다.
· 식물 응집소에 의한 적혈구 응집
식물의 종자나 뿌리에서 축출물이 적혈구 항원과 반응하여 응집하는 것을 식물응집소(phytohemagglutinin)라고 하고, 이 특이성을 나타내는 것을

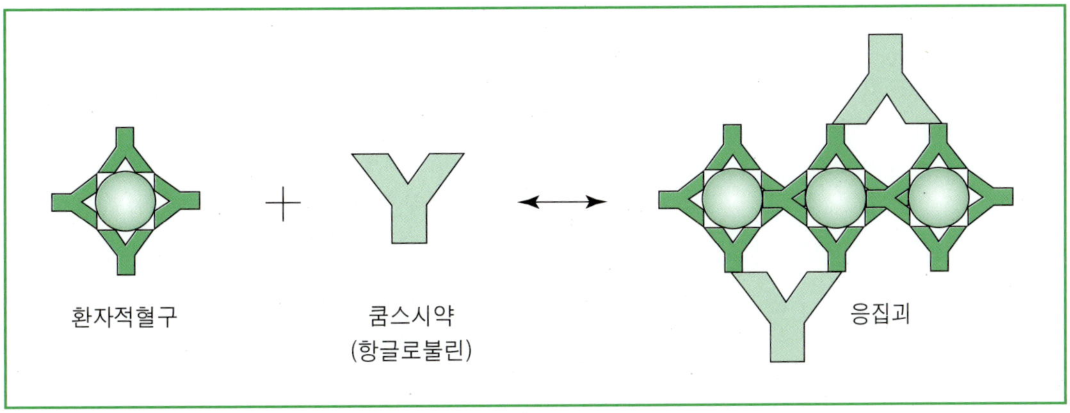

그림 5-3. 직접 쿰스 시험의 원리

응집반응을 일으키지 않는 적혈구는 면역글로불린(황색)에 대항하여 만들어진 항-면역글로불린 항체(청색)를 사용하여 응집시킬 수 있다.

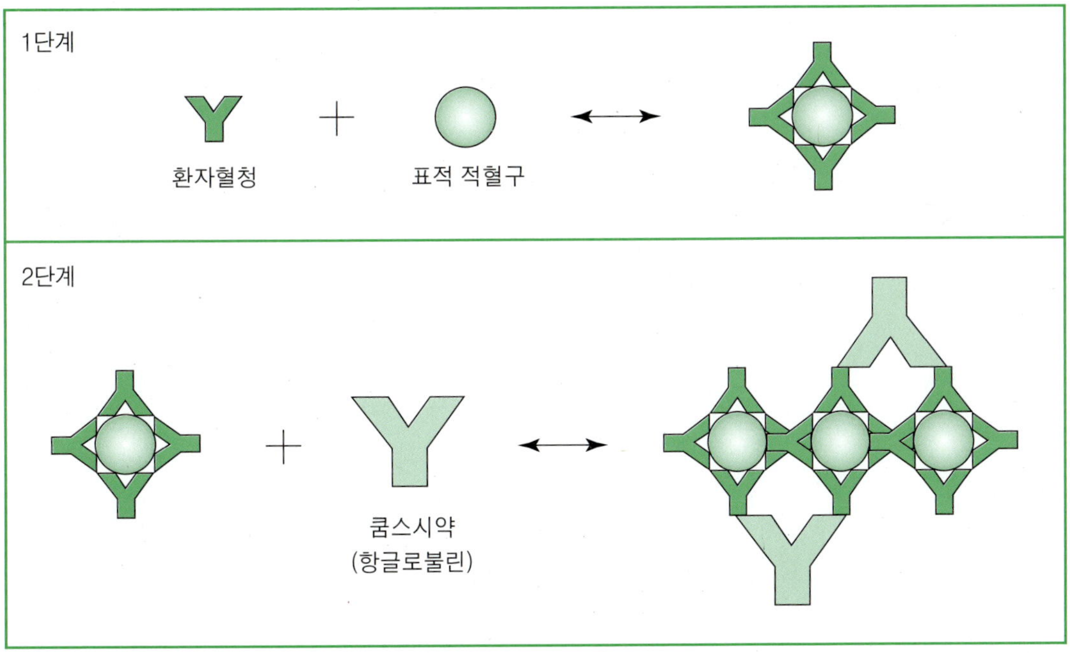

그림 5-4. 간접 쿰스 시험의 원리

환자의 혈청 중에 적혈구 표면에 대한 불완전항체가 존재하는가를 확인하기 위하여 특정 적혈구를 환자 혈청과 반응시킨다(위).
여기에 이차항체인 항-면역글로불린 항체를 가하면 특이 항체가 있을 경우 응집괴를 형성한다(아래).

lectin이라고 한다. Dolichos lectin은 항 A_1활성을 가지므로 A_1과 A_2를 구별할 수 있다.

· 토끼 혈청

토끼 혈청은 항상 활성을 나타낸다.

5) 응집반응 실시법

(1) Slide glass agglutination

Slide glass상에서 항원과 항체를 혼합하여 반응시킨다.

(2) 시험관법

소시험관내에 항원 항체를 반응시켜 적혈구 응집을 보기 위하여 원심기로 3,000rpm/15초 또는 1,000rpm/1분 원심하여 시험관을 가볍게 흔들어 응집 유무를 확인한다.

(3) Tray(microtray)에 의한 방법

Macrotray나 microtray를 써서 응집의 판정에는 관 밑의 상태를 관찰한다.

(4) 모세관법

모세관 내에서 항원과 항체를 반응시켜서 응집유무를 조사한다.

(5) 자동판정장치에 의한 방법

① 직접법 : Autoanalyzer에는 응집괴를 여과지상에 적하하여 판독하는 법

② 간접법 : 비응집 적혈구를 용혈시켜서 헤모글로빈량을 비색하는 법

6) 한냉 응집반응

(1) 원리와 검사의의

Mycoplasma폐렴이나 한냉 응집소 용혈성 질병의 사람 혈청은 1~3℃ 저온에서 ABO식 혈액형과 관계 없이 자기 적혈구 이외 동형 또는 O형의 적혈구를 응집하는 한냉 응집소(cold agglutination, CA)를 함유한다.

(2) 시약

- 생리식염수액
- 사람의 자기적혈구 또는 O형 적혈구

(3) 술식

- 채혈 후 혈액을 37℃의 항온조에 넣어놓고 혈청 분리시까지 냉장고에 넣지 말 것
- 사람의 O형 적혈구를 따뜻한 생리식염수로 3회 세척하여 2,500rpm/10분 원심 → 0.25% 부유액을 만든다.
- 생리식염수로는 혈청을 계단희석하고, 0.25% 적혈구 부유액을 일정량 (0.1ml)씩 가하여 냉장고에서 하루저녁 반응시킨다.
- 빙수가 넣어진 발트 내에서 시험관을 직립으로 넣은 그대로 시험관을 꺼내어 37℃에 넣은 후 응집 여부를 관찰한다. 응집이 풀리면 한냉 응집소 양성이다.

(4) 결과해석

- 방법과 조건에 따라 다르나 한냉 응집소가의 정상치는 64~128배, 한냉 응집소는 정상자의 40~90%에서 보여진다.
- Mycoplasma 폐렴에서는 약 60%가 고 응집가를 나타내면 초기에는 낮고 2주 정도에서 검사를 4배 이상 상승시 의심한다. 1회 만으로 1 : 512 이상이면 의심이 깊고, 보통 3~4주에 최고치이다.
- 한냉 응집소 때문에 ABO식 혈액형 판정에 과오가 있을 수 있음

(5) 요점

- 혈청 분리전에 혈액을 차게 냉장하면 한냉 응집소가 자기 적혈구에 결합하여 실제치보다 낮게 나오므로 37℃에 혈액을 보존한다.
- 자기 적혈구와 반응시키는 경우 응집가가 낮게 나올 수 있다. 적혈구가 저온에 닿으면 보체가 결합하여 한냉 응집소의 결합을 방해하기 때문이다.
- 적혈구 부유액은 먼저 1%로 하고 다시 4배 희석해서 당일 사용한다.
- 37℃에 넣어서 응집이 소실하면 한냉 응집소에 의한 응집이다.
- 106 이상이면 carry-over인지도 알 수 없다.
- 항 Ⅰ형인 것을 확인하기 위해서는 ABO식 동일형 또는 O형의 제대혈구(i형)와는 반응 음성인 것을 확인한다.

7) Paul-Bunnell반응

(1) 원리와 검사의의

전염성 단핵구증(infectious mononucleosis, IM)의 병원

체는 EBvirus(Epstein-Barrvirus, EBV)이고, 이중 환자혈청중에는 면양 적혈구에 대한 고역가의 응집소(이호성 항체)가 출현한다. 따라서 면양 적혈구에 대한 응집소가를 측정하면 전염성 단핵구증의 보조진단에 도움이 되며 이 검사법을 Paul-Bunnell 반응이라고 한다.

(2) 시약

- 생리식염수액
- 면양 적혈구

(3) 술식

- 면양 적혈구를 생리식염수액으로 3회 세척후 2,500 rpm/10분간 원심하여 혈구 침사로 0.25% 부유액을 만든다.
- 피검 혈청의 비동화 면양 RBC에 대한 정상 이종응집소와 보체에 의하여 용혈을 방지하기 위함
- 생리식염수 0.4ml에 피검혈청 0.1ml를 넣고 계단희석하여 0.25%면양 적혈구 부유액의 0.1ml씩을 넣고 최종 희석배수가 7, 14, 28, 56, 112, …로 한다.
- 37℃ 2시간 → 4℃/하루저녁 → 37℃/15분 방치 후 시험관을 조용히 흔들어 응집유무 관찰 등 응집을 나타내는 최고 희석배수를 응집소가라 한다.

(4) 결과 해석

- 정상인 혈청도 면양 적혈구에 대한 정상 이종응집소가 존재하나 그 응집소가는 낮다.
- 전염성 단핵구증의 진단시에는 1~2주간의 간격으로 2회 이상 검사시 4배 이상 응집소가가 상승시 본증의 의심이 높다. 전염성 단핵구증에서 응집소가는 많은 경우 1 : 128 이상이다.
- 혈청병이나 말 혈청의 주사 후에도 고치를 나타내는데 이들을 전염성 단핵구증과 감별하는데는 Davidsohn의 흡수시험을 해야한다.

(5) Davidsohn의 흡수시험(표 5-3)

· Davidsohn의 흡수시험의 의의

전염성 단핵구증 및 혈청병 환자 혈청을 소 적혈구의 자비 부유액과 기니픽 신장의 자비 부유제를 써서 흡수시킨 후 Paul-Bunnell 반응을 실시하면 다른 흡수 소견이 나타나므로 양자를 구별할 수 있다. 이를 Davidsohn 흡수시험이라고 한다.

· 시약

① 소 적혈구 자비 부유액 : 소 RBC를 3회 세척→생리식염수로 25% 부유액 제조 → 100℃, 60분간 끓임 → 증발된 양을 증류수로 보충 → 0.1%비로 질화나트륨을 가하여 냉장고에 보존하면 수개월 사용 가능함

② 기니픽 신장 자비 유제 : 기니픽 신장을 닦아서 혈액을 제거 후 → homogenizer로 갈음 → 생리식염수액으로 25% 부유액을 만듦 → 용기에 넣어 60분간 끓임 → 증류수로 손실량을 보충 → 0.1%비로 질화나트륨을 가하여 냉장고에 보존하면 수개월간 사용 가능함

· 술식

① A와 B로 표시된 시험관에 비동화된 피검혈청 0.25ml씩 가한다.

표 5-3. Davidsohn의 흡수시험결과

흡수물질	질환		
	전염성 단핵구증	혈 청 병	정 상
기니픽 신장	−	+	+
소 적혈구	+	+	±

+ : 흡수, − : 흡수되지 않음, ± : 불완전 흡수

② A에는 소 적혈구를 B에는 기니픽 신장을 각각 0.1ml씩 가하여 혼합

③ 37℃ 1시간 incubation, 15분간 진탕 → 2,500 rpm/10분간 원심

④ 상청을 각각 별도의 시험관 Ⅰ, Ⅱ에 넣는다. 흡수한 혈청은 이미 1 : 4 희석으로 되어 있다. 이하 Paul-Bunnell반응 술식에 따라 검사한다.

· 판정과 결과 해석

① 흡수조작 후 항체가가 심한 저하는 항체가 흡수되었다는 것을 의미한다.

② 전염성 단핵구증(IM)에서는 소 적혈구로 흡수되나 기니픽 신장에서는 거의 흡수 되지 않는다.

4. 세균응집반응

1) 장내세균과의 중요항원

(1) K항원(Capsule antigen, 협막)

· K는 독일어의 kapsel=협막이라는 데서 왔으며, 협막항원은 세포를 둘러싼 것으로, 열에 불안정하다(예외도 있음).

· K항원의 명칭은 속에 따라서 다른 이름을 붙이는 것이 있다.

① Sal.typhi와 Sal.paratyphi균에서는 K항원은 Vi항원이라고 함

② 생리적 특성에 의하여 세균분류 표시로 되어 있다. 예 : Escherichia속의 K항원을 A, B, L 항원으로 나눈다.

(2) O항원

· O항원의 O는 독일어의 ohne hauch에서 왔고 뜻은 비확산성 또는 균체항원(somatic antigen)으로 열에 안정하다.

· 응집성을 일으키는 것은 세포 표면에 존재한다.

· K항원은 O항원을 둘러싸고 있어서 생세포가 항 O 혈청으로 응집반응시 응집성을 방해하는 원인으로 된다.

(3) H항원

· H항원의 H는 독일어의 hauch에서 딴 것이며, 뜻은 확산성을 의미하고, 편모 항원으로서 열에 불안정하다.

(4) F항원

· F항원 F는 fibrial에서 왔고 섬모항원으로 미세한 주모성의 털 모양의 돌출물이다.

· 수는 많으나 크기가 극히 적다(폭 0.1μ, 길이 0.3~1.0μ)

· F항원은 Escherichia 속, Shigella 속, Salmonella 속에서 볼 수 있다.

· 섬모에 의하여 일어나는 반응은 H응집반응과 유사성이 있다.

· 섬모의 항원은 종특이성은 없고, 동일 속내에서의 교차반응이 일어난다(예 : Escherichia 속과 Shigella 속).

(5) 세균응집반응

Widal 반응, Weil-Felix반응, 연쇄상구균 MG응집반응, Brucella 응집반응, 야토병균 응집반응, Shigella, Escherichia 등의 응집반응 등이 있다.

2) Shigella속

(1) 특징

· Shigella균속은 Gram음성 간균으로 비운동성, gas발생 음성(예외, Shigella flexneri 6의 생물형), catalase 양성

· Shigella균속은 DNA상관 분석으로 Escherichia속과 함께 포함되나, 혼동을 피하기 위하여 독립된 속으로 되었다.

· Shigella속은 4군(또는 아군)으로 나눈다.

① Mannitol 비분해군

ⓐ *S. dysenteriae*(아군A. 10 serovar)

ⓑ *S. flexneri*(아군B. 8 serovar)

ⓒ *S. boydii*(아군C. 15 serovar)

ⓓ *S. sonnei*(아군D) : 지연성 유당분해

② Mannitol 분해군

- 4군은 각각 특이적인 다당체 O항원을 갖고, 어떤 종의 S주는 열에 불안정한 K항원을 갖는다. H항원은 갖지 않는다.
- 이들 군은 생화학적 특징과 균체 O항원의 특징에 의하여 혈청학적 아형으로 나눈다.

(2) 항원의 특징

· 명명

① Shigella균속의 혈청형은 1에서부터 시작된 아라비아 숫자로 번호를 붙인다.

② 각각의 혈청형은 최초의 아군명을 붙이고, 그 후에 혈청형의 수를 붙여 표시한다. (예 : *S. flexneri* 5나 S. dysenteriae 1).

③ S형과 R형의 S. sonnei는 각각 *S. sonnei* Ⅰ과 Ⅱ로하여 나타낸다.

· 항원

① 대부분 모든 Shigella균속에는 B변이종의 K항원이 있고 아군에 특이적이다.

② Shigella균속의 K항원의 감별상의 유용성은 완전히 알 수는 없다.

③ Shigella균속은 편모를 갖지 않고, 항원성은 오로지 균체성분에 기초를 두고 있다.

(3) O항혈청에 의한 응집반응

· Slide 응집반응

① Slide glass를 wax pencile로 4분하여 표시한다.

② Shigella O항 혈청 A, B,C, D를 1적씩 놓고, 멸균 백금이로 균을 따서 mix하여 응집여부를 본다.

③ B군항혈청에서 응집되면 B군(*S. flexneri*)으로 판정한다.

· 시험관 응집반응

① Shigella항원 부유액의 준비

ⓐ Infusion broth에 균을 하루저녁 배양한 배양액에 40% formalin을 3적 가하여 혼탁도를 Brown의 혼탁도관 1번으로 조절한다(1ml에 7억 5천만의 미생물).

ⓑ infusion한천에서 증식균을 0.5%의 formaldehyde 생리식염액중에 부유시켜서 전술과 같이 Brown관 1번으로 조절한다.

② 술식

ⓐ 0.5ml량으로 항혈청을 2배로 계단 연속 희석하고 1 : 10의 희석에서 시작하여 혈청의 역가에 도달할 때까지 계속한다.

ⓑ 항원 0.5ml를 각 시험관과 대조의 생리식염액에 가한다.

ⓒ 항온조에서 50℃ 4시간 반응시킨다.

ⓓ 결과를 판정한다.

3) 대장균속(Escherichia속)

(1) 항원의 특성

- E. coli가 중요 균종이고 특이적인 O항원, K항원, H항원에 의하여 구별되고 다수의 균종을 함유한다.
- 대장균은 약 162의 다른 O항원이 특이적인 응집반응으로 동정되었고 숫자를 붙여서 부른다. 예 : O26, O120 등
- H항원은 50 이상, K항원은 100 이상 기재되어 있고, 전형적인 Escherichia속의 항원은 다음과 같이 쓴다.

  O26 : K60(B6)
- H항원은 50 이상, K항원은 100 이상 기재되어 있고, 전형적인 Escherichia속의 항원은 다음과 같이 쓴다.

  O26 : K60(B6)
- Escherichia속의 K항원은 물리적 특성에 따라서 3종 A, B, L로 나고 L항원은 외막(envelope)항원, A형의 항원은 협막 capsule 항원, B형의 항원은 외막 또는 협막의 항원이다.
- 일부 종에서는 2가지의 근소한 차이가 있어서 독립한 소부분에 의하여 O항원을 갖고 있는 것이 있다. 그들 구별에는 소문자 a, b, c를 쓴다.

  예 : O-$_{127a}$, P$_{127b}$: K$_{653}$(B10)

· 세포 표면의 K항원의 존재가 종종 보다 심층의 O 항원을 덮고 있어서 이같은 특성은 60℃에서 120℃까지 가열함에 의하여 파괴된다.

(2) 병원성

· 일부 종의 대장균주는 특히 신생아에 있어 급성 설사를 일으킨다. 이들 장관 "병원성대장균"은 병원성 기전의 차이로 3형으로 나눈다.

① 장관 독소원성 대장균(enterotoxigenic E. coli, ETEC) : 독소 생성주이고, 신생아와 성인의 설사에 관여한다. 8종의 O군이 있다(6, 8, 16, 25, 27, 78, 148, 159).

② 장관 침입성 대장균(enteroinvasive E. coli, EIEC) : 이 주는 장관 상피를 침범하고, 성인과 신생아에 설사를 유발한다. 9종의 혈청형이 있다(28, 112, 115, 124, 136, 143, 147, 152).

③ 장관 병원성 대장균(enteropathogenic E. coli, EPEC) : 이 주는 장관 독소를 생성한다. 관련 O군(26, 55, 86, 111, 114, 119, 125, 126, 127, 128, 142)은 주로 생신생아의 설사를 일으키나, 성인에 장관 질환을 일으키는 것도 있다.

(3) Escherichia 속 혈청형 분류의 개요

표 5-4의 장관 병원성 대장균 혈청형 시험의 개요에 나타나 있다.

(4) 장관내 병원성 대장균 동정을 위한 응집 반응

· **Slide 응집반응**

① 술식

ⓐ slide glass를 wax pen으로 2등분하여 T(test), C (control)로 표시한다.

ⓑ 멸균 생리식염수 1백금이량을 T에 놓고, 2백금이량을 C에 놓는다.

ⓒ 배지에서 집락을 따서 T와 C양방에 농후한 균 부유액을 만든다.

ⓓ T균부액에 1백금이의 항혈청을 가하고 신속히 혼합한다.

ⓔ Slide를 어두운 배경에서 앞으로 살며시 요동시킨다.

ⓕ 특이적 응집은 1분이내에 일어난다.

② 판정

ⓐ 해리가 불충분한 Rough집락은 어떠한 응집반응에 좋지 않다. Rough인가 아닌가는 1/500의 trypaflavine 또는 acriflavine 중에서 자기응집을 봄으로 결정한다.

ⓑ 1분 이후에 일어나는 응집은 특히 그것이 3분 이내 보다 강하지 않으면 무시해버린다.

· **시험관 응집반응**

① 가열 O항원부유액의 준비

ⓐ Infusion broth에 접종하여 37℃ 4~6시간 배양하고 탁도를 Brown의 혼탁도관 1번으로 조절(1ml에 7억 5천만개 균)

ⓑ Broth를 끓는 water bath에서 1시간 가열, 냉각하여 사용

ⓒ 또는 infusion agar에서 배양한 집락을 따서 생리식염수액으로 부유하여 탁도 Brown 1로 조절하고 1시간 가열, 냉각 후 사용

② K-O항원 부유액의 준비

전술과 같이 가열 대신에 40% formalin을 적하한다.

③ 술식

ⓐ OB항혈청을 1 : 5로 연속 희석하여 1 : 640까지 계속한다. 0.5ml량을 쓴다.

ⓑ 가열한 O항원 0.5 ml를 가한 후 진탕, 50℃ 16~18시간 incubation한다.(OB시험은 37%에서 2시간 incubation하고 냉장고에 하루 저녁 방치).

ⓒ 결과 판정

4) Salmonella(Widal반응)

(1) Salmonella의 혈청학적 특징

· **슬라이드 응집시험**

① Salmonella 항혈청에는 A, B, C, D, E 등 O항혈청과 A, B, C, D, E를 혼합한 다가항혈청 그리

고 협막항혈청, Vi항혈청이 존재한다.

② 우선 slide에다가 O항혈청 1적을 적하하여 균을 혼합하며 응집 여부를 보고 응집이 있으면 A, B, C, D, E항혈청 각각에 의한 응집반응을 보아서 D에 응집하면 D군에 속한다.

③ 만일 다가항혈청에 응집이 안되면 Vi로 검사하여 Vi에서 양성이면 0.85% 생리식염수 1ml에 균 부유액을 만들어 100℃/30분 정도 끓인 후 원심하여 상청을 제거하고 균침사로 C나 D, O군 항혈청으로 응집반응을 보아서 D에 응집하면 Vi을 갖는 D군으로 판정된다.

④ 균속의 군의 동정이 완료된 후에 편모항원을 동정할 필요가 있다. 이는 세균 부유액에 대하여 7가지 항혈청이 쓰이고, Species-Edward시험관 test에 의하여 실시된다. 침강 양상에 따라서 H항원의 17형과 군의 동정이 된다.

· 시험관 응집시험

Slide응집시험의 결과가 의심스러울 때 사용한다.

① H항원 부유액의 준비

ⓐ Infusion broth에 백금선으로 접종하여 24시간 incubation하고, 0.6% formalin을 가한 생리식염수액(formol-saline)을 동량 가하고, 배양균을 희석한다.

ⓑ Infusion broth에 접종하고 4시간 incubation한다. 3적의 formalin을 가하고, 무균의 broth에서 혼탁도가 Brown의 혼탁도관의 1번과 같게 희석한다(1ml에 7억 5천만의 균).

② O항원 부유액의 준비

ⓐ 배양 한천사면에서의 균을 무수 ethyl-alcohol로 부유시키고, 60℃에서 1시간 가열하여 10분 원침, 균을 눌러 단단히 하고 알콜을 흘려버리고 다시 생리식염수액으로 부유시켜 Brown의 혼탁도관의 1번으로 탁도조절(1ml에 7억 5,000만의 균)

ⓑ Infusion한천배지사면의 증식 부유에 균을 생리식염수 0.5ml를 넣었던 시험관으로 옮겨서 마개를 한다. 10분간 끓는 waterbath—에 넣는다. Brown 혼탁도관 1에 맞춘다.

③ 술식

ⓐ 혈청을 생리식염수액으로 1/25로 희석한다.

ⓑ 1에서부터 0.5ml를 청결하게 건조한 시험관에 취하고 항원 부유액 0.5ml를 가한다.

ⓒ 50℃에서 H와 O응집시험을 각각 2시간과 4시간 incubation한다.

· 흡수법

① 100ml의 petridish상의 습윤으로 두터운 infusion 한천에 흡수할 균주를 24시간 broth배양액 0.5l를 접종한다.

② 배지 표면이 위로 되게하여 24시간 배양

③ 배양 후 0.25% phenol생리식염수액으로 용기를 채우고, 원심관에 증시한 균을 모으고

④ 2,000~3,000rpm에서 15분간 원심 상청을 버린다.

⑤ 균에 phenol생리식염액 1.0ml에 다시 부유한다.

⑥ 흡수하고 싶은 혈청을 가하고 잘 흔든다.

⑦ 50℃ 2시간 incubation하고 원심하여 흡수된 혈청을 제거하다.

⑧ 흡수에 사용된 균주의 부유액과 1개 또는 2 이상의 선택된 항원을 함유한 혈청형의 주에 대하여 흡수된 혈청을 적정한다.

· Widal시험

① 술식

ⓐ 비동화한 피검 혈청의 희석열을 4계열로 만들고, 각 열의 시험관에 Sal. typhi Vi, Sal. typhi O항원, Sal. paratyphi A, O항원, Sal. paratyphi B의 O항원을 각열에 일정량씩 가한다.

ⓑ Vi응집반응은 37℃의 항온조에 2시간, 이어서 냉장고에 하루저녁 방치한다.

ⓒ O응집반응은 50~55℃ 항온조에 2시간, 이어서 냉장고에 하루저녁, 그 후 육안으로 응집을 관찰한다.

ⓓ 1+의 응집을 나타낸 혈청의 최고 희석 배수를 응집소가라고 한다.

ⓔ H응집소가는 37% 2시간 후에 응집을 읽는다(H응집은 빨리 나타남). H응집은 육안적으로 솜 모양을 나타내고 Vi응집과 O응집은 미세한 과립상이다.

· **결과해석**

① 발병 후 2~4주에 항체가가 시작하여 4~%주에 최고, 얼마 지속 후 감소

② 1주 간격으로 반복검사시 4배 이상 항체가 상승시 확진

③ Sal. typhi의 O응집소가는 1 : 160배 이상, Sal. paratyphi A의 응집소가가 1 : 80 이상, Sal. parayphi B의 *O*응집소가가 1 : 160 이상을 양성으로 한다.

④ Chloramphenicol 등 항생제 사용시에는 항체가가 충분히 생기지 않는다.

⑤ Vaccination에 의한 응집소가는 1 : 80 이하이고 3개월 정도 지나면 저하한다.

⑥ 예방접종을 한 사람은 Salmonella 이외의 감염증이나 열성질환시에는 비특이적 기왕성 반응으로 응집소가가 상승한다.

⑦ Vi응집소가 20배 이상시는 장티푸스 환자 또는 보균자로 의심한다.

5) Rickettsia증의 혈청학적 진단 (Weil-Felix반응)

(1) 항원

· Weil-Felix반응은 1916년 Weil과 Felix에 의하여 Rick-ettsia와 Proteus vulgaris의 어떤 균주가 공통항원을 갖고 있는 것에 기초를 둔 검사이다.

· Rickettsia증 진단에 사용되는 것은 OX_{-2}, OX_{-19}, OX-K이다.

(2) 검사 술식과 판정

· 비동화 피검혈청의 희석 시험관을 3열로 하고, OX_{19}, OX_2, OXK의 부유액을 일정량씩 각 계열에 가한다.

· 37℃ 2시간 → 냉장고에 하루저녁 방치 후 응집을 육안으로 판정

· 명확하게 2+의 응집을 나타낸 혈청의 최고 희석배수를 응집소가로 한다.

(3) 결과해석

· 발진티푸스, 발진열에서는 OX_{19}이, 양충병은 OXK가, 록키산 홍반열은 OX_2 또는 OX_{19}에 대하여 응집소가가 상승한다.

· 약 1주마다 검사하여 4배 이상 응집소가가 상승시 대개 확실시 됨.

· 1회 검사에서 OX_{19}에 1 : 160 이상이며, 발진티푸스 또는 발진열 의심, OXK가 1 : 40 이상이며 양충병의 의심이 깊다.

· Rickettsia성 질환 진단에 Weil-Felix반응 이외 사용되는 것은 보체결합반응, 형광항체법, Rickettsia응집반응, Rickettsia를 이용한 간접 항 globulin 시험 등이 있다.

표 5-4. Rickettsia질환시 Weil-Felix 반응

질 환	병 원 체	사용된 Proteus 균주와 반응정도		
		OX2	OX19	OXK
유행성 발진티푸스	*R. prowazekii*	+	++++	O
쥐티푸스	*R. mooseri(R. typhy)*	+	++++	O
록키산 홍반열	*R. rickettsii*	+	++++	O
Rickettsia 두창	*R. akari*	O	O	O
양충병	*R. tsutsugamushi*	O	O	++++
참호열	*R. quintana*	O	O	O
Q열	*R. burnetii* (*Coxiella burnetii*)	O	O	O

5. 간접 응집반응

1) RA시험(Rheumatoid arthritis test, RAT)

(1) 원리

류머티스인자(RF=변성 IgG에 대한 항체)를 검출하는 것으로 사람의 변성 IgG감작 latex응집반응(간접 응집반응)을 이용한 것이다.

(2) 시약

① Latex globulin시약

② Glycine 완충식염액

(3) 술식

① 혈청의 비동화

② Glycin 완충식염수액 1.0ml + 혈청 0.05ml

③ Slide상에 희석 혈청 0.05ml를 얹어 놓는다.

④ Latex, globulin시약을 조용히 섞어서 1적 적하한다.

⑤ 나무 stick으로 혼합하면서 넓이 약 20×25mm되게 편다.

⑥ Slide의 4모퉁이를 손으로 쥐고 1분간 흔든다.

(4) 판정

음성 - 응집덩어리 없음

약양성 - 적은 응집괴를 볼 수 있다.

양성 - 확실한 응집괴를 볼 수 있다.

(5) 결과 해석

① 만성관절 rheumatis(RA)에서 약 75%, SLE에서는 20% 양성

② 만성간염, 간경변, 교원병, 자기면역 질환에서 양성률이 비교적 높다. 건강한 노인도 양성인 경우도 있음

2) Waaler-Rose반응(W-R반응)

(1) 원리와 의의

Rheumatis인자를 감작적혈구 응집반응을 이용하여 검출하는 것으로, 면양 적혈구(SRBC)로 토끼를 면역하여 만든 응집소(토끼 IgG)로 면양 적혈구를 응집하지 않을 정도(1/2 응집 단위)를 감작한다. 그러나 사람의 혈청 중에는 SRBC에 대한 정상 이종응집소가 존재하므로, 무감작 적혈구에 대해서도 응집반응을 실시하여 분별 응집소가를 구한다.

> 분별 응집비 = 감작 적혈구의 응집소가(S) ÷ 무감작 적혈구의 응집소가(N) = S/N

(2) 시약

- 항면양 적혈구 응집소
- 1% 면양 적혈구
- 0.85% 생리식염수

(3) 술식

- 응집소가 측정 : 우선 1 : 10, 1 : 100의 희석액을 만든다. 1(+)의 응집을 나타내는 최고 희석배수로 한다.
- 감작 적혈구의 제법 : 1/2단위 감작 적혈구 1% 부유액을 만드는데 필요한 응집소량 Xml를 구하는 방법

  X=5M/2T

  T : 응집소가, M : 필요한 부유액량

  예 : T=2,000, M=40으로 하면

$$X = \frac{5 \times 40}{2 \times 2{,}000} = \frac{200}{4{,}000} = 0.05\text{ml}$$

- 본 시험 실시

(4) 결과 해석

- 대조가 응집하면 피검 혈청의 흡수가 불충분하므로 재흡수 한다.
- 응집소가가 1 : 16 이상을 양성, 1 : 8을 중성, 1 : 4 이하를 음성으로 한다.
- RA에서는 약 70% 양성, 교원병에서는 10%, 타 질환에서도 양성이 있다.

6. 응집억제반응

응집억제반응은 Virus의 적혈구 응집억제반응, 혈액형 물질의 분비형·비분비형의 검사, 면역학적 임신반응 효소 활성억제반응(연쇄상구균의 hyaluronidase〈HD〉) 등에 이용된다.

1) 적혈구 응집억제반응(그림 5-5)

(1) 원리 및 검사의의

- 특정한 virus는 어떤 종의 동물의 적혈구를 응집하는 성질이 있으나, virus의 적혈구 응집능은 대응하는 면역 혈청을 가하면 소실한다. 이 원리로써 환자 혈청중의 항 virus항체를 검출하여 virus성 질환을 진단하고 또 환자로부터 분리된 vius도 동정할 수 있는데 이것을 적혈구 응집억제반응(hemagglutination inhibition, HI)이라 하고, 응집억제를 나타낸 최고 희석 배수를 HI가라고 한다.
- 본 반응은 Hirst가 Ifluenza virus에 대해 발견해서 Ifluenza virus에 의한 적혈구 응집억제반응을 Hirst시험이라고 한다.
- 본 반응은 적혈구 응집능력을 갖는 virus에서만이 대상으로 된다.
- 본 반응은 사람 적혈구 외의 virus의 종류에 따라서 닭, 병아리, mouse, 붉은 털 원숭이, rat, 거위 등의 적혈구가 사용된다.

(2) 시약

- 0.5% 닭 적혈구 부유액
- 생리식염수 또는 PBS(pH 7.2)
- 0.5% gelatin PBS액
- Virus 진단액
- RDE(receptor destroying enzyme)

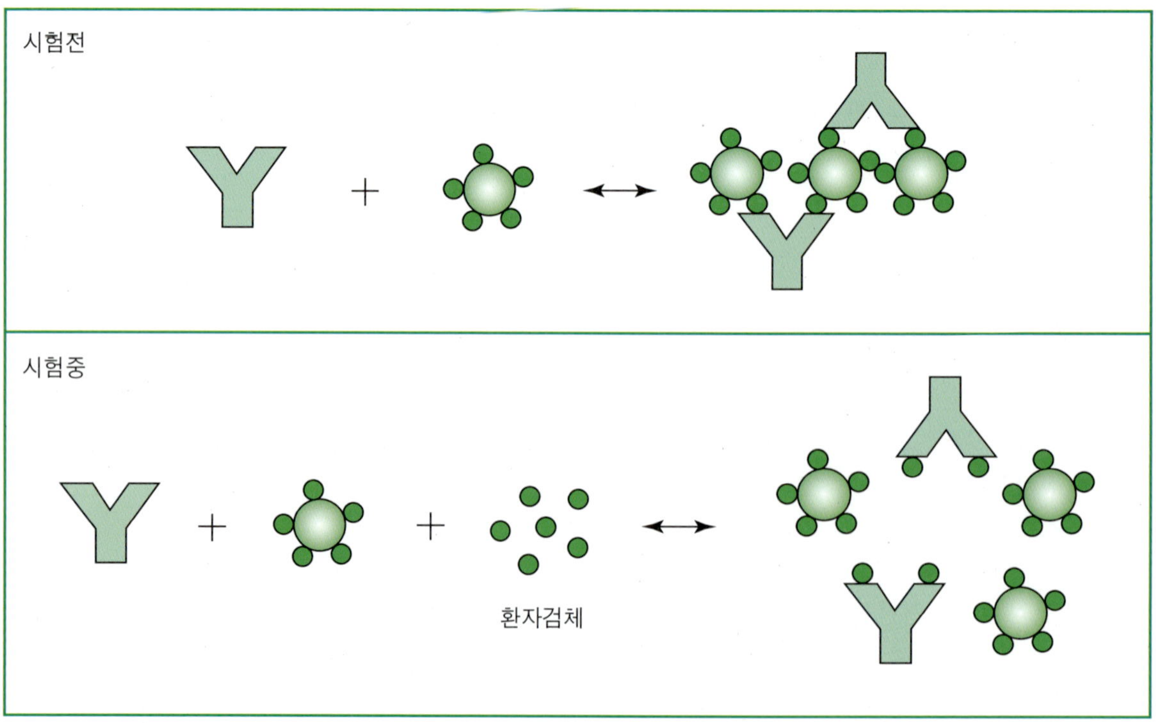

그림 5-5. 혈구응집억제시험의 원리

항원(청색)으로 감작시킨 적혈구를 항체와 반응시키면 응집괴를 형성한다. 이 때 항원을 같이 반응시키면 항원 간에 경쟁적으로 항체와 결합하여 상대적으로 적혈구에 감작되어 있는 항원은 항체와 결합할 수 없으므로 응집괴를 형성하지 못한다.

(3) 준비

· 피검 혈청중에는 virus의 적혈구 응집을 비특이적으로 응집하는 물질이 있으므로 본 반응을 실시 할 경우에는 미리 이것을 가오린, trypsin, 과요도산, RDE(수용체-파괴효소), 가열 등에 의하여 흡착 제거 또는 파괴하여 놓을 필요가 있다.

① 동결 건조된 시판되고 있는 RDE에 멸균 생리식염수액 20ml에 녹힌다.

② 피검혈청 0.1ml에 RDE액 0.3ml를 가한다(4배).

③ 진탕 후 하루저녁 방치

④ 56℃/30분 가온하고, RDE와 혈청을 불활화 한다.

· 적혈구 부유액 : 사용 전 생리식염수로 3회 세척 → 0.5% gelatin PBS액으로 부유하여 0.3%로 한다.

· Virus의 역가측정 : 고역가인 경우 수십배 희석 후 microtray를 써서 diluter로 배수희석(액량 25㎕) → 25㎕의 희석액을 가하고 50㎕의 혈구액을 가한다. 실온 방치하고, 완전응집을 나타낸 virus역가(HA)로 한다.

(4) 술식

· 피검혈청을 25㎕의 배수희석을 한다.

· 4단위(또는 2단위)의 virus(25㎕)를 가한다.

· 혈청과 virus를 실온에서 30분간 반응시킨다(또는 4℃/하루 저녁).

· 적혈구 50㎕를 가하여 혼합 후 실온에 정치한다.

· 판정 : 음성 적혈구 대조가 음성상을 나타내면 판정

· 결과 해석

Pair혈청에 대하여 검사하고, 항체가 상승이 4배이면 감염 의심, 8배 이상이면 양성, 2배 이하는 감염이 없다고 생각한다.

2) 면역학적 임신반응

(1) 원리와 의의

임신하면 소변중에 human chorionic gonadotrophin (HCG)이 배설된다. 항 HCG혈청과 HCG감작 적혈구(또는 latex)를 섞으면 응집이 일어나나, 항혈청에 임신뇨를 가하고서 HCG감작 적혈구(또는 latex)를 가해도 항 HCG항체는 임신뇨중의 HCG에 의하여 소비되었기 때문에 응집은 일어나지 않는다. 그러나 임신하지 않은 여성의 소변중에는 HCG가 없으므로 항 HCG 혈청과 비임신부의 소변을 섞은 후, HCG감작 혈구(또는 latex)를 가할 때에는 응집이 일어나는 원리로 시험관 내에서 임신의 진단이 된다.

3) 간접(수동) 적혈구 응집억제반응

(1) 시험관법

· **시약kit**

① 항 HCG혈청

② HCG 감작 적혈구

③ 완충액

· **술식**

① 동결 건조 항 HCG혈청 ample을 잘라서 규정량의 여과뇨를 가하여 용해

② 동결 건조 HCG감작 적혈구의 ample에 첨부된 완충액을 규정대로 가함

③ 항 HCG혈청 ample에 HCG감작 적혈구 부유액을 일정량 가하여 좋게 혼합

④ Stand에 ample을 세워 놓고, 실온에서 2시간 놓아둔다.

⑤ 관 밑에서 적혈구가 자동차 바퀴 형태의 침전이 생기면, 양성, 전체적으로 퍼져있으면 음성이다.

· **해석**

① 아침 일찍 소변이 HCG가 많다.

② 채뇨 후 12시간 이내 검사

(2) 모세관법

· **시약kit**

① 항 HCG 혈청

② HCG감작 적혈구 부유액

③ 모세관 및 stand

④ Cray(점토)

⑤ 나무봉(wood stick)

- **술식**
  ① 동결 건조한 항 HCG혈청 및 HCG감작 적혈구에 일정량의 증류수를 가하여 녹임
  ② 오목 slide에 항 HCG혈청 1적, 피검뇨 상층 1적, HCG감작 적혈구 부유액 2적을 적하하고 wood stick으로 혼합
  ③ 모세관에 일정량 빨아 들이고, 모세관 하단을 cray에 꽂으며, stand에 45°로 경사시켜서 20분 방치
  ④ 판정은 응집이 가느다란 모세관 중에 가느다란 응집덩이 유무를 본다. 비응집은 적혈구의 침전이 경계 불선명한 평활한 선상을 나타낸다.

4) Latex 응집억제반응

(1) 시약kit

- 항 HCG 혈청
- HCG감작 latex
- Slide와 wood stick

(2) 술식

- 피검뇨 상층 또는 여과뇨 1적과 항 HCG혈청을 slide상에 적하하여 wood stick으로 30초 혼합 → HCG감작 latex 2적 적하하여 잘 혼합하여 직경 1.5cm로 넓게 편다.
- Slide를 천천히 흔들어 2분 이내에 응집 유무관찰

(3) 결과 해석

- 양성 : 응집이 없는 것으로 임신 의미
  음성 : 응집이 있는 것으로 비임신 의미
- 임신 6~16주가 최고의 HCG배설이 많다. 그러나 5주부터 양성, 보통 진단에 1,000~3,000 IU/l의 감도가 있는 latex입자를 사용한 slide법이 편리하고 임신 6주 요에서 100% 양성, 5주에서 11~33% 양성이다.
- 포상괴태, 악성 융모암에서는 양성이다. 수술 후 음성, 다시 양성일 때는 재발의 가능성이 높다. 정량에는 RIA, EIA가 통용된다.
- 자궁 외 임신도 양성이고, 임신중절이나 분만 후 약 1주간 음성화하나 태반이 남아 있으면 양성이 지속된다.
- 폐경기에 하수체성 gonadotrophin이 요(尿)중에 배설되면 양성으로 되는 경우가 있다. 이 때는 피검뇨를 동량 희석하여 재검한다.

5) Latex직접 응집반응

(1) 원리

항 HCG항체 감작 latex를 이용한 역간접 응집반응으로 응집억제반응은 아니나 편의상 여기에 기재함

(2) 시약kit

- 항 HCG항체 감작 latex
- 완충액
- Slide와 wood stick

(3) 술식

- Slide glass상에 여과뇨와 완충액을 각각 일정량 적하
- Latex를 균일 부유액이 되도록 흔들어서 일정량 적하하고 나무봉으로 잘 혼합하여 약 1.5×2cm 넓이로 편다.
- Slide를 가만히 흔들어서 일정 시간내에 응집 유무 관찰

(4) 결과 해석

- 양성 : 응집하면 임신
- 음성 : 비응집하면 비임신

(5) 해석

- 판정은 형광등하에서 하고, 판정이 불확실 하면 1주 후 재검
- HCG농도가 높으면 지대현상(zonal reaction)으로 위음성을 나타내므로 적정 희석 검사실시

7. 침강반응(Precipitation)

1) 침강반응의 개요

수용성의 항원(precipitinogen)과 이에 대한 항체(precipitin)를 혼합하면 백색의 혼탁 침전이 생기는 반응을 침강반응(precipitation reaction)이라고 한다.

항원(침강원) (Precipitinogen)	+	항체(침강소) (precipitin)	→	침강 (precipitation)

침강반응에 관여하는 항원을 침강원(precipitinogen)이라 하고 항원으로는 단백, 다당체, 지질이 있다. 불완전 항원은 분자량이 적은 상태로 침강반응이 일어나지 않으나, 단백과 결합하면 항체와 반응하여 침강반응이 나타난다.

지질 부유액에 cholesterol을 가하면, 침강반응이 예민하게 되는데, 이같은 cholesterol을 활성체(activator) 또는 증강제라고 한다.

- 침강반응에 관여하는 항체를 침강소(precipitin)이라 하고, IgG, IgM, IgA에 속한다.
- 침강반응과 응집반응에 관여하는 항체는 본질적인 차이는 없으나 항원 입자가 분자 수준 정도로 작을 경우(coloidal 상태) 침강반응을 일으키고, 광학현미경으로 볼 수 있을 정도의 크기(적혈구 정도 크기) 일 때는 (입자성)응집반응을 일으킨다.

2) 침강반응의 기전

(1) 항원항체 결합상태

항원과 항체를 혼합하면 결합하여 침강물을 형성한다고 하는 격자설(lattice theory)로써 침강반응 뿐만 아니라 모든 항원항체반응에 해당된다.

(2) 억제현상

최적비보다 항원이 과잉하거나 항체가 과잉해도 반응이 일어나지 않는다.

(3) 이같이 반응이 억제되는 부분을 억제지대(inhibition zone)이라 하고 이 zone이 나타나는 것을 지대현상(zone phenomenon)이라고 한다.

3) 침강반응의 종류

(1) 혼합법

시험관내 항원 용액과 항혈청을 혼합하면 혼탁과 침강물이 형성되는 것

(2) 중층법

직경이 3~5mm 정도의 소시험관 내에서 먼저 항혈청을 넣고, 그 위에 조용히 항원액을 중층시키면 경계면에 침강층이 생기며 혼합법보다 감도가 좋다. 항원액을 먼저 흡입시킨 위에 항혈청을 중층시키는 것을 역중층법이라고 한다.

- **침강층의 위치**
  ① 항원항체가 최적비일 경우 : 침강층은 접촉면에 나타남
  ② 항체과잉시 : 항체과잉도가 강한 만큼 접촉면보다 위에 형성
  ③ 항원과잉시 : 항원은 항혈청에 희석되므로 침강물을 형성하고 접촉면보다 밑에 형성

(3) Gel내 확산법(면역확산법)

여러 가지 지지체(한천, gel, cellulose acetate막, cephadexgel, 실리카겔, 시아노검, 전분gel, gelatin 등)내에서 항원 또는 항체를 확산시켜서 항원항체가 접촉되어, 지지체 내에 형성된 침강윤을 관찰하는 방법으로 이를 gel내 확산법 또는 면역확산법(immunodiffusion)이라고 한다. 본 방법은 침강물이 안정하므로 특히 복잡한 반응계의 분석, 정량 등에 우수하다.

4) 침강반응의 응용

(1) 임상적 응용

- C-반응성 단백 검출 : 모세관 혼합법
- β-lipoprotein 반정량 : Immunocrit법

- 세균의 형, 균별 : 연쇄상구균의 균별 등, 모세관 혼합법
- 이상 단백 출현하는 질환의 진단 : Ouchterlony법, 면역전기영동법
- 면역 globulin의 정량-radial immunodiffusion법, cross immunoeletrophoresis법, Rocket법 등
- 임신 진단 : Ouchterlony법, radial immunodiffusion법
- HB항원과 항체의 검출 : Ouchterlony법, immunoele-trosyneresis법, radial immunodiffusion법
- α-fetoprotein검출(간암 진단)
- 장기 자기항체검출-Ouchterlony법

(2) 기타 응용

- 독소의 측정
- 법의학(사람과 동물혈액 감별)
- 동식물의 종속분류

5) C-반응성 단백시험(C-reactive protein test, CRP시험)

(1) 원리와 검사의의

- 염증성 질환이나 조직의 변성, 괴사를 동반하는 질환이 발생시 혈청중에 C-반응성 단백(CRP)이 출현한다.
- CRP는 원래 폐렴구균의 C다당체와 침강반응을 나타내는 특수 단백이나 현재는 항 CRP 토끼 혈청과 피검혈청과의 사이에 침강반응을 일으켜서 그 침강물의 양으로 판정한다.
- CRP는 급성 반응성 단백이고, 조직변성, 괴사시 속히 출현하고 회복되면 속히 없어져서 질병진단과 경과에 중요한 검사이다.
- CRP가 응용되는 질환에는, Rheumatis성질환, 감연증과 치료효과, 암이나 육종 등 조직·파괴성 질환, 심근경색, 협심증의 감별진단, 외과수술 전후, 분만 후 경과 관찰에 이용된다.

(2) 시약

- 항 CRT혈청 Kit : 모세관, 인조찰흙

(3) 술식

- CRP항혈청 30mm 흡입한 후 검사혈청 30mm 흡입하여 중앙을 쥐고 충분히 혼합 후 인조찰흙에 수직으로 꽂아서 37℃부란기에 2시간, 냉장고에 하루저녁 방치 후, 침강물의 높이를 측정하여 mm로 나타낸다.

(4) 판정

- 침강물이 0이면 음성, 1mm 미만 : ±, 1mm : 1+, 2mm : 2+, …으로 표시한다.

6) 평판내 면역확산법(Ouchterlony법)

(1) 원리

한천 gel평판에 구멍을 만든 곳에 항원과 항체를 넣어서 확산시키면 항원과 항체가 반응하여 침강선이 형성되는데, 그 형태로부터 항원 또는 항체의 특이성의 차이를 분석할 수 있다. 일반적으로 미량의 검체분석을 위해서는 micro-Ouchterlony라고 한다.

(2) 술식

- 깨끗한 slide glass에 1% 아가로즈를 용해하여 두께 1.5mm로 가하고 slide의 경우는 보통 3ml를 가한다.
- 구멍 배치도의 그림을 대고 구멍을 내고 suction으로 빨아내어 구멍을 만들고
- 항원, 항체를 구멍에 첨가한다.
- 습윤상자에 gel평판을 수평하게 놓고 정치한다.
- 침강선을 관찰한다.

(3) 결과 해석

- 침강선의 4개의 기본형(융합, 교차, 변이〈일부 공통의 항원을 함유〉, 억제)의 어느 것인가 침강선의 수 등을 분석한다.

- 항원, 항체의 농도비, 배치 등을 변화시켜 재검하고 재현성에 대해서도 검토하여 결론을 내림

7) 면역전기영동법(그림 5-6, 5-7)

(1) 원리 및 의의

한천 평판 중에서 항원액을 전기영동하여 여러 가지 성분을 분리하여 놓고 전류 방향과 평행하게 파낸 구덩이에 항혈청을 넣으면 Ouchterlony법과 똑같이 한천내를 항원액과 항혈청이 확산되어 가서 마주치는 곳에서 침강선을 형성한다. 이 경우 Ouchterlony법과는 달리 사전에 항원이 전기영동에 의하여 분획되어 있으므로 보다 자세한 항원항체반응계를 분석하여 관찰할 수 있다. 침강선의 위치, 형상에 의한 침강선을 형성한 성분의 대소, 이상 유무를 추정한다.

항혈청은 다성분 또는 단일성분이 혼합된 것이 이용된다. 면역 globulin 이상 중에 불가결한 검사이다.

(2) 시약

- Veronal(barbital)완충액 pH8.6
- 항혈청 : 항 사람 전혈청(항 whole human serum, WHS) (말, 토끼 등), 항 사람 IgG(토끼), 항 사람 IgA(토끼), 항 사람 IgM(토끼), 항 사람 L chain
- 염색액(여과하여 사용)

  ① Amidoblack 10 B 염색액

  ② 풍소—3R 염색액

  ③ 구—마시—브리안트 브—르 R
- 탈색액 : 염색액 ①, ②에는 2~5% 초산 아가로즈

(3) 술식

- 한천액의 준비 : 한천 또는 아가로즈 1g, 질화나트륨 0.1g veronal 완충액(2배 희석) 100ml → 가온 용해, 평판 1매분씩(유리판의 면적×두께 0.1mm) 분주하며 밀전 보전
- 한천평판의 준비 : Ethanol 처리 slide glass를 수평대사에 나열하고 녹인 한천l을 흐르게 하여 구석까지 모두 도달하게 한다(겨울에는 slide를 따뜻이 함).
- 혈청을 첨가한 원점의 위치를 graph용지에 그려진 것을 배치도를 놓고 구멍을 내던지 도랑을 파낸다.
- 시료의 첨가 : 모세관으로 약 1~2㎕의 대조혈청과 피검혈청을 첨가한다. 대조혈청 BPB(albumin의 marker)를 가하여 놓으면 albumin의 영동 위치를 알기 쉽다.
- 영동 : 전류를 2~3mÅ/cm(전압 3~6V/cm)로 영동하고, albumin의 양극편에 가까이 오면 전류를 정지한다.
- 도랑의 한천을 끝을 자른 18G주사침으로, 한천 평판을 뒤집어서 도랑 부분의 한천이 수직으로 떨어

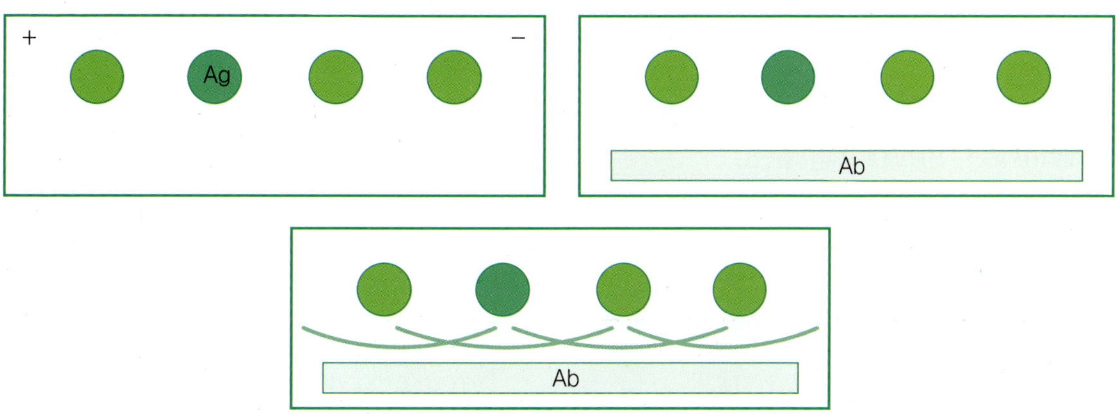

그림 5-6. 면역전기영동법의 원리

항원액을 구멍에 넣고 전기를 연결하면 단백질이 전하와 크기에 따라 분리된다(상, 우). 고랑에 항체를 가하면 (상, 좌. 청색) 항원과 항체가 서로 확산되다가 반응을 일으키는 지점에서 동심원 형태의 침강선을 형성한다(하).

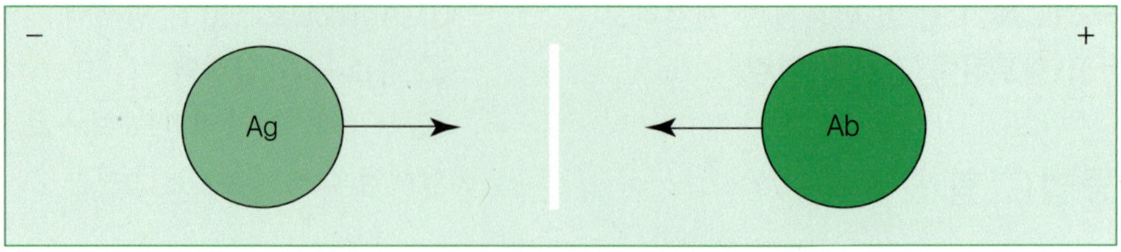

그림 5-7. 역방향 면역전기영동의 원리

항원과 항체가 서로 다른 전하를 가졌다면 전기를 연결했을 때 서로 역방향으로 이동하다가 중간 위치에서 침강선을 형성한다. 이 때 항원과 항체의 위치가 바뀌거나 전류의 방향이 바뀌면 서로 만날 수가 없으므로 침강선을 형성하지 못한다.

지는 것 같이 제거한다.

- 습기 찬 상자에 수평으로 놓고, 한천 평판이 구멍이나 도랑에 일정량의 항혈청을 첨가한다.
- 실온 또는 4℃에 놓아둔다. 침강선 관찰, 사진을 암실에서 촬영 한다.

(4) 결과 해석

- 영동된 침강선 중 먼저 큰 목표, albumin, globulin, IgA, IgM, IgG를 동정하고 그리고 기타 침강선을 동정한다. 한 사람 혈청 중에는 약 70여종의 항원성분이 존재한다.
- 각 성분을 대조 혈청과 비교하여 양적, 질적 변화를 관찰 한다.
- 침강선의 위치, 선명도, 대칭성은 침강선 동정에 이용된다.
- 혈청 단백의 각 영역에 영동된 성분이나 질환시 혈청 단백의 변화관계를 표준표 등과 비교 검토한다.

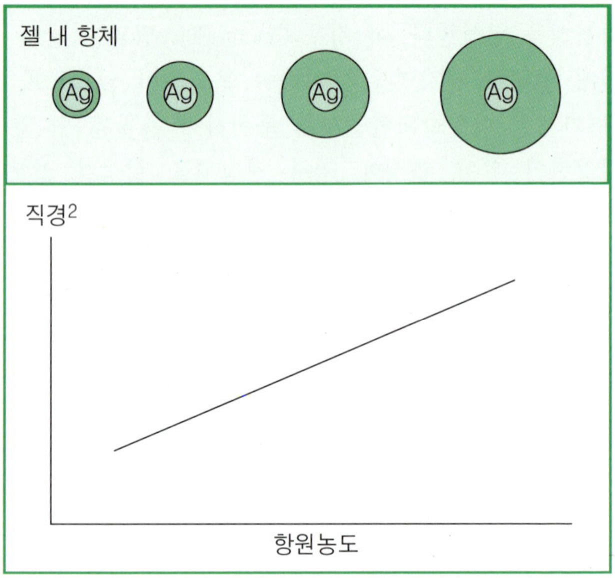

그림 5-8. 방사면역확산법의 원리

구멍에 가한 항원은 확산되어 젤에 있는 항체와 결합한다. 농도가 높을수록 확산된 면적이 커지며 침강원의 직경은 항원 농도와 대수적으로 비례한다.

8) 단순방사 면역확산법(single radial immunodiffusion, SRDI)(그림 5-8)

(1) 원리와 검사의의

항체를 포함시킨 gel평판에 작은 구멍을 내고, 일정량의 항원을 첨가하여 확산시키면 항원항체의 최적비가 되는 곳에서 침강선이 생긴다.

(2) 시약

① 항혈청

② 항원용액(표준액 : 농도가 다른 것 3종) Kit사용 시에는 : 항혈청 함유 한천 평판(원형plastic 용기에 들어 있음), 농도 기지표준품, 메스샤프론

(3) 술식

- 항체 함유 아가로즈판의 제법

① 2% 아가로즈액(veronal 완충액, 질화나트륨 0.1%)··· 1장의 plate에 흐르는 양의 1/2(반량)을 시험관에 넣는다.

② 항 혈청

ⓐ 최종 농도가 2배의 농도가 되도록 완충액으로 녹인다.

ⓑ 항체가 및 항원 측정 범위에 따라서 적당히 설정

ⓒ ①과 ②를 55℃전후의 항온조에 넣고, 이어서 혼합(agar-rose sol 상태)

ⓓ Gel에 직경 2mm의 구멍을 내고, 구멍의 위치는 자동차 바퀴와 같이 둥근 원형에 따라 1.5cm 이상의 거리를 둔다. 가장자리는 약간 두터우므로 피한다.

· **시료의 첨가**

① Microsyringe을 써서 지시량을 넣는다. 첨가량은 항체가나 항원량에 따라서 다르다.

② 시료는 원액 또는 희석하여 넣을 때도 있고, 저·중·고농도의 농도기지품도 반드시 넣는다.

· 반응조건 : Gel평판은 뚜껑을 해서 밀봉하거나 습윤상자에 넣어서 수평으로 놓고, 실온에서 반응시킴(48 또는 72시간), 때로는 5℃, 37℃를 지시한 Kit도 있음

· 반응종말까지 기다려서 측정하는 방법(Mancini법)과 반응 도중의 일정시간 경과 후에 측정하는 방법(Fahey법)이 있다.

· 침강윤은 직경을 0.1mm까지 정확히 측정한다.

(4) 결과해석

· 첨가 혈청량을 정확히 해야한다. 침강윤의 직경에 영향을 준다.

· 온도는 침강윤 형성 속도에 관여하나 최종 직경에는 영향이 없다.

· 기지농도 표준품에 의한 검량선이 일직선으로 되지 않을시 또는 검량선과 종축과의 교차점이 일정의 범위(예 : 2.9~3.7mm)로 되지 않을 때는 재검한다.

· 침강선이 부정원을 나타낼 때 재검한다.

· 분자량의 대소에 의하여 확산 속도가 다르므로 IgM, α_2 macroglobulin, fibrinogen정량에는 Mancini법의 경우 80시간을 요한다.

· 분자중합을 일으키기 쉬운 단백인 골수종단백 α_1-antitrysin, α_2-macroglobulin은 확산이 방해되어 낮은 상태의 표시로 나타남

· β1c globulin(C3)는 활성화 되기도 하고, 부적당이 보존함에 의하여 β1A로 전환하고, 공통한 부분이 많기 때문에 신선 혈청보다도 오래된 편이 더욱 선명한 고치로 나온다. 이를 피하기 위해서는 채혈 후 조기 검사나, 채혈시에 0.01mol이 되도록 EDTA를 가하여 놓으면 확산중의 전환을 방지한다.

· WHO는 Ig의 량을 국제 단위로 표시하는 것을 제창하였다. IU에 첨부된 설명서에 표준 혈청에는 함유량의 중량(重量)단위(mg/dl)와 국제 단위(IU/ml)가 함께 표시되어 있다.

· Haptoglobulin에는 3개 유전자형(HP 1-1, 2-1, 2-2)가 있고 분자량이나 확산계수가 다르므로 얻어진 결과에 계수를 곱하여 단백량을 구한다.

8. 독소중화반응

1) 항 Streptolysin O가(ASO)

Streptococcus Pyogenes는 2종류의 세균독소, 세포의 용혈소(extra-cellular hemolysin) 또는 세포용혈소(cytolysin) 일종인 streptolysin O(SLO)와 streptolysin S(SLS)를 방출한다. SLO는 감염기 중간에 방출되고 항체를 생성하며 산소에 대하여 불안정하다. 분자량은 70,000 환원된 상태에서 적혈구나 백혈구를 용해한다. SLS는 산소에 안정하다.

2) Rantz-Randall법(시험관법)

(1) 원리와 검사의의

Streptolysin O(SLO)는 연쇄상구균중 A군, C군, G군에 의하여 생성되는 용혈독소로써 임상적으로 중요한 독소중화반응이다. SLO는 SLO의 항체(anti-streptolysin O, ASO)에 의하여 독소가 중화되므로 용혈이 저지된다. 많은 사람은 다소의 항체를 가지므로 항체가에 의하여 감염유무를 판정하게 된다("O"는 oxygen labile, 산소에 불안정하다는 의미이다).

(2) 시약

① 등장 완충식염액(pH 6.5)
② Streptolysin O(SLO)
③ 토끼 적혈구 또는 사람 O형 적혈구

(3) 술식

· 혈청을 비동화(56℃ 30분)하고, 적혈구를 완충 식염수액으로 3회 세척하여 5%부유액을 만든다.
· 냉장고에 보관된 SLO를 사용 직전에 일정량의 증류수로 용해하고, 10분간 방치하여 활성화 하고 2시간 이내에 사용한다.
· 혈청 희석은 1 : 10, 1 : 100, 1 : 500의 희석 혈청을 만든다.
· 희석 혈청과 완층 식염수로 합하여 0.5ml가 되게 하여 순서에 따라 넣고 혼합한다.
· SLO용액을 각 시험관에 0.25ml 가하고 → 조용히 흔들어서 혼합 → 37℃ 항온조에서 15분간 가온
· 5% 적혈구를 각 시험관에 0.25ml 가함 → 조용히 흔들어서 혼합 → 37℃ 항온조/45분긴 가온(15분마다 진탕)

· **대조(중요)**

① SLO대조 : 완전용혈(희석혈청 0ml, 완충식염액 0.5ml, SLO용액 0.25ml)
② 적혈구 대조 : 완전불용혈(희석 혈청 0ml, 완충식염액 0.75ml, SLO용액 0ml)
③ 역가기지혈청대조 : 보통 시판의 참고 혈청(166 Todd 단위) 사용

(4) 판정

반응종료 후, 1,000~1,500rpm/2분간 원심 → 상청에 용혈이 보이지 않는 초고희석배수를 최종가로 하다.

(5) 주의사항

· SLO의 취급에 주의하고, 면양 적혈구는 안되고 토끼 적혈구 또는 사람 O형 적혈구사용
· 채혈은 무균적, 혈청을 동결 보존하지 않을 때는 1주 이내에 검사
· 오염 혈청, 용혈 혈청, 뿌연 혈청은 피한다.
· 각 시험관의 Todd 단위는 12, 50, 100, 125, 166, 250, 333, 500, 625, 833, 1, 250, 2,500이다.

(6) 결과 해석

· 성인에서 측정지역, 계절에 의하여 다르나 일반적으로 166 Todd 단위 이하이다.
· 소아는 1세에 의하여 점차 상승하고, 8~12세의 소아에서 성인보다 높게 나타나나 160Todd 단위 이상의 것은 적다.
· 분만직후는 164.2±17.9 Todd 단위, 생후 3~12개월은 23.7±4.2 Todd 단위를 나타낸다.
· 1회만의 검사로 판정시에는 500Todd 단위 이상을 양성으로 하고 250~333Todd 단위는 "?"를 붙인다.
· 2회 이상 검사에서 2시험관 이상 상승을 유의로 한다.
· ASO가 상승하는 질환은,
성홍열, 급성사구체신염, rheumatis열, 편도선염, 용혈성 연쇄상구균의 인두 보균자, 교원병(膠原病), A군 용연균 감염증

(7) ASO가의 비특이적 상승(4가지 경우)

· 어떤 종의 세균(B.subtilis, Pseudomonas fluorescens, Pseudomonas aeruginosa 등)에 의한 세균 오염혈청
· 산 또는 알카리로 처리하고, 이어서 중화한 혈청
· 용연균 감염증이 아닌 이외의 일부 질환 환자혈청(간염, nephrose, 대엽성폐렴, diphtheria, 백혈병 등), 흉막염 삼출액 등
· 편도선 적출, 사구체신염이나 rheumatis열로써 편도선 적출을 실시하면 한번 하강한 ASLO가 다시 상승하는 경우가 있다.

(8) 명확한 용연균 감염이 보이면서 ASO치의 상승이 없는 경우

· SLO비생산 용혈성 연쇄상구균 : A군 용연균에는 SLO약생성 균주나 비생산균주가 알려져 있음. 이때는 항 hyaluronidase가측정, 항 streptokinase가 측정을 한다.

· 항생물지 요법 : 감염 초기에 강력한 항생물질 요법을 실시하면 그 병원에 대하여 항체의 생성이 억제된다.
· Corticosteroid 투여 : steroid 투여는 항체 생성이 억제되어 ASO 각각 그다지 상승하지 않음

3) 항 hyaluronidase가(AHD)

(1) 원리 및 검사의의

AHD검사는 억제반응으로 A, C군 용혈성 연쇄상구균은 hyaluronidase(HD)를 생성한다. 용혈성 연쇄상구균 감염에서는 HD항체가 생성되나, 항 HD(AHD)는 HD활성을 억제한다. HD는 hyaluronic acid(HA)를 가수분해하나, HA는 mucoition이라고도 한다. 초산(酢酸)산성화에서 단백이 공존하면 응괴 mucin clot을 만드나, HD가 작용하면 응괴를 만들지 않는다. AHD가 HD활성을 억제하면 응괴가 된다.

(2) 결과 및 해석

· 건강인의 항 HD가는 128~256 이하이다.
· SLO비생성균주의 감염에서는 ASO가 상승하지 않고, 항 HD가 상승한다.
· ASO보다 양성률이 낮으므로 저역가에서도 용연균 감염을 부정할 수 없다.

9. 표식항체법(형광항체법)

항체 또는 항원에 방사능 또는 효소에 의한 미량의 차이를 식별할 수 있는 표식물을 결합시켜서, 항원항체 반응의 특이성을 이용해서 물질을 면역학적으로 측정하는 것이다. 또한 조직, 세포에서 항원의 존재를 표식항체로 써서 조사하는 방법을 면역조직화학이라하고, 특히 형광항체법은 Coomb's에 의하여 개발된 이래 표식항체법의 중심적인 방법으로 널리 이용된다.

1) 형광항체법

(1) 형광색소와 항체로서의 표식

· 형광색소 : 형광색소로 가장 많이 쓰이는 것은 fluore-scein isothiothiocyanate, FITC(황록색)이고, 등적색인 tetramethyl rhodamine isothiocyanate(TRIC)가 쓰인다. 근년에는 적색 조류에서 유래되는 파이코피리단백이 2색 형광 염색의 목적으로 종종 사용된다.
· 형광색소는 짧은 파장의 광 energy(자외부 및 청)에 의하여 여기(勵起)되고, 여기광보다도 긴 파장의 형광을 발한다.
· 형광색소의 항체에 표식법 : Isothiocyanate기와 면역 globulin의 amino기가 pH9.0 이상에서 쉽게 결합하는 것을 이용한 것이다. 미결합색소는 gel여과에 의하여 제거되고, 표식항체는 DEAE cellulose 등에 의한 이온 교환 chromatography에 의한 형광색소 대 항체분자비(F/P mol)가 1~2(~3) 정도의 것을 분리한다. F/P mol비가 높으면 특이적으로 부착하기 쉽다.

(2) 형광항체법의 종류

① 직접법 ② 간저법 ③ 간접보체법

· **직접법(그림 5-9)**

① 원리 및 의의

ⓐ 형광항체를 조직이나 세포에 직접 적용하여 대응항원의 유무, 북구적 존재를 알려고 하는 방법임

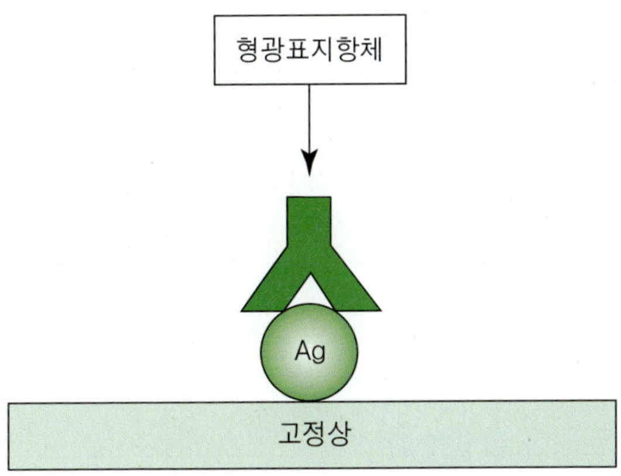

그림 5-9. 직접 면역형광법의 원리
항원 특이항체를 형광물질로 표지하여 반응시킨 후 형광을 측정하는 방법이다.

ⓑ 다수의 항원에 대응한 표식 특이항체를 준비하여야하나, 특이성이 높다.

ⓒ 대조는 무관계한 표식항체에서는 형광이 인정되지 않는 것이나, 사전에 표식항체를 항원으로 흡수시켜서 반응시키면 음성으로 되는 것을 확인한다.

② 직접법의 응용범위

ⓐ 생검신장조직을 형광항체 염색하고, 면역 globulin이나 보체성분의 국소적 존재를 조사하는 것은 신장질환에 필수적임

ⓑ 간조직에서 HBs항원, HBc항원, α-fetoprotein 등 검사

ⓒ FACS(fluorescence activated cell sorter)장치 : FITC 표식 monoclonal 항체도 염색된 세포 하나씩의 크기와 표면 형광색 광도로 해석되고, T, B세포의 분별 및 subset의 해석도 자동적으로 실시됨

- **간접법(그림 5-10)**

① 원리 및 의의

표식 특이항체가 입수되지 않을 경우 또는 혈청중의 항체의 유무를 알려고 할 때, 먼저 조직세포와 항체(또는 피검혈청)를 반응시키고, 그것을 세척하여 표식 제2항체(Ig)를 반응시키는 방법이다. 약한 1차 반응이 증강되고, 비특이적인 반응도 증폭된다.

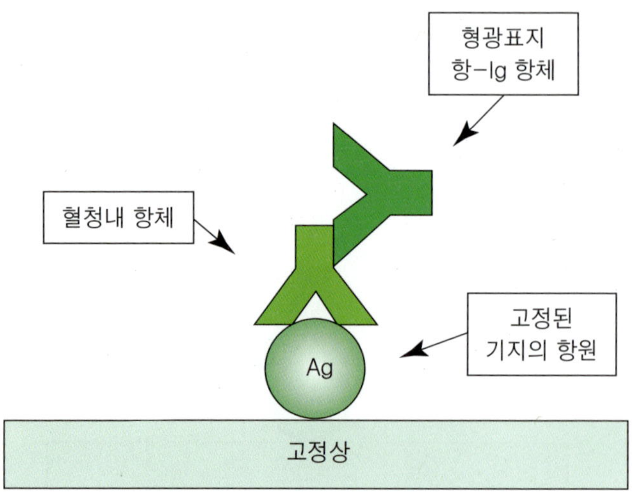

그림 5-10. 간접 면역형광법의 원리
표지되지 않은 항원 특이항체를 항원에 결합시킨 후 표지된 이차항체(항-면역 글로불린 항체)를 반응시켜 형광을 측정하는 방법이다.

② 간접법의 응용범위

ⓐ 가장 많이 응용되는 것은 항핵항체(anti-nuclear factors(ANF)의 검사이고, SLE, RA(만성관절류머티스), 강피증(Pss) Sjogren증후군에서 양성률이 높다.

ⓑ 기타 mitochondria항체, 악성빈혈시 항 위벽항체, 항 평활근항체(만성활동성 간염, 레포이트 간염), FTA-ABS, EB virus항체가의 검사 등이 임상검사 대상이 됨

ⓒ 유세포 측정법 : 유세포 측정법은 실험실에서 특정 항원을 가지고 있는 세포를 검출하고 세포수를 측정하기 위하여 사용되는 방법이다. 현탁액 속의 세포를 간접 혹은 직접 면역 형광법으로 형광물질을 표지한 다음 유세포 측정기를 이용하여 표지된 세포를 분석한다. 표지된 세포들은 유세포 측정기 내에서 측정실을 빠져나오면서 레이져광으로 조명된다.

세포들이 레이져광을 통과하면서 분산시킨 레이져광의 양을 측정할 수 있으며 세포 크기에 관한 정보를 알 수 있다. 뿐만 아니라 레이져광은 세포에 붙은 형광물질을 흥분시켜서 세포에 의해 방출된 형광을 한 개 이상의 검출기를 사용하여 측정할 수 있다(그림 5-11). 평면도표를 살펴보면 형광(예로, 녹색 형광)의 양이 증가하는 것은 X축에 표시하고 그런 형광을 나타내는 세포의 수는 Y축에 표시한다. 전체의 세포 중 형광을 나타내는 세포가 차지하는 부분은 곡선 아래의 면적을 적분하여 결정할 수 있다. 삼차원 도표에서는 X축이 하나의 변수(예로, 붉은 형광)로 작용하고 Y축은 이차변수(예로, 녹색 형광)로 작용한다. 세포수는 색의 강도와 등고선으로 표시된다(그림 5-12).

- **보체 결합반응(그림 5-13)**

항원-항체 결합체에 보체가 결합하면 소모되는 반면 항원-항체 복합체를 형성하지 않은 경우 보체와

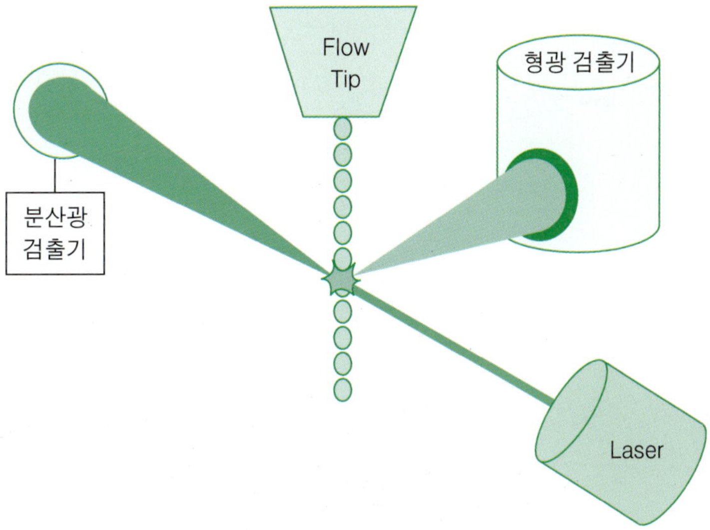

그림 5-11. 유세포 측정법의 원리

광원에서 조사된 레이저광은 측정실을 빠져나오는 세포에 의해서 분산되어 분산광 검측기에 의해서 측정되는데 이것으로 세포 크기에 관한 정보를 알 수 있다. 형광 검측기로는 표지된 형광물질의 종류에 따라 세포의 종류를 구별할 수 있고 그 수를 측정할 수 있다.

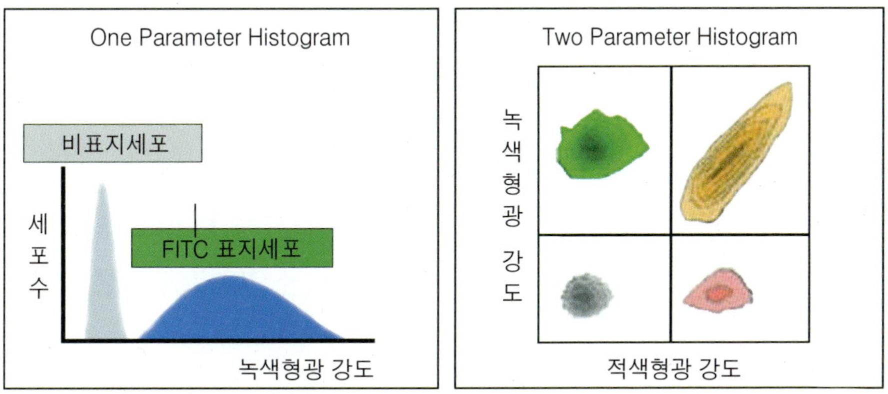

그림 5-12. 유세포 측정기(FACS)가 제공하는 자료

왼쪽 그림은 평면도표로서 형광의 강도에 따른 세포 수를 알 수 있고 오른쪽 그림은 삼차원도표로서 두 가지 이상의 형광물질을 사용하여 서로 다른 두 가지 이상의 세포를 측정할 수 있다.

결합하지 못하기 때문에 보체는 소모되지 않는다. 즉 보체결합시험은 보체가 정도에 따라서 혈청중 항체의 유무를 측정할 수 있다. 보체 결합반응에는 IgG와 IgM항체가 작용한다.

항원을 검체 혈청과 혼합하여 항원-항체 결합체가 생기도록 유도한다. 항원을 첨가하지 않은 대조용 시험관을 별도로 준비 한다. 시험관에 항원-항체 결합체가 없다면 보체도 결합하지 못한다. 그러나 항원-항체 결합체가 있다면 보체가 결합하여 시험관 내에 존재하는 보체의 양을 감소시킨다. 항원-항체 결합체가 보체와 결합하도록 유도한지 얼마 후 항-적혈구 항체를 감작시킨 적혈구를 가한다.

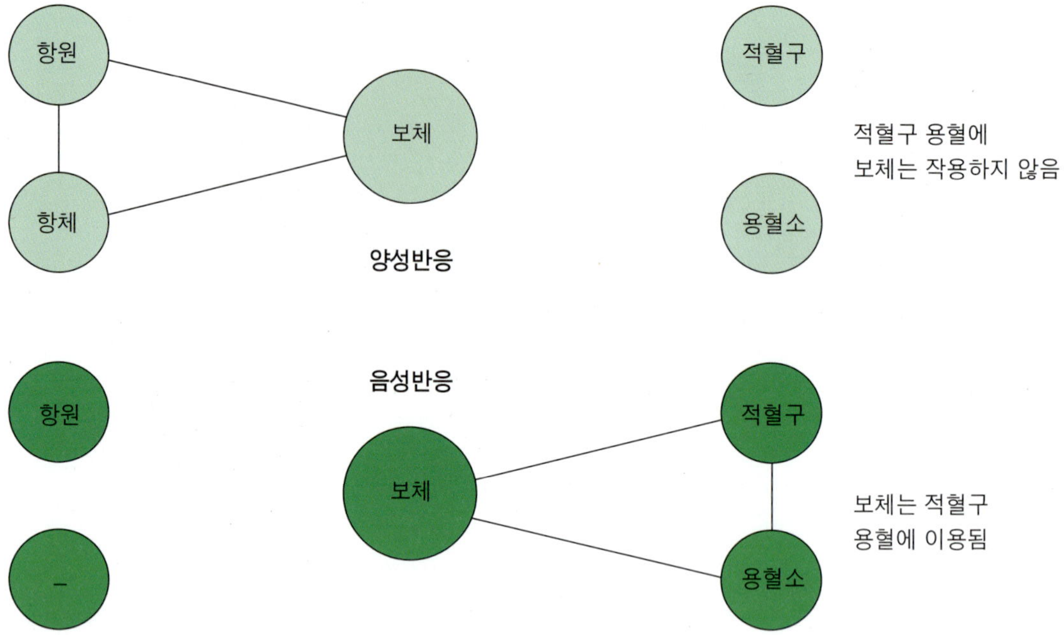

그림 5-13. 보체결합반응의 원리

혈청에 있는 특이항체가 항원과 결합하면 이 결합체에 보체가 결합할 수 있다. 항체가 없을 경우에는 항원-항체 결합체가 형성되지 않으므로 보체가 소비되지 않고 남아 있다가 항-적혈구 항체 감작 적혈구를 가하면 항-적혈구 항체에 결합하여 적혈구를 용혈 시킨다. 용혈된 정도는 혈청 내 항체의 농도에 반비례한다.

항-적혈구 항체 감작 적혈구의 양은 처음에 가한 보체를 완전히 소모할 수 있을 정도로 충분히 첨가한다. 항원과 혈청내 항체가 작용하여 항원-항체 결합체가 형성되었다면 보체 중 일부는 소비되어 항-적혈구 항체 감작 적혈구를 첨가 하더라도 용혈현상은 일어나지 않는다. 용액 중 유리 헤모글로빈을 측정하여 용혈된 적혈구의 양을 알아낼 수 있으며 시험관 내 항원-항체 결합체를 간접적으로 정량검사할 수 있다(그림 5-13).

혈청에 있는 특이항체가 항원과 결합하면 이 결합체에 보체가 결합할 수 있다. 항체가 없을 경우에는 항원-항체 결합체가 형성되지 않으므로 보체가 소비되지 않고 남아 있다가 항-적혈구 항체 감작 적혈구를 가하면 항-적혈구 항체에 결합하여 적혈구를 용혈 시킨다. 용혈된 정도는 혈청 내 항체의 농도에 반비례한다.

2) 효소면역측정법 (enzyme immunoassay, EIA)

(1) 효소면역측정법의 개요

① 효소면역측정법(EIA)은 RIA에 뒤지지 않을 정도의 감도를 나타낸다.

② RIA의 결점이 EIA에서는 없으므로 사용상의 제한이 대부분 없다.

③ EIA의 결점은 효소반응의 단계가 가하여 지므로 조작과 시간이 그만큼 많다. 따라서 비특이적인 반응이 가하여질 위험도 약간 많다.

(2) EIA의 원리

- EIA는 항원 또는 항체의 한편을 효소로 표식하고, 항원항체반응의 결과를 효소반응으로 변환하여, 항

원 또는 항체의 정성적 또는 정량적 검사를 하는 것임. Imm-unosolvent를 이용한 것도 포함되는데 이를 enzyme-linked immunosolvent assay(ELISA)라고 한다. 원리는 RIA에 준하나 EIA에 독특한 것도 있다.

(3) 표식효소의 조건

① 표식 후나 항원항체반응 후에도 활성이 안정해야 함
② 순도 높은 것을 입수해야 쉽다.
③ 접촉면(catalytic number)이 높고 반응 생성물의 분자 흡공계수가 커야 하고,
④ 표식하기 쉬운 반응기를 가져야 하고,
⑤ 활성 측정이 쉽고, 신속, 값이 저렴해야 하고,
⑥ 정량성이 있어야 하고,
⑦ 검체중에 많이 존재하지 않고, 저해인자도 없어야 하고,
⑧ 효소활성을 나타내는 pH영역에서 항원항체반응을 저해하지 않아야 한다.

(4) 표식에 이용되는 효소

Peroxidase, alkaline phosphatase, β-galactosidase, glucoamylase, β-glucosidase, acetylcholinesterase, 포도당-6-인산탈수소효소, 사과산탈수소효소, lysozyme, glucoseoxidase 등

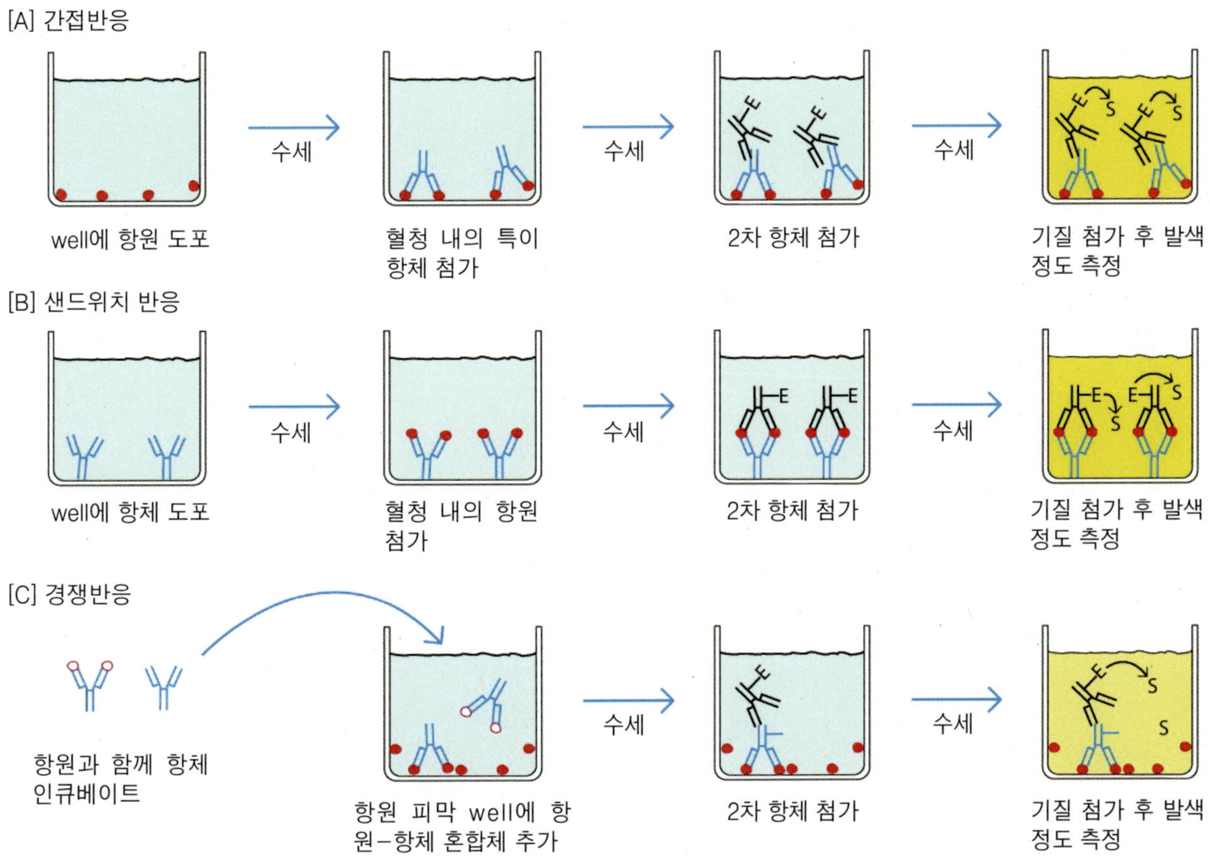

그림 5-14. 효소면역측정법의 원리

Chapter 6

전염성 질병의 면역반응

학습목표

- 감염질병의 획득과 발달과정을 이해한다.
- 세균, 기생충, 진균, 바이러스, 리켓치아, 마이코플라스마 질병에 대한 신체 면역방법을 설명한다.
- 전염성 질병에 대한 면역반응을 간단히 묘사한다.

6 전염성 질병의 면역반응

1. 전염성 질병의 특징

바이러스, 세균, 진균, 기생충 등에 대한 전염성 질병의 이환은 해당 미생물과 숙주에 관련된 요인에 의해서 영향을 받는다. 전염성 질병에 노출과 실제 발병에 영향을 미칠 수 있는 요인으로는 개인의 면역상태, 미생물의 병원성 혹은 독력, 감염시킬 수 있는 미생물의 수, 적당한 침입경로 등이 있다.

많은 경우 미생물은 곤충을 매개로하여 넓은 범위로 확산되거나 **제트시대**에는 여행자에 의해서 국가 간으로 급격하게 확산될 수 있다. 미생물에 의한 발병에서 고려해야할 기타의 사항으로는 대식세포내와 같은 세포내 서식처에 증식할 수 있는 능력, 정상적인 면역기전이 해당 미생물을 통제할 수 없도록 해주는 항원 변이 능력 등이 있다.

개체의 건강 정도, 연령 같은 숙주 요인도 전염성 질병의 발병에 영향을 미치고 증세의 경, 중에 중요한 결정 요인이 된다. 저연령층과 고연령층은 중간 연령층보다 발병율이 높다. 뿐만 아니라 한 가지 질병에 대한 노출 경력 혹은 휴지상태에 있는 미생물의 잠복 상태도 발병의 결정요인이 된다.

2. 전염성 질병의 발병

전염성 질병이 숙주내에서 발병하기 위해서는 미생물이 일차방어선인 피부나 점막 장벽을 통과해야하고 신체의 선천적 및 후천적 방어기전에 대해 생존하여야 한다. 이러한 방어기전으로는 탐식작용, 항체, 세포성 면역, 보체 활성화, 기타 관련 효과세포기전 등이 있다. 탐식작용과 보체 활성화는 미생물이 침투한 후 수분 이내에 시작되지만, 동일하거나 유사한 항원에 사전 접촉에 의해서 감작되지 않았다면 항체와 세포성 면역반응은 며칠 간 활성화되지 않는다. 보체와 항체는 혈액이나 조직내의 유리 미생물에 대하여 가장 활성이 강한 성분이지만 세포성 면역반응은 세포에 결합된 미생물에 대하여 활성이 강하다. 건강한 숙주의 효과적인 신체 방어기전은 적당한 침입경로와 각각의 미생물의 특성에 달려있다.

감염경로나 침입경로는 음식이나 음용수 오염 같은 경구전파, 모체-태아간 전파, 곤충매개전파, 성교전파, 주사나 오염된 혈액의 수혈 같은 경피전파, 호흡기 전파 등이 있다. 그러므로 전염병 발병은 하나의 미생물이 신체에 침투하여 정상적으로 작동하고 있는 신체방어기전을 극복하거나 저해시켰을 때만 가능하다.

3. 전염성 질병의 면역

1) 세균성 질병

용해효소(lysozyme) 같은 물질과 탐식작용은 세균에 대한 주요 면역 방어기전이다. 그러나 미생물이 부착을 방해하는 캡슐, 소화를 방해하는 세포벽 혹은 탐식세포나 다른 세포에 손상을 줄 수 있는 외독소를 가지고 있다면 탐식작용을 극복하고 세포내에서 생존할 수 있다. 대부분의 캡슐과 독소는 항원성이 강하지만 항체는 이 성분들의 효과를 현저히 약화시킬 수 있다. 이것이 대부분의 항균백신의 기본이다.

2) 기생충 질병

기생충은 상대적으로 크기가 크고 신체 벽에 저항성이 있으며 염증부위로부터 멀리 이동할 수 있는 능력이 있기 때문에 탐식되는 것을 회피할 수 있다. 이러한 특성 때문에 기생충 감염은 세균이나 바이러스 감염과는 달리 취급한다.

그러나 기생충 질병에 대항하는 효과인자들이 있다. 이러한 기생충 감염에 대한 면역반응에는 면역글로불린, 보체, 항체-의존 세포-매개 세포독성 및 호염구와 T세포 같은 세포성 방어 등이 있다. 일부의 조충은 특히 유충기에서 보체결합 IgG 항체에 의해서 박멸될 수 있다. 뿐만 아니라 일부의 항체는 다른 기생충 항원과 교차 결합한다. IgA의 방어 효과를 입증하기는 대단히 어렵다. IgE 농도 증가는 대부분의 기생충 감염에서 확인할 수 있다. 보체의 고전경로와 부경로 활성화는 schistosoma증의 경우에 발생하고 부경로의 활성화는 항체 없이도 조충을 살해한다.

탐식작용은 기생충 감염에 대해서 직접적인 활성을 갖고 있지만 일부 기생충 감염에서 가장 효과적인 방어는 항체-의존 세포-매개 세포독성에 의해서 가능하다. 대식세포, 호중구 및 호염구는 기생충에 대하여 직접적인 독성이나 탐식작용을 나타낸다.

세포독성 세포의 부착은 IgE도 효과적이지만 IgG가 가장 자주 매개한다. 호염구의 역할은 복잡하다. 이 세포는 면역 결합체를 탐식하여 주로 조직에 있는 기생충에 대해서 국소반응(I형)을 매개하는 효과세포로 작용한다. T세포는 빈번히 기생충에 대한 신체 방어에 개입된다. 미생물의 제거 고전적인 T세포-의존 과민반응이다. 뿐만 아니라 협조T세포는 특이 기생충 항원에 대하여 B세포를 감작시킨다.

단구 같은 비특이 요인은 *Giardia* 같은 기생충에 대한 주요방어기전을 갖는다. 자연살해세포도 암세포와 일부 기생충에 대해서 직접적인 활성을 갖고 있다. 지연형 과민반응은 일부 기생충 감염을 저지하는데 유용하지만 그 밖의 경우에는 오히려 질병을 일으킨다. 순환 IgE의 농도가 높으면 기생충 및 조충 감염의 과민반응을 의미한다.

3) 진균성 질병

진균 감염은 통상 표면적이지만 포자의 형태로 호흡계를 통해 침투하는 일부 진균은 중증 전신성 질병을 유발한다.

질병의 증상은 숙주의 면역반응 정도와 형태에 따라 달라진다. *Candida albicans* 같은 곰팡이는 정상적인 조건하에서 피부와 점막에 흔하며 해를 끼치지 않는다. 그러나 면역억제 숙주에서 *Candida*종과 기타의 곰팡이는 숙주의 약화된 저항력을 이용하며 기회감염을 야기한다. 진균성 질병의 증상은 눈에 띄지 않는 호흡기 감염에서부터 심각한 과민반응의 치명적인 질환까지 다양하다. 성공적으로 신체를 침투한 진균의 생존기전은 세균과 유사하여 항탐식 캡슐의 존재여부, 대식세포내 소화에 대한 저항, 호중구와 같은 탐식세포의 파괴능 등과 관련이 있다. 일부의 효모는 부경로를 통해서 보체를 활성화시킨다.

진균 감염은 여러 가지 이유로 해서 전세계적으로 증가하고 있다. 그 이유로는 면역억제제의 사용, 면역억제 상태를 유발하는 AIDS 같은 질병의 증가 등이 있다. 혈청검사(표 6-1)는 이러한 진균 감염을 진단하는 데 있

표 6-1. 검사법

진 균	방 법
아스퍼질러스증	Immunocap법(고정상에 공유결합시킨 항원으로 형광효소 면역 측정법) 농부의 85%와 그 밖의 증상을 나타내지 않는 일부 사람에서도 항-*A. fumigatus* 항체가 110mg/l로 존재
히스토플라스마증	타액, 혈액, 조직 등으로 보체결합법, 면역확산법, 중합효소 연쇄반응
콕시디아증	혈액이나 척수액으로 보체결합법
블라스토미코스증	보체결합법, 면역확산법
스포로트리코스증	뇌척수액으로 라텍스 응집법, 효소면역측정법
크립토코쿠스증	혈액이나 뇌척수액으로 라텍스응집법

어 중요한 역할을 담당하고 있다.

진균 중 몇 가지 종은 인간의 호흡기질병과 관련이 있다. 이 질병은 먼지, 새 분비물, 토양 등을 포함하는 외부 저장소로부터 포자를 흡입하여 유발된다.

(1) 히스토플라스마증

*Histoplasma capsulatum*은 닭, 새, 박쥐 분비물로 오염된 토양에서 발견된다. 포자가 묻어있는 먼지의 흡입이 질병의 원인이다.

· 증상

히스토플라스마증은 진단하기 어렵고 무증상에서 만성 호흡기질환까지 다양하다. 뿐만 아니라 확산 림프절병증을 수반한 파종 형태의 간비장거대증이 진균이 단핵탐식계통의 세포를 침투하는 특성 때문에 경중 정도가 다양하지만 항상 존재한다. 파종 질병은 발열, 빈혈, 백혈구감소증, 체중감소 및 권태의 특징이 있다.

· 진단법

진단은 혈청학적 방법 뿐만 아니라 진균의 배양 및 분리와 현미경적 확인을 필요로 한다. 면역확산법을 사용한다면 H밴드와 M밴드가 함께 나타날 때 활성감염을 의미한다. 만일 M밴드만 나타난다면 감염 초기, 만성 감염 혹은 최근의 반응성 피부검사를 의미한다. 후기에는 M밴드보다는 H밴드가 나타나 일찍 사라진다. H밴드가 사라진 것은 감염의 호전을 의미한다.

지연형 과민반응 피부검사는 *Histoplasma* 항원에 대한 보체결합항체의 증가로 확인한다. 8~16의 역가는 감염을 강하게 의미한다. 32 이상의 역가는 활성형 감염을 의미한다. 역가 상승은 진행성 감염을 의미하고 역가의 감소는 감염의 호전을 의미한다. 일부 파종감염은 보체결합검사에서 비반응성이다. 뿐만 아니라 이전에 *H. capsulatum*에 노출된 사람의 최근 피부검사는 17~20%의 환자에서 보체 결합 역가상승을 유발한다.

보체 결합법의 교차반응은 아스퍼질러증, 블라스토마이코스증, 콕시디오이도 마이코스증 등의 환자에서 발생하지만 역가는 통상 낮다. 2~3주 간격으로 혈청검체를 추적검사해야 한다.

(2) 아스퍼질러스증

사람에게 많이 발생하는 진균 기회감염은 아스퍼질러스증(aspergillosis)이다.

· 증상

아스퍼질러스증은 숙주의 병리소견에 따라 알러지성, 침투성 혹은 파종성으로 분류한다. 아스퍼질러스증은 통상 다른 질병에 따라 이차적으로 발병한다. 알러지 기관지 폐 아스퍼질러스증은 *Aspergillus*의 독소와 내독소에 대한 알러지 반응의 특징이 있다.

· 진단법

아스퍼질러스증의 종 확인은 현미경으로 할 수 있다. 혈청학적 방법의 피부 반응과 면역확산법은 특히 배양법으로 음성일 때 유용한 수단이다.

표준항혈청과 알고 있는 항원으로 면역확산 항체검사를 수행하는 것이 거의 모든 아스퍼질러스증에서 *Aspergillus*를 동정하기 위해 사용되는 가장 흔한 방법이다. 면역확산법으로 침강을 형성시키는 것은 폐 호산구증가증, 중증 알러지성 아스퍼질러스증, 아스퍼질러스증 환자의 동정에 유용하다. 한 가지 이상의 침강밴드가 형성되면 활성감염을 의미한다.

침강밴드는 보체결합역가와 상호관계가 있다. 이 검사법에서 밴드 수가 많으면 많을수록 역가도 높다. 뿐만 아니라 IgE 및 IgG항체를 검출하기 위해 효소면역측정법도 사용할 수 있다.

과민반응 검사는 *Aspergillus*-특이 면역글로불린이 존재하는 결과로서 즉시 및 지연형 과민반응의 특징을 나타낸다. 알러지성 기관지 폐 아스퍼질러스증에서 IgE 역가는 크게 증가한다.

(3) 콕시디오이데스증

콕시디오이데스증은 사막열, San Joaguin열, 계곡열 등으로 알려졌다. 이 질병은 원발성 호흡기, 원발성 피부, 파종 형태 등을 포함하는 몇 가지 형태로 분류한다.

· 콕시디오이데스진균증

이 질병은 *Coccidioides immitis*의 분절포자를 함유한 토양이나 먼지를 흡입하여 발병하다.

· 콕시디오이데스증 진단의 피부검사

Coccidioidin이나 spherulin을 피하주사하여 과민성을 검사하는 방법은 *Coccidioides immitis*을 일차 선별검사하는데 유용하다. 이 방법은 무증상 및 증상 경우 둘 다에서 양성을 나타낼 수 있기 때문에 통상 가장 먼저 사용되는 면역검사법이다. 피부검사는 *Coccidioides immitis*에 대한 최근 및 과거 노출을 구별하지 못한다. 피부검사가 양성이면 다른 혈청검사법을 수행해야 한다. 전에 양성이었던 사람이 음성을 나타내면 파종 감염 및 무력증 상태를 의미한다.

· 검사법

형광항체법은 임상 검체에 직접 응용할 수 있다. 이 방법은 진균을 신속하고 특이하게 동정하기에 대단히 중요하다. 진균배양법 외에도 많은 혈청학적 검사법이 콕시디오이데스증을 진단하기 위해 사용될 수 있으며 침강반응, 면역확산법, 보체결합법, 라텍스응집법 등이 있다. 보체결합법은 *C. immitis* 감염을 확인하기 위하여 가장 널리 사용되고 있는 정량적인 혈청진단법이다. 특히 파종 질병을 확인하기에 대단히 효과적이다. 침강반응은 원발성 증상의 경우 약 90% 이상에서 양성이다. 면역확산법은 보체결합법과 거의 같은 수준이어서 일차 선별검사에 사용될 수 있지만 결과는 보체결합법으로 확인해야 한다. 라텍스응집법은 특이성이 떨어지고 위양성 결과가 많다.

· 콕시디오이데스증의 항체발달

*C. immitis*에 대한 순환 항체를 혈청학적으로 검출하기 위하여 두 가지 항원을 개발하였다. IgM은 증상을 나타내는 환자의 90%에서 감염 후 1~3주 후에 나타난다. 1 : 2 혹은 1 : 4의 역가로는 감염초기임을 추정할 수 있고 3~4주 후 검사를 다시 하여 확인한다. 1 : 8~1 : 16의 역가는 특히 면역확산법으로도 양성일 때 활동성 감염의 증거이다. 1 : 16 이상의 역가는 파종 콕시디오이데스증 환자의 90~95%에서 나타난다.

(4) 기타 진균 질병

· 북미블라스토미세스증

이것은 통상 호흡기가 개입되어 이어지는 만성 진균 질병이다. *Blastomyces dermatitidis*는 피부에 암을 일으키거나 폐, 뼈, 피하조직, 간, 비장, 신장 등에 상처부위를 발생시킨다. 이 진균의 항원은 교차반응이 심하기 때문에 혈청학적 진단은 문제가 있다. 면역확산법과 보체결합법 두 가지를 사용하고 있지만 면역확산법이 더 우수한 것으로 알려졌다. 보체결합법에서 8에서 16의 역가는 활동성 감염을 의미하고 32 이상의 역가는 진단에 사용된다. 역가의 감소는 증상호전을 의미하지만 블라스토미세스증 환자의 대부분은 보체결합법으로 음성 결과를 나타낸다.

· 스포로트리코스증

이것은 만성, 진행성, 피하 림프선 진균증이다. *Sporothrix schenkii*가 원인균이다. 이 질병은 가장 흔한 림프선과 파종, 호흡기 등 세가지 형태가 있다. 접종 부위에 스포로트리코스 연성하감의 특징이 있고 이어서 최초 부위에서 유출되면서 림프선을 따라 피하결절이 형성된다. 감염은 가시에 찔려 발생한 상처를 통해 일어난다. 특히 장미정원에서 일할 때 이 질병에 감수성이 높다.

*Sporothrix schenkii*를 확인하기 위한 검사법으로는 배양, 혈청학적 방법, 형광항체염색법 등이 있다. 가장 민감도가 높은 검사법 두 가지는 효모와 라텍스입자응집법이 있다. 80 이상의 역가는 활동성 감염을 의미한다.

피부 검사도 가능하다. 피부감염 환자는 항상 결과가 음성이지만 피부외 감염환자는 양성이다.

· 크립토코쿠스증

*Cryptococcus neoformans*가 이 질병의 병원체이며 감염된 비둘기가 주요 매개체이다. 효모를 흡입하여 이 질병에 이환된다. 초기에는 무증상이나 증상이 있는 호흡기 감염으로 발전한다. 신체의 어떤 기관이나 조직에 감염되지만 폐나 뇌 밖의 부위에서는 상대적으로 드물다. 이 질병은 면역억제 환자나 면역쇠약 환자에서 매우 심각하다. 항원검사법은 항체 검출보다 시간이 적게 소요되고 더 특이하다.

혈청이나 척수를 이용하여 라텍스응집항원검사법을 수행할 수 있다. 1 : 2의 역가는 감염을 의미하지만 이 정도는 크립토코쿠스증의 증거가 전혀 없는 사람에서도 나올 수 있다. 1 : 4 이상의 역가는 활동성 감염의 증거이다. 고역가는 중증감염을 의미한다. 중추신경계에 감염된 경우의 95%에서 뇌척수액에서 양성을 나타낸다.

간접형광항체법은 *C. neoformans*에 대한 항체를 검출한다. 항원검사법이 음성이고 환자의 예후를 결정하기 위한 항원검사와 연계했을 때 가치가 있다. 결과가 양성이면 현재 혹은 최근 감염을 의미한다.

보체결합법은 가장 특이도가 높은 항체 검출법이지만 민감도가 낮다. 응집반응으로 혈청이나 뇌척수액을 사용하여 1 : 2 이상의 역가가 나오면 *C. neoformans*으로 현재 혹은 최근 감염을 의미한다.

이 질병이 발전함에 따라 항원이 나타나기 시작하고 이어서 항체 생산이 감소된다. 치료후에는 항원역가가 감소하고 항체가 재등장하면 예후가 양호하다는 것을 의미한다.

4) 바이러스, 리켓챠, 마이코플라스마 질병

바이러스 감염과 관련된 특징적인 과정은 세포복제로서 이에 따라 세포가 죽을 수도 있고 아닐 수도 있다. 인터페론은 바이러스 감염에 대한 신체 방어에서 가장 중요한 역할을 담당한다. 항체는 일부 바이러스의 침입과 혈액을 이용한 확산에 중요하지만 다른 바이러스의 세포에서 세포로 확산되는 능력에는 T세포 계통에 후천성면역이라는 짐을 부과한다. 이 T세포는 변경된 자기 조직적합성항원을 인식하도록 전문화된다. 대식세포도 면역에서 중요한 역할을 한다. 인간에게 독력이 강한 바이러스 중 일부는 공수병에서 처럼 인수공동(zoonosis)이다. 그러나 다른 바이러스는 아무 증상 없이 수년 동안 숙주의 체내에 존재하다가 재활성화되어 종양을 포함하는 중증 질병을 일으킨다.

지난 십년간 새로운 바이러스가 오래된 질병을 일으킬 수 있고 반대로 오래된 바이러스가 새로운 질병을 일으킬수 있다는 것을 확인했다. 바이러스의 돌연변이율, 특히 HIV 같은 RNA 바이러스의 경우 비정상적으로 높다. 결과적으로 RNA 바이러스는 선택적 조건하에서 숙주보다 훨씬 신속하게 진화하므로 동시대의 RNA 바이러스는 상대적으로 최근의 공통 조상으로부터만 향 전달된다. 새로운 바이러스로서 인플루엔자 A바이러스와 B바이러스의 생존은 선행하는 바이러스의 결과로 환자의 면역반응을 회피할 수 있는 돌연변이의 계속적인 진화에 의존하는 것처럼 보인다. "새로운" 바이러스 감염의 가장 큰 원인은 인간의 자연 감염이 아니라 인수공동질병에서처럼 사고에 의해서 다른 종으로부터 감염되는 것이다.

바이러스와 세균 사이의 중간 미생물은 리켓챠와 같은 세포벽이 있으며 절대 세포내 기생 미생물과 마이코플라스마와 같은 세포벽은 없지만 세포외 복제가 가능한 미생물이 있다. 면역학적으로 리켓챠는 바이러스에 가깝고 마이코플라스마는 세균에 가깝다.

(1) 허피스 바이러스

인간 허피스 바이러스에는 싸이토메갈로바이러스(CMV)와 엡-스타인바 바이러스(EBV), 1형 허피스 심플렉스 바이러스(HSV-1), 2형 허피스 심플렉스 바이러스(HSV-2), 바리셀라조스터 바이러스(VZV), 인간 허피스 바이러스6(HHV-6) 등이 있다.

· 허피스 바이러스

모든 인간 허피스 바이러스는 유핵세포의 핵내에서 복제하며 크기가 크고 외피로 싸인 DNA 바이러스이다. 이 바이러스는 핵막을 뚫고 출아할 때 외피를 갖추고 다시 바이러스 특이 단백질을 외피에 첨가한다. 허피스 바이러스군은 세포와 관련되어 있다는 기본적 특징을 공유하고 있으며 많은 임상질병도 일으킨다.

· HSV의 전염

HSV는 건강인의 1% 정도는 인두에서 채취되고 임신하지 않은 무증상 성인 여성의 생식기내에서 채취된다. HSV는 전세계적으로 확산되어 있다. 인간은 HSV의 유일한 자연숙주이거나 최소한 감염의 저장소이다. 잠복기는 2~12일이며 45세 이상의 연령이면 거의 100% 혈청반응 양성을 나타낸다.

성인의 양성율은 사회·경제적 차이에 따라 심하게 변한다. 사회·경제적 상류층 성인의 30~50%는 사회·경제적 하류층 성인의 80~100%에 비해 검출가능한 항-HSV 항체를 보유하고 있다.

제6장

· HSV 감염의 진단

HSV의 가장 흔한 증상은 감기, 인후통, 발열, 수포 등이다. HSV는 다양한 임상증후군과 관련이 있을 뿐만 아니라 일차 혹은 재발 질병과 함께 발생하는 임상 감염과도 관련이 있다. 재발 HSV 질병은 항상 일차 감염 부위를 통과하는 척추옆 혹은 뇌신경 절에 잠복한 바이러스의 재활성화의 결과로 발생한다. 일차 감염부위에서 멀리 떨어진 부위도 개입될 수 있다. 활성화 바이러스는 축삭 아래로 이동하여 피부나 혹은 다른 부위에 도착한 후 질병을 일으킨다.

일부의 예에서 다른 HSV는 두 가지 형태의 교차반응 항원을 갖고 있어서 HSV-1과 HSV-2로 구분한다. HSV-1은 일반적으로 구강 주위와 허리 상단의 피부에 발생하는 수포에서 발견되며 HSV-2는 성기와 허리아래에서 분리된다.

· 신생아 및 선천성 감염의 특징

영양부족, 중증질병, 많은 종류의 소아질병 및 미성숙 등은 유아와 아동이 파종성 일차 감염에 걸리기 쉽게 한다. 신생아 HSV감염은 출생후나 출생전·후기에 발생한다. 출생시기에 모체의 성기에 발생한 수포는 신생아의 감염률을 크게 증가시킨다. 감염된 신생아에서 발생하는 병의 경중은 경증에서 중증까지 다양하다. 일반적인 감염의 경우, 유아는 뇌염과 호흡기 이상 혹은 황달을 동반한 간 이상 등을 일으키고 부신 불충분도 발생한다. 중증 감염을 극복한 유아는 종종 일부 신경손상이 남아 있고 오랫동안 피부에 재발성 소포가 나타난다.

· HSV 감염의 검사법

HSV의 진단에는 바이러스 분리 외에도 면역형광법이나 면역효소측정법을 통하여 조직이나 세포에서 항원을 검출하는 여러 가지 검사법이 있다. 뿐만 아니라 단세포군 항체를 이용하여 체액내 바이러스를 면역측정법이나 면역 블롯법으로 검출할 수 있다. 일차 감염의 혈청학적 진단은 역가가 4배 이상 상승하였을 때 결정된다. 초기 재발감염에서 역가는 급격히 상승하지만 여러 번 재발한 후에는 중간 정도의 수준으로 증가한다.

(2) VZV

Valliolar Zooster Virus는 두 가지 임상적으로 다른 형태의 질병을 유발한다. VZV의 일차 감염은 수두의 임상증상을 초래한다. 일차 감염 후 숙주의 후 근 절 (dorsal root ganglia) 핵내에서 잠복기로 들어간다. 바이러스의 재활성화는 대상포진의 임상증상을 초래한다.

· VZV의 전염

인간은 VZV의 유일한 자연숙주이다. 바리셀라는 일차적으로 2~5세 사이의 아동에 영향을 미친다. 이 바이러스는 유행성이며 접촉성이 강하다. 주기적으로 유행하며 호흡계를 통하여 전파된다. 바리셀라는 조스터보다 전염성이 강하다.

조스터는 산발성 질병으로서 중년기에 가장 흔하게 발생한다. 바리셀라에 대한 항체는 재활성화나 대상포진에 대하여 방어하지 못한다. VZV의 재활성화는 숙주의 면역억제와 관련이 있다. AIDS환자, 고연령층, 면역억제 환자 등은 발병할 위험이 높다. 뿐만 아니라 척수의 취급, 국소 방사선요법, 기타 세포성 면역을 억제하는 요법 등은 모두 대상포진의 발병과 관련이 있다.

· 수두와 대상포진의 발병

바리셀라의 잠복기는 14~17일이며 발열, 두통, 권태감 등의 증상을 나타낸다. 이 증상은 특징적인 홍반발진이 나타나기 전에 먼저 나타나고 발진에 이어서 딱지를 형성하는 구진, 수포, 농포 등으로 발전한다. 또 다른 일군의 수포가 2~6일 간 계속해서 발생하므로 다양한 발병단계에 있는 다수의 부위가 동시에 공존할 수 있다.

· VZV에 의한 질병

이 바이러스의 이름은 바리셀라의 수두와 조스터의 대상포진이라는 두 가지 관련된 질병을 반영한다. 바이러스 일차 감염은 수두라는 임상증상을 초래한다. 그 후 바이러스는 후근절이나 뇌신경절의 핵 내에서 잠복기에 들어간다.

바이러스의 재활성화는 대상포진의 특징이 있는 임상증상을 초래한다.

VZV의 합병증으로는 폐염, 뇌염, 신염, 간염, 신근염, 관절염 및 라이(Reye)증후군 등이 있다. 면역억제된 민감한 사람은 VZV 노출 후 합병증이 발생할 위험이 높다. 또 다른 합병증으로는 열성 자색반증이 있으며 발진이 나타난 후 수일 만에 발생하며 어린이나 성인 둘 다에서 볼 수 있다. 이 합병증은 혈소판 감소증과 수포내 출혈 등의 특징이 있다. 발진이 나타난 후 1~2주만에 시작하는 자색반증은 위장관출혈, 비뇨기출혈, 피부출혈, 점막 출혈 등과 함께 혈소판 감소증의 특징이다. 중증 출혈 합병증으로는 자색반증 및 전격자색반증을 동반한 악성 수두가 있다.

· 조스터 감염의 증상

조스터 감염의 특징은 수일에서 수주가 지속되는 신경통이며 이어서 하나 혹은 두개의 근접한 피부분절로 제한된 발진이 뒤따른다. 대상포진은 경우에 따라 여러 개의 피부분절에 개입한다. 고령환자의 지속적인 신경통은 중증이며 수개월에서 수년간 지속될 수 있다.

· 신생아 바리셀라 감염

신생아 바리셀라는 자궁내에서 혹은 출생전·후기에 발생한다. 이것은 유아의 선천성 기형을 초래한다. 모친의 질병이 분만 4일 전이나 그 안에 발생한다면 위험이 크다.

· VZV 감염의 검사법

검사법은 HSV와 유사하다. 혈청학적 검사법으로는 특이 막 항원에 대한 항체를 검출하는 간접면역형광법과 효소면역측정법이 있다. 보체결합법은 최근 감염을 확인하는데 유용하지만 상대적으로 민감도가 떨어진다.

수포내에 있는 바이러스 항원을 검출하기 위한 직접면역형광법으로 신속하게 예비검사할 수 있다. 수포의 밑부분을 면봉으로 긁어내 도말을 준비하고 핵내 봉입을 함유한 다핵거대세포를 조직학적으로 관찰하거나 전자현미경으로 바이러스 입자를 관찰하여 확인한다. 감염을 확신하는 가장 좋은 방법은 인간의 이배체 섬유세포 배양을 통해서 바이러스를 회복시키는 것이다.

바리셀라에 대한 항체는 발진이 나타난 지 수일이내에 검출되고 2~3주에 최고에 달한다. 조스터에 대한 항체는 좀더 신속하게 증가하여 임상증상이 나타나자마자 검출될 수 있다. 신속검사와 임상증상의 상관관계 때문에 혈청학적 검사법이 바이러스 분리법보다 선호되고 있다. 뿐만 아니라 효소면역법(EIA)은 성인의 면역상태를 평가하기에 유용하다.

(3) HHV-6

자체의 모양, 크기 및 시험관내 배양 형태 때문에 허피스 바이러스로 분류되는 "새로운" 바이러스가 최근에 동정되었다. 지놈 분석에 의하면 다른 인간 허피스 바이러스와는 분자적으로 관련이 없다. 원래 이 바이러스는 B-림프친화성 바이러스라고 불렀지만 계속적인 연구로 T세포가 감염의 일차목표라는 것을 밝혔다. 이 바이러스는 현재 HHV-6로 분류한다.

· 증상

급성 HHV-6 감염 환자는 경증의 비특이 증상 및 경부 림프선 병증을 겪는다. 이 바이러스는 소아장미진의 원인으로도 작용한다. 유아의 75%가 생후 10~11개월 무렵 HHV-6에 대한 항체를 보유하여 일반 집단에서도 양성율이 높게 나타난다.

· 검사법

검사법으로는 수포에서 채취한 세포를 면역형광법이나 면역산화효소염색으로 직접 검사하는 방법이 있다. 뿐만 아니라 중합효소연쇄반응, EIA, 방사면역측정법, 간접면역형광법, 라텍스응집법 등과 같은 혈청학적 방법 등도 있다.

배양법에는 환자의 말초혈액세포와 탯줄혈액 단핵구를 동반배양하여 전자현미경이나 항-보체 면역형광법으로 5~10일 후 이 배양액을 관찰하는 것이다. 항-보체 면역형광법은 항체 검출 및 정량에도 사용될 수 있다.

표 6-2. IGM 항체와 질병의 관계

전염물질	결과 해석
IgM 싸이토메갈로 바이러스 항체	CMV에 대한 IgM항체 양성이면 현재 감염 혹은 최근 감염을 의미
EIA로 IgM herpes simplex 바이러스 1형과 2형 항체	HSV에 대한 IgM항체 양성이면 현재 감염 혹은 최근 감염을 의미
IgM 풍진항체	풍진에 대한 IgM항체 양성이면 현재 감염이나 최근 감염 혹은 면역화(예방주사)를 의미
IgM 톡소플라스마 항체	양성이면서 특히 고수준일 경우 현재 감염이나 최근 감염을 의미

표 6-3. IgG 항체와 질병의 관계

전염물질	결과 해석
IgG 싸이토메갈로 바이러스 항체	CMV에 대한 IgG항체 양성이면 현재 감염이나 이전 감염을 의미
EIA로 IgG herpes simplex 바이러스 1형과 2형 항체	HSV에 대한 IgG항체 양성이면 현재 감염이나 이전 감염을 의미
IgG 풍진항체	풍진에 대한 IgG항체 양성이면 현재 감염이나 이전 노출 혹은 면역화를 의미
IgG 톡소플라스마 항체	톡소플라스마에 대한 IgG항체가 6-200IU/ml이면 면역 상태가 장기간 유지되고 있거나 혈청전환 초기를 의미한다. 200IU/ml 이상이면 최근 혈청전환이거나 면역상태가 고수준으로 지속적이라는 의미

4. 면역반응의 확인

IgM은 항상 환자가 감염 초기 동안 다량으로 생산되기 때문에 특히 IgM 항체의 검출은 진단적 의미가 있다. 이러한 면역학적 특징은 특히 톡소플라스마와 같이 결정적인 임상증상이나 징후를 나타내지 않는 질병이나 풍진과 같이 신속하게 치료법을 결정해야하는 조건하에서 중요하다. 특이적으로 IgM과 IgG를 측정하는 방법은 CMV, HSV-1, HSV-2, *Toxoplasma gondii*, 풍진 등을 진단하기 위해 사용된다.

대부분의 질병에는 감염된 개체에 대한 반응 범위가 있다. 일부의 환자는 임상감염으로부터 혹은 발병하지 않고 감염물질이 집단을 이룬 후 항체를 생산한다.

이 경우, 단일 혈청검체의 항체 유무나 쌍을 이룬 검체의 항체 역가 비교는 단순히 이 감염물질과의 과거 접촉을 의미하며 항체의 존재는 최근 감염을 정확히 진단하기 위해 사용될 수 없다. 반면에 일부 환자는 다른 항원과 교차반응할 수 있는 항체를 생산하여 항원자극에 반응할 수도 있다. 이러한 항체는 비특이적이어서 혈청학적 검사를 오판하게 된다.

대부분의 경우 급성기 및 회복기 검체를 사용하는 최근감염 진단을 위한 혈청학적 방법을 우선적으로 선택한다. IgM 검출이나, 공수병 바이러스나 보튤리너스독소 같이 면역반응을 발생할 기회가 전혀 없는 질병 등은 제외하고 대개 단일검체 만을 검사하는 것은 바람직하지 않다.

Chapter 7

연쇄상구균 감염증

학습목표

· 연쇄상구균 감염증의 병인, 증상, 역학 등에 대하여 묘사한다.
· 연쇄상구균의 면역학적 진단 및 평가를 논한다.
· Antistreptolysin O 검출법을 설명한다.

7 연쇄상구균 감염증

1. 병인

Lancefield A군의 세포벽 항원을 갖고 있는 대부분의 연쇄상구균은 *Streptococcus pyogenes*이며 완전용혈의 특성을 나타낸다.

*S. pyogenes*은 가장 흔한 인두염의 원인균으로서 궁극적으로는 성홍열과 피부감염증인 농가진을 유발한다. 그러나 세계적인 이환율과 사망률의 관점에서 *S. pyogenes*은 계속해서 발전하여 급성 류마티스 열과 사구체신염 등과 같은 합병증을 유발할 수 있다. 기타의 *S. pyogenes* 감염증으로는 어린이의 카타르성 중이염, 어른의 부비강염, 골수염, 관절염, 신생아 패혈증 등이 있고 드물게는 폐렴도 야기한다. 특히 독력이 강한 혈청형의 균주는 상처 부위에 괴사성 근막염을 일으키는 단백분해효소를 생산한다. *S. pyogenes*의 감염에 대하여 병적 반응이 급속하게 진행하면 독소 쇼크(toxic shock)와 패혈증이 발생한다.

1) 형태학적 특성

*S. pyogenes*은 그람양성 구균으로서 사람에 감염되면 혈청형을 유발한다. Lancefield는 세포벽 탄수화물 성분의 면역작용에 따라 β-용혈성 연쇄상구균은 A부터 O까지의 혈청형으로 구분한다(그림 7-1). Fimbriae라고 부르는 구조물이 세포막에서 발생하여 세포벽과 협막을 뚫고 돌출해 있다. fimbriae는 연쇄상구균의 대단히 중

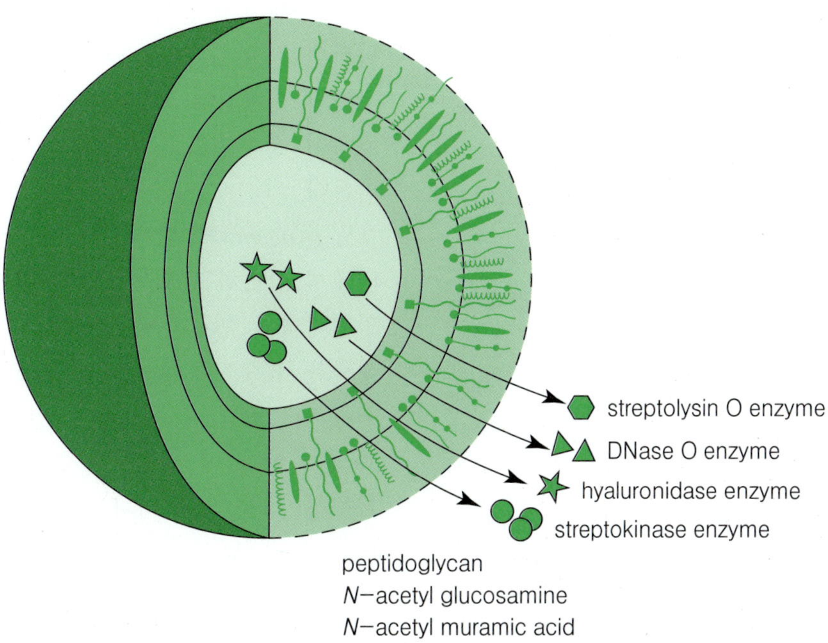

그림 7-1. *Streptococcus pyogenes*은 항원성 표면구조물을 갖고 있으며 항원성 효소를 생산하여 감염된 숙주내에서 특이 항체 반응을 일으킨다.

요한 표면성분으로서 fimbriae에서 발견되는 lipoteichoic acid는 연쇄상구균이 인체의 표피세포에 부착하여 감염증을 유발시키는 역할을 담당한다. 구조적으로는 유사하지만 면역학적으로는 전혀 다른 M항원과 R항원도 fimbriae에 있다. R항원의 생물학적 기능은 알려지지 않았다. Hyaluronic acid로 된 협막과 결합되어 있는 M항원은 단백질로서 *S. pyogenes*의 주요독력인자이다. M단백질이 결핍된 *S. pyogenes* 균주는 감염증을 유발시킬 수 없다. M단백질은 탐식작용을 방해하고 M단백질에 대하여 합성된 항체는 A형 연쇄상구균에 형-특이면역을 제공한다. 뿐만 아니라 M단백질은 A형 연쇄상구균을 60여개의 혈청형으로 세분하는 근거가 된다. *S. pyogenes*은 다양한 항원성분을 갖고 있으며 몇 가지의 항원성 효소도 생산하여 감염된 숙주의 특이면역반응을 유발한다.

2) 세포외 산물

세포외 산물은 연쇄상구균과 관련된 질병의 발병과 혈청학적 진단에 있어서 대단히 중요하다 세포외 산물에 반응하여 생산된 항체는 최근에 연쇄상구균에 의한 감염이 있었다는 증거이다. 대부분의 A형 균주는 적혈구를 용해할 수 있는 두 가지 용혈소(hemolysin)를 생산한다. 산소에 의해 불활화되는 streptolysin O(ASO)는 적혈구 막의 sterol에 결합하여 입체적인 재정열을 유발한다.

이 재정열을 통해서 적혈구 막에 미세구멍이 생기고 헤모글로빈이 확산작용으로 빠져나간다. Streptolysin O는 항원성이 있어서 이에 대하여 생산된 항체는 연쇄상구균의 최근 감염에 대한 혈청학적 지표로서 가장 흔히 사용되고 있다. 또 다른 용혈소인 streptolysin S는 선택적 투과성이 있는 적혈구 막을 파괴하여 삼투용해(osmotic lysis)를 유발하지만 항원성은 없다.

A형 연쇄상구균이 생산하는 다른 물질들은 피하나 더 깊은 조직으로 급속히 전파되는 것을 도와준다. 확산인자라고도 부르는 hyaluronidase는 숙주의 결체조직에 있는 hyaluronic acid를 분해한다. 면역학적으로 네가지 타입(A, B, C, D)으로 구분되는 DNase는 DNA를 분해한다. Streptokinase는 plasminogen을 plasmin으로 전환시켜 혈병을 분해하는 효소이다. 기타의 세포외 산물로는 NADase, proteinase, esterase, amlyase 등이 있으며 항체반응을 유발한다. 성홍열을 유발하는 균주가 생산하는 발적 독소(erythrogenic toxin)는 독특한 형태의 발진을 일으킨다.

2. 역학

*S. pyogenes*는 가장 흔한 병원균 중의 하나이다. 인체의 호흡기도에서 발견되며 잠재적 병원균으로 간주된다. *S. pyogenes*에 의한 상부호흡기 감염증은 취학 연령의 아동에게서 가장 흔하게 나타나지만 3세 미만의 유아에서는 거의 나타나지 않는다. 성적 또는 인종적인 차이에 의한 감염의 차이는 크지 않다.

상부 호흡기도에서 발생된 비교적 큰 침방울과 접촉하면 감염된다. 흔한 것은 아니지만 우유 같은 음식을 통해서도 전파되며 사람이 많이 모이는 곳에서 급속하게 전파된다.

많은 사람들이 특히 취학연령의 아동들이 아무 증상없이도 *S. pyogenes*를 보균하고 있다. 보균자는 혈청학적 검사에서는 음성을 나타내지만 배양검사에서 양성을 나타낸다. 만일 보균자의 인두에 감염된 *S. pyogenes*가 장기간 존재하게 되면 균수와 M단백질 생산 능력이 감소하여 결과적으로 다른 사람에게 감염시킬 기회가 줄어든다.

*S. pyogenes*의 합병증인 류마티스 열의 발생은 미국 내에서 감소하고 있는 추세이며 주로 남부 교외의 인구밀집지역의 빈곤층에 집중되어 있다. 류마티스열의 발생률은 유행기에 2~3%이고 산발기에 0.1~1%이다. *S. pyogenes* 감염 후 류마티스 열로 발전할 가능성은 연령과 관련이 있어 청년들은 노인보다 심장염으로 발전할 가능성이 높다. 그러나 류마티스 열과 판상 심장질환(valvular heart disease)는 개발도상국 아동에서 주로 나타나는 증상이다. 류마티스 열로부터 기인한 류마티스 심장 질환의 병력이 있는 환자는 만년에 심장이상이나 심내막염이 발생할 위험이 대단히 높다. 재발성 류마티

스 열이 재발할 위험은 바로 이전에 재발할 당시의 환자 연령, 최종 재발 후 경과시간, 심장염 유무 등과 같은 요인에 달려있다. 뿐만 아니라 연쇄상구균에 의한 사구체신염 환자는 후에 신장 이상의 위험이 높다.

3. 증상

*S. pyogenes*는 독력이 강하며 아주 다양한 감염증을 유발한다. 그 중에서도 가장 흔한 것이 급성 인두염(strep throat), 상부호흡기 감염증, 농가진(농피증) 등이다. 그 밖의 *S. pyogenes* 감염증으로는 부비강염, 이염, 편도농양, 인두후부농양, 폐렴, 성홍열, 단독, 봉와염, 산욕패혈증, 괴저 등이 있다.

1) 상부호흡기 감염증

*S. pyogenes*가 관련된 상부호흡기 감염증 발생은 연령에 따라 다르다. 유아와 청소년의 경우 비루, 기침, 발열, 구토, 식욕부진 등의 증상이 환자 자신도 모르는 사이에 진행된다. 이러한 증후군을 연쇄상구균증(streptococcosis)이라고 한다.

연쇄상구균성 인두염의 고전적 증후군은 3세 이상의 어린이에서 나타난다. 갑작스럽게 목이 아프고 발열로 시작하여 급속히 중증으로 발전한다. 구개, 인후, 편도 등에 농양성 편도삼출액 및 점상 출혈을 수반한 편도 홍반을 관찰할 수 있다. 유아의 경우 복통, 오심, 구토 등을 수반하지만 대부분의 경우 고전적 증후군을 발생하지 않는다. *S. pyogenes*에 의해 인두염이 발생된 어린이는 대개 발열, 목 통증 그리고 삼출액이 없는 편도 홍반 등의 증상을 공통적으로 나타낸다. 바이러스성 편도염은 증상이 거의 동일하여 임상검사 만으로는 연쇄상구균성 편도염과 구별할 수 없다.

2) 농가진 및 봉와염

농가진은 구진으로 시작되는 피부감염증이다(그림 7-2, 그림 7-3). 부위에는 소양감이 있고 가피를 형성한 후 치유된다. A형 streptococcus의 피하 감염에 의해 유발된 봉와염은 약간 부어오르고 열이 나며 붉은 색의 연약한 부위에서 발생된다. 봉와염 증후군 중의 하나인 단독은 통상 얼굴에 발생하며 편도염과 관련이 있다. 이 병은 독성이 높고 고열을 수반하기 때문에 치료하지 않고 방치하면 치명적일 수 있다.

3) 성홍열

성홍열은 발적 독소를 생산하여 독특한 형태의 발진을 일으키는 A형 연쇄상구균 중의 한 균주에 편도가 감염된 결과이다. 성홍열의 증상은 발진이외에는 연쇄

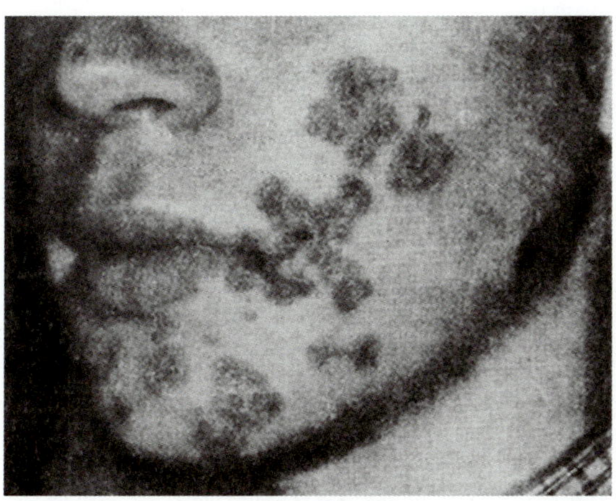

그림 7-2. 수포성 농가진. 두껍고 황색이며 접착성의 가피가 전체 부식표면을 덮는다.

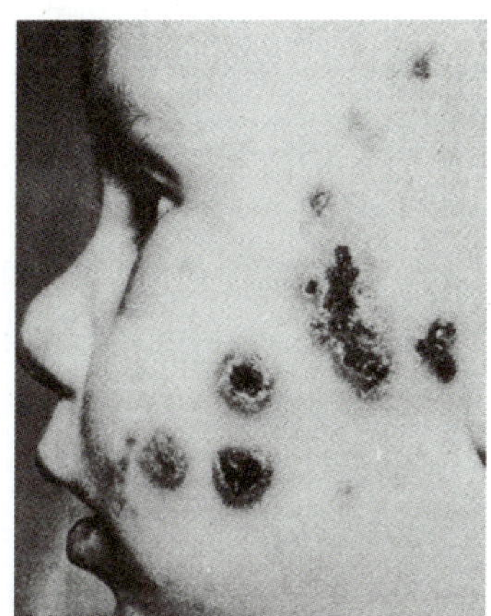

그림 7-3. 농가진, 오래된 부위는 검게 가피를 형성한다.

상구균성 편도염과 동일하다. 발진은 통상 발병 후 하루만에 발달하여 독성쇼크(toxic shock) 증후군의 발진과 유사하게 각질증(hyperkeraeosis)이 발생하여 계속적으로 피부가 벗겨진다. 발병 후 일주일이면 안면 피부가 벗겨지고 그 후 약 2주간 계속된다. 발적 독소에 노출되면 특이 면역이 발생하며 사람은 성홍열에 대하여 3회까지만 발병한다.

4) *S.pyogenes* 감염의 합병증

*S. pyogenes*에 감염되면 반드시 합병증을 수반하지는 않는다. 일예로 급성 류마티스 열은 상부호흡기에 감염된 후에만 발생한다. 반대로 사구체신염은 편도염이나 피부감염(농피증) 후에 발생한다. 급성 류마티스 열과 연쇄상구균 후 사구체신염은 조직자체가 직접 감염된 것이 아니고 화농성 염증반응이 심장, 연골, 혈액, 신장 등과 같은 영향을 받은 조직에 존재하지 않기 때문에 비 화농성이다. 질병의 발병과정(pathogenesis)은 아직 완전히 밝혀지지 않았지만 면역작용이 언제든지 관여한다. 원래 연쇄상구균의 세포막 성분에 대하여 발생한 교차반응 항체는 인간 심장 근육세포의 마이오신(myosin)과 결합한다. 다른 교차반응 항체는 사구체 기저막의 어떤 성분과 결합하여 그 부위에서 면역 결합체를 형성한다. 이 항원·항체 결합체는 반응성 있는 숙주세포와 효소를 유인하여 궁극적으로는 세포손상을 일으킨다.

목에 감염되는 모든 M 혈청형은 류마티스 열을 유발할 수 있다. 편도염의 원인으로 자주 출현하는 것으로부터 예상된 것보다 훨씬 적은 수의 류마티스 열을 유발하는 소수의 혈청형이 동정되었다. 류마티스 열의 발생은 SLO에 대한 항체의 반응 강도에 직접 비례한다. 류마티스 열의 예후는 최초 감염시 심장염이 발생하지 않았을 때 양호하다.

신장에서 발생한 소수의 M 혈청형 중의 하나로 피부나 호흡기를 감염시키면 사구체신염이 수반된다. 이러한 혈청형은 세포벽의 단백성분인 M 단백질에 대한 항체에 의해 구분되며 독력과 관계가 깊다.

4. 면역적 소견

*S. pyogenes*은 몇 가지의 서로 다른 항체를 생산하는 병원균으로서 항원성을 갖춘 구조적 성분을 함유하고 있으며 항원성 효소를 생산하며 각각의 성분은 감염된 숙주로부터 특이 항체반응을 유발한다. 감염 과정 중에 세포외 산물은 신체가 특이 항체를 생산하여 반응하는 항원으로 작용하고 이 항체는 감염의 지표가 된다. 대부분의 감염 환자를 SLO에 대한 항체농도의 증가를 나타낸다. 항체 농도(역가)는 감염 후 약 7일 만에 상승하기 시작하여 4~6주면 최고치에 도달한다. 1~2주 간격으로 역가가 50Todd 상승한 것이 단독 역가보다 진단적 의미가 크다. 역가 상승은 상대적으로 최근에 감염되었다는 것을 의미한다. 급성 류마티스 열의 급성 다발성 관절염 시기에 항체역가가 최고치에 도달하지만 급성 류마티스 열의 심장염 시기에는 다소 감소된다. 환자가 감염 후 일년 정도까지 항체역가 상승을 나타낼 수 있으므로 이 방법으로는 감염시기를 정확하게 결정할 수 없다. 건강한 사람의 경우 임상적으로 다른 연쇄상구균에 감염될 기회가 적기 때문에 저역가의 항-ASO 항체를 나타내지만 저역가가 지속될 경우 *S. pyogenes* 감염이 아닌 것으로 판단한다.

*S. pyogenes*와 관련된 급성 사구체신염 환자의 50% 정도는 항-ASO 항체역가는 정상이지만 DNase와 NADase 같은 다른 연쇄상구균 물질 중의 하나에 대한 항체역가는 상승한다. DNase B 항체는 *S. pyogenes*의 최근 피부감염을 의미하는 가장 신뢰 할만한 방법이다. 항-DNase 항체는 인두염 후 신장염으로 발전한 환자에 있어서 특히 좋은 지표이다.

5. 진단법

인두염의 경우 인후에서 채취한 검체를 배양하는 방법 외에도 세균 독소나 그 밖의 측정 가능한 활성을 나타내는 세포외 산물에 대한 항체에 대해서 검사할 수 있다. ASO와 항-DNase B(ADN-B)는 혈청학적인 표준

검사법이다. 오랫동안 이미 연쇄상구균에 감염되어 있는지를 확인하기 위한 방법으로 SLO의 용혈능력을 중화시키는 환자 혈청의 능력을 이용해왔다(ASO법). 대부분의 환자들은 SLO를 생산하는 균주로 감염되어 인두염 같은 감염증을 나타낸 후에 ASO 항체역가가 증가한다. 라텍스 응집법이나 혼탁도측정법에서처럼 항체를 확인하기 위해서 입자를 사용하는 방법이 대부분의 실험실에서 고전적인 ASO법 대신 사용되고 있다.

연쇄상구균은 deoxyribonuclease B(DNase B)를 생산한다. DNase B의 활성을 저해하는 중화검사법인 항-DNase B 검사법도 최근이나 이전 *S. pyogenes* 감염을 확인하는 혈청학적 표준검사법이다. 항-streptokinase나 항-hyaluronidase 역가(AHT)도 연쇄상구균 감염을 진단하는데 사용된다.

혈청학적 검사법은 3주 간격으로 채혈된 급성기와 회복기의 혈청을 비교하는 것이다. 급성 류마티스 열 환자의 80~85%에서 3주 간격의 혈청을 비교하면 ASO 상승을 볼 수 있다. 나머지 15~20%에서는 ADN-B와 AHT 수준이 상승한다. 대부분의 경우 급성기의 혈청검체를 구할 수 없으므로 회복기 혈청 검체의 항체역가를 참고치 범위(reference range)와 비교한다. 참고치 범위는 연령, 계절, 지역에 따라 다르다. ASO 위양성은 β-지단백, ASO 산화, 세균산물 오염등의 경우에 발생한다.

ADN-B법은 거짓반응을 유발하지 않기 때문에 *S. pyogenes* 감염 후 급성 류마티스 열과 급성 사구체신염을 진단하는데 있어서 무엇보다 먼저 선택해야 할 혈청학적 진단법이다.

6. 연쇄상구균 독성 쇼크 증후군

최근에 쇼크나 기관이상과 관련 있는 괴저성 근막염을 수반한 A형 연쇄상구균 감염의 보고가 급격히 증가하고 있다. 이것을 연쇄상구균 독성 쇼크양 증후군(streptococcal toxic shocklike syndrome, STSS)이라고 한다. STSS는 1987년에 공식적으로 인정되었지만 17세기 이후로 계속해서 연쇄상구균의 유사종으로 인한 감염이 발생되었다. 아직까지도 STSS는 새로운 질병으로 여기고 있으며 "탐식 세균(fresheating bacteria)"이라는 별명을 가진 연쇄상구균의 동일 균주와 관련이 있다.

1) 병인

STSS 환자로부터 분리된 A형 연쇄상구균 균주는 주로 발열성 외독소 A 혹은 B 아니면 둘 다를 생산하는 M1형과 M3이었다.

발생건수의 절반 정도에서는 연쇄상구균의 침입경로를 입증할 수 없지만 일부는 추측할 수 있다. 인두염 환자는 거의 STSS로 발전되지 않는다. Varicella나 influenza 같은 바이러스에 감염되었을 경우 침입경로가 생긴다. 비 스테로이드성 소염제를 사용할 경우 초기 증상이 나타나지 않아 환자로 하여금 중증 연쇄상구균 감염증과 쇼크에 쉽게 걸리도록 한다.

2) 면역학적 기전

발열성 외독소는 체내에서 열을 발생시킬 뿐만 아니라 내독소가 쉽게 분비되도록 하여 쇼크를 유발한다. 연쇄상구균의 발열성 외독소 A와 B는 단핵구가 TNF-β와 IL-6 등을 합성하도록 유도한다. TNF는 STSS 환자에서 발열, 쇼크, 조직 손상 등을 매개한다.

M 단백질은 다형핵 백혈구의 탐식작용에 저항할 능력이 있어서 신체에 쉽게 침입한다. 반면에 M 단백질에 대한 형-특이 항체는 탐식작용을 촉진시킨다. 외독소, 독성 쇼크 증후군독소(TSST-1)-1 및 장독소(enterotoxin) A, B, C 등과 같은 연쇄상구균 독소는 항원제공세포의 MHC 클라스 Ⅱ 복합체 및 T세포 수용체의 V_b 영역에 결합하여 T세포 반응을 자극할 수 있다. 쇼크와 조직 손상을 매개할 수 있는 싸이토카인을 생산하여 T세포 자극을 유발한다. 급성 STSS 환자의 T세포 집단을 정량하면 확장보다는 감소를 나타내며 이것은 많은 세포집단이 아팝토시스(apoptosis)에 의해 생존기간이 짧아졌다는 것을 의미한다.

뿐만 아니라 아직까지 밝혀지지 않은 슈퍼항원도 작용한다. 싸이토카인 생산은 쇼크와 기관 이상의 발생에 똑같이 작용한다. SLO 같은 외독소도 TNF-α와 IL-1-β

를 유발할 수 있다. 단백분해효소의 전구체인 발열성 외독소 B는 pre-IL-1-β를 쪼개서 IL-1을 방출시킨다. 결국 SLO와 외독소 A는 함께 단핵구가 IL-1-β를 유도하도록 작용한다. 아직까지 기전은 정확히 밝혀지지 않았지만 생체 내에서 싸이토카인 유도는 쇼크의 원인이 되므로 SLO, 외독소 A, 세포벽 성분 등은 TNF와 IL-1에 대한 잠재적 유도인자이다.

3) 역학

STSS 발생율은 어린이나 노인층에서 대단히 높다. 환자의 절반 이상이 만성 질환을 겪고 있다. STSS는 가정이나 의료기관에서 전파될 위험이 크다. 증상이 발전하여 독성쇼크를 일으키는 *S. pyogenes*의 발병율은 70% 정도이다. 그러나 매년 약 300명 정도의 환자 밖에 발생하지 않기 때문에 희귀한 감염으로 분류된다. 대부분의 경우 연쇄상구균이 상처, 긁힌 자국, 수술부위 등과 같은 피부의 손상부위를 통하여 침입한 경우 STSS가 발생하고 단순한 목 감염시에는 결코 발생하지 않는다.

4) 증상

STSS 증상에는 쇼크, 발열, 발진 등이 있으며 감염부위에는 발적, 팽윤, 통증 등이 있다. STSS의 발병에 필요한 시간은 외상이 발생한 후 2~3일 정도이다. STSS의 가장 공통적인 초기 증상인 통증은 갑자기 발생하여 심해지고 대개는 물리적 소견으로 발전한다. 고통은 주로 사지에서 발생하지만 복막염, 골반 염증, 폐렴, 급성 심근경색, 심막염 등과 비슷할 수도 있다. 환자 중 약 20%는 발열, 오한, 근통증, 오심, 구토, 설사 등의 특징이 있는 인플루엔자유사 증후군을 겪는다.

쇼크 환자는 저체온증을 수반하지만 발열은 가장 흔한 초기 증상이다. 환자 중 약 80%는 국소팽윤과 홍반 같은 연골조직 감염 증상을 나타내며 그 중 70%는 괴사성 근막염이나 근염으로 발전하여 외과적인 변연 절제술, 근막 절개술, 절단술 등을 필요로 한다. 가장 위급한 증상은 연골조직 팽윤에서 푸른 색을 띠는 소포진 형성과 바로 이어서 수포 형성으로 발전되는 것이다.

5) 검사결과 자료

STSS와 괴사성 근막염을 확진하기 위해서는 A형 연쇄상구균 감염에 대한 혈청학적 확인검사에서 SLO와 DNAse B에 대한 항체역가가 4배 이상 상승을 나타내야 한다. 초기 검사에서는 통상 경미한 백혈구증을 나타내지만 미성숙 호중구의 평균 비율은 40~50%에 달한다. 약 60%의 증례에서 혈액 배양검사 양성을 나타낸다.

혈색소뇨증이 나타나거나 정상치보다 평균적으로 2.5배 이상인 혈청 크레아티닌(creatinine) 값으로 부터 신장이 관련되었다는 것을 알 수 있다. 환자 중 40~50%에서 신장 손상에 이어 저혈압증을 겪는다. 혈청 크레아티닌 kinase 수준은 연골조직 감염을 확인하는데 유용한 수단이며 증가되었으면 괴사성 근막염이나 근염을 의미한다.

6) 치료

STSS는 치명적일 수 있기 때문에 즉시 치료해야 한다. 급성일 경우 정상 혈압을 유지하기 위해서 수액주사나 투약을 필요로 한다. 페니실린과 베타락탐계 항생제는 급속히 성장하는 세균들에 대하여 가장 효과적이다. 회복 후에는 발진에서처럼 피부가 벗겨진다. 감염부위의 죽은 피부와 근육을 제거하기 위해서 수술을 요할 수도 있다.

7. B형 연쇄상구균 질환

B형 연쇄상구균(group B streptococcus, GBS)인 *Streptococcus agalactiae* 감염은 성인과 신생아에서 심각한 질병을 일으킨다. GBS 질환의 치사율은 성인 남성과 미 임신 여성의 경우 26~70% 정도이다. GBS는 대개 혈액에서 분리된다. 가장 흔한 임상소견은 피부 및 연골조직 감염이다. 특히 노년층과 만성 질환 환자에서는 GBS가 심각하기 때문에 백신 개발이 요구된다. 발병 위험집단을 미리 결정하는 것이 효과적인 예방책이다. 분만 시에 항생제를 사용하여 신생아의 GBS 질환을 예방할 수 있지만 널리 사용되는 방법은 아니다.

8. ASO-latex 응집법

1) 원리

A형 연쇄상구균은 두 가지의 용혈성 외독소를 분비한다. 그 중 하나인 SLO는 항원성이 강하여 이에 대하여 형성된 항체를 항-streptolysin 항체(ASO)라고 한다. 라텍스 입자를 SLO 항원으로 도포하면 ASO 항체가 존재할 경우 육안으로 응집을 확인할 수 있다. A형 연쇄상구균은 급성 사구체신염 뿐만 아니라 류마티스 열이나 심장이상과 같은 감염후 합병증의 원인이 된다.

2) 검체 채취 및 준비사항

검체를 채취하기 전에 환자에게 특별히 조치해야 할 필요는 없다. 일단 검체를 채취한 다음에는 바로 그 자리에서 환자 이름, 날짜, Hospital 번호, 채취자 이름 등을 표시해야 한다. 최소한 2㎖ 정도의 혈액을 무균적으로 채혈하여 응고시킨 후 원심분리하여 혈청만 분리한다.

혈청 검체는 2~8℃에 보관하면 8일 정도 사용가능하고 냉동과 해동을 반복하지 않는다면 채혈 후 24시간 내에 냉동시켰을 때 3개월 정도 사용가능하다. 지방혈증이나 세균오염 혈청은 검사에 적합하지 않다.

3) 시약, 소모품, 장비

RaPET(Stanbio Lab, San Antinio, TX)은 다음과 같이 구성되어 있다.

① SLO로 도포된 라텍스입자 현탁액. 이 현탁액은 생리식염완충액에 ASO를 도포시킨 polystyrene 라텍스 입자를 현탁시킨 것이다. 2~8℃에 보관하면 포장지에 표시된 유효기간 내에 안정하다. 냉동 금지, 사용 전 잘 섞을 것.

② 글라이신(glycine) : 생리식염완충액 20배 농축액(20X). 글라이신과 Nacl으로 구성된 pH 8.2±0.1의 용액

③ 6개의 원이 표시된 slide glass. 사용 후 증류수로 씻고 연한 천이나 휴지로 완전히 건조시킨다.

④ 일회용 피펫

⑤ 양성 대조액

⑥ 음성 대조액

그 밖의 제품 내에는 없지만 필요한 물품

① 타이머

② 12×75㎜ 시험관 및 Rack(반정량검사 시)

③ 피펫 및 안전피펫(반정량검사 시)

④ 전등

주의 : 라텍스 시약과 대조액에는 방부제로 아지드화 나트륨(Sodium azide)이 함유되어 있다. 아지드화 나트륨은 배관의 납이나 구리와 반응하여 폭발성이 강한 급속성 아지드 화합물을 형성할 수 있으므로 버릴 때는 충분한 양의 물로 희석하여 버린다.

4) 정도관리

(1) 양성 대조액 : ASO가 최소한 200U/mL 정도 함유된 혈청 희석액. 검사를 시작한지 2분만에 육안으로 응집을 확인할 수 있어야 한다.

표 7-1. 희석배수와 항체가의 예

희석배수	U/mL
2	≥ 400
4	≥ 800
8	≥ 1600
16	≥ 3200

(2) 음성 대조액 : ASO가 100U/mL 미만으로 함유된 혈청 희석액. 검사를 시작한지 3분만에 아주 작은 덩어리가 나타날 수 있다.
양성 및 음성 대조액을 매번 검사할 때마다 환자의 혈청과 함께 검사해야 한다.

주의 : 대조액은 인체에서 유래한 것이므로 임상검체와 마찬가지로 취급해야 한다.

5) 일차 선별검사 절차

모든 시약과 검체는 사용전에 실온이어야 한다. 라텍스 현탁액은 세게 흔들면 안되고 살살 흔들어야 한다.

① 제품 내의 피펫을 이용하여 환자 혈청을 한 방울 slide glass의 원안에 떨어뜨린다. 또한 다음 원에 음성 및 양성 대조액을 각각 한 방울씩 떨어뜨린다.
② 혈청이나 대조액 바로 옆에 라텍스 현탁액을 한 방울 떨어뜨린다.
③ 제품 내에 가는 막대로 각 원내에서 전체적으로 퍼지도록 두 가지 용액을 섞는다.
④ Slide를 2분간 앞·뒤로 반복해서 기울여 혼합액이 원 내에서 회전되도록 하거나 자동회전기를 이용하여 80~100rpm 정도로 회전시킨다.
⑤ 정확히 2분간 회전시킨 후 밝은 조명하에서 확인한다.

응집이 일어나면 ASO가 200U/mL 이상이라는 의미여서 정량적으로 재검사해야 한다. 반정량검사에서는 응집이 일어난 가장 희석배수가 높은 검체의 희석배수를 보고한다.

6) 결과보고

(1) 양성 : 응집
(2) 음성 : 비응집

7) 오진원인

검체가 세균으로 오염되었거나 반응을 2분 이상 하였을 경우 위양성반응이 발생한다. 눈에 뜨일 정도의 지혈증 혈청이나 혈장은 비특이 반응을 유발할 수 있다.

8) 임상적용

연쇄상구균 감염증상은 대개 다음 질환의 증상과 유사하다. 일예로 류마티스 열은 류마티스 관절염과 혼동될 수 있지만 류마티스 관절염의 경우 ASO가 정상이다. 역가 상승은 A형 연쇄상구균 감염을 의미한다. 연쇄상구균 감염의 80%에서 ASO 역가 상승을 볼 수 있다.

적절한 간격으로 채혈하여 ASO 검사를 반복하였을 때 다음과 같이 결정할 수 있다.

(1) 역가 상승은 감염이 심각하다는 것을 의미한다.
(2) 역가 감소는 회복중이라는 것을 의미한다.
(3) 지속적인 저역가는 연쇄상구균 감염이 최근 발생한 것이 아니라 과거에 감염되었다는 것을 의미한다.

9) 제한사항

연쇄상구균의 피부감염이나 사구체신염의 경우에는 ASO 역가가 매우 낮다. 만일 연쇄상구균 감염이 의심되지만 ASO역가가 참고 범위를 초과하지 않는다면 ADN-B 검사를 실시한다. 주관적인 결과 판독 때문에 결과 해석이 일치하지 않을 수도 있다.

9. A형 연쇄상구균 항원을 직접 확인하기 위한 광학면역측정법

1) 원리

새로운 신속 표면 면역측정법(광학면역측정법, Optical immunoassay, OIA)은 항원과 항체의 결합에 의해 발생하는 박막(thin film) 두께의 물리적 변화를 직접 시각적으로 확인할 수 있도록 해준다(그림 7-4).

다클론 Anti-group A Strepto coccal antigen(GAS) antibody를 실리콘 웨이퍼에 고정시킨다. 박막을 투과한 후 웨이퍼 표면에서 반사된 광선은 황색을 띠게 된다. 항원을 함유한 액체 검체가 표면에 존재하면 항원과 웨

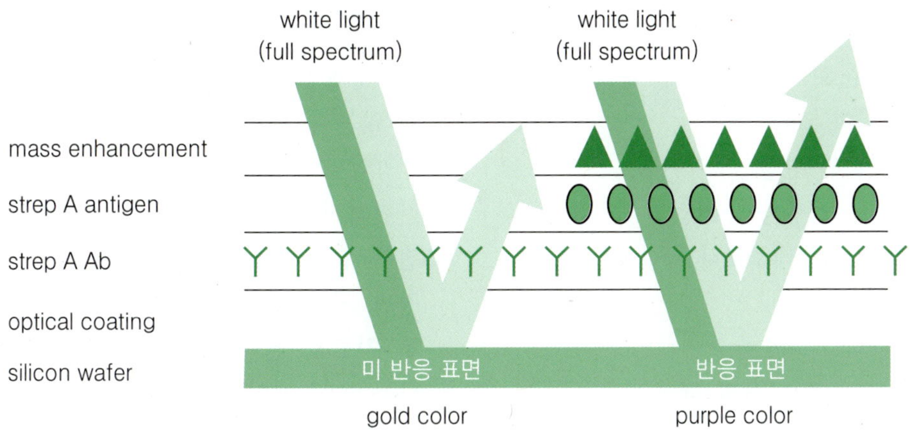

그림 7-4. 광학 면역측정법

이퍼에 고정된 항체 간에 결합하게 되고, 항원-항체 결합체에만 결합하는 기질을 첨가하면 박막의 두께가 증가하여 광선 투과에 변화가 발생하고 웨이퍼 표면은 자주색을 띤다. 항원이 결합되지 않으면 색깔 변화도 없다.

2) 검체 채취 및 준비사항

목이나 비인강으로부터 검체를 채취하기 위해서는 무균 면봉을 사용한다. 검체가 묻은 면봉을 Stuart 액체배지나 반고체배지를 사용하거나 Amies 액체배지나 반고체배지를 사용하여 실험실로 수송한다. 면봉은 실온에 보관하며 채취한지 3일 이내에 검사한다.

A형 연쇄상구균 광학면역측정법 이외에 배양검사를 해야 한다면 다시 한 번 면봉으로 검체를 채취하고 배양에 사용하던 종전의 방법대로 한다. 검체를 다시 채취할 수 없다면 배양검사를 먼저 시작하고 이어서 광학면역측정법을 실시한다.

모든 면봉은 질병을 전파할 수 있는 것으로 간주하여 조심스럽게 취급해야 한다. 시작부터 끝까지 주의사항을 준수하고 면봉이나 시험관은 지정된 용기에 버린다.

검사 완료 후 반드시 손을 씻어야 한다.

3) 시약, 소모품, 장비

① OIA 제품에 포함 : 시약 1~5, 테스트 디바이스 (device), 양성 대조액

② 피펫

③ 설명서

④ 초시계

2~8℃에서 제품을 보관한다. 실온에서의 사용은 12시간 내로 제한하며 사용 즉시 냉장보관한다. 표시된 사용기한을 경과한 시약을 사용하지 않는다. 이 제품은 시험관 내 진단 목적으로만 사용할 수 있다. 모든 시약은 서로 다른 lots나 kits 간에 교환 사용하지 않아야 한다. 그리고 시약 사이에 마개(cap)를 바꾸어서 사용해서도 안된다. 시약 1은 자극성이 있다.

4) 정도 관리

각 제품 내에는 양성 대조원이 있다. 검사가 완료된 후 양성 대조원의 표면 중앙에는 작은 자주색 점이 나타나야 한다. 설명서대로 시험하고 검사를 완료한 후 검사 표면을 밝은 조명하에서 확인한다. 광선은 검사 표면에 반사되어 검사 결과를 확인할 수 있어야 한다.

5) 검사과정

검사과정은 제품내 설명서를 참고한다. 검사는 백색 광하에서 표면을 조사한다. 빛은 검사표면을 굴절하며 결과판독을 한다.

6) 결과 보고

양성 대조 : 매 검사 완료 시 검사 표면 중앙에 작은 자주색 점이 있다.

음성 : 양성 대조원에서만 반응

양성 : 반응원 내에서 양성반응을 확인할 수 있다.

강양성 : 반응원 내에서 양성대조보다 확실하게 보인다.

(1) 양성

반응원 중앙에 뚜렷한 자주색 원을 형성

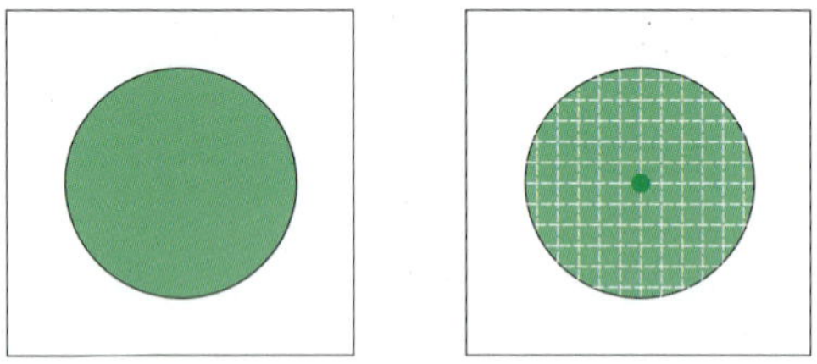

(2) 음성

반응원 내에 자주색 원이 나타나지 않고 양성 대조원에서만 반응

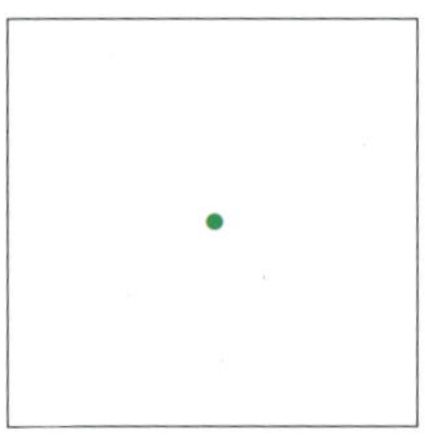

(3) 재검사

양성 대조원이 나타나지 않거나 검사 표면 전체가 자주색일 경우 재검사해야 한다.

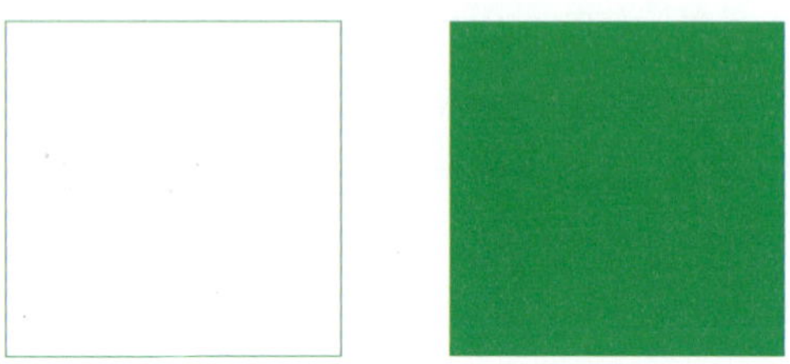

7) 특징

양성반응에서 나타나는 색깔은 시간이 경과해도 변하지 않는다. 디바이스는 검사 후 밀봉해서 보관한다.

광학면역측정법 제품은 다른 제품보다 싸고 신속하며 간편하지만 종전의 배양검사와 비교하면 민감도가 떨어진다. BioStar(Boulder, Colorado)에서 제조한 광학면역측정법 제품은 민감도와 특이도에 관련된 문제점을 극복한 것으로 알려졌으며 라텍스응집법의 민감도(43%)보다는 높고 배양검사와는 동등하다.

8) 임상적용

전통적인 A형 연쇄상구균 항원검사법과 배양검사법은 태생적인 제한사항 때문에 대부분의 실험실에서 환자관리에 거의 영향을 주지 않는다. 광학면역측정법은 인두검체를 면봉으로 채취하여 검체로부터 A형 연쇄상구균 항원을 확인하는데 있어 간편하고 신뢰할만한 방법이다.

9) 제한사항

다른 진단방법과 마찬가지로 이 제품으로 얻은 결과는 다른 임상적 관찰이나 의사가 가진 정보에 대한 보조 수단으로 사용되어야 한다. 이 방법으로 결과가 음성이지만 증상이 지속된다면 어떤 형의 연쇄상구균이 인두염의 원인인지 재조사한다. 이 검사법은 A형 연쇄상구균을 다른 형과 구별하기 위해 사용되어서는 안 된다.

Chapter 8

매 독

학습목표

- 1차, 2차, 잠복기, 후기 매독 및 선선성 매독의 병인, 역학, 증상 등을 묘사한다.
- 매독의 면역학적 진단평가방법을 설명한다.
- VDRL 방법 및 RPR 방법을 설명한다.
- FTA-abs 방법을 설명한다.

8 매 독

1905년에는 매독이 나선균인 *Treponema pallidum*에 의해 발병된다는 사실이 밝혀졌다. 최초의 매독진단법인 Wasserman 검사법은 1906년에 개발되었다. 이 고전적 방법 이후 여러 가지 검사법이 등장하였다. 매독의 치료법으로는 페니실린을 1940년대까지 사용하다가 그 후는 비소같은 중금속으로 대체되었다.

1. 병인

*T. pallidum*은 Spirochaetales 목의 Treponemataceae과에 속한다(그림 8-1). Treponema속에는 인간의 위 장관이나 생식관에 서식하는 여러 가지의 종이 있다. *T. pallidum*, T. pertenue, *T. carateum* 등은 세계적으로 발병률이 높은 병원균이다(표 8-1). Treponema의 직접검사법으로는 아주 흔하게 암시야 현미경 관찰법이 있다. Treponema는 현미경하에서 8~24회 꼬인 6~15㎛ 크기의 나선균으로 보인다. 그람 음성균과 유사하게 세 겹의 외막을 갖고 있다.

숙주의 밖으로 나오면 각종 물리적 요인이나 화학물질에 민감하기 때문에 병원성의 treponema는 인공배지에서 배양할 수 없지만 환자로부터 떼어내 냉동시킨 조직절편에서는 약 5일까지 생존한다.

2. 역학

병원성 treponema는 직접 접촉으로 전파되어 매독이라는 성병을 일으킨다. Yaws, pinta, bejel로 구분되는 세 가지 treponema증은 미국 내에서 거의 볼 수 없지만 저개발국에서는 쉽게 볼 수 있다. 이 질병은 빈곤, 인구밀집, 불결한 위생 등과 관련이 있다.

Yaws, pinta, bejel은 *T. pallidum*와 밀접한 관련이 있는 세균에 의해 발병된다. Yaws는 주로 카리브지역, 라틴 아메리카, 중앙 아프리카, 극동지역에서 볼 수 있다.

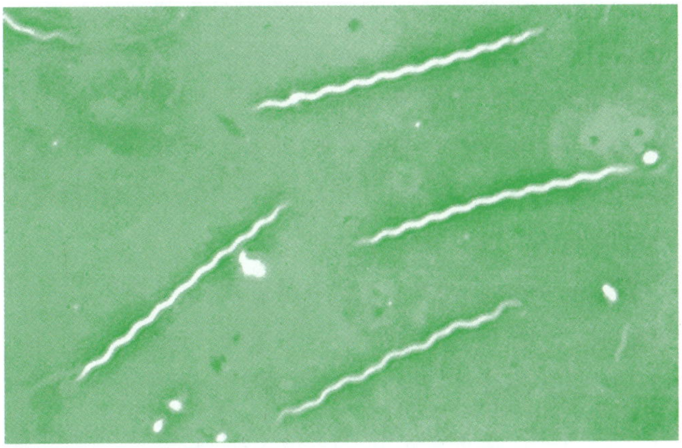

그림 8-1. *Treponema pallidum*

표 8-1. 매독균 관련 질병

균	질 병
Treponema pallidum	매 독
Treponema pallidum : 변이종	Bejel
Treponema pertenue	Yaws
Treponema carateum	Pinta

Pinta는 라틴 아메리카에서만 발견되며 감염은 피부로 제한된다. Bejel은 동지중해, 발칸반도, 북부 아프리카의 저온지역 등에서 발견된다. *T. pallidum*의 감염은 물론 피부나 구강의 상처 부위에 풍부하게 존재하는 나선균이 개인 대 개인으로 전파되지만 반드시 성적 접촉을 필요로 하지는 않는다. 감염은 대개 아동기에 발생하고 감염 후에 treponema 성분이나 비-treponema 성분에 대해 반응할 수 있는 항체를 유도한다.

매독에 감염된 사람과 성교시 상대가 매독에 걸릴 확률은 30~50% 정도이다.

1999년 미국 내에서 35,600여건의 매독 발생이 보건당국에 의해 보고되었으며 그 중 6,650건은 일차 및 이차 매독이었고(1998년보다 5.4% 감소), 556건은 신생아의 선천성 매독이었다. 그러나 실제로는 당국의 발표보다 많은 건수가 발생된다. 전세계의 265개국이 미국의 100,000명 당 4건보다 높은 비율로 발생한다.

1999년에 매독은 주로 20~39세의 사람에서 발생하였고 남자가 여자보다 1.5배 높게 발생하였다. 특히 20~29세의 여자와 30~39세의 남자에서 발생률이 높았다. 빈곤, 영양상태, 무지 등과 같은 기본적인 사회문제는 매독이 일부 인구에서 불균형적으로 높게 발생하는 현상과 관련이 있다. 1999년에 발생한 일차 및 이차 매독은 민족적 분포가 흑인 75%, 백인 16%, 중남 아메리카계 8%, 기타 1%였다.

매독은 구강에 상처가 있는 사람과 입맞춤으로도 전파될 수 있다. 드문 경우지만 수혈에 의해서도 전파된다. 그러나 20세기 전반기에는 매독이 수혈에 의해 전파되는 주요 질병이었다. 아직도 혈액은행이 부족하고 응급시에 직접 수혈을 행하는 일부 열대국가에서는 수혈에 의한 매독 전파위험이 존재하고 있다.

*T. pallidum*은 냉장보관하면 수명이 짧아지기 때문에 매독 전파를 감소시킬 수 있다. 스피로헤타는 구연산을 첨가한 혈액에서 4°C로 72시간 정도 보관하면 생존할 수 없다.

매독은 태반을 투과하여 태아에게 전파될 수 있으며 스피로헤타는 임신기간 중 마지막 3개월에 전파된다.

3. 증상

매독은 치료하지 않으면 만성 질환으로 발전되어 아급성 증상기가 반복되는 기간 동안 증상이 없는 기간도 존재하며 전체 기간동안 혈청학적 양성반응을 나타낸다.

매독은 일반적으로 치료하지 않으면 몇 가지 단계로 나뉘어 발전한다. *T. pallidum*은 최초에 점막을 뚫고 침투하거나 표피 또는 상처를 통해 신체에 침입한다. 일단 침입하면 순환계통을 통하여 신체의 모든 기관으로 이동할 수 있다. 임상적으로 혈청학적으로 발달하기 전 이미 환자는 매독균 잠복기 상태가 된다.

잠복기는 통상 3주 정도 지속되지만 개인별 차이가 커서 10~90일 정도이다.

1) 1기 매독

잠복기가 끝날 무렵 감염부위에서 스피로헤타가 증식하여 매독에 독특한 하감(Chancre)이라고 부르는 작고 단단한 일차 감염부위로 발전한다. 하감은 구진으로 시작되어 점점 커지면서 중앙은 깨끗하면서 둘레가 딱딱해진다(그림 8-2). 통증은 없다. 대부분의 경우 한 개의 하감이 발생하지만 여러 개가 동시에 발생하는 경우도 드물지 않다.

하감은 대개 성기 주변에서 발생하지만 10% 정도는 목, 입술, 손과 같은 신체의 다른 부분에서도 발생한다. 남자의 경우 스피로헤타가 음경의 상처 부위에 침입하여 증식하게 되고 음경 내부로 들어온 것은 정액과 함

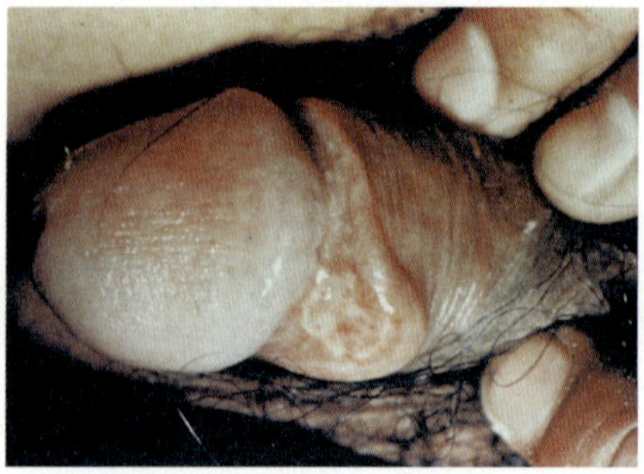

그림 8-2. 1기의 연성하감

께 방출되지만 여자의 경우에는 감염부위가 주로 회음부, 음순, 질벽, 경관 등이다. 요도 내부에 감염되면 유일한 증상이 빈뇨이다.

외부 성기에 1기 매독이 발생한 환자의 50~70%는 계속해서 서혜부 adenopathy으로 발전하지만 이 경우에는 cervix이나 질 부근에는 장골절(iliac node)에서 빠져나오는 분비액때문에 하감이 흔치 않다. 국소적 **adenopathy**은 다른 부위로 감염시킬 수 있다. 예를 들면 경관 선병증은 구강 내에 감염부위를 수반한다. 치료하지 않더라도 하감은 1~5주간 지속되다가 4~6주면 완전히 없어진다. 국소적 adenopathy도 없어진다.

2) 2기 매독

하감이 나타난 후 2~8주 지나면(간혹 6개월) 2기 매독의 증상을 볼 수 있다. 일부의 경우 1기와 2기가 중첩될 수도 있어서 이때 하감은 잘 나타나지 않는다. 또한 1기 증상없이 바로 2기 매독(그림 8-3)을 나타낼 수도 있다.

이 단계에서는 두통, 목통증, 미열, 콧물 등의 바이러스 감염을 의미하는 증상을 볼 수 있다. 혈액검사를 실시하면 림프구 수는 상대적으로 많고 백혈구는 약간 증가한다.

다시 림프 adenopathy과 피부 및 점막의 병소가 발전하게 된다. 매독 환자의 약 75%가 adenopathy으로 고생한다. 환자의 80%에서 피부 병소를 볼 수 있고 여기에 스피로헤타가 몰려 있어서 전염력이 강하다. 반점이 많이 발생하고 발진도 주로 성기에서 많이 발생하고 때로는 손바닥이나 발바닥에도 발생한다. 더욱 발전한 환자에서는 항문이나 질같은 습한 부위에 사마귀 모양의 Condylomata lata를 볼 수 있다.

이 병소는 최초 감염부위는 아니지만 스피로헤타가 혈액순환에 따라 분산되었기 때문에 발생한 것이다. 중추신경계(CNS)는 환자의 33%에서 증상없이 감염될 수 있다. 약 2%는 급성 매독성 뇌막염을 겪는다. CNS 감염 초기에 치료하지 않으면 신경매독으로 발전한다.

3) 잠복 매독

치료하지 않고 2기 매독을 지나고 나면 환자는 혈청학적인 방법으로만 진단할 수 있는 비 전염성의 잠복상태가 된다. 감염 후 첫 2~4년 동안 25%의 환자는 2기 매독이 재발하여 하나 이상의 점막 병소를 볼 수 있다. 재발기간 중에 환자는 전염성이 있고 스피로헤타는 태반을 투과하여 태아에 전염될 수 있다. 감염된지 4년 후에는 재발이 드물다. 잠복 상태로 되는 환자의 33%가 저절로 병이 치료되며 다른 33%는 더 이상 임상적 발현을 나타내지 않고 나머지는 3기 매독으로 발전하게 된다.

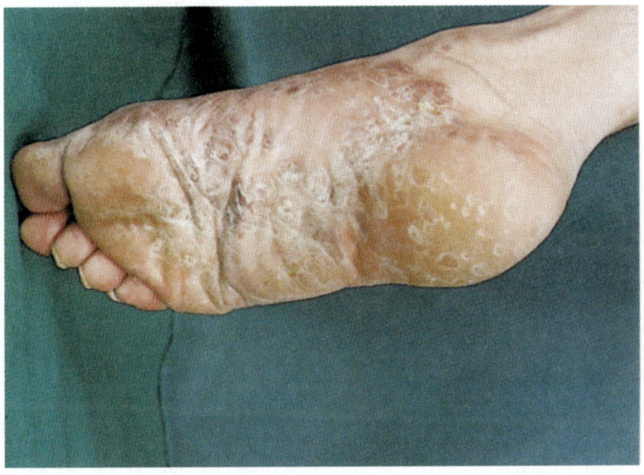

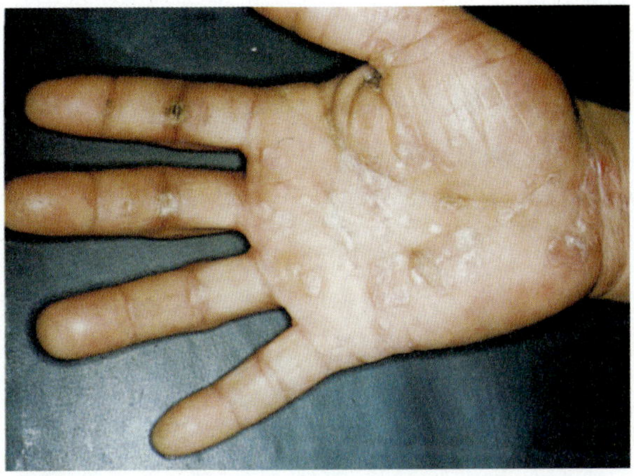

그림 8-3. 2기매독의 발진

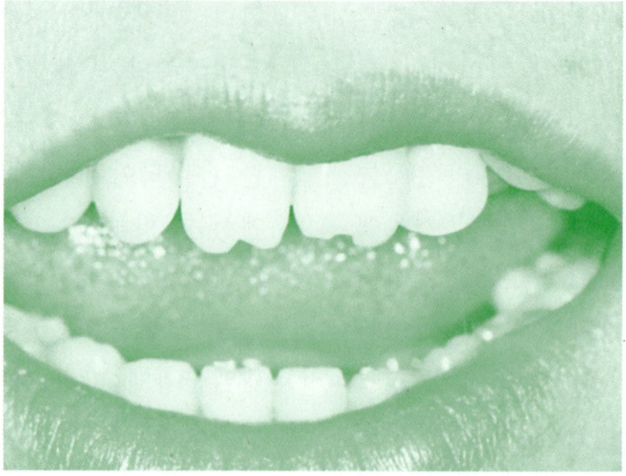

그림 8-4. 선천성 매독

4) 3기 매독

3기 혹은 후기 매독의 첫 발현은 대개 감염 후 3~10년 후 나타난다. 치료하지 않은 매독 환자의 15%는 육아종(granuloma)이 특징인 피부에 난 상처가 아물 때 생기는 동그란 모양의 혈병과 유사한 병소를 형성한다. 골격계도 영향을 미치지만 나선균은 거의 발견할 수 없다. 치료하지 않은 환자의 10%는 심혈관 질환으로 발전한다.

*T. pallidum*은 직접 대동맥 내피세포에 작용하여 혈관을 약화시키고 결과적으로 대동맥궁의 매독성 동맥류를 발생한다. 치료하지 않은 매독 환자의 8%에서는 3기 매독이 CNS에 침입한다. 원래 CNS 질환은 증상이 없고 뇌척수액(CSF)을 이용해서 검사해야 확인할 수 있다. 스피로헤타는 뇌조직에 침입하여 부전증, 성격장애, 망상, 치매 등을 일으킨다. 척추(spinal cord)의 배근(dorsal root)이나 후주(posterior column)에 침입하면 배위축(tabes dorsalis)을 일으켜 보행이 부자연스럽게 된다. 3기 매독에서는 공통적으로 발기부전과 방광 이상이 발생한다.

5) 선천성 매독(Congenital syphilis)

선천성 매독은 모친의 스피로헤타가 태반을 투과하여 태아에 전파된 것이다. 10세 이상 아동 매독환자의 75%가 선천성 매독으로 진단된다. 증상으로는 Hutchinson 치아(그림 8-4), 간질성 각막염, 난청 등이 있다. 그 밖의 특징으로는 입이나 항문 주위의 균열, 골격 이상, 구개천공, 안장코의 원인인 비골 붕괴 등이 있다.

2000년에 529건의 선천성 매독이 보고되어 100,000명의 신생아 당 13.4명이 비율이며 1999년의 14.5와 1997년의 27.8과 비교할 때 각각 7.6%와 51.8% 감소되었다. 2000년에 선천성 매독유아의 모친 중 83.2%가 35세 미만이었고 모친의 나이별로 분류하면 19세 미만에 분만한 청소년기의 모친이 가장 높아서 100,000명당 16.0에 달한다.

4. 면역적 소견

Treponema에는 두가지의 항원이 있으며 그 중 하나는 한 종이나 소수의 종에만 있으며 나머지 하나는 여러 스피로헤타에 공통적으로 존재한다. 면역능을 갖춘 숙주는 *T. pallidum*에 대하여 특이항체 및 비특이항체를 생산한다. 매독 초기에나 잠복매독 초기에 생산된 특이 항-treponema 항체는 주로 IgM 항체이다. 감염에 대한 초기 면역반응 후 즉시 IgG 항체가 나타나 바로 우세하게 된다. IgG 농도의 급상승은 2기 매독에서 볼 수 있다.

매독환자는 라아진(reagin)의 비 treponema 항체를 반드시 생산하지만 홍역, 수두, 간염, 전염성 단핵구증, 나병, 결핵, 렙토스피라증, 말라리아, 리켓치아증, 트리파노

소마증, 림프육아종 등과 같은 전염성 질환에서도 이 항체가 생산될 수 있다. 자가면역질환, 약물남용, 노령, 임신, 최근 감염 증의 경우에서도 리아진이 나타난다.

지연형 과민반응의 면역기전도 매독의 병리생리학에 기여한다. 즉 매독환자가 지연형 과민반응을 나타낼 경우 육아종 혹은 고무종이 발생될 수 있다. 항원·항체 결합체는 2기 매독환자의 혈청에서 확인할 수 있으며 매독 관련 사구체신염을 일으킨다. 매독은 숙주의 세포성 면역을 억제하여 *T. pallidum*으로 하여금 오랫동안 생존할 수 있게 한다.

5. 진단법

매독의 진단은 임상적 방법, 감염 부위의 미생물 분리, 혈청학 검사 등을 동시에 사용하여 수행되며 여러 가지 검사법이 있다. 고전적인 혈청학적 매독 검사법은 treponema와 비-treponema에 대한 두가지 형태의 항체를 측정하는 것이다. 혈청학적 매독 검사법에는 VDRL과 RPR 같은 비-treponema법과 FTA-ABS법과 *T. pallidum* 혈구응집법(TPHA)과 같은 treponema법이 있다.

1) 암시야 현미경

1기 매독환자에 대해서는 암시야 현미경 검사가 효과적이며 2기 매독에 대해서는 VDRL 역가 측정과 함께 암시야 검사가 추천된다.

2) 비-treponema법

고전적인 혈청학 검사법인 VDRL이 일부 임상실험실에서 계속 사용되고 있지만 가장 널리 사용되고 있는 혈청학적 treponema 검사법은 RPR이다. 각각의 방법은 수용성 항원이 도포된 입자가 항체에 의해 응집될 때 서로 유착하여 보다 큰 덩어리 형태로 눈에 띄기 쉬운 면상반응이나 응집반응을 이용한다.

VDRL법은 매독으로 의심되는 환자가 암시야 현미경으로 음성이거나 비전형적인 병소가 있을 때 유용하다. 정량적인 VDRL법은 매독 치료후 1년 동안 매 4개월마다 검사할 때와 초기 매독이나 잠복 매독을 적절하게 치료했는지를 감시할 때 유용하다. 신경매독을 검사하기 위해서는 뇌척수액으로 VDRL 검사법을 실시해야 한다. 염화콜린과 EDTA가 함유된 VDRL 항원 현탁액을 사용하여 가열되지 않은 혈청이나 혈장으로 RPR 검사법을 실시해야 한다. RPR 카드 검사법에서는 현미경 판독을 돕기 위해서 탄소입자를 사용한다. RPR 검사법에는 세 가지가 있다. 혈장을 사용하는 원래의 RPR 검사법은 많은 검체들을 일차선별하기 위하여 사용된다. 이것은 VDRL 슬라이드 검사법보다 약 10% 정도 반응성이 강하다. 변형된 RPR 검사법은 가열하지 않은 혈청 리아진을 이용하는 것으로 일정량의 가열하지 않은 혈청으로 검사를 실시한다. 이 방법은 VDRL 슬라이드 검사법보다 반응성이 약간 낮다. RPR 카드 검사법은 가열하지 않은 혈청이나 드물게는 혈장으로 실시한다. 이 방법은 VDRL 슬라이드 검사법과 동등 혹은 이상으로 반응성이 강하다.

3) Treponema법

Treponema법에는 FTA-ABS법과 TPHA법이 있으며 *T. pallidum* 매독균운동저지시험(TPI)이 있다. 리아진 검사에서 양성이면 특이 treponema 검사법으로 확인 시험을 실시할 수 있으며 이 방법은 일차선별검사에서는 사용하지 않는다. 즉 treponema법은 비-treponema법에서 양성으로 판정된 결과가 VDRL 양성반응을 나타낼 수 있는 다른 생물학적 원인규명보다는 매독에 의해 발생되었다는 것을 확인하기 위하여 사용하거나 항체역가를 정량적으로 측정하여 치료효과를 측정하기 위해 사용한다. 효소결합면역흡착법(ELISA)도 매독항체를 측정하는데 사용할 수 있지만 아직까지 널리 사용되고 있지 않다. 그러나 ELISA법은 현재 사용되고 있는 방법들보다 민감하고 특이적이기 때문에 대체수단으로 고려되고 있다.

FTA-ABS는 항원으로 *T. pallidum* 사균체 현탁액을 사용한다. 이 검사법은 VDRL이나 RPR 검사에서 양성으로 판정되어 매독이 의심되는 환자 혈청을 슬라이드에 고정된 treponema 위에 중첩시키는 방법이다. 비특이 교차반응을 제거하기 위해서는 먼저 비-treponema 항원과 환자 혈청을 반응시켜 비특이 항체를 흡착시켜야 한다. 여기에 환자 혈청 내의 특이 항-treponema 항체에 대한 표지(marker)로서 형광물질이 결합된 항-인간 항체를 가하여 형광을 확인한다.

*T. pallidum*에 대한 TPHA는 환자 혈청의 특이항체와 *T. pallidum*항원으로 감작된 양 적혈구간의 응집반응을 이용한다. 이때 반드시 양이 아니더라도 다른 동물의 적혈구를 treponema 항원으로 도포하여 사용할 수 있다. 특이항체가 존재하면 적혈구가 응집되어 micro-well 바닥에 얇게 깔려있는 것을 볼 수 있다. VDRL 검사가 양성이라면 증상이 없는 사람일 지라도 TPHA로 확인검사를 실시해야 한다.

4) 혈청학적 매독 검사법의 민감도

혈청학적 검사법의 매독 검출 능력은 질병의 단계와 검사법에 따라 달라질 수 있다(표 8-2). 1기 매독에서 약 30%가 1주일 후 혈청학적 활성을 갖게 되고 약 90%가 3주 후에 활성을 나타낸다. 리아진 역가는 감염 후 4주 동안 급격히 증가하다가 약 6개월 동안 일정 수준을 유지한다. 2기 매독에서는 혈청학적으로 양성이 된다. 잠복 매독기에는 차차 혈청학적인 변화가 발생하여 비-treponema법으로는 반응을 나타내지 않는다. 이 시기의 환자 중 약 33%가 혈청학적인 반응을 나타내며 이 경우 전염성이 있는 것으로 추정된다. 후기 매독에서는 treponema법이 점점 반응성을 나타내는 반면 비-treponema법은 반응을 나타내지 않게 된다.

6. 매독의 혈청학

1) 정성 VDRL 슬라이드 검사법

(1) 원리

매독에 감염된 기간 중에는 항체의 특징을 가진 물질로 이루어진 리아진(reagin)이 환자 혈청 내에 나타난다. 리아진은 카디오리핀 추출물 현탁액과 결합하여 눈으로 확인할 수 있는 반응을 일으킨다. 이 현상을 면상반응이라고 한다.

VDRL 검사법에서는 열로 불활화시킨 환자 혈청과 카디오리핀-레시틴-콜레스테롤(cardiolipin-lecithin-cholesterol) 항원 용액을 혼합시킨 후 현미경으로 면상반응을 확인한다. 양성 혈청은 단계 희석하여 역가를 측정한다. Pinta, yaws, bejel 같은 매독이나 기타 treponema성 질환에서도 양성을 나타낼 수 있다.

표 8-2. 혈청학적 매독검사법의 민감도

검 사 법	단 계		
	1기	2기	3기
비-treponema법(리아진 검사법)			
VDRL	70%	98%	1%*
RPR	80%	99%	
ART(automated reagin test)			0%
Treponema법			
FTA-ABS	85%	100%	95%
TPHA	65%	100%	95%
TPI	50%	97%	

*치료받은 후기 매독

(2) 검체 채취 및 준비사항

검체를 채집하기 전에 환자에게 특별히 조치해야 할 필요는 없다. 일단 검체를 채집한 다음에는 바로 그 자리에서 환자 이름, 날짜, 진찰등록 번호, 채취자 이름 등을 표시해야 한다. 최소한 2㎖ 정도의 혈액을 무균적으로 채혈하여 응고시킨 후 원심 분리하여 혈청만 분리해 낸다.

혈청 검체는 2~8℃에 보관하면 8일 정도 사용가능하고 냉동과 해동을 반복하지 않는다면 채혈 후 24시간 내에 사용가능하며 냉동시켰을 경우 3개월 정도 사용가능하다. 지방혈증이나 세균오염 혈청은 검사에 적합하지 않다.

검사하기 전에 56°C에서 30분간 불활화시킨다. 한번 불활화시킨 후 4시간 이상 경과하면 56°C에서 10분간 다시 불활화시켜야 한다.

뇌척수액도 검사에 사용될 수 있다.

(3) 시약

- VDRL 항원 : 0.03% 카디오리핀, 0.9% 콜레스테롤, 표준반응을 일으키기에 충분한 양의 레시틴 등을 함유한 무색의 알콜용액. 매 lots의 제품마다 표준항원과 비교실험을 해야 한다. 시약은 실온으로 암소에서 보관해야 한다. 침전물이 보이면 사용할 수 없다.
- VDRL 완충액은 1% 염화나트륨, pH 6.0±0.1이다.

(4) 항원 현탁액 제조

검사시 완충액과 항원의 온도는 23~29°C 범위 내에 있어야 한다. 항원 현탁액은 검사 당일에 제조한다.

- 30ml짜리 유리병에 완충액 0.1ml을 가한다. 계속 병을 회전시키면서 1ml 피펫을 이용하여 항원액 0.5ml를 한방울씩 직접 완충액에 떨어뜨린다. 이때 피펫 끝이 병 속에 들어가지 않도록 해야 한다. 마지막 방울은 불어서 떨어뜨린다.
- 10초간 병을 회전시킨다.
- 완충액 4.1ml을 가한다.
- 병을 똑바로 세워 10초내 30회 정도의 위 아래로 흔들어준다. 항원 현탁액은 사용할 준비가 되었지만 사용시에도 흔들어준다. 주사 바늘로 빨아들이거나 쏟아내어 섞으면 안된다.

(5) 기구

- 56°C Water bath
- 교반기(180rpm)
- 18 게이지 주사바늘(바늘 끝이 뭉툭하여 1ml당 60 방울 정도임)
- 1~2ml 주사기
- Boerner Slide(직경 14mm)
- 30ml 유리병

(6) 정도관리

- 혈청학적 검사를 수행할 때마다 반드시 양성대조혈청을 포함시켜서 검사 당일 가장 먼저 양성대조혈청으로 항원 현탁액을 검사한다. 양성대조혈청은 -20°C 냉동에서 저장하거나 냉장에서 7~10일 보관한다. 사용 전에 녹인 후 완전히 섞어서 56°C에서 30분간 불활화시킨다.
- 사용 직전에 항원 분주용 주사바늘을 1ml가 정확히 60 방울이 되는지 점검한다. 물, 알콜, 아세톤으로 주사기와 바늘을 세탁한 후 주사기와 바늘을 분리한다.

(7) 검사방법

23~29°C의 실내에서 검사해야 한다.

- 불활화된 혈청 0.05ml를 슬라이드의 원 안에 떨어뜨린다. 다른 원에 또 다른 혈청이나 대조액을 떨어뜨린다.
- 18-게이지 주사바늘을 이용해서 주사기를 수직으로 잡고 항원 부유액을 각 검체에 한 방울씩 떨어뜨린다.
- 교반기 180rpm으로 4분간 슬라이드를 흔들어준다. 공기가 건조할 경우 증발되는 것을 막기 위해 습윤상자에 넣고 흔들어 준다.
- 대물렌즈를 10X로 하여 각 검체를 관찰한다.

(8) 결과보고

- non-reactive : 덩어리가 전혀 관찰되지 않는다.
- weakly reactive : 작은 덩어리가 관찰된다.
- reactive : 큰 덩어리가 관찰된다.

(9) 오진원인

다음과 같은 경우에 위음성반응이 발생할 수 있다.

- 부적절한 항원이나 기술적인 결함
- 항체 저역가. 매독환자이지만 리아진 농도가 너무 낮아서 양성반응을 일으키지 못하는 경우이다. 감염이 아주 최근에 일어나 아직 항체를 생산해 내지 못했을 때, 치료 효과가 있을 때, 잠복기, 면역관용 때문에 방어력있는 항체를 생산하지 못하는 환자 등과 같은 요인에 의해서 리아진 농도가 낮게 생산될 수 있다. 리아진 검사에서 음성인 환자도 FTA-ABS 같은 좀더 민감한 treponema법으로 검사하면 양성반응을 나타낼 수 있다.
- 환자 혈청 내 억제인자의 존재
- 실내온도가 23°C 이하일 때
- 전역반응

전역반응은 희석하지 않은 혈청으로 검사할 때 가끔 발생하여 반응을 억제한다. 이때 검체를 희석해서 검사하면 반응을 나타낸다. 전역현상은 명백해서 희석하면 강양성을 나타내는 혈청으로 정성검사를 실시할 때 약양성이나 음성으로 나타난다. 정성검사에서 약양성이나 음성으로 판명된 모든 검체는 최종 판정전에 정량 검사를 실시하는 것이 좋다. 약 양성은 감염 초기, 질병이 치료되고 있는 중, 부적절한 실험 기술이나 시약 등의 경우에 발생할 수 있다.

혈청학적 매독검사의 양성결과 중에서 10~30%는 위양성반응이다. 비 매독성 VDRL 양성반응은 홍반성 낭창, 류마티스 열, 바이러스성 폐염, 폐염구균성 폐염, 전염성 단핵구증, 전염성 간염, 나병, 말라리아, 임신, 노령 등과 같은 경우에 발생할 수 있다. 오염되거나 용혈된 검체도 위양성반응을 일으킬 수 있다.

(10) 임상적용

VDRL 검사의 목적은 매독성 리아진을 검출하는 것이다. Yaws나 ponta 같은 treponema성 질병에서는 검사결과가 양성을 나타낼 수 있지만 리아진은 treponema로 감염되지 않은 환자에서도 나타난다. VDRL 검사결과는 환자의 병력 뿐만 아니라 증상과도 관련이 있다.

(11) 제한사항

VDRL 검사법은 매독에 대하여 비특이적이며 자가면역질환, 전염성 질병 같은 리아진을 생산하는 질병 뿐만 아니라 임신이나 노령 등의 상태에서도 양성반응을 나타낼 수 있다.

2) VDRL 슬라이드 정량검사법

(1) 원리

VDRL 슬라이드 정성검사법에서 양성이나 혹은 음성일지라도 의심스러운 혈청들을 정량적으로 검사하여 역가를 측정한다.

(2) 검체 채취 및 준비사항

VDRL 정성검사법 참조

(3) 단계희석 정량검사법

- 0.05ml의 생리식염수를 슬라이드의 2, 3, 4번 원 안에 가한다(그림 8-5).
- 1, 2번 원 안에 0.05ml의 혈청을 가한다. 2번 원 안의 생리식염수와 혈청을 피펫으로 잘 섞는다. 이 희석된 혈청을 피펫으로 빨아들인 채 원 전체에 균등하게 펼쳐준다.
- 2번 원 내의 희석 혈청(2배 희석)을 3번 원 내로 옮기고 위와 같은 과정을 반복한다(4배 희석).
- 4배 희석액 0.05ml를 4번 원 내로 옮기고 위와 같은 과정을 반복한다(8배 희석). 이때 혈청의 양성반응 강도에 따라 희석을 더 할 수도 있고 아니면 최종 희석액으로 하여 0.05ml를 버린다.

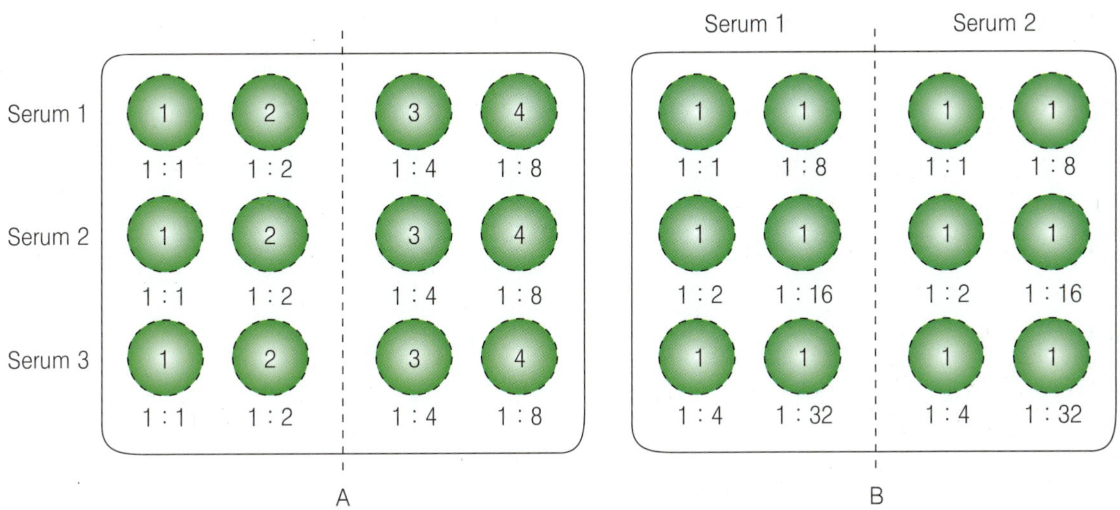

그림 8-5. A : VDRL 슬라이드 정량검사법(3가지 검체), B : VDRL 슬라이드 정량검사법(2가지 검체)

(4) 시약, 소모품, 장비

VDRL 정성검사법에 사용된 시약, 소모품, 장비 이외에 다음과 같이 필요로 한다.

- 생리식염수 : 염화나트륨 0.9g을 녹여 최종 용량이 1l가 되도록 한다.
- 피펫(0.05ml)

(5) 검사방법

- 18 게이지 주사 바늘을 이용하여 주사기를 수직으로 잡고 항원 부유액을 각 희석 검체에 한 방울씩 떨어뜨린다.
- 180rpm 교반기에서 4분간 슬라이드를 흔들어준다. 공기가 건조할 경우에는 증발되는 것을 막기 위해 습윤 상자에 넣고 흔들어 준다.
- 대물렌즈를 10X로 하여 각 검체를 관찰한다.

(6) 결과보고

양성결과를 나타낸 마지막 혈청 희석배수를 역가로 보고한다.

혈청 희석				결과
1 : 1	1 : 2	1 : 4	1 : 8	양성
Reactive	Reactive	Weakly reactive	Non-reactive	Reactive; 1 : 4

(7) 임상적용

VDRL 정성검사법 참조

3) VDRL 정성검사법 뇌척수액

(1) VDRL 정성검사법 참조

(2) 원리

- 검체 채취 및 준비사항 : 오염된 것이 보이는 뇌척수액은 검사에 사용할 수 없다. 불활화시킬 필요없다.

(3) 시약, 소모품, 장비

VDRL 정성검사법 참조

(4) 항원 현탁액 제조

- VDRL 정성검사법에서와 동일하게 항원 현탁액을 제조한다.
- 항원 현탁액을 생리식염수와 1 : 1로 섞은 후 교반기로 5분 이상 흔들어 준다.

(5) 기타 소모품

- 22 혹은 23 게이지 주사바늘(바늘 끝이 뭉툭하여 1ml이 100방울 정도임)
- 생리식염수

· 슬라이드(5×7.5cm, 직경 16mm, 깊이 1.75mm의 well)

(6) 정도관리

VDRL 정성검사법 참조

(7) 검사방법

· 뇌척수액 0.05ml를 슬라이드의 well에 가한다.
· 주사기를 수직으로 세워 22나 23 게이지의 주사바늘에서 항원 현탁액을 한 방울(0.01ml) 떨어뜨린다.
· 교반기를 이용하여 180rpm으로 8분간 흔들어 준다. 공기가 건조할 경우에는 증발을 막기 위하여 습윤상자에 넣고 흔들어 준다.
· 대물렌즈를 **10X**로 하여 관찰한다.

(8) 결과보고

· non-reactive : 덩어리가 전혀 관찰되지 않는다.
· reactive : 덩어리가 관찰된다.

(9) 임상적용

VDRL 정성검사법 참조

4) VDRL 정량검사법 뇌척수액

(1) 원리

VDRL 정량검사법 참조

(2) 시약, 소모품, 장비

뇌척수액 VDRL 정량검사법 참조

(3) 정도관리

뇌척수액 VDRL 정량검사법 참조

(4) 검사방법

· 뇌척수액을 희석시키기 위하여 원하는 단계까지의 시험관을 준비한다. 5단계 희석시키기 위해서는 5개의 시험관에 각각 0.2ml의 생리식염수를 가한다.
· 1번 시험관에 뇌척수액 0.2ml를 가하고 잘 섞어준 후 다시 0.2ml를 피펫으로 취하여 2번 시험관으로 옮기고 이 과정을 5번 시험관까지 반복하고 5번 시험관에서는 0.2ml를 버린다. 이때 각 시험관의 희석배수는 2, 4, 8, 16, 32배이다.
· 각 희석액을 VDRL 정량검사법에 따라 검사한다.

(5) 결과보고

양성결과를 나타낸 마지막 혈청 희석배수를 역가로 보고한다.

뇌척수액 희석 배수					결과
2×	4×	8×	16×	32×	양성
reactive	reactive	reactive	non-reactive	non-reactive	8×reactive

(6) 임상적용

VDRL 정량검사법 참조

5) RPR 카드 검사법

(1) 원리

RPR 검사법은 혈청 중 항체와 유사한 물질인 리아진을 검출하는 것으로서 카디오리핀 항원으로 도포된 탄소입자 현탁액을 혈청과 혼합하여 검사한다. 만일 혈청에 항체가 있다면 탄소입자가 응집되어 카드의 흰색에 대비하여 검은 덩어리가 나타나게 된다.

이 방법은 매독을 혈청학적으로 진단하기 위한 비-treponema법이지만 pinta, yaws, bejel 같은 매독 이외의 treponema 질환에서도 양성반응을 나타낼 수 있다. 그 밖의 급성 혹은 만성질환에서도 가끔 양성반응을 나타낸다.

(2) 검체 채취 및 준비사항

검체를 채집하기 전에 환자에게 특별히 조치해야 할 필요는 없다. 일단 검체를 채집한 다음에는 바로 그 자리에서 환자 이름, 날짜, 병원진료번호, 채취자 이름 등을 표시해야 한다. 최소한 2㎖ 정도의 혈액을 무균적으로 채혈하여 응고시킨 후 원심 분리하여 혈청만 분리한다.

혈청 검체는 2~8℃에 보관하면 8일 정도 사용가능하고 냉동과 해동을 반복하지 않는다면 채혈 후 24시간 내에 사용할 수 있으며 냉동시켰을 때 3개월 정도 사용 가능하다. 지방혈증이나 세균오염 혈청은 검사에 적합하지 않다.

비-treponema 검사결과를 급히 알아야 하거나 EDTA를 항응고제로 사용하여 채혈한 상황에서는 검사를 채혈 24시간 내에 실시한다면 정성검사나 정량검사에 혈장을 사용할 수도 있다. 검체는 2~8°C에 보관한다.

(3) 시약, 소모품, 장비

항원을 제외한 모든 물건은 원래의 제품 포장대로 실온에 보관한다. Macro-Vue RPR 카드 검사 제품은 다음과 같이 구성되어 있다.

- RPR 카드 검사 항원. 이 항원 현탁액은 VDRL 항원과 유사하여 카디오리핀, 레시틴, 콜레스테롤, EDTA, 인산염소다, 인산염 칼륨 등으로 구성되어 있다.

항원 현탁액이 냉동된 상태라면 실온에서 단 1회만 해동하여 사용할 수 있다. 반복해서 냉동·해동해서는 안된다.

항원 현탁액을 개봉하지 않고 2~8°C에 보관하면 유효기간이 제조일로부터 1년이다. 개봉하기 전에 10~15초간 강하게 흔들어 항원을 현탁시키고 병목에 집중적으로 모여 있는 탄소입자를 골고루 분산시켜야 한다. 강하게 흔들어 준 후에도 탄소 입자가 병목에 남아 있다면 이 탄소입자는 덩어리를 형성하여 위양성반응을 일으킬 소지가 있으므로 굳이 떼어낼 필요가 없다. 항원 현탁액을 사용하기 위해서는 먼저 플라스틱 분주병에 주사바늘을 결합시킨다. 앰플병의 병목을 잘라서 전량을 분주병으로 옮긴다. 항원 현탁액은 사용할 때마다 흔들어 주어야 한다.

앰플병을 개봉하여 분주병으로 옮기면 2~8°C로 보관하여 최소한 3개월에서 유효기간까지 안정하게 사용할 수 있다. 분주병에는 lot 번호, 유효기간, 개봉 날짜 등을 기록한다.

항원 현탁액을 냉장고에서 꺼내자마자 사용하면 검사시 민감도가 떨어지므로 반드시 사용 전에 실온(23~29°C)이 되도록 한다. 유효기간이 경과된 것은 사용할 수 없고 직사광선에 노출되지 않도록 한다.

- 끝이 뭉툭한 18게이지 바늘. 이 바늘을 수직으로 잡고 1ml의 항원 부유액을 흘렸을 때 60±2 방울이 떨어져야 한다. 균일한 크기의 방울이 형성되어야 한다. 휴지나 헝겊으로 닦아내면 바늘 표면의 실리콘 피막이 제거되어 분주시 항원 현탁액 방울의 크기가 일정하지 않게 된다.
- 플라스틱 카드. 직경 18mm의 원이 10개씩 양면에 인쇄되어 있어 반응시 원 안에서 반응시킨다. 반응지역을 손으로 만지면 손에 있던 기름 성분이 반응에 영향을 미치므로 손이 닿지 않도록 조심해야 한다. 검체를 원 안에 펼칠 때 긁히지 않도록 해야 한다.
- 분주기. 방울당 0.05ml
- 피펫. 0.05ml, 0.2ml, 0.5ml, 1.0ml 등

분주기는 정성검사시 18mm 원안에 검체를 옮길 때 사용하며 각 검체에 대하여 새 분주기를 사용해야 한다.

- 플라스틱 막대

그 밖에 100-rpm의 회전형 교반기, 습윤상자, 생리식염수(정량검사) 등이 필요하다.

(4) 정도관리

- 항원 현탁액의 반응성을 확인하기 위해 검사일 마다 양성대조액을 사용해야 한다. 검사시 양성대조액의 온도는 23~29°C이어야 한다. 양성대조액은 사람의 혈청을 이용하여 제조한 것이므로 임상혈청과 마찬가지로 취급해야 한다.

매독에 대하여 음성인 혈청은 희석하여 재검사할 필요가 있다. 이 경우 16배 희석에서도 양성을 나타낼 수 있다.

- 새로운 lot의 항원은 사용 전에 반응성을 알고 있는 항원 현탁액과 비교시험 해야 한다.
- 항원 분주용 바늘의 적정은 정도관리에 있어서 대단히 중요하다. 18게이지 바늘을 사용하면 항원 현탁액 1ml 당 60±2 방울을 분주할 수 있다. 바늘을

2ml 주사기에 꽂은 후 항원 현탁액을 채워 수직으로 세워서 0.5ml를 흘리면서 방울 수를 세었을 때 30±1 방울이면 사용 가능하다.

(5) 검사방법

- 가열처리하지 않은 혈청 0.05ml를 카드의 원안에 떨어뜨린 후 플라스틱 막대를 거꾸로 하여(밀폐된 끝이 아래) 혈청이 원 안에서 전체에 골고루 퍼지도록 한다. 이때 카드 표면이 긁히지 않도록 조심해야 한다.
- 항원 분주병을 흔들어 준 뒤 역수직으로 세워 살며시 눌러 항원 현탁액 1방울이 자유 낙하하여 혈청이 있는 원안에 떨어뜨린다.
- 습윤 상자에 넣어 회전 교반기에 올려 놓는다.
- 100rpm에서 8분간 회전시킨다. 회전수가 95~110rpm의 범위를 벗어나면 희석하지 않은 혈청으로 검사할 때 덩어리가 약하게 형성되는 경향이 있어 일부 약양성의 경우 위음성으로 판독될 수 있다.
- 강한 백열등 하에서 육안으로 즉시 관찰한다. 약양성과 음성을 구별하기 위해서는 손으로 몇 번 회전시키면서 확인한다.
- 애매한 반응을 나타내는 검체는 이 방법으로 재검사하거나 다른 혈청학적인 방법을 사용한다.
- 검사가 끝난 후 검사영역을 세척한다. 분주용 바늘은 증류수로 헹군 후 완전히 말린다. 휴지나 헝겊으로 닦아내면 바늘 표면의 실리콘 피막이 제거되므로 사용하지 않는다. 항원 현탁액은 뚜껑을 막고 냉장고에 보관한다.

(6) 결과보고

reactive : 응집 발생(검은색)

non-reactive : 응집 미발생

모든 양성검체는 역가변화를 측정할 근거를 마련하기 위하여 특히 치료효과를 알아내기 위해서 정량검사법으로 재검사하여야 한다. 음성일지라도 약간 애매한 반응을 보인 검체도 정량검사법으로 재검사한다.

※ RPR 카드 정량검사법

- 검사해야 할 각각의 검체에 대하여 하나의 카드에 있는 2번부터 5번까지의 원 안에 생리식염수를 0.05ml씩 떨어뜨린다.
- 혈청을 0.05ml씩 취해서 1번과 2번의 원 안에 가한다.
- 피펫으로 2번 원 안의 생리식염수나 혈청을 섞고 기포가 형성되지 않도록 흡입, 배출을 반복하다가 3번 원안으로 0.05ml를 옮긴 후 5번 원까지 이 과정을 반복한다. 5번 원에서는 0.05ml를 버린다.
- 가장 많이 희석된 검체(5번 원)부터 원 검체에 검체가 퍼지도록 문지른다. 각 희석 검체에 대하여 새 플라스틱 막대를 사용한다.
- 정성검사법의 2항부터 7항까지를 반복한다.
- 양성반응을 나타낸 최대희석배수를 보고한다(1번 원 : 원액, 2번 원 : 2배, 3번 원 : 4배, 4번 원 : 8배, 5번 원 : 16배). 만일 16배 희석검체도 양성이면 희석액을 이용하여 재검사한다. 희석액은 음성 혈청을 생리식염수로 50배 희석하여 제조한다. 희석액을 2번부터 5번까지의 원 안에 0.05ml씩 가하고 16배 희석 혈청을 1번과 2번의 원안에 가한 후 위의 3항부터를 반복한다.

(7) 오진원인

전신홍반낭창, 류마티스열, 바이러스성 폐염, 폐염구균성 폐염, 전염성 단핵구증, 전염성 간염, 한센병, 말라리아, 류마티스 관절염, 임신, 노령 등의 경우에 카디오리핀 형태의 항원과 생물학적인 위양성반응을 나타낼 수 있다.

부정확한 실험기술, 잘못된 시약, 부적절한 교반 등의 경우에 위음성반응을 나타낼 수 있으며 항원부유액을 잘못 제조할 경우에도 에러를 유발한다.

기계적 교반 속도가 95~110rpm의 범위에서 벗어나면 희석하지 않은 혈청으로 검사할 때 덩어리가 약하게 형성되는 경향이 있어 일부 약양성의 경우 위음성으로 판독될 수 있다. 정량검사에서 110rpm 이상의 교반속도는 역가면에서 한 단계의 희석배수만큼 감소시킬 수도 있다.

(8) 임상적용

VDRL 정성검사법 참조

(9) 제한사항

매독 진단은 임상증상이나 병력을 참고하지 않고 단 한번의 양성결과로 결정할 수 없다. 특히 치료효과를 평가하는 경우는 항체 역가의 변화를 결정할 수 있는 정량적인 근거를 확립하기 위해서 검사할 때에는 혈장을 검체로 사용하면 안된다.

RPR 카드는 뇌척수액을 검체로 사용할 수 없다. 제대혈을 사용한 혈청학적 매독 검사는 신뢰할 수 없다. RPR 검사법은 임상진단에 대하여 적절한 민감도와 특이도가 있으며 VDRL 슬라이드 검사법과 유사한 반응성을 갖고 있다.

6) FTA-ABS 검사법

(1) 원리

FTA-ABS는 직접 관찰하는 방법으로서 일차선별검사에는 적합하지 않지만 1기 매독을 검출하는데 가장 민감한 혈청학적 검사법이다.

(2) 검체 채취 및 준비사항

검체를 채집하기 전에 환자에게 특별히 조치해야 할 필요는 없다. 일단 검체를 채집한 다음에는 바로 그 자리에서 환자 이름, 채집된 날짜, 병원진료번호, 채취자 이름 등을 표시해야 한다. 최소한 2㎖ 정도의 혈액을 무균적으로 채혈하여 응고시킨 후 원심 분리하여 혈청만 분리한다.

혈청 검체는 2~8℃에 보관하면 8일 정도 사용가능하고 냉동과 해동을 반복하지 않는다면 채혈 후 24시간 내에 냉동시켰을 때 3개월 정도 사용가능하다. 지방혈증이나 세균오염 혈청은 검사에 적합하지 않다.

(3) 시약, 소모품, 장비

- *T. pallidum* 항원. 이 검사법에 사용되는 항원은 토끼의 고환에서 배양한 후 추출한 *T. pallidum*(Nicols 주)의 현탁액으로서 현미경으로 관찰할 때 시야당 약 30 개체 정도 확인된다.

이 항원은 6~10°C에 보관하거나 동결건조시킬 수도 있다. 냉동건조 항원은 6~10°C에 보관하다가 필요시 사용법에 따라 현탁액을 제조한다. 세균이 오염되었거나 대조혈청과 반응시켰을 때 양성을 나타내지 않는 항원은 버린다. *T. pallidum* 항원 슬라이드는 다음과 같이 만든다.

① 항원 현탁액에 있는 매독균 덩어리를 없애기 위해 피펫으로 흡입·배출을 반복하면서(최소한 10회) 매독균체가 골고루 퍼지도록 잘 섞어준다. 암시야상으로 골고루 퍼진 것을 확인해야 한다.
② *T. pallidum* 항원 현탁액을 백금이를 취해 슬라이드에 직경 1cm 정도의 원형으로 도말한다.
③ 최소한 15분 동안 공기로 건조시킨다.
④ 아세톤에 10분간 담가 항원을 고정시키고 공기로 건조시킨다. 200ml의 아세톤을 사용할 경우 60개 이상의 슬라이드를 고정시킬 수 없다.
⑤ 슬라이드가 완전히 건조된 후에 -20°C 이하에서 슬라이드를 보관한다. 이 냉동 슬라이드는 양성 대조혈청과 반응성을 나타내기만 한다면 영구적으로 사용할 수 있다. 반복해서 냉동·해동하면 안된다.

- FTA-ABS검사 흡착액. Reiter treponema를 배양하여 제조하였다. 동결건조나 액상으로 구입하여 설명서에 따라 보관한다.
- 형광 표지 항-인간 글로불린(conjugate) 새로운 lot의 컨쥬게이트는 예비실험을 거쳐 역가에 대해서 신뢰할 만 하여야 하고 비특이 염색과 표준 반응성에 관한 기준을 만족시킬 수 있어야 한다. 동결건조(lyophilized)된 컨쥬게이트는 6~10°C에 보관한다.

용액상태의 컨쥬게이트는 0.3mL 이하의 양으로 분주하여 -38°C 이하에서 냉동보관한다. 실제로 사용하기 위해서는 사용역가(working titer) 1 : 400 이상인 컨쥬게이트는 인산염으로 완충된 생리식염수(PBS)로 10배 희석한다. PBS에는 보존제로서 merthiolate를 0.02% 포함시킨다. 컨쥬게이트를 사용하기 위해서 녹인 후에는 다시 냉동시키면 안되고 6~10°C에 보관해야 한다. 양성대조혈청과 반응을 나타내지 않을 때에는 폐기한다. FTA-ABS 검사시 반응성에서의 변화가 의심스러우면 컨쥬게이트의 역가를 재측정해야 한다. 새로운 컨쥬게이트의 사용역가를 측정하기 위해서는 먼저 2% Tween-80이 첨가된 PBS로 2배수 단계희석을 실시한다. 예를 들면 2.5배, 5배, 10배, 20배, 40배, 80배, 160배, 12.5배, 25배, 50배, 100배, 200배, 400배, 800배 등이 있으며 필요하다면 그 이상으로도 희석할 수 있다.

양성대조혈청(4+)을 PBS로 5배 희석하여 컨쥬게이트 희석액과 각각 반응시킨다. 각각의 희석액을 대조용 비특이 염색과도 반응시킨다. 표준 컨쥬게이트는 시약과 반응조건을 조절할 목적으로 역가면에서 양성대조혈청(4+), 약양성대조혈청, 대조용 비특이 염색 등으로 동시에 결정된다(표 8-3).

다음 순서에 따라 슬라이드를 판독한다.

- 시약과 반응조건이 만족스러운지 확인하기 위해서 세 개의 대조 슬라이드를 관찰한다.
- 가장 큰 희석배수의 컨쥬게이트로부터 시작해서 각각의 슬라이드를 관찰한다.
- 판독 결과를 등급매겨 음성부터 4+까지 기록한다. 적정의 종말점은 최대 형광(4+)을 나타낸 가장 높은 희석배수이다. 새로운 컨쥬게이트의 사용역가는 종말점보다 한 단계 희석이 덜 된 상태이다. 표 8-3에서 사용역가는 200배이다. 새로운 컨쥬게이트는 사용역가보다 세 단계 희석이 덜 된 상태에서 비특이적으로 염색되면 안된다. 표 8-3에서는 25배 희석 검체에서 비특이 염색이 없었기 때문에 새로운 컨쥬게이트가 이러한 기준을 충족시켜 준다.

냉동에서 최소한 3일 이상 보관했다면 컨쥬게이트의 역가를 측정해야 한다.

※ 확인검사

비특이 염색에 대한 기준을 충족시키고 사용역가가 결정되었다면 이전에 사용해오던 컨쥬게이트를 표준으로 하여 새로운 컨쥬게이트와 병행하여 확인검사를 한다. 이때 검체는 양성대조혈청, 음성대조혈청 외에 1+, 2+, 3+, 4+ 등으로 등급이 결정된 검체들도 함께 실시하여 각각의 등급을 확인한다. 사용하던 컨쥬게이트와 새로운 컨쥬게이트가 유사한 검사결과를 나타내면 새로운 컨쥬게이트도 사용가능하다.

- NaCl 7.65g, Na_2HPO_4 0.724g, KH_2HPO_4 0.21g을 증류수 1l에 녹여 pH 7.2의 PBS를 만든다.
- 56°C의 중탕에서 PBS와 Tween-80을 가열하다가 둘 다 56°C가 되면 98ml의 PBS에 2ml의 Tween-80을 가하여 2% Tween-80 PBS를 냉장고에 보관한다. 사용시 pH를 점검하여 7.0~7.2 범위에 들 때

표 8-3. 새로운 conjugate의 역가 적정

접합체	비특이 염색대조	(4+) 양성대조혈청(5배희석)	(4+) 양성대조혈청
표준역가			
400	음성	4+	1+
새로운 접합체 역가			
12.5	+1	4+	
25	음성	4+	
50	음성	4+	
100	음성	4+	
200	음성	4+	
400	음성	4+	
800	음성	3+	

만 사용하고 범위를 벗어나면 버린다. 침전물이 확인될 때도 버린다.

- PBS 1에 글리세린 9를 가하여 마운팅(mounting) medium을 만든다.
- 아세톤
- 피펫
- 12×75 시험관
- 37°C 배양기
- 형광현미경
- 습윤상자
- 백금이
- immersion oil
- 1×3인치 슬라이드
- 커버 글라스
- 염색용 용기
- 유리막대
- 슬라이드 캐리어

(4) 정도관리

대조혈청과 함께 동시에 각 환자 혈청으로 검사를 수행한다(표 8-4). 대조혈청은 PBS로 5배 희석하여 검사했을 때 반드시 양성(4+)이어야 한다. Sorbent로 5배 희석했을 때는 다소 형광이 약해져도(3+) 상관없다.

다음과 같은 방법으로 대조액을 준비한다.

- 시험관에 PBS 0.2ml와 양성 대조혈청(4+) 0.05ml를 가하고 혼합한다.
- 시험관에 흡착액 0.2ml와 양성 대조혈청(4+) 0.05ml를 가하고 혼합한다.

① 약양성대조액(1+)

판독의 기분으로 사용하기 위해서 양성 대조혈청을 단계 희석하여 양성으로 판정할 수 있는 최대 희석 혈청을 준비한다.

② 비특이 대조혈청

PBS로 5배나 2 이상으로 희석하였을 때 FTA-ABS 검사법에서 최소한 2+의 양성반응을 나타내는 매독이 아닌 혈청을 사용하여 다음과 같이 준비한다.

- 시험관에 PBS 0.2ml와 비특이 대조혈청 0.05ml를 가하여 혼합한다.
- 시험관에 흡착액 0.2ml와 비특이 대조혈청 0.05ml를 가하여 혼합한다.

③ 비특이 염색 대조

- PBS 0.03ml를 가한 항원 smear.
- 흡착액 0.03ml를 가한 항원 smear.

모든 대조용액은 검사에 사용될 시약의 상태나 반응조건을 점검할 목적으로 준비하지만 약양성(1+) 대조혈청만큼은 판독 기준으로 사용한다.

표 8-4. 대조 형태의 예

대 조	반 응
양성 PBS로 5배 희석 흡착제로 5배 희석	 양성(4+) 양성(3+~4+)
약양성(1+) 비특이 혈청 PBS로 5배 희석 흡착제로 5배 희석	 양성(1+) 양성(2+~4+) 음성
비특이 염색 항원, PBS 및 접합체 항원, 흡착제 및 접합체	 음성 음성

각각의 새 lot의 시약은 사용하기 전에 반드시 사용결과가 만족스러운 lot의 시약과 병행하여 검사하여야 한다.

④ *T. pallidum* 항원

새로운 lot의 항원은 검사에 사용하기 전에 표준항원과 비교 시험해야 한다. 이때 검체로는 양성대조혈청, 음성대조혈청 외에 1+, 2+, 3+, 4+ 등으로 등급이 결정된 검체들도 함께 실시하여 각각의 등급을 확인한다.

판독에 어려움이 없도록 염색 후에도 충분한 균체가 남아 있을 만큼 많은 균체를 사용해야 한다. 검사결과의 판독을 방해할 정도로 배경이 지저분한 항원액을 사용하면 안된다. 표준 컨쥬게이트를 사용역가로 하여 검사했을 때 항원이 비특이적으로 염색되면 안된다. 표준항원을 사용해서 나타난 결과와 각각의 대조혈청을 사용해서 나타난 결과를 비교한다.

⑤ 흡착액

새로운 lot의 흡착액은 검사에 사용하기 전에 표준항원과 비교 시험해야 한다. 이때 검체로는 양성 대조혈청, 등급이 결정된 혈청, 비특이 반응을 나타내는 비매독 혈청 등을 사용한다. 새로운 흡착액 사용시 비특이 반응을 나타내는 비매독 혈청의 경우 비특이 반응을 나타내지 않아야 하며 양성대조혈청(4+)의 경우 3+ 미만의 형광 반응을 나타내서는 안된다.

새로운 흡착액은 비특이 염색 대조에 적용했을 때 반응성을 나타내지 않아야 한다. 표준 흡착액을 사용해서 나타난 결과와 각각의 대조혈청을 사용해서 나타난 결과를 비교한다. 사용설명서대로 증류수나 PBS를 가하여 흡착액을 제조한다.

⑥ 형광표지 항-인간 글로불린(컨쥬게이트)

사용가능한 컨쥬게이트는 컨쥬게이트를 사용역가보다도 8배 더 희석했을 때에도 비특이적으로 항원을 염색시키지 않아야 한다. 표준 컨쥬게이트를 사용해서 나타난 결과와 각각의 대조혈청을 사용해사 나타난 결과를 비교한다. 대부분의 제품에는 각 제조사의 실험조건에서 결정된 컨쥬게이트 사용역가가 표시되어 있다. 그러나 실험실마다 실험조건이 다르기 때문에 새로운 lot의 컨쥬게이트는 반드시 확인 검사를 통해서 역가를 결정할 필요가 있다.

(5) 검사방법

- 환자혈청과 대조혈청에 사용된 시험관을 표시하고 PBS를 0.2ml씩 가한다.
- 각각의 시험관에 환자혈청과 대조혈청을 0.05ml씩 가하여 혼합한다.
- 미리 준비된 항원액 슬라이드에 환자혈청과 대조혈청을 구분하여 표시하고 항원 위에 2항의 희석액을 각각 0.3ml씩 가한다.
- 비특이 염색 대조용으로 쓸 항원액 슬라이드에는 PBS 0.03ml를 가한다.
- 슬라이드를 습윤상자에 넣어 35~37°C에서 30분간 반응시킨다.
- 슬라이드를 슬라이드 캐리어에 고정시킨 후 약 5초간 PBS를 흘려 세척한 후 PBS로 채운 염색용 용기에 담근다. 5분 후 슬라이드 캐리어를 꺼냈다 담궜다하는 동작을 10회 반복하여 슬라이드를 세척한다.
- 다시 증류수를 5초간 흘려준 후 물방울을 제거하기 위해 깨끗한 휴지로 찍어낸다.
- 2% Tween-80이 포함된 PBS를 사용하여 컨쥬게이트를 사용역가로 희석시키고 균체 위에 0.03ml씩 가하여 유리막대로 슬라이드 위에서 균일하게 퍼지도록 살살 문지른다.
- 5항부터 7항까지를 반복한다.
- 마운팅 medium을 한방울 가하고 즉시 커버글라스를 덮는다.
- 가능하다면 즉시 현미경을 사용하여 관찰한다. 즉시 관찰하지 않을 경우에는 광선이 차단된 장소에 보관하고 4시간 이내에 관찰해야 한다.
- 판독 기준으로 약양성 대조(1+)를 사용하여 검체의 형광 강도를 기록한다.

형광 강도 기록

판독	형광 강도	보고
0	전혀 혹은 거의 볼 수 없다.	음성
<1+	약한 반응	트레이스(+/-)
1+	대조(1+)와 동일	양성
2+~4+	중간 내지 강 양성	양성

· 텅스텐 광원을 사용하는 현미경으로 음성 결과를 나타낸 슬라이드를 관찰하여 매독균이 보이는지 확인한다.

(6) 결과보고

판독	형광 강도	보고
0		음성
<1+	음성, <1+, 1+	트레이스(-/+)
1+	음성, <1+	트레이스(+/-)
1+	1+ 혹은 이상	양성
2+~4+		양성

(7) 임상적용

만일 환자 혈청이 반복해서 트레이스(±)의 결과를 나타내면 환자가 매독에 감염되었는지 결정할 수 없다. 담당의는 환자의 병력과 의사 소견을 검토해서 종합적으로 진단을 내려야 한다. 이 검사법은 위양성율이 매우 낮지만 전신성 홍반성 낭창과 같은 면역 이상의 경우에는 위양성을 나타낼 수 있다. Pinta, yaws, bejel과 같은 이종 매독균에 감염된 환자나 항 핵 항체나 류마티스인자의 역가가 높은 환자에서도 위양성이 발생한다. 임신의 경우에도 가끔 위양성이 발생한다.

(8) 제한사항

이 방법은 매독에 대한 확인검사법이지 일차선별검사로는 사용할 수 없다. 일차선별검사로는 VDRL과 RPR과 같은 리아진 검사법을 사용한다.

Chapter 9

진드기 관련 질병

학습목표

- 라임병의 병인, 역학, 증상을 설명한다.
- 라임병의 진단평가를 설명한다.
- 라임병의 치료 및 예방법을 설명한다.
- 에를리히증의 병인, 역학, 증상을 설명한다.
- 에를리히증의 진단평가를 설명한다.
- 에를리히증의 치료 및 예방법을 설명한다.

9 진드기 관련 질병

라임(Lyme) 병은 약 25년전 최초로 언급된 이후 미국내에서 중요한 전염성 질병으로 인식되었다. 진드기에 기생하는 나선균인 *Borrelia burgdorferi*가 원인균인 이 질병은 사람과 가축의 건강에 가장 위험도가 높은 것으로 등장하고 있다. 현재 라임병은 지구 전체에서 발생하고 있다. 북극 대륙을 제외한 6개 대륙에서 증례가 관찰되었다. 또한 미국내 15개 이상의 주에서 뿐만 아니라 유럽과 아시아에서도 풍토병이 되었다.

이 질병은 일부의 경우에서 증상이 일시적이거나 거의 없지만 나머지는 만성 및 중증 장애를 일으킨다. 그러므로 정확한 진단이 매우 중요하지만 진단기술에는 여전히 개선시켜야 할 부분이 존재한다.

1. 라임병

1) 병인

라임병은 대개 걸 표면이 단단한 진드기(그림 9-2)에 의해서 전파되는 전신성 피부질환으로 나선균인 *Borrelia burgdorferi*(그림 9-1)에 의해 발생된다. 보렐리아성 라임병의 원인균은 미국내에서 *B. burgdorferi*, *B. afzelii* 및 *B. garinii* 등 세가지 종이 발견되었다. 반면에 유럽에서도 *B. afzelii* 및 *B. garinii*가 주요 원인균이며 *B. afzelii*는 만성적 피부질환과 관련이 있고 *B. garinii*는 신경증상과 관련이 있다. 아시아에서는 *B. garinii*과 *B. afzelii*만이 발견되었다. *B. burgdorferi* 중 B31 균주는 지놈(genome) 서열이 완전히 밝혀졌다.

이 나선균은 *Ixodes ricinus* 혼합체의 일부인 참진드기에 의해서 전파된다. 이 혼합체는 미북동부와 중서부의 *I. sca-pularis*(전에는 *I. dammini*로 분류), 미서부의 *I. pacificus*, 유럽의 *I. ricinus* 및 아시아의 *I. persulcatus*로 구성된다. 이 나선균은 호주에서는 동정되지 않았다. 참진드기도 아프리카와 남아메리카에서 토착화되었다.

미국내에서 *I. scapularis*의 유충과 성체 상태의 숙주는 흰발쥐인 *Peromyscus leucopus*이다.

나선균의 생활주기와 관련이 없는 흰꼬리사슴은 *I. scapularis*의 성체 단계에 대한 숙주이며 진드기의 생존에 중요한 역할을 한다. 참진드기도 최소한 30종의 야생동물과 49종의 조류에서 발견되었다. 야생동물에게는 발병시키지는 않지만 개, 말, 소 등과 같은 가축에서는 임상적인 라임병이 일어난다.

나선균은 진드기 창자에서 사람 피부의 물린 부위로 전파된 후 즉시 피부표면 쪽으로 이동한다. 이러한 특

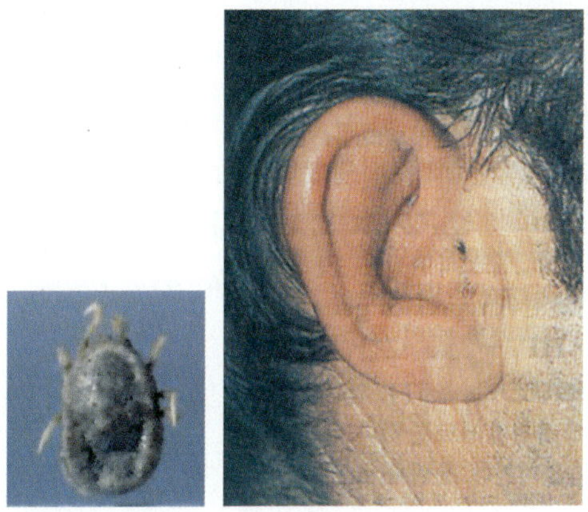

그림 9-1. 사슴진드기

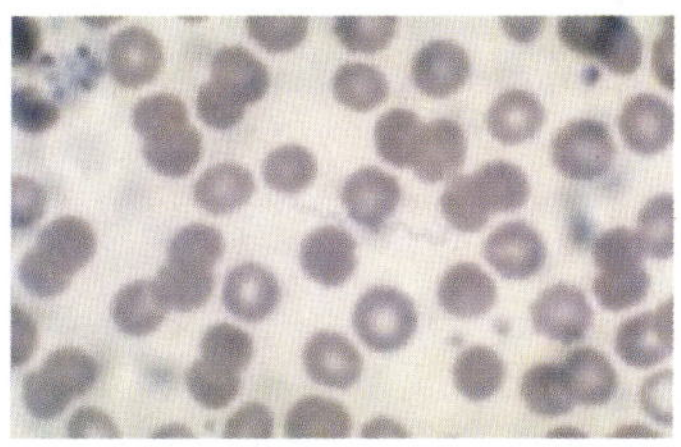

그림 9-2. 재귀열 환자의 혈액 중에 있는 *Borrelia*

성때문에 독특한 양상의 확장성 피부병소가 발생하는 유주성 홍반(erythema migrans, EM)이 발생한다. 나선균이 계속 이차 부위로 이동하면 주요 장기에 이상이 발생한다. 개에서 가장 흔한 증상은 관절염이다.

2) 역학

라임병의 증상이 처음으로 인지된 것은 1908년 초 스웨덴에서였다. 그 후 수십년간 만성유주성홍반(erythema chronicum migrans, ECM)을 동반한 발진환자 및 신경계 손상과 같은 이차증상을 가지는 환자가 유럽에서 보고되었다.

미국내에서 라임병 발진(그림 9-3)은 실제로 1969년에 위스콘신주에서 사냥 중 진드기에 물린 의사의 증례가 보고되었을 때 비로소 알게 되었다. 비록 ECM 증례가 유럽을 여행했던 미국인에서 몇 건이 있었지만 1975년 코넥티커트주의 그로톤(Groton)에 있는 미 해군기지의 군의관이 ECM과 유사한 발진을 나타낸 4명의 환자를 보고할 때까지는 미국 원주민에서 더이상의 증례가 없었다. 코넥티커드주 보건국의 전염병 학자와 예일대학의 류마티즘학자는 동시에 코넥티커드의 라임에서 어린이 집단에 비정상적으로 발생한 관절염에 증례를 보고하였다.

1982년이 되어서야 비로소 Burgodorferi와 Barbour 등 이전에는 알지 못했던 새로운 나선균을 *I. scapularis*인 진드기로부터 발견하여 이제는 *Borrelia burgdorferi*으로 부르고 있고 라임병은 원인균이 중간숙주 체내에서 서식하는 전염병으로 알려졌다. 진드기에 물린 사람이 라임병을 나타내기에는 두가지 요인이 작용한다. 첫째, 참진드기가 라임나선균을 보균하고 있을 가능성과 둘째, 감염된 진드기에 의해서 물린 후 감염될 가능성이다. 유행지역에서 참진드기에 의해서 물린 후 감염될 가능성은 약 3%이지만 그 외의 지역에서는 1% 미만에서부터 5%로 다양하다. 일차적으로 HLA-DR4와 이차적으로 HLA-DR2형은 라임성 만성 관절염과 항생제에 내성을 나타낼 때 매우 증가한다.

라임병은 이제 미국내에서 중간숙주와 관련된 모든 질병들 중 95% 이상을 차지하며 전체적인 인구 10만명당의 발병율은 약 5명이지만 보고되지 않은 부분이 매우 많다. 가장 심한 유행지역 중에서 그 일부는 발생율이 년간 1~3%에 달한다. 모든 연령과 성별에 관계없이 똑같은 감수성을 나타낸다.

라임병은 농장이 사슴이나 사슴진드기가 좋아하는 도시근교 삼림지역으로 전환되는 것처럼 변화하는 환경적 및 사회경제적 요인에 의하여 주목 받고 있는 전염병이다. 비록 애완동물이 나선균의 서식처로 작용을 하지만 직접적으로 사람을 감염시키지는 못한다. 그러나 라임병 유행지역에서는 개와 고양이 같은 동물이 보균한 진드기 성체와 유충이 사람을 삼염시킬 수 있다.

3) 증상

이 질병의 기본 특성은 세계적으로 유사하지만 주로 미국에서 발견된 질병과 유럽, 아시아에서 발견된 질병간에는 지역적인 차이가 있다.

미국내에서 최소한 60~80%의 환자에 있어서 라임병은 진드기에 물린 부위에서 발생하는 확장성 피부 병소의 특징이 있는 유주성만성홍반으로 시작한다. 피부 병소에 이어 종종 독감 같은 증상을 수반한다.

질병관리 및 예방본부의 라임병에 대한 임상 증례의

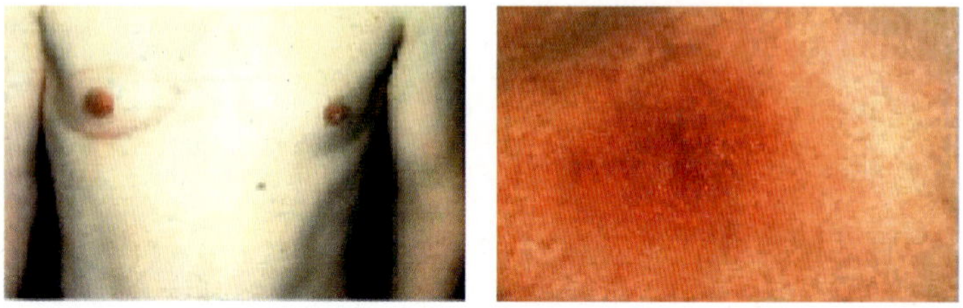

그림 9-3. Lyme병의 증상(Bulls Eye Rash)

정의는 유주성만성홍반이 존재하거나, 최소한 한 가지의 객관적인 근골격계, 신경계 혹은 심혈관계질환의 만기 발현징후가 있고 *B. burgdorferi*에 대한 항체검사 양성 등이다. 오진 환자 중 대부분은 실제로 만성피로 증후군이나 섬유근육통을 앓고 있다.

이 두가지 질병은 관절의 뻣뻣함, 관절통, 피로, 수면장애 등과 같은 유사증상을 유발할 수 있다.

라임 보렐리오시스(lyme borreliosis)는 주로 피부, 신경계, 심장, 관절 등과 같은 여러 가지 기관에 다발적으로 발생하는 질병이다(표 9-1). 라임병은 통상 여름철에 발생하며 유주성홍반을 동반한 독감 증상으로 시작하여 우측상부사분역 압통과 경미한 간염을 수반한다(1단계). 치료 받지 않은 환자 중 소수에서 수주내지 수개월 후 급성 심장질환이나 신경질환이 발생하고(2단계) 이 질병이 시작한지 수개월 혹은 수년만에 치료받지 않은 환자의 경우 관절염과 만성 신경질환이 발생한다(3단계). 각 단계는 매우 중첩이 심하여 라임병은 질병 초기에서 만기에 이르기까지 참고할만한 단계 체계가 없다는 특징이 있다. 그러나 환자 한명이 한 단계나 모든 단계를 나타낼 수 있고 감염은 2단계나 3단계가 되어야 비로소 증상을 나타낸다. 대부분의 환자는 Erythema migrans을 나타내고 25%는 관절염을 발현하며 신경과 심장에 나타나는 증상은 드물다.

(1) 관절염

관절통과 근육통이 초기 라임병의 공통적인 특징이지만 유주성 홍반 동안 관절염은 드물다. 관절염은 잘 알려진 라임병의 합병증이고 특징적으로 Borrelia에 감염된 후 수개월 내지 수년 만에 발생한다.

라임성 관절염은 parvovirus B19 관절염과 유사한 특징을 갖는다.

만성 라임병 환자의 관절염은 국소적 염증반응과 함께 *B. burgdorferi*에 의한 지속적인 관절 침윤과 연관이 있다. 순환 혈액 중에 나선균의 표면 단백질에 대한 IgG 항체가 존재하면 관절염이 발생하지 못한다.

(2) 피부소견

피부소견은 초기 유주성 홍반, 이차환부(파종 환부와 림프구종), 후기 환부(위축 연속말단 피부염) 등으로 나타난다(그림 9-4).

피부소견은 통상 후기 환부를 제외하고는 수주내지 수개월에 걸쳐 자발적으로 해결된다. 진드기에 물린 부위

표 9-1. 라임병의 임상특징

단계	기 간	증 상
1	감염 후 4주	이동 홍반 같은 피부증상, 독감양 증후군, 신경학적 증상
2	가변적 잠복기 후	신경계, 심장, 눈, 피부 등에 이상 발생
3	감염 후 수주에서 수년	관절염, 후기신경합병증, 만성 위축성 선단피부염

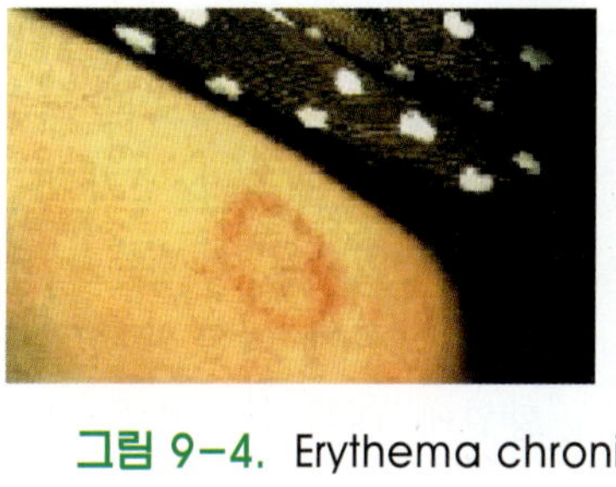

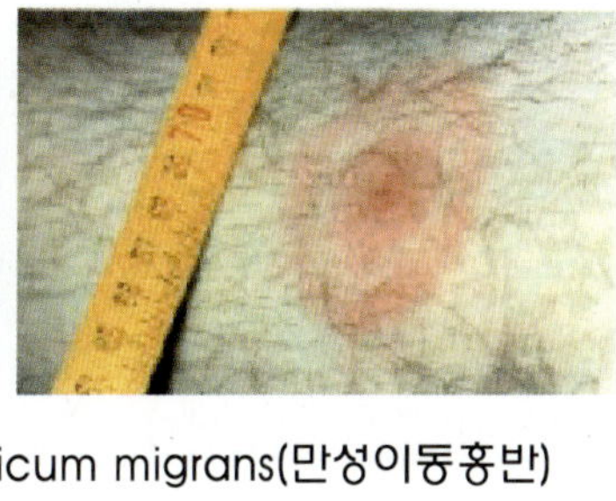

그림 9-4. Erythema chronicum migrans(만성이동홍반)

에 발생하는 구진은 주로 넓적다리, 서혜부, 겨드랑이 등에 발생한다. 라임병의 초기 소견 중 희귀한 것으로는 보렐리아성 림프구종이 있는데 이것은 피부의 림프구 침윤이 심하여 발생한 것으로 귓불하단이나 유두에 종양성 자색 팽윤이나 결절로 나타난다. 이 환부는 진드기에 물린 부위에 발생할 수도 있고 다른 증상과 연계하여 발생할 수도 있기 때문에 림프종과 혼동하기 쉽다.

위축 연속 말단 피부염은 미국에서 보다는 유럽에서 더 유행하는 라임병의 후기 피부소견이다. 환부는 적자색으로 변하고 종창, 섬유성 결절 등이 나타난다. 사실 현저한 피부위축이 수반된다. 다발 신경병증도 30~45%의 환자에서 동반한다.

(3) 심장소견

치료 받지 않은 환자 중 약 8%에서 감염된 지 평균 1~2개월(범위 : 1주에서 7개월)내에 라임심장병이 발생하여 이것이 라임병의 최초 소견이 된다. 라임병의 심장 특성은 통상 심실전도 장애(일도차단, 이도차단, 완전차단 뿐만 아니라 다발갈래 차단)의 유동성이나 부정 빈맥을 초래한다. 심근심장염이 발생할 수 있지만 증후성 울혈성 심장기능 상실은 드물다. 환자는 통상 의식불명, 실신, 호흡곤란, 심계항진 및 흉통 등의 징후가 나타난다. 심장염은 통상 자기 제한적이며 미미한 과정을 통해 발생하지만 소수의 환자는 일시조율을 필요로 할 수도 있다.

(4) 신경학적 소견

신경이상은 치료받지 않은 환자 중 약 15%에서 발생한다. 이 소견은 통상 질병이 시작한 후 2~8주만에 관찰되며 무균수막염, 뇌신경마비 등을 포함한다. 라임 수막염의 현저한 증상으로는 심각한 두통과 약한 목 뻣뻣함이 있어서 유주성 홍반 후 잠복기가 지난 후 그 정도는 불규칙해진다.

*B. burgdorferi*에 최초 감염된지 수 개월에서 수년이 지난 후 라임병 환자는 만성뇌병증이나 다발신경병증, 드물게는 백색질 뇌염을 나타낸다. 이 지병이 시작한 후 1개월에서 14년 사이에 약한 뇌병증이 관찰된다. 뇌병증은 기억상실, 정서장애, 수면장애 등의 특징이 있다. 뿐만 아니라 뇌척수액 중의 단백 농도가 증가하고 *B. burgdorferi*에 대한 항체가 수막강내에서 생산되기 시작한다. 신경학적 만성 소견으로는 근통이나 원위 감각 이상을 수반한 다발 신경병증, 피로, 두통, 청력 감소 및 언어기억 손상 등이 있다. 이러한 만성 신경장애는 통상 항생제 요법으로 개선된다.

라임병의 안과소견으로 뇌신경 마비, 시 신경염, 시력 손실을 수반하는 전체 안구염, 망막박리를 수반한 맥락막염 등이 있다.

임신 : *B. burgdorferi*도 태반 투과성이 있어서 태아를 감염시킬 수 있다. 그러나 라임병의 수직감염에 일정한 형태의 선천성 기형이 있는지는 불투명하다.

모친이 임신의 첫 3개월 동안 감염되어 적절한 치료를 받지 않은 경우 드물지만 유아는 사망할 수 있다.

(5) 면역학적 소견

B. burgdorferi 항원에 대한 세포성 면역반응은 초기 임상질병과 함께 발생한다. 자발적인 억제세포활성 증가와 자연살해세포 활성감소가 관찰된다. 단핵구의 항원-특이 반응이 *B. burgdorferi*가 확산되는 동안 발달하고 곧이어 체액성 면역반응이 이어진다.

감염의 첫 수주동안 혈청검사는 민감하지 않다. 이 기간 동안 환자 중 20~30%가 IgM에 대해서 양성반응을 나타내지만 그보다 2~4주 더 지난 회복기 무렵에는 항생제 치료를 받은 후에 조차도 70~80%가 혈청양성을 나타낸다. 약 1개월 후 활성감염 환자의 대부분은 IgG 항체반응을 나타낸다. 항생제 치료 후 항체역가는 천천히 감소하지만 IgG와 IgM 반응은 수년간 지속된다.

그러므로 적절한 임상적 특징이 없다면 IgM 반응을 최근 감염이나 재감염으로 해석해서는 안된다. 형성된 항체에는 한냉면역글로불린, 면역 결합체, *B. burgdorferi* 특이항체 및 항-카디오리핀 항체 등이 포함된다. IgM 역가 상승은 질병 초기에 관찰된다. 면역블롯(immunoblot) 방법으로 검사하면 최초에 편모의 41kD 폴리펩타이드 항원에 대한 IgM 항체가 형성되며 그 후 세포벽 항원에 대해서도 반응한다. 일부의 환자에서는 이러한 항원들에 대한 IgG 반응이 중복되어 나타난다.

*B. burgdorferi*에 대한 특이 IgM 혹은 IgG 항체는 통상 증상이 최소한 2~4주 동안 지속되지 않는다면 환자 혈청 내에서 검출할 수 없다. 라임 관절염의 경우 항핵항체, 류마티스인자, VDRL 등의 검사는 일반적으로 음성이다 그러나 항-*B. burgdorferi* IgG 항체는 혈청내에 존재한다. 세포 표면 A단백질 항체는 특정 집단의 환자에서만 라임병의 과정 중 후기에 나타난다. 최근의 보고에 의하면 HLA-DR4 양성 환자의 만성 라임 관절염 발병과 표면 단백질에 대한 항체 형성 간에는 일시적으로 관련이 있다고 한다.

나선균 균체나 항원이 지속적으로 존재하면 IgD를 보유하고 있는 B세포와 특히 협조 T세포 같은 T세포가 풍부한 림프구 삼출액과 형질세포가 증가하며 면역작용이 활발하게 발생한다. *B. burgdorferi* 항원은 관절염을 일으키고 대식세포가 인터루킨-1을 분비하도록 면역반응을 유발시킨다. IL-1은 활액세포와 섬유아세포가 콜라겐 분해효소와 프로스타글란딘 E2를 분비하도록 자극할 수 있으며 이 두 가지 물질은 라임활액 내에 높은 농도로 존재하여 연골과 뼈를 침식시킬 수 있다.

4) 진단법 평가

Barbour-Stoenner-Kelly 배지를 이용하여 검체로부터 *B. burgdorferi*을 배양하면 라임병으로 진단할 수 있다. 몇 가지 예외를 제외하고 주로 수막염 환자의 유주성 홍반 환부의 생검 검체로부터 질병 초기에만 배양이 가능하며 혈장검체 또는 뇌척수액 검체에서는 배양빈도가 더욱 떨어진다. 감염후기에는 관절액내에서 *B. burgdorferi*을 검출하기에 배양검사보다 중합효소연쇄반응검사가 더 우수하다.

진단은 통상 특징적 임상소견, 질병유행지역에서 노출경력, 유주성 홍반 등을 근거로 하며 효소결합면역흡착법(ELISA)과 Western blot법으로 *B. burgdorferi*에 대한 항체반응 여부 등을 이용한다.

라임병 초기에 실험실소견은 비특이적이며, 전형적으로 침강계수, 혈청 IgM 농도 측정 등 각종 검사법이 있다(표 9-2).

이 질병이 만기 파종으로 발전하면 다른 질병으로 진단하는 것은 배제하고 별도의 평가와 치료를 필요로 하는 손상범위를 명시한다. 진드기 노출, 발진(비전형 발진 조차), 이전에는 무증상인 사람에서 전형적 증상의 발현 및 진드기 관련 병원체에 대한 검사 결과 등을 고려해야 한다. 이 질병의 후기에서는 반복적으로 IgM이 상승하기 때문에 반응성 IgM으로는 초기와 후기를 구별할 수 없고 단지 활성형 감염을 의미할 뿐이다.

라임병의 후기에 항체 음성이라면 치료 완료시에는 이 중 36%가 일시적으로 양성을 나타낸다.

라임병은 상대치에 근거해서 진단한다(표 9-3). 라임보렐리아 증은 상대치가 7 이상이면 가능성이 높다.

상대치가 5~6이면 라임보렐리아 증이 의심되며 4 이하이면 라임 보넬리아증이 음성으로 판단한다.

(1) 항체검출

*B. burgdorferi*에 대한 항체를 검출하는 검사는 감염을 확인하는 가장 실질적인 방법이다. 현재 신속검사(rapid test)는 통상 환자 내에 생산된 항체를 검출하는

표 9-2. 라임병 진단법

분 리	진드기, 피부, 뇌척수액, 혈액, 활액 등을 이용하여 배양할 수 있다. 혈액은 신뢰할 만한 검체가 못 된다. 스피로헤타의 분리에는 변수가 많다.
조 직 학	혈액도말에서 스피로헤타는 잘 관찰되지 않으므로 통상 형광현미경 같은 면역 측정법이나 조직을 검경한다. 검사 절차가 힘들기 때문에 제한적으로 사용된다.
혈 청 학	라임병의 진단에 신뢰도가 낮다. FDA는 면역형광법과 효소면역측정법만을 승인했다.

제9장

표 9-3. 라임병 진단 기준의 상대적 중요도

방 법	중요도
단일 관절염과 안면 신경마비 같은 두가지 이상의 계통	2
유주성 홍반	7
만성위축성 선단피부염(생체검경 확인)	7
혈청 반응 양성	4
은(silver) 염색으로 조직 검경	3
단 세포군 항체로 면역 형광 후 조직 검경	4
배양 검사 양성	4
B. burgdorferi 항원 검출	4
B. burgdorferi DNA/RNA 검출	4

것이다. 그러나 항체반응은 지연되거나 발생하지 않을 수도 있으므로 검사결과 위음성이 발생한다. 또한 개인이 유사항원성을 갖는 세균에 노출되어 있다면 위양성 결과가 발생할 수 있다.

B. burgdorferi 항체를 검출하기 위해 가장 많이 사용되고 있는 검사법으로는 간접형광항체염색법, 면역글로불린 전체를 검출하는 ELISA, IgM과 IgG 항체를 측정하는 ELISA 및 PreVue *B. burgdorferi* 라임병 항체검출검사법(Wampole Laboratories, Princeton, NJ) 등이 있다. Immunoblottig 법은 면역반응의 특징을 확인하고 진단하기 위해서 ELISA와 함께 사용되고 있다.

(2) 효소 결합 면역흡착법

ELISA는 표준검사법이어서 가장 구하기 쉽고 널리 쓰이고 있다. IFA와 ELISA의 민감도는 통상 감염 후 최초 3주 이내 동안에는 낮기 때문에 음성 결과가 발생하기 쉽다. 이 방법의 가장 불리한 점은 민감도가 낮고 검사에 소요되는 시간이 길다는 것이다. 뿐만 아니라 교차반응으로 인한 위양성반응도 라임병 검사에서 발생할 수 있다. 일례로 진드기에 사는 재귀열 나선균인 *Borrelia hermsii*는 *B. burgdorferi*와 아주 근접하게 연관이 있다. 미서부의 일부지역에서 라임병 나선균과 함께 존재하는 균인 *Borrelia hermsii*에 대한 항체는 IFA와 ELISA 검사에서 *B. burgdorferi*와 강하게 교차반응 한다. *Borrelia* 세균간에는 공통항원을 같이 갖고 있고 심지어는 treponema 조차도 갖고 있다. 매독환자의 혈청은 라임병 검사시 양성 결과를 나타낸다. 그러므로 환자에 대해서 라임병을 진단할 때는 역학정보와 함께 *B. burgdorferi* 항체에 대한 혈청학적 검사결과를 고려해야 한다.

(3) PreVue *B. burgdorferi* 항체검출법

PreVue *B. burgdorferi* 항체검출법은 라임병을 가진 것으로 의심되는 사람을 검사하는 데 있어서 최초 추정 단계로 사용되는 검사법이다. 양성결과가 나오면 웨스턴블럿 방법으로 확인검사를 해야 한다. 새로운 검사법은 *B. burgdorferi* 세포 성분 보다는 재조합 DNA 기술에 의해 개발된 항원 단백질을 사용하여 보다 정확하게 진단할 수 있게 되었다. 위양성율은 현재 실험실에서 사용하고 있는 검사법과 유사하다.

(4) 웨스턴블럿

웨스턴블럿은 *B. burgdorferi*의 주요 표면항원과 편모항원에 대한 항체의 반응성을 입증할 때 사용되는 방법

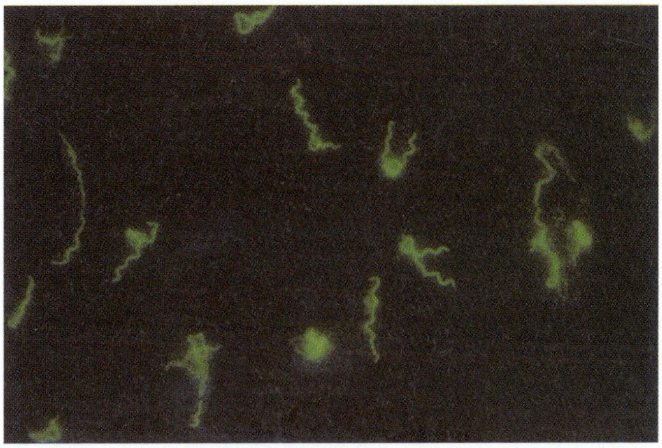

그림 9-5. 면역블롯법의 예

1번 Lane은 SDS PAGE 젤에서 분리된 *B. burgdorferi* B31의 항원에 대한 단세포군항체로 반응시켰으며 2번 Lane은 최근에 면역블롯법의 성적으로 얻어진 기준에 따라 매긴 성적이다. 분자량은 KD이다.

이다(그림 9-5). 웨스턴블럿은 다른 검사법으로 얻은 결과를 음성 또는 양성으로 결정하는데 유용하지만 항상 신뢰할 만한 것은 아니다. 이 방법은 *B. burgdorferi*에 특이하고 다양한 항체 밴드가 나타났을 때 후기 라임병을 입증하는데 결정적이다. 후기의 라임병에 대해서 실시한 웨스턴블럿 검사 결과는 IgM 수준에 대한 반응성 밴드를 보여준다. 41kD 밴드는 최초의 것으로 보이지만 다른 나선균과 교차반응을 나타낸다. 18kD, 23-25kD (OspC), 31kD(OspA), 34kD(OspB), 37kD, 39kD, 83kD 및 93kD 밴드는 가장 특이적이지만 후기에 나타나거나 전혀 나타나지 않을 수 있다.

(5) 중합효소연쇄반응

중합효소연쇄반응은 관절 주위의 윤활액이나 기타 임상검체내의 나선균을 검출(Polymerase Chain Reaction)하는데 이용된다. PCR은 나선균의 DNA를 찾아낸다. 과거에 PCR은 사람이 감염되었다는 결정적 증거로 여겨왔지만 검체내에 사균이 존재하여도 양성을 나타낼 수 있다. PCR은 생균이 더이상 존재하지 못하는 때에 조차 남아 있을 수 있는 소량의 DNA를 증폭시켜 균이 현재 존재하거나 존재했었다는 지표가 된다.

PCR은 숙주의 면역반응을 측정하는 대신에 직접 병원체를 확인한다. PCR은 균체가 사균일지라도 하나 내지 다섯 개 만큼의 소수 균체의 DNA를 검출할 수 있다. 서로 다른 특이 probe)가 개발되어 각종 체액내의 *B. burgdorferi* DNA를 검출해내기 위해 PCR을 사용하고 있다. PCR의 강점은 배양법이 6~8주인 것에 비해 2일로 1회 검사 소요시간이 짧다는 것과 배양이나 면역조직화학적 기술로 균을 동정해야 하는 번거로움을 감소시켜 준다. 이 방법은 특이도가 매우 높지만 민감도는 70% 정도로 낮다. 환자가 아직 항체 음성일 때 초기 라임병을 진단하는 데 유용하다.

(6) 항체검출에 사용되는 기타 검사법

음성결과인 경우에도 라임병을 완전히 배제할 수 없으며 일반적으로 척수 천자를 추천하지 않는다. 후기 환자의 20%에서 뇌척수액 내에서 *B. burgdorferi* 항체를 검출할 수 있기 때문에 신경학적 소견을 나타낸 환자에서만 척수천자를 실시한다. 척수 천자의 실시 목적은 기타의 상태는 완전히 배제하고 *B. burgdorferi* 항원이 있는지 없는지를 결정하는 것이다. 단백질과 단핵구의 증가를 확인하는 것은 특히 중요하며 좀 더 집중적인 치료가 요구되는지를 알려주고 있을 뿐만 아니라 특히 어린이에 있어서는 이러한 증가가 두통을 수반할 수 있기 때문에 더욱 중요하다.

- 항원 검출시스템 : 항원검출시스템은 감염에 대한 숙주의 면역반응을 검사하기 보다는 항원 산물을 찾아내는 방법이다. 항원 검출시스템은 면역계통이 억제되고 있는 환자에 있어서의 감염을 확인할 수 있고 항체가 출현하지 않은 초기 감염을 확인할 수 있게 한다. 숙주의 체내에서 이러한 항원들이 제거되었다는 것은 감염된 나선균이 제거되어 성공적으로 치료 되었다는 것을 의미한다. 뿐만 아니라 항원 검출시스템은 진드기 자체에 있는 세균을 검출할 수 있다.

항원 검출시스템에는 T세포 증식 측정법과 항체를 기초로 한 항원 검출시스템의 두 가지 방법이 있다. T세포 증식측정법은 항원 특이세포만을 증식시켜 나선균

제9장

항원을 인지할 수 있다. T세포가 검체 내의 나선균을 인지하고 결합할 때 T세포는 분열한다. T세포 수를 계산하거나 표지 영양물질이 세포내로 유입된 것을 측정하여 세포 분열을 측정할 수 있다. T세포 증식 측정법은 ELISA법으로 음성이거나 애매한 항체 반응을 나타내는 후기 라임병 환자의 경우에 유용한 검사법이다.

*B. burgdorferi*에 고유한 p39 항원은 1993년에 최초로 동정되었다. 재조합 p39 항원을 이용한 검사법이 개발되어 세가지 형태의 진단키트가 식품약품안정청으로부터 허가를 받았으며 그 중 하나가 딥스틱 진단 키트(dipstick test kit)이다. 이 방법은 p39 항원에 대한 항체를 검출하는 것으로서 매독이나 진드기성 재귀열과 같은 밀접한 관계가 있는 세균에서는 발견되지 않는다.

불행하게도 감염 초기에는 p39 항원이 잘 발견되지 않기 때문에 사용에 제한이 있지만 후기 라임병에 대해서는 대단한 특이적 표지로 작용한다.

단세포군 항체나 다클론 항체도 특이 라임 나선균항원을 검출할 수 있다. 플라젤린, OspA 및 OspB 등과 같은 단백질을 정량적으로 검출할 수 있다. *B. burgdorferi*의 세포벽 성분으로 밀접한 관계가 있는 OspA와 OspB 항원을 근거로한 진단키트가 시판되고 있다.

이 두 가지 단백질은 특징적으로 라임병 나선균 중 서로 다른 균주 표면에 노출되어 있지만 매독균과 같은 다른 종의 나선균에서는 발견되지 않는다. 이러한 항원 검출시스템은 소변, 혈액, 뇌척수액 등과 같은 체액이나 조직을 검사하는 데 유용하다.

5) 치료 및 예방

(1) 치료

진드기에 물린 후 치료에 참고되는 사항

- 진드기가 *B. burgdorferi*의 보균체일 가능성
- 진드기에 물린 후 경과시간
- 이 질병의 특징인 발진 없이 발병할 확률
- 항체 검사법의 정확성
- 단기 혹은 장기 후유증의 위험 및 정도
- 질병의 각 단계에서의 항생제 효과
- 항생제에 대한 부작용 위험성
- 환자의 불안 정도
- 환자가 계속적인 추적조사에 응할 가능성
- 비용, 동시감염여부, 면역결핍, 감염 중 사용된 스테로이드성 약물, 연령, 체중, 위장관 기능, 각종 성분의 혈액 농도

(2) 항생제

I. scapularis 진드기에 물린 후 항균제 투여로 라임병을 예방할 수 있는지는 불확실하지만 진드기에 물린 후 72시간내에 독시사이클린 200mg을 투여하면 라임병을 예방할 수 있다는 연구결과가 있다. 급성 라임병에 대한 항생제 치료에도 불구하고 지속적으로 증상이 나타나는 환자 중에는 건강과 관련된 삶의 질에 심각한 손상이 있다는 연구결과도 있다. 그러나 90일 동안 항생제를 정맥주사하거나 구강 투여한 두 가지 임상시도에서 플라시보(placebo) 이상으로 증상을 개선시키지 못했다.

여러 가지 형태의 항생제가 *B. burgdorferi* 치료목적으로 사용되고 있다. 독시싸이클린이나 미노싸이클린과 같은 테트라사이클린류는 고용량으로 투여하지 않는다면 정균작용을 한다.

페니실린은 살균작용이 있다. *B. burgdorferi* 같은 그람음성균 감염을 취급하는 데 있어서 amoxicillin은 구강용 페니실린 V보다 훨씬 더 효과적이다. 반감기가 짧고 고용량을 필요로 하기 때문에 amoxicillin은 통상 프로베네시드와 병용 투여한다. 가변성 때문에 혈중 농도를 측정해야 한다. 세팔로스포린류는 세프트리악손의 경우 0.06 정도의 매우 낮은 혈중 농도로도 충분하기 때문에 현재 가장 효과적인 제3세대 항생제로 사용되고 있으며 페니실린과 테트라싸이클린으로 실패한 경우에도 효과적이다. 제2세대 항상제인 Cefuroxime axetil(상표명 : 세프틴)도 포도상구균에 대해 효과적이어서 *B. burgdorferi* 이외의 피부 병원균에 의한 혼합 감염을 나타내는 비전형 유주성 홍반을 치료하는데 유용하다. 이 약물은 위장관에 대한 부작용이 있고 가격이 비싼 단점을 가지고 있다.

(3) 예방주사

LYMErix 백신을 제조하기 위해 사용된 OspA 단백질 중 일부가 인체의 전체에 존재하는 많은 세포에서 발견되는 인간백혈구기능 관련항원(hLFA-1 a)와 교차반응을 나타낸다. 예방주사시 유전적으로 공격받기 쉬운 사람의 OspA에 의해 자극받은 항체는 자신의 hLFA-1 a와 결합하여 공격함으로써 자가면역반응을 시작할 수 있다. 이러한 부작용으로 인하여 백신개발에는 많은 어려움이 따르고 있다.

환자 집단의 약 30%가 HLA-DR4와 관련이 있다는 것이 밝혀졌다. 라임병에 대한 백신인 LYMErix을 주사맞은 사람 중 HLA-DR4인 사람은 "퇴행성 약물내성 라임 관절염"에 걸릴 위험이 크다.

고양이보다는 개와 같은 애완동물이 라임병으로 감염될 수 있다. 최근에는 Wyeth사의 LymeVax나 Schering-Plough사의 Galaxy Lyme 같은 효과적인 백신이 시판되고 있다. Lyme-Vax는 주사 후 약 53주 동안 항체 수준이 지속되는 효과가 있는 것으로 증명되었다. 제조사에 따르면 Galaxy Lyme 백신은 두가지 혈청방어력보유 집단(S1~10과 C1~11)으로 부터 분리된 유일한 라임병 백신이어서 개의 방어 면역을 발달시키기 위해서 모든 외곽표면단백질(Osp)에 대항할 수 있다고 한다.

(4) 예방수칙

등산하거나 공원에서 소풍, 산책 등의 경우에 각 개인은 진드기가 있는지 점검하고, 진드기가 붙었을 시 눈에 쉽게 띄도록 밝은 색 옷을 입는 것이 중요하며 바지자락을 양말 속으로 넣는 것이 효과적이다.

2. 인간 에를리히증(Human ehrlichiosis)

인간 에를리히증은 미국에서 1986년에 최초로 기술되었다. 그 후 진드기 관련 질병에 대한 보고가 증가되었다. 무통의 경향이 있는 라임병과는 달리 록키산홍반열과 인간 에를리히증은 치명적일 수 있으며 발견 즉시 적절한 치료가 중요하다.

1) 병인

Ehrlichia 속의 진드기 기생 리켓차는 최근에 미국내에서 인간 질병의 원인으로 인식되었다. *Ehrlichia* 종은 록키산홍반열을 일으키는 병원체와 동일한 과에 속한다. 미국내에서 인간의 단구성 *ehrlichiosis*의 새로운 원인균인 *E. chaffeensis*은 1987년 진드기에 물린 아칸소주의 한 환자에서 질병을 일으키는 것으로 입증되었다. 그 후 *E. ewingii*와 *E. phagocytophila*와 같이 항원성과 유전성이 *E. chaffeensis*과는 전혀 다른 종 두 가지가 더 동정되었다. 이 두 종은 인간 과립구성 ehrlichiosis의 원인균으로 밝혀졌다.

2) 역학

Ehrlichiosis는 미국내에서 비록 발병율은 낮지만 풍토병이 되어 이로 인한 사망도 보고되었다. 발병율은 연령에 따라 증가하고 여성에서 보다 남성에서 더 높게 나타난다. Ehrlichiosis는 주로 봄과 여름에 걸쳐 대서양을 연한 남·중부주에서 빈번하게 발생한다.

*E. chaffeensis*의 주요 매개체는 학명이 *Amblyomma americanum*인 론스타 진드기이다. *E. chaffeensis*는 주로 흰꼬리사슴에 서식하여 유충이나 약충, 성충 등의 모든 단계에서 *Amblyomma americanum*의 숙주가 된다. 과립구 ehrlichiosis를 일으키는 병원체를 매개하는 주요 진드기는 *I. scapularis*, *I. pacificus*이다.

질병은 주로 봄과 초여름에 시작하며 진드기 *Amblyomma americanum*, *Dermacentor variabilis*가 가장 활동적인 시기와 일치한다.

3) 증상

Ehrlichiosis는 인간 과립구 ehrlichiosis(HGE)과 인간 단구 ehrlichiosis(HME) 모두에서 사용되는 용어로서 그 증상은 매우 복잡하다. 진드기에 노출된 경력이 있는 환자나 급성 열병독감 질병환자에서는 이 병을 고려해야 한다. Ehrlichiosis는 사람에서 치명적이기 때문에 조기진단에 이은 테트라싸이클린 혹은 클로람페니콜 투여로 완전회복이 가능하다. 증상은 비특이적이며 발열, 오한, 두통 등이 있다. 가장 흔한 소견으로는 발열과 피부발진이 있다. 어린이에서 발열과 두통이 보편적이다. 또한 근육통, 오심, 구토 및 식욕부진 등의 증상도 나타난다.

4) 진단법

인간 ehrlichiosis는 주로 혈액, 간 및 중추신경계와 연관이 있다. 진단은 백혈구의 봉입체(inclusions)를 근거로 한다(그림 9-6). *Ehrlichia* 종은 세 단계를 거친다.

- 기본소체가 탐식작용에 의해 백혈구 내부로 들어가서 급격히 증식한다.
- 3~5일 후 적은 수의 압축된 기본 소체 덩어리(초기소체)가 나타난다.
- 다시 7~12일 후 초기소체가 오디 형태로 발전한다.

헬액 도말 표본을 광학현미경으로 관찰하면 38.5℃ 이상의 체온을 나타내는 환자의 백혈구에는 특징적으로 세포내 봉입체를 볼 수 있다. 자세히 관찰하면 급성 감염환자의 20~80%에서 오디형태(morula)를 볼 수 있다. HGE를 확인하기 위해서는 말초혈액 도말표본을 만들고 Wright-Giemsa 염색하여 백혈구내 봉입을 직접 관찰하는 것이 가장 빠르고 경제적인 검사법이다. HME로서는 말초혈액 도말 표본으로 백혈구내 봉입체를 관찰하기 어렵다. HME나 HGE를 진단하기 위해서 정량적인 buffycoat을 사용할 수도 있다.

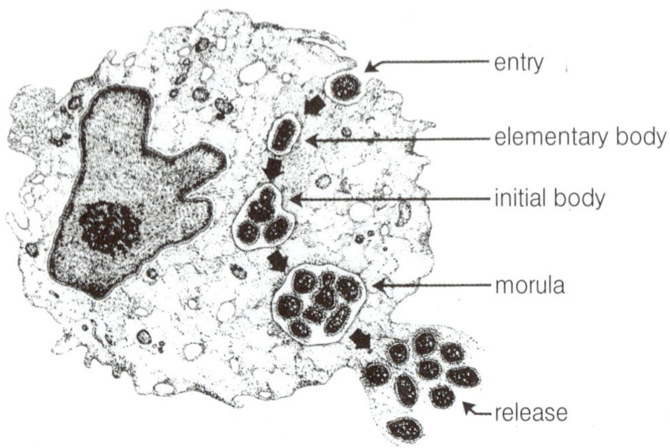

그림 9-6. 감염 세포 내 ehrlichiae의 생활사

림프구 감소증은 진단 중이거나 병이 진행되고 있는 중에 보고된다. 항생제 치료 과정 중 초기(48~72시간)에 림프구 감소증은 스스로 보정하여 CD3를 발현하지만 CD4 및 CD8 음성인 T세포의 림프구 증가증이 신속하게 발생한다. 혈액 도말 표본은 통상 항생제 치료를 시작한 지 24~48시간 후에 음성으로 바뀐다. 백혈구 감소증 뿐만 아니라 혈소판 감소증도 같이 발생한다.

HGE에서 진단은 병력과 임상증상을 나타낸 환자에서 혈청역가가 1 : 80 이상일 경우에 확신한다. 급성기와 회복기에 채혈한 두가지 혈청에서 4배 이상의 항체 역가 상승을 보였을 경우 양성으로 판정한다. HME에서 진단은 혈청전환에 의하거나 병력과 임상증상을 나타낸 환자에서 혈청역가가 1 : 128배 이상이며 급성기와 회복기 사이에 4배 이상 증가일 경우에 한한다. 혈청이나 뇌척수액을 이용하여 *Ehrlichia* 종에 대한 IgM 및 IgG 항체를 분석할 수 있다.

HGE의 *E. phagocytophila*양 병원체를 검출하는 PCR 검사법은 가장 민감하고 직접적인 진단법이다. *E. chaffeensis*에 대한 PCR 검사법에는 16SrDNA로 서열을 증폭시키는 과정이 포함된다.

5) 치료 및 예방

HME와 HGE는 독시싸이클린으로 치료한다. 장기치료에 대한 지침서는 아직 완성되지 않고 있다. 예방은 진드기에 노출될 위험을 낮추는 것이 중요하다.

3. 바베스열 원충증(BABESIOSIS)

1) 병인

바베스열 원충증은 적혈구에 감염하는 기생충인 각종 형태의 *Babesia*에 의해서 발병되는 드물고 중증이며 때로는 치명적인 진드기 관련 질병이다. 바베스열 원충증의 원인체는 *B. microti*, *B. egui*, *B. bovis*와 *B. divergens*, *B. canis*이다.

2) 역학

*B. microti*는 미북동부주에서 *I. scapularis* 진드기에 의해 전파된다. 진드기 유충은 주로 *P. leucopus* 흰발쥐에 서식한다. 유충이 약충이나 성충으로 성장할 때 *Odocoileus virginianus* 흰꼬리사슴에서 서식하지만 인간을 숙주로 선택할 수도 있다.

바베스열 원충증은 노령층, 비장절제 환자, 면역억제 환자 등에서 자주 발병한다. 해안지역에서 봄, 여름, 가을 동안에 유행하며 원인체는 무증상의 공혈자로부터 수혈을 통해 전파될 수도 있다.

3) 증상

잠복기는 약 7~21일이다. 임상소견은 매우 다양하며 무증상에서부터 급격한 발진, 때로는 치명적까지 다양하다. *B. divergens*에 의한 감염은 *B. microti*에 의한 감염보다 심각하며 적절하게 치료하지 않으면 생명에 위협적인 반면 *B. microti*는 통상 저절로 회복된다.

이 질병은 발열, 피로 및 수일에서 수개월간 지속되는 용혈성 빈혈 등의 증상이 있다. 증상이 나타나기 까지는 1~8주 정도 소요되지만 더 오래 걸릴 수도 있다. 이 질병은 단계가 특징적이어서 발열, 용혈심화, 혈색소 혈증 및 혈색소뇨증의 순으로 발전한다.

4) 진단법

용혈된 성분들 때문에 많은 환자들이 세망세포수 증가, 유산 탈 수소효소 증가, 빌리루빈 증가 및 합토글로빈 농도감소 등을 나타낸다. 변종림프구는 통상 말초혈액도말표본에서 나타난다. ESR은 통상 증가한다.

Babesia 기생충을 동정하기 위해서 두 가지 일차선별 검사법을 사용한다. *Babesia* 동정용의 "금 표준물질 gold standard"은 혈액도말표본내의 적혈구내 기생충을 시각적으로 보여준다. *Babesia*는 말초혈액도말표본을 Giemsa 염색하여 관찰할 수 있다. 이 기생충은 약간 푸른 세포질과 함께 적혈구내 난원형(1~3g)으로 나타내며 하나 내지 두개의 작은 홍반을 갖고 있다. 성숙함에 따라 아메바와 같은 모양을 띠게 되고 이 세포내에서 증식한다.

Babesia 기생충의 고리구조는 말라리아 감염의 고리구조와 혼동하기 쉽다. 몇 가지 특징이 *Babesia*의 고리구조와 말라리아의 고리구조를 구별하는데 도움이 된다. *B. microti*는 때때로 하나의 적혈구에 4~5개의 고리구조를 갖고 있고 경우에 따라 Maltese 십자가라고 불리는 사구체를 형성한다. *B. microti*는 말초혈액에서 검출하기가 어렵기 때문에 직접 관찰법은 민감도가 떨어져 낮은 수준의 기생충 혈증에서는 위음성 결과가 발생할 수 있다. 기생충 혈증의 정도는 정상적인 비장기능을 가진 환자에 있어서 1~20% 간격으로 다양하다. 비장 적출환자에 있어서는 85%에 달한다.

시야(field)검사법은 말초 혈액을 두텁게 도말한 표본으로 검사하는 신속한 방법이다. 이 표본의 적혈구는 용해되어 메틸렌블루, 아주르 B, 에오신 등으로 염색된다. 15초 이내로 탈 헤모글로빈화하여 염색한다.

이 신속 선별 검사법은 이제 정량적 buffycoat(QBC)법으로 대체되고 있다. QBC법은 원래 말라리아 기생충을 검출하기 위해 개발되었지만 바베스열 원충증에 대한 일차선별검사법으로도 사용될 수 있으며 최소한 말초 혈액 도말표본 만큼은 민감한 편이다. 이 방법은 모세관의 내벽을 acridine orange(OA)로 도포하고 이 모세관내에서 환자의 혈액을 원심분리한다. AO는 핵산에 염색된다. 색깔이 짙어진 감염 적혈구는 나머지 적혈구에 비하여 농축시켜서 형광현미경으로 관찰한다.

급성 및 회복기 항체역가는 진단에 유용하다. 1 : 256 이상의 역가는 급성 감염으로 진단할 수 있다. IgG 항체만 진단에 사용한다. PCR 증폭도 진단에 사용된다.

분자적 진단도 사용할 수 있다. 일부 적혈구내 기생충 감염에 있어서 혈액도말표본을 현미경으로 형태학적 특징을 관찰하면 *Babesia*와 *Plasmodiam* 간의 확실한 구별이 가능하지 않을 수도 있다. 이러한 경우에는 적절한 프라이머를 사용하는 PCR 같은 분자적 기술을 이용하여 진단할 수 있다. 뿐만 아니라 이전 분자적 접근은 미국과 유럽에서 최근 인체감염에서 관측되는 새로운 *Babesia* 변종을 조사하는데 있어서 가치가 높다.

5) 치료 및 예방

바베스열 원충증에 대한 표준화된 치료법은 아직 개발되지 않았다. 그러나 말라리아 치료에 사용되는 일부 약물이 이 질병의 환자에서도 효과적이다.

항생제 요법은 비장 적출 환자, 면역억제환자, 노령환자, 중증감염환자 등에게 추천된다. 통상적인 처방으로는 클린다마이신과 경구용 퀴닌을 병용 투여하는 것이다. 다른 요법으로는 구강용 아지쓰로마이신(azithromycin)과 아토바콘(atovaquone)이 있다. 고수준의 기생충(>10%), 중증질환 혹은 용혈심화 등의 증상을 나타내는 환자에게는 교환 수혈이 효과적이다.

예방책으로는 진드기 감염 지역에 있을 때 조심하는 것이다.

Chapter 10

톡소플라스마증

학습목표

- 톡소플라스마증의 병인, 역학, 증상 등에 대하여 묘사한다.
- 톡소플라스마 선천성 감염 및 후천성 감염의 증후 및 증상을 설명한다.
- 톡소플라스마증의 IgM 항체 정량 검출 및 톡소플라스마증에 대한 면역학적 진단평가를 서술한다.

10 톡소플라스마증

1. 병인

톡소플라스마증(toxoplasmosis)은 사람과 동물에서 널리 퍼져있는 질병으로서 원인체는 *Toxoplasma gondii*라는 일종의 포자충(coccidium)이다.

2. 역학

*Toxoplasma gondii*는 북아프리카에 서식하고 있는 설치류에서 처음 발견되었으며 계속해서 새와 인간을 포함한 동물들에서 전세계적으로 발견되었다. *T. gondii*는 일종의 기생충으로서 전세계적으로 분포되어 있으며 각종 척추동물을 숙주로 하여 기생하고 있다.

가장 중요한 숙주는 애완용 고양이나 일부 고양이과 동물이다(그림 10-1). 애완용 고양이는 *T. gondii*의 낭포체가 대변에 존재하기 때문에 질병의 원인이 될 수 있다. 사람이나 고양이를 포함하는 동물들이 사고로 낭포체를 섭취하게 되면 신체 조직 내에서 증식성 감염이 발생한다. 음식과 음료에 대한 대변오염, 흙 묻은 손, 부적절하게 요리되었거나 오염된 식육, 가공하지 않은 우유 등은 인체 감염의 주요 원인이 될 수 있다. 최근에는 농축된 백혈구를 사용하는 경우가 잦은 관계로 수혈로 전파되는 톡소플라스마증의 위험성에 대하여 우려하고 있다. 특히 위험성이 큰 환자는 면역억제제나 코티코스테로이드를 투여하고 있는 사람들이다.

인간을 포함한 모든 동물들은 *T. gondii*가 임신기간

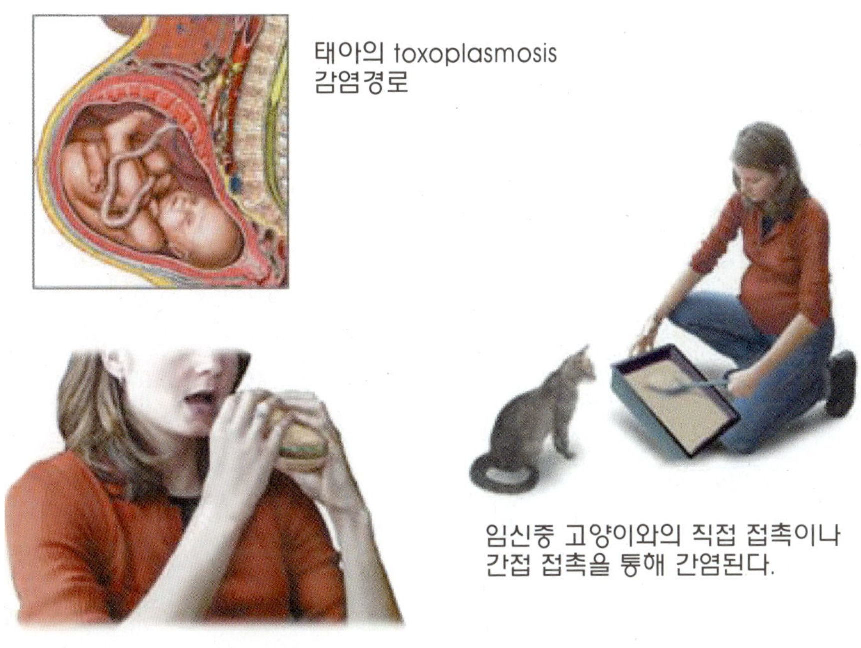

그림 10-1. *Toxoplasma gondii*의 생활사

중에 태반을 통하여 감염될 수 있다. 모체가 급성 감염이지만 증상이 분명치 않거나 진단할 수 없을 경우 태반을 관통하여 전파된다. 임신 여성 1,000명 당 6명이 임신 9개월 동안 일차 감염된다. 일차 감염되어 치료받지 않은 여성의 약 45%가 선천적으로 감염된 유아를 출산한다. 결론적으로 선천성 톡소플라스마증의 예상 발생율은 신생아 1,000명 당 2.7명이다.

모든 임신여성은 톡소플라스마에 대한 면역상태를 검사할 필요가 있고 그 결과 감수성이 있다고 밝혀지면 임신기 내내 반복적으로 검사해야 한다. 선천성 톡소플라스마증을 회피하기 위해서는 다음과 같은 방법으로 임신여성에 대한 감염을 예방해야 한다.

① 생고기를 취급할 때는 입과 눈과 같은 점막을 만지지 않는다.
② 생고기를 취급한 후에는 손을 깨끗이 세척한다.
③ 생고기를 접촉한 주방 표면을 깨끗이 세척한다.
④ 생고기를 18°C 이상으로 요리하되 보관시에는 훈연이나 식염수를 이용한다.
⑤ 사용 직전에 과일과 야채를 세척한다.
⑥ 과일과 야채에 파리나 바퀴벌레 등이 접근하지 못하도록 차단한다.
⑦ 고양이 이동 상자처럼 잠재적으로 고양이 대변으로 오염될 수 있는 물건을 취급할 때나 정원을 가꿀 때에는 직접 접촉하지 않도록 장갑을 착용한다.

태아에 대한 감염을 철저히 예방하기 위해서는 위험군 여성을 혈청학적 검사로 확인하고 일차 감염으로 고통을 받고 있는 임신여성에게는 pyrimethamine과 sulfadiazine을 병용투여하는 약물치료를 해야 한다. 이 2가지 약제는 부작용이 있기 때문에 이에 대하여 leucovorin과 함께 임신 중기부터 분만까지 경구적으로 투여할 수 있다.

T. gondii 항체 양성율은 지역별로 차이가 심하여 서유럽의 96%에서 미국의 10~40%까지 다양하다. *T. gondii* 항체 양성인 AIDS 환자 중 약 25~50%는 톡소플라스마성 뇌염이 발생한다(그림 10-2).

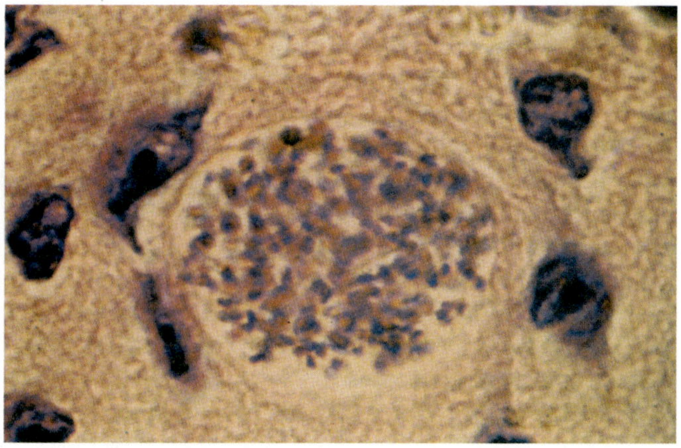

그림 10-2. 톡소플라스마증 원인체 *T. gondii*

3. 증상

이 질병은 신생아와는 달리 성인이나 아동에서는 통상 무증상이며 감염도 일반화되어 있다. 급성 열성질환을 겪은 후 자발적으로 회복되지만 *T. gondii*는 신체의 특정 기관이나 순환계에 위치하여 다발적으로 증상을 유발할 수 있다. AIDS 환자에서의 톡소플라스마성 뇌염은 치료하더라도 사망을 초래할 수 있다. AIDS 환자에 대하여 *T. gondii* 항체를 선별검사함으로서 위험군에 속하는 사람을 결정할 수 있다.

1) 후천성 감염

후천성 감염 시에는 증상이 나타나더라도 종종 미미한 편이다. 이 질병은 전염성 단핵구증과 유사하여 오한, 발열, 두통, 림프선병증, 극심한 피로 등의 증상을 나타낸다. 면역억제 상태에서는 일차 감염도 촉진된다. 만성형태의 림프선병증도 있다. *T. gondii*는 면역억제 되거나 기타 면역결핍 숙주에게 특별한 문제를 제기하여 잠재되어 있는 톡소플라스마증이 재발된다. 이러한 현상이 관찰된 경우로는 Hodgkin 림프종과 비Hodgkin 림프종 뿐만 아니라 조직이식 수여자가 있다.

뇌성 톡소플라스마증의 재발은 AIDS 환자에게서는 흔하여 톡소플라스 이전에 감염되어 잠복되어 있던 감염이 거의 반드시 재발하고 특히 총 CD4 세포수가 100 $\times 10^9$/l 이하로 떨어질 때 심하게 발생한다. 일부 *T. gondii* 양성인 AIDS 환자가 톡소플라스마성 뇌염이 발생되는 이유로는 *T. gondii*에 대한 면역반응의 유전적 감수성, 개인의 면역결핍 정도와 형태에서의 미묘한 차이, 감염된 *T. gondii* strain의 독력 차이, 다른 스트레인의 *T. gondii*로 재감염, 다른 기회 감염균과 병행 감염의 형태와 우세성의 변화 등이 있다.

2) 선천성 감염

선천성 톡소플라스마증은 중추신경계 이상이나 사산을 야기한다. 출생시 *T. gondii* 양성인 유아 중 대부분은 출생시에는 신경학적, 안과적 혹은 일반화된 질병을 나타내지 않는다. 대체로 선천적으로 감염된 신생아의 경우 약 75% 정도는 톡소플라스마증이 잠복상태로 존재하다가 맥락망막염, 일안실명, 신경학적 중증 후유증 등과 같은 다른 증상이 확실해 질 때 비로소 나타난다.

4. 면역적 소견

*T. gondii*는 배양하기 어렵기 때문에 혈청검사를 통하여 진단하게 된다. 이 질병에 있어서 임상소견과 실험실 결과는 전염성 단핵구증과 유사하다. 말초혈액도말을 관찰하면 변종 림프구수가 증가한 것을 볼 수 있다. 톡소플라스마 항체 역가가 현저히 증가했다는 것을 혈청학적인 방법으로 입증하여 이 병을 진단한다. 항체는 감염 후 2주 이내에 검출할 수 있고 감염 초기에는 고수준으로 증가하다가 약간 감소하지만 수개월동안 고수준을 유지하다가 수년간에 걸쳐 꾸준히 감소하여 저수준이 된다.

*T. gondii*에 대한 IgM 항체나 IgG 항체수준은 혈청학적인 방법으로 측정할 수 있다. 성인에서 *T. gondii*에 대한 IgM 항체 양성은 활동성 감염의 지표이다. 신생아에서도 IgM 항체는 태반을 투과할 수 없어서 신생아의 IgM은 자체적으로 생산된 것이기 때문에 활동성 감염을 의미한다.

5. 진단법

혈액 내 *T. gondii* 검출은 AIDS 환자의 톡소플라스마증 진단에 큰 진전이 있다는 것을 의미한다. 단구 배양법을 사용하여 *T. gondii*의 증식을 위한 새로운 세포배양법을 개발하였다. 배양한 지 4일 후 anto-P30 단세포군 항체를 이용하여 면역형광측정법으로 배양액 중의 *T. gondii*를 검출한다. 그 후 배양된 세포에 대하여 유세포 측정기로 정성 및 정량분석을 수행한다.

효소결합면역흡착법(ELISA)은 톡소플라스마증의 IgM 항체를 검출하는데 그 어느 검사법보다 우선적으로 선택해야 할 방법이다. *T. gondii* 검사법 중 가장 흔히 사용되는 것으로는 간접형광항체법(indirect fluorescent antibody, IFA), ELISA, 중합효소연쇄반응(PCR) 등이 있다.

*T. gondii*에 대한 IgM 항체를 검출하기 위해서는 IFA(그림 10-3)와 ELISA가 유용하며 항체를 검출하기 위해서는 IgG용과 IgM용의 간접 정성EIA, AxSYM기기를 이용하는 미세입자EIA(MEIA), 화학발광면역측정법(chemiluminescent immunoassay, CLIA) 등의 방법이 유용하다.

그림 10-3. *T. gondii* **항체에 대한 간접형광항체검사법**

슬라이드 표면에 고정된 *T. gondii*가 환자 혈청 내 특이항체와 결합한 다음 형광물질과 접합된 항-인간 Ig가, 결합된 환자의 항체에 다시 결합하여 결국 *T. gondii*가 형광을 발하도록 한다.

태반을 통해 감염된 톡소플라스마는 신생아에서 중증 중추신경계 장애 및 시각장애를 유발할 수 있다. 출산 전에 IgM 항체 양성이면 *T. gondii*에 대한 양수천자와 PCR로 확인 검사해야 한다.

ELISA로 특이 IgG와 IgM을 검출하기 위한 연속적인 검체는 초기 진단과 오래된 감염을 인지하는데 중요한 지표를 제공한다. ELISA법으로 확인된 특이 IgM 항체 역가는 통상 4~8개월 동안 상승되어 감염 후 12개월에 이를 때까지 지속되는 반면 IFA 역가는 4개월 후 반으로 떨어진다. EIA법으로 측정된 특이-톡소플라스마 IgM 항체는 선천성 감염이 증명된 유아의 75%가 양성인 반면 IFA법으로는 25%가 양성이다. IgG 항체를 측정하는데 있어서 급성기 검체와 회복기 검체 간에 양성으로의 전환은 현재 혹은 최근 감염의 가장 강력한 증거이다. 가장 좋은 증거는 급성기와 회복기에 적당한 간격의 시간을 두고 채취한 검체를 동일한 시간에 동일한 실험실에서 실시한 검사에서 큰 변화가 발생한 경우이다.

생체검경조직, 뇌척수액, 양수, 혈장, 혈액 등에 *T. gondii* DNA의 유무를 확인하기 위해서는 PCR을 이용할 수 있다. 이때 결과가 음성이라 하여도 검체 내에 PCR을 방해하는 요인이 있을 수 있고 이 방법으로도 검출할 수 없는 수준의 DNA 농도일 수 있기 때문에 반드시 DNA가 없다고 단정할 수 없다.

6. *T. gondii*에 대한 IgM 항체 정량 측정법

1) 원리

T. gondii(일명 RH strain)으로부터 정제한 수용성 항원을 마이크로플레이트의 각 웰에 흡착시킨다. 여기에 검사 방해요인을 제공하는 류마티스 인자를 제거하기 위하여 흡착제를 함유한 희석액으로 알맞게 희석시킨 검체를 가하고 반응시킨다. 만일 검체 내에 *T. gondii*에 대한 항체가 존재한다면 이 동안에 항원이 도포된 웰에 결합할 것이다. 결합하지 않은 물질들을 제거하기 위해 세척해 내고 알칼리성 인산화효소가 표지된 항-인간 IgM 항체 접합체를 가하면 접합체는 *T. gondii* 항원에 결합된 IgM 항체에 결합한다. 결합되지 않은 접합체를 제거하기 위해 각 웰을 세척하고 *p*-nitrophenyl phosphate로 반응시키면 알칼리성 인산화효소에 의해 가수분해되어 p-nitrophenol을 형성하고 황색으로 변한다. 이때 각 웰의 흡광도는 검체 중에 존재하는 톡소플라스마 특이 IgM 항체 양에 비례한다.

2) 검체 채취 및 준비사항

검체를 채취하기 전에 환자가 별도로 준비해야 할 것은 없다. 검체를 채취할 때에는 환자를 적극적으로 확인해야 하며 채취 즉시 환자의 침대 옆에서 환자에 관한 여러 가지 사항을 기재하여야 한다. 즉, 이 검체라벨에는 환자명, 채취일자, 병원등록 번호, 채혈자 이름 등이 포함된다.

혈액은 무균적으로 채취해야 한다. 최소 2㎖의 혈액이 필요하다. 채혈 후 응고된 즉시 원심분리하고 혈청을 소량씩 분주한다. 지방혈증, 용혈, 세균오염 등과 같은 경우의 검체는 검사에 사용할 수 없다. 비록 황달 환자와 같이 혼탁한 검체도 검사에 사용될 수는 있지만 되도록 신선한 비열처리 검체를 사용하는 것이 바람직하다.

만일 채혈 직후 검사에 사용할 수 없다면 24시간 이내의 경우에는 2~8℃에 보관할 수 있다. 그 이상 보관해야 한다면 -20℃ 이하로 냉동시켜 보관한다. 일단 냉동된 검체를 해동시킬 때에는 37℃에서 즉시 해동해야 한다. 냉동과 해동을 반복해서는 안 된다. 해동 시 검체가 혼탁하다면 사용 전에 원심기를 사용하여 혼탁물질을 제거한 후 검사에 사용한다.

3) 시약

검체는 7일 이상 보관해야 한다면 2~6℃의 냉장이나 -20℃의 냉동에 보관해야 한다. 입자성 물질이 눈에 띄는 검체는 검사 전에 원심분리로 입자를 제거한다. 혈청 검체를 가열하여 불활화시키면 위양성 결과를 초래한다.

제품은 Sigma사로부터 구입할 수 있다. 시약은 냉장에 보관하여 포장지에 표시된 사용기한까지만 사용할 수 있다.

- 항원 웰. *T. gondii*으로 도포된 마이크로플레이트 웰. 개봉 후에는 다시 비닐봉투에 밀봉하여 건조상태로 보관한다.
- 웰의 Holder(지지대)
- 검체 희석액. 계면활성제, 단백질, 청색 색소가 함유된 pH 7.5의 완충액. 흡착제로서 가열로 응집시킨 인간 IgG와 보존제로서 0.1% NaN_3가 포함되어 있다.
- 캘리브레이터. *T. gondii*에 대한 IgM 항체가 함유된 인간 혈청 보존제로서 0.1% NaN_3가 포함되어 있다.
- conjugate. 소의 alkaline phosphatase로 표지된 염소 항-인간 IgM 항체로서 분홍 색소와 0.02% NaN_3를 함유하고 있다.
- 기질. Disodium p-nitrophenyl phosphate hexahydrate가 1mg/ml로 포함되어 있으며 pH는 9.6이다. 보관 시 다소 황색을 띌 수도 있으나 만일 흡광광도계를 사용하여 증류수를 기준으로 405nm에서 흡광도를 측정하였을 때 그 값이 0.4 이상이라면 사용해서는 안된다.
- 농축세척액. 계면활성제로 농축한 완충액이며 보존제로서 0.1%의 NaN_3가 함유되어 있다. 실제 세척액은 농축세척액 1병에 들어있는 전체를 1 *l* 의 증류수에 혼합하여 사용한다.
- 반응정지액. pH 12.0의 강알칼리성 용액, 실온에 보관하며 유효기간 내에 안정하다. 이 액은 피부, 눈, 옷 등에 손상을 줄 수 있으므로 접촉을 피하고 증기도 흡입해서는 안된다. 취급한 후에는 완전히 씻는다.

주 : lot 번호가 다른 제품들 간에 교환 사용하면 안된다.

4) 소요장비 및 용품

- 405nm에서 흡광도를 측정할 수 있는 흡광광도계나 마이크로플레이트 판독기
- 5~200㎕를 취할 수 있는 피펫
- 타이머
- 1 *l* 용 실린더
- 세척액 용 세척병
- 시험관
- 큐벳

5) 정도관리

- 양성대조 : 항-*T. gondii* IgM 항체를 함유한 사람 혈청. 캘리브레이터와 비교한 값을 병 표면에 %로 기록해 놓았으며 0.1% NaN_3가 함유되어 있다.
- 음성대조 : 항-*T. gondii* 항체가 전혀 없는 사람 혈청, 0.1% NaN_3가 함유되어 있다.

주의 : 항원 웰과 대조액, 캘리브레이터 등은 사람으로부터 유래한 것이므로 임상 검체와 동일한 방법으로 취급해야 한다.

경고 : 시약과 대조액에는 보존제로 NaN_3가 들어있다.

6) 방법

- 검체 희석액 200㎕를 각각의 시험관에 첨가하고 캘리브레이터, 양성대조액, 음성대조액, 검체 등을 5㎕씩 각각의 시험관에 가하며 희석한다.
- 필요한 만큼의 웰을 지지대에 끼운다.
- 피펫으로 검체 희석액을 웰에 가하고 흡입과 방출을 2~3번 반복하여 잘 혼합한 후 희석된 검체액을 각각의 웰에 100㎕씩 옮긴다.
- 검체 희석액만 100㎕ 가한 웰도 하나 준비한다. 이 웰은 블랭크(blank)로 사용하여 흡광광도계의 영점을 잡는데 사용한다.
- 플레이트를 실온에서 30분간 반응시킨다.
- 웰을 완전히 털어내고 세척병을 사용하여 세척액을 웰에 채운 후 다시 털어낸다. 이 세척과정을 3회 반복한다. 흡습지에 대고 세게 털어 물기를 제거한다. 정확한 결과를 얻기 위해서는 완전히 물기를 제거해야 하며 기포가 발생하면 안된다.
- Conjugate 2방울이나 100㎕를 각각의 웰에 가한다.
- 실온에서 30분간 반응한다.
- 웰을 세척한다.

· 기질용액 2방울이나 100㎕를 각각의 웰에 가한다.
· 실온에서 30분간 반응한다.
· 반응정지액 2방울이나 100㎕를 각각의 웰에 가한다.
· 반응을 정지시킨 후 2시간 이내에 405nm에서 흡광도를 측정한다.

① 마이크로 플레이트 판독기 : 증류수를 기준으로 하여 405nm에서 흡광도가 0이 되게 조절한다. 캘리브레이터와 검체의 흡광도를 측정한다.

② 흡광광도계 : 각 웰에 들어있는 반응물을 전량 큐벳으로 옮긴다. 405nm에서 증류수를 사용하여 흡광도를 0으로 조절한다. 블랭크를 포함해서 모든 검체의 흡광도를 측정하며 흡광도가 최대값(3.0)을 넘는 경우에는 증류수로 적절히 희석하여 다시 측정한다. 각각의 검체의 흡광도에서 블랭크의 흡광도 만큼을 뺀다.

· 계산

캘리브레이터에 대한 검체의 항체 농도 백분율 :

$$= \frac{\text{A 샘플} \times 100}{\text{A calibrator}}$$

보기 1. 마이크로플레이트 판독기를 사용한 경우
검체 흡광도 : 0.597
캘리브레이터 흡광도 : 0.842
캘리브레이터에 대한 검체의 항체농도 백분율

$$= \frac{0.597}{0.842}$$

보기 2. 흡광 광도계를 사용한 경우
블랭크 흡광도 : 0.006
검체 흡광도 : 0.242
캘리브레이터 흡광도 : 0.332
(검체-블랭크)흡광도 : 2.242 - 0.006 = 0.236
(캘리브레이터-블랭크)흡광도 : 0.332 - 0.006 = 0.326
캘리 브레이터에 대한 검체의 항체농도 백분율

$$= \frac{0.236 \times 100}{0.032} = 72$$

· 결과보고

조사지역 내에 살고 있는 인구집단의 특성을 반영할 수 있도록 각 실험실에서는 참고범위를 설정해 놓아야 한다.

〉40% : *T. gondii*에 대한 IgM 항체 양성

① 검체의 흡광도가 캘리브레이터의 흡광도보다 높을 때에는 검체를 적절히 희석해서 재시험한 후 얻어진 값에 희석배수만큼 곱해준다.

· 오차의 원인

검체 내에 류마티스 인자가 존재하면 위양성 결과가 발생할 수 있다. 이 검사방법 중의 검체 희석액에는 348 IU/ml에 달하는 IgM 류마티스 인자의 면역글로불린 활성을 중화시키기에 충분한 가열응집된 IgG가 함유되어 있다. 특이 IgG 항체와 특이 IgM 항체간의 경쟁의 결과로 IgM 항체를 검출하는데 있어 위음성 결과가 발생할 수 있다. 뿐만 아니라 감염 초기의 환자로부터 채혈한 검체는 *T. gondii*에 대한 특이 IgM 항체 농도가 너무 낮아 검출되지 않을 수도 있다.

7) 임상적용

톡소플라스마에 대한 IgM 항체 검출은 성인이나 아동에 있어서 최근 혹은 현재 급성 감염을 의미할 수 있고 신생아에서는 선천성 감염을 의미한다. 톡소플라스마에 대한 IgM 항체는 감염되지 않은 정상인에서 검출되지 않는다.

8) 제한사항

톡소플라스마에 대한 IgM 항체 검출은 검체가 너무 초기에 채집되었거나 너무 지연되어 채집된 경우를 제외하고 신뢰할 만한 지표이다. 일반적으로 감염 후 1개월 이내에 항체 농도가 증가하고 4~8개월 후면 다시 감소한다. 따라서 이 사이의 기간이 최적의 기간이다.

톡소플라스마에 대한 IgM 항체 검출은 단지 진단을 돕는 역할을 담당한다. 따라서 이 결과를 임상적인 사항과 통합해서 고려해야 한다.

Chapter 11

싸이토메갈로 바이러스

학습목표

· 싸이토메갈로 바이러스 감염증의 병인, 역학, 증상 등을 설명한다.
· 선천성 및 후천성 싸이토메갈로 바이러스 감염의 증상 및 증후군을 설명한다.
· CMV의 진단에 대하여 묘사한다.
· CMV의 진단평가 및 혈청학적 표지자를 설명한다.
· IgM 항체의 정량검출 및 수신라텍스 응집법을 설명한다.

11 싸이토메갈로 바이러스

1. 병인

싸이토메갈로바이러스(cytomegalovirus, CMV)는 산재하는 바이러스성 병원체이다. CMV 감염과 관련된 변화들 중 특징적인 조직학적 변화는 1904년에 최초로 매독 태아의 폐, 신장, 간 등에서 프로토조아양 세포(protozoan-like cells)를 발견한 후 보고되었다. 그러나 1957년이 되어서야 비로서 실험실에서 CMV가 분리되었다(그림 11-1). 1966년에는 수혈 후 감염에 의해 실질적으로 바이러스가 분리되었을 뿐만 아니라 항체역가의 상승을 관찰할 수 있었다.

CMV는 herpes과에 속하는 바이러스로서 여기에는 5가지 형태의 *herpes simplex* Ⅰ, *herpes simplex* Ⅱ, *varicella-zoster virus, Epstein-Barr virus* 및 *CMV* 등이 있다. 모든 herpes 바이러스는 상대적으로 크고 외피를 가지는 DNA 바이러스로서 핵내에서 DNA 발현과 nucleocapsid가 결합하는 복제주기를 나타낸다. 이 바이러스는 핵막을 통하여 출아할 때 외피를 갖추고 그 다음 특이 바이러스 항원을 표면에 발현시킨다.

비록 허피스과에 속하는 바이러스가 다양한 질병을 일으키지만 각각은 관련된 세포의 기본적 특징을 공유하고 있다. 그 세포와 결합하기 위한 조건이 각각 다르지만 5가지 바이러스는 모두 세포간 가교를 통해서 세포 외부에서는 항체를 통하여 세포에서 세포로 전파된

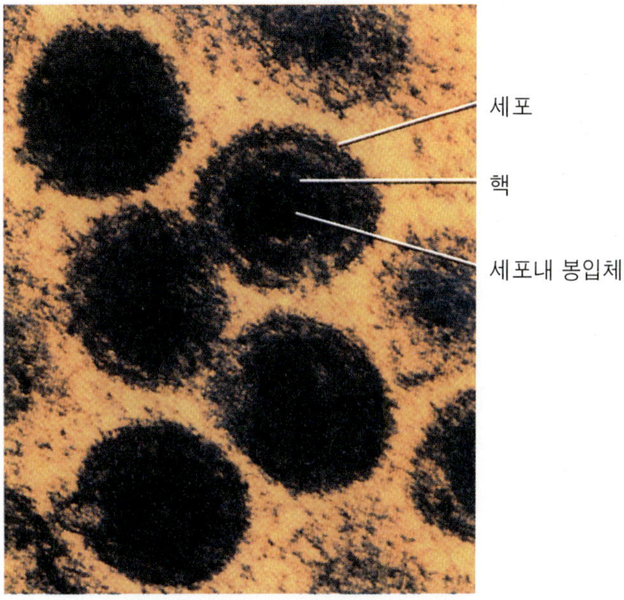

그림 11-1. 인간 폐 섬유아 세포에 전파된 CMV 입자의 염색상
허피스 바이러스의 전형적인 6각형 캡시드와 이를 둘러싼 외피(tegument)와 이중층외피(envelope)를 볼 수 있지만 실제로 3차원적으로는 20면체이다(×155,000).

다. CMV는 림프조직으로 전파되어 전신의 림프절로 순환하게 되고 마침내 여러 조직의 상피세포에 안착하게 된다. 이 공통적인 특징은 herpes과 바이러스가 적절한 자극하에서 재활성화될 수 있는 감염증을 일으키는데 중요한 역할을 한다.

2. 역학

CMV 감염증은 전 세계적으로 유행하여 특정한 경로 없이 구강, 비말, 성적 경로 등으로 전파될 뿐만 아니라 신선한 혈액의 수혈이나 장기이식 같은 비경구적인 경로를 통해서도 전파된다. CMV가 전파되기 위해서는 주로 환자의 소변, 호흡기 및 성기 분비물, 눈물 그리고 대변 등과 같은 분비물이나 배설물과 긴밀한 접촉이 이루어져야 한다. 모친을 통해 아이에게로 감염되는 수직감염은 자궁 내에서 일어나거나 출생시 발생된다. 가장 확실한 감염경로는 신체 분비물의 전염성 바이러스와 성적인 접촉을 통해서 이루어진다.

CMV에 대한 항체 양성율은 6~22세 사이의 사람에서 21~34%에 달하기 때문에 가임기에 해당하는 많은 여성들이 CMV에 대한 항체가 없어서 CMV가 건강에 큰 위험이 되고 있지만 CMV 항체 양성율은 연령에 따라 꾸준히 증가하고 있다. 사실 도시 성인의 90%는 CMV로 감염되어 있다. 감염은 전세계의 어떤 지역이나 빈부격차를 막론하고 공통적이다. 감염에 대한 고위험군은 태아와 면역억제 환자이다.

CMV는 소변, 타액, 대변, 모유, 혈액, 객담, 감염된 장기이식편, 정액, 질 분비물, 콧물 등에 존재할 수 있다. 또한 이 바이러스는 아무 증상없이도 전파될 수 있기 때문에 긴밀한 접촉이 유지되는 관계에서 대단히 위험성을 높여준다. 건강한 무증상의 공혈자로부터 채혈한 혈액을 수혈했을 때 때때로 수혈자에게서 활성형 CMV 감염증이 나타난다.

1) 후천성 감염

백혈병을 앓고 있는 아동과 출생시 체중 1.2kg 이하의 미숙아에서 치명적인 감염증을 유발하지만 아동기에 일차 감염증 발생율은 낮은 편이다. 그러나 출생 첫 해 보육시설에 있는 유아는 발생율이 대단히 높아진다. 청년기에 감염률이 대단히 높아지며 성인이 되면 대부분의 사람은 무증상 감염으로 전환된다. CMV는 잠복 상태를 유지할 수 있기 때문에 임신; 면역억제 기관, 골수, 줄기세포 이식 등과 같은 다양한 조건 하에서 활성형 감염으로 발전할 수 있다. 활성형 CMV 감염은 질병의 주요 원인으로 작용할 수 있으며 AIDS 환자의 경우에는 치명적이다.

면역억제 환자 중에서도 항체 음성인 환자만이 CMV 감염증을 나타낼 확률이 높다. CMV 감염으로 인한 사망률이 높은 환자군은 항체 양성인 공여자로부터 조직을 이식한 항체 음성의 동종 장기이식 수여자들이다. 동종이식편 수여자에게 발생하는 감염의 대부분은 공여자의 신장을 통해서 전파되거나 수여자의 잠복 바이러스가 재활성화되기 때문이다. 상품명이 Valtrex인 valacyclovir hydrochloride 제제는 장기이식 후의 CMV 감염을 예방하는데 효과적이다. CMV 감염을 피할 수 있으면 이식조직에 대한 손상 확률을 낮출 수 있는데 이식조직이 손상을 받으면 다음은 거부작용으로 연결될 수 있다.

혈액이나 백혈구 같은 혈액성분 수혈에 의한 CMV 전파는 면역체계가 심각하게 손상을 받아 보조요법을 필요로 하는 환자에게서 특히 중요하다. 출생시 저 체중 신생아도 CMV에 감염된 혈액산물의 수혈을 통하여 CMV 감염 고위험군에 속한다. 이러한 환자들에 있어서 효과적인 공여자 선별검사, 백혈구 제거 혈액산물, 수동면역으로 획득된 CMV 항체를 포함한 면역글로불린 등은 모두 예방법으로 사용할 수 있다. 보건 전문가는 CMV에 대한 노출과 관련된 위험이 점차 증가되고 있는 직종 중의 하나이다. 아직 환자로부터 보건 전문가에게 질병이 전파되었다는 정식 보고는 없지만 개인위생과 수세를 준수하는 것이 전파를 막는 가장 좋은 수단이다.

2) 잠복감염

재활성기에 의하여 특징적인 지속감염은 비록 이 상

태가 CMV에 한해서 국한된 것은 아니지만 종종 잠복 감염이라고도 부른다. 바이러스 잠복이라 함은 숙주세포 내에서 발현되지 않은 상태의 바이러스 유전정보가 존재한다는 것을 의미한다. 잠복이라는 말의 정의에는 바이러스와 재활성화의 증거도 포함된다. 허피스 바이러스에서처럼 CMV 재활성화도 언제라도 가능하지만 면역적격의 개체에서는 좀처럼 발생하지 않는다.

사람에서 CMV 잠복감염이 발생했다는 증거는 상황에 따라 간접적으로 할 수 있다. 잠복기전과 바이러스가 잠복하는 숙주세포의 정체는 아직 밝혀지지 않았다. 활성형 CMV 감염 환자의 말초혈액에서 분리한 백혈구를 CMV를 증명할 목적으로 배양하였지만 한 경우의 실험을 제외하고 모두 건강한 공여자의 백혈구로부터 바이러스를 증명하는데 실패하였다. 동물실험에서 바이러스가 존재하면 활성형 감염 시 호중구로부터 증명되었지만 신장 B림프구나 단구에도 잠복한다. 그 외에도 타액선, 심장, 전립선 등도 잠복 장소로 활용된다. 사실 심장과의 관계에 있어서 잠복 감염은 아테롬성 동맥경화증의 원인인 것으로 입증되었다. 사람에 있어서 세포의 형태와 잠복기전은 아직 밝혀지지 않았다. 혈액공여자 중에서 CMV 보균율은 혈청전환수로도 표시할 수 있으며 수혈 100단위 마다 1~12%에 달한다. 이때 혈청전환(seroconversion)이라는 것은 CMV 바이러스에 대한 항체가 음성에서 양성으로 바뀌는 것을 의미한다.

3) 선천성 감염

모체가 CMV에 일차 감염되거나 재발하면 태아에게로 전파된다. 선천성 감염의 가장 흔한 경우는 자궁 내 감염으로서 미국 내에서 탄생하는 신생아의 0.4%~2.3%에서 볼 수 있다. 임신 전 모체에 CMV에 대한 항체가 있으면 신생아에서의 선천성 CMV 감염으로 인한 손상으로부터 보호받을 수 있다.

미국내에서 1~3%의 여성에서 발생하는 임신 중 일차 감염은 후유증이 더욱 심각하다. 감염된 신생아는 심각한 질병이 발생하여 미성숙 유아기에 사망하게 된다. 대부분의 CMV 감염 신생아는 생존하지만 정신박약이나 기타 건강상의 문제로 고통 받게 된다.

3. 증상

1) 후천성 감염

후천성 CMV 감염은 통상 증상을 나타내지 않고 숙주 내에서 만성 감염이나 잠복 감염으로 지속할 수 있다. 잠복기는 대략 3~12주이다.

대부분의 환자에서 CMV 감염은 증상을 나타내지 않지만 경우에 따라서 자기제한적이며 이호성 항체 음성인 단핵구성 증상을 초래할 수 있다. 또한 CMV성 간염을 발생시킬 수 있다.

증상에는 인후 통증, 발열, 분비선 팽창, 오한, 심한 권태, 근육통 등이 있다. 그 밖에 림프선증, 간비대증 등도 관찰된다.

면역능이 있는 건강인이 감염되면 통상 항체 음성에서 양성으로의 혈청전환이 발생한다. CMV는 일차 감염과 재발감염 모두에서 소변으로 배출되며(그림 11-2) 짧게는 수개월에서 길게는 수년간 지속된다. 후천적으로 감염된 사람, 동일하거나 다른 종류의 CMV 바이러스로 재감염된 사람, 잠복감염이 재활성화한 사람 등에서는 바이러스가 수주~수개월간 10^6 감염단위/㎖의 역가로 소변이나 타액을 통해서 배출된다.

정상의 성인과 아동은 통상 심각한 합병증 없이 CMV 감염을 겪는다. 그러나 드물게 건강이 좋지 않은 사람에서는 간질성 폐염, 간염, 길랑 바레(Guillain-Barre) 증후군, 수막뇌염, 심근염, 혈소판 감소증, 용혈성 빈혈 등의 합병증이 나타난다.

그러나 CMV 감염은 면역억제 환자에서 생명에 위협을 줄 수 있어서 폐렴, 간염, 위장관 궤양, 관절통, 수막뇌염, 망막염 등의 질병이 발생할 수 있다. 망막염과 뇌염은 CMV가 전신으로 퍼진 공통 증상이다. 식도 같은 기관의 궤양성 손상도 CMV가 나타내는 또 다른 병변 효과이다. CMV 감염과 관련하여 발생한 간질성 폐렴은 동종골수이식 후 가장 중요한 사인으로 작용한다. 미성숙 유아에서 후천성 CMV 감염은 비전형적인 림프낭종증, 거간비증(hepatosplenomegaly), 폐렴, 사망 등을 초래할 수 있다.

수혈에 의한 후천성 CMV 감염은 단핵구증유사 증후

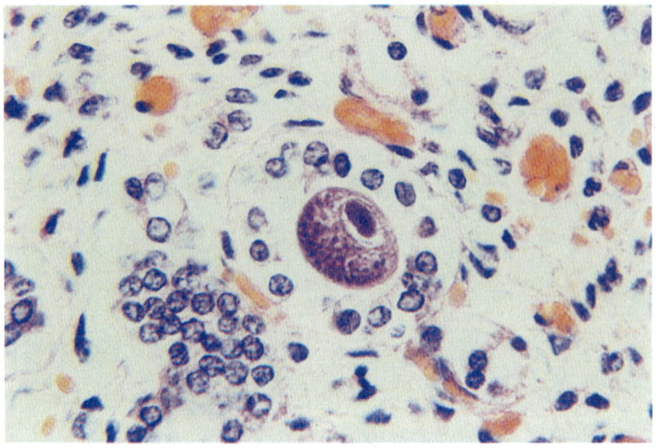

a. Kidney H.E stain(500x)

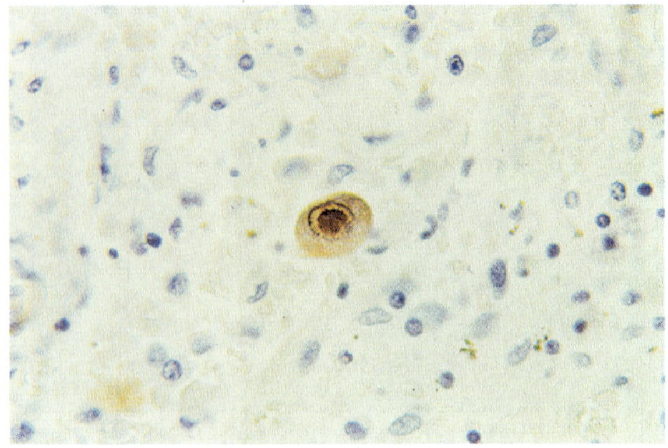

b. Lung, Horse radish peroxidase stain(500x)

그림 11-2. *Cytomegalovirus*

군 뿐만 아니라 간염도 유발시킬 수 있고 이식조직의 거부율도 증가한다. 수혈자에서는 다음의 세 가지 형태의 CMV 감염이 있을 수 있다.

(1) 바이러스에 노출되지 않아 항체 음성인 수혈자가 활성형 혹은 잠복 감염의 공혈자의 혈액을 수혈 받을 때 발생하는 일차 감염. 이 형태의 감염에서는 혈액과 소변에 반드시 바이러스가 존재하며 즉시 항체 반응이 일어나서 실제로 혈청전환이 발생한다. 일차 감염은 증상이 있을 수도 있지만 거의 대부분은 무증상이다.

(2) 항체 양성인 수혈자가 CMV 항체 양성이거나 음성인 공혈자의 혈액을 수혈 받을 때 발생하는 재활성 감염 공혈자의 백혈구는 동종이식편과 반응한 다음 곧 수혈자의 잠복 감염을 재활성화시킨다. 이 형태의 감염에서는 반드시 CMV 특이 항체농도가 증가한다. 일부의 재활성 감염의 경우에는 바이러스 자체가 몸 밖으로 배출되어 진단에 사용할 수 있다. 재활성 감염은 주로 무증상이다.

(3) 원래 수혈자에게 감염된 바이러스와는 다른 CMV 스트레인이 공혈자의 혈액으로부터 수혈자에게 전파되는 재감염. 이 경우에는 항체 반응이 활발하게 나타나고 바이러스가 체외로 배출된다. 수혈 전에 이미 공혈자와 수혈자가 CMV 항체 양성이라면 재활성 감염과 재감염을 구별하기 어렵지만 공혈자와 수혈자에서 서로 다른 바이러스 스트레인을 분리해내면 재감염으로 판단할 수 있다.

2) 선천성 감염

고전적 의미의 선청성 CMV 증후군은 신경학적 증상을 수반할 확률이 높을 뿐만 아니라 신경근 이상, 황달, 간비대증, 신장비대증 등이 발생한다(그림 11-3). 가장 흔히 나타나는 임상증상으로는 점상출혈이 있어서 CMV에 감염된 유아 중 약 50%에서 관찰할 수 있다.

특히 모체가 일차 감염된 기간 중에 CMV에 선천적으로 감염된 신생아는 중증 거대세포봉입증(cytomegalic inclusion disease, CID)으로 발전하는 경향이 있다. 중증 CID는 사망에 이르게 하거나 두개내 석회화(그림 11-4), 지능 박약, 청맹, 시각장애, 소뇌증, 운동장애 등과 같은 영구적 신경 속발증을 야기시킬 수 있다. 생존자 중 약 51~75%에서 수의운동능 저하를 볼 수 있고 21~50%에서 청력 손실을 20%에서 시각 손상을 볼 수 있다.

출생 시 증상이 없는 유아도 자라면서 청력 손상과 신경학적인 손상이 발생할 수 있다.

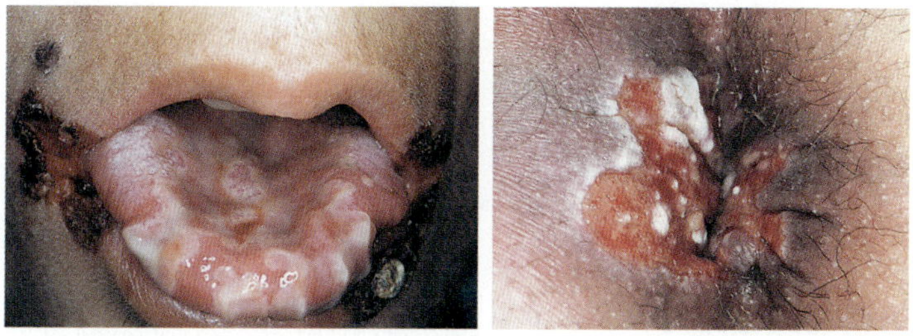

그림 11-3. *Cytomegalovirus*에 의한 chlinic ulcers

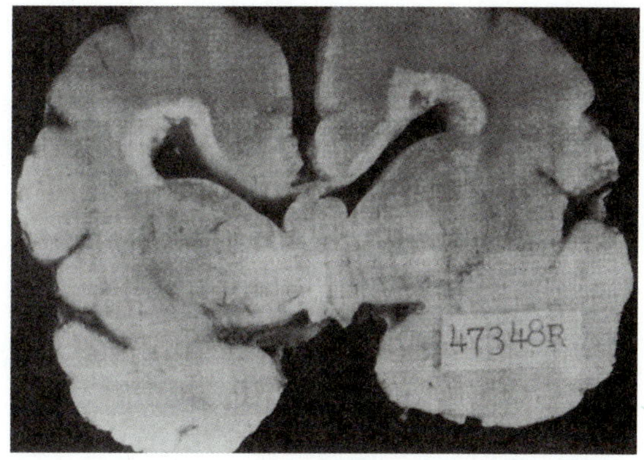

그림 11-4. 선천성 CMV감염 유아의 뇌. 뇌실주위 괴사와 석회화가 관찰된다.

4. 진단

1) 면역계통의 변화

CMV 감염은 면역계통을 변화시킬 뿐만 아니라 바이러스에 감염되었다는 것을 명백히 하는 현상이 나타난다. 정상인 뿐만 아니라 면역결핍환자도 CMV에 감염되면 면역반응능에 방해를 받는다. 감소된 면역능으로 인해 CMV 항원에 대한 증식반응이 감소하여 CMV 항원은 수개월간 지속한다. CMV성 단핵구증성 증후군 환자에서는 T림프구의 아형(subset)에서 변화가 발생하여 CD8+ 림프구의 수는 증가하고 CD4+ 림프구의 수는 감소한다. 이러한 아형의 비정상 상태는 수개월간 지속된다.

CMV 항원과 핵산이 직장선암, 경부암, 전립선암, 카포시 육종 등과 같은 악성 종양에서 발견되었기 때문에 CMV를 잠재적 발암성 바이러스로 취급하자는 제안이 제기되었다. CMV는 시험관내에서 형질 전환되는 특징이 있다. CMV를 특히 카포시 육종 같은 악성 종양과 관련을 가지는 증거가 있지만 직접적인 원인과 효과는 아직 확인되지 않았다.

2) 혈청학적 지표

CMV에 감염된 세포에는 감염 후 시간 변화에 따라 몇 가지 항원이 나타난다. 바이러스 DNA가 복제하기 전에 급성초기항원(immediate-early antigen)과 초기항원(early antigen) 감염세포의 핵 내에 나타난다. 급성초기항원은 감염 후 1시간 내에 나타나며 초기항원은 24시간 내에 나타난다. 감염 후 72시간이 지나거나 바이러스 복제기가 끝나갈 무렵에는 감염세포의 핵과 세포질에 후기항원이 나타난다.

이런 다양한 항원에 대한 면역항체반응은 출현빈도와 중요성에 있어 차이가 있다. 급성초기항원 및 초기항원에 대한 항체의 존재는 일차 감염이나 재활성 감염의 활성화와 관련이 있다.

초기항원에 대한 항체는 회복 후 상대적으로 빠르게 감소하지만 250일 정도로 지속하고 이 항체가 존재하는 환자를 최근 감염이며 활성형으로 판정한다. 초기항체의 존재는 바이러스 배출과 깊은 연관이 있다. 후기항원에 대한 항체는 활성감염으로부터 회복한 후 오랫동안 고역가로 지속된다.

바이러스에 노출될 빈도와 그에 따른 항체 형성율은 조사 집단의 사회 경제적 상태와 생활환경에 따라 크게 다르다. CMV 항체 양성률은 연령과 지리적 조건에 따라 다르지만 40~100%에 달한다.

건강한 공혈자 집단에서 CMV의 급성초기항원, 초기항원, 후기항원 등에 대한 항체 발생빈도를 조사했을 때 급성초기항원에 대한 항체는 9.6%, 초기항원에 대한 항체는 10.2%, 후기항원에 대한 항체는 76%인 것으로 나타났다. 급성초기항원과 초기항원에 대한 항체 발생빈도는 연령에 따라 증가하며 남성보다 여성에서 높았다. 다른 연구에서는 공혈자 중 약 51%가 CMV 항체 음성으로 밝혀졌다. 18세에서 35세 사이의 공혈자 중에서 가장 높은 항체 음성률을 나타내 약 60%였다. 공혈자 중 57%가 이 연령에 해당했다. 바이러스 혈증의 공혈자가 수혈로 인한 CMV 감염원이라면 초기항원에 대한 항체를 검출하는 일차검사를 실시해야 한다.

감염과 관련된 특징적인 항체반응으로는 다음과 같은 것이 있다.

(1) 일차 감염. 일시적으로 바이러스 특이 IgM 항체반응이 나타났다가 IgG 항체로 전환된다.

(2) IgG 항체가 있는 사람에서 잠복 감염의 재활성화. 바이러스에 대한 IgG 농도가 급증하지만 IgM 항체는 나타나지 않는다.

(3) 원래 감염되어 있는 균주와는 다른 균주에 의한 재감염. IgG 항체반응이 활발하게 나타난다. IgM 항체반응이 나타나는지에 대한 것은 아직 밝혀지지 않았다.

선천성 CMV를 예방하기 위해서는 백신개발이 중요하다. 임상연구를 통해서 약독화 생백신을 개발하고 있는 중이지만 다른 한편으로는 바이러스 표면의 당단백질에 작용하는 서브유니트(subunit) 백신을 이용하는 방법도 연구 중이며 특히 이 방법은 재활성화나 발암성에 대한 위험성을 감소시켜 준다.

5. 진단법 평가

CMV 감염시에 혈액학적 검사를 수행하면 특징적인 백혈구 증가현상이 나타나며 일반적으로 백혈구수가 20% 이상 증가한다. 다음과 같은 경우 CMV 감염 가능성이 높다.

1) 환자가 단핵구증성 증상이 있지만 Epstein-Barr 바이러스 검사 결과는 음성을 나타낸다.

2) 간염 증상이 명백하지만 일반적인 간염바이러스 검사를 수행했을 때 양성 결과를 나타내지 않는다.

CMV에 의해서 손상을 받은 유아에서 가장 일반적인 임상적 이상은 혈소판 수의 감소(thrombocytopenia)이다. 임상화학 검사법을 통해서 간 기능 이상을 알아낼 수 있다. 감염 여부를 알아내는 또 다른 검사법은 소변 침전물 내의 백혈구에 봉입체가 존재한다는 것을 증명하는 것이다. 폐 같은 각종 조직의 비대상피세포 내에서 핵 내 봉입체를 관찰하거나 소변, 혈액검체 등에서부터 바이러스를 분리하여 진단할 수 있다. CMV 특이 IgM 항체나 CMV 특이 IgG 항체역가 증가(표 11-1)를 증명하는 것도 감염에 대한 진단법이다. CMV IgM 항체를 측정하는 방법에는 간접면역형광측정법, 간접효소결합면역흡착법, 역효소결합면역흡착법 등이 있다. 소변검체 중에 바이러스 입자가 존재하면 가장 신뢰할 만한 방법은 전자현미경으로 관찰하는 것이지만 관찰되지 않는다고 해서 CMV 감염을 배제할 수 없다. CMV를 음성염색 전자현미경으로 관찰할 때 수두의 원인균인 varicella나 herpes simplex와 구별할 수 없다. CMV 감염을 진단하기 위해 가장 먼저 선택해야 할 진단법은 바이러스 배양이다. 바이러스 배양 중에 직접형광항체법(direct fluorescent antibody, DFA)을 사용하거나 기관지 세척액을 검체로 하여 직접형광항체법으로 CMV를 입

표 11-1. CMV 검사법

검사법	검사성분
보체고정	항체
라텍스응집법	항체
항보체면역형광법	IgG항체
간접형광항체법	IgM항체
효소면역측정법	IgG 및 IgM항체
직접전자현미경	항원
효소면역측정법	항원
핵산탐침자	mRNA
In situ 혼성화법	cDNA탐침자

증하는 것이 CMV 조기진단법이지만 좀 더 빠른 진단법이 필요한 실정이다.

IgM 항체를 검출하는 혈청학적 방법은 일차 감염을 진단하는데 유용하다. CMV 특이 IgM 항체가 검출된다는 것은 일차 감염을 의미하며 드물게는 감염의 재활성화도 의미한다.

그러나 류마티스인자 같은 다른 항체 때문에 위양성 반응을 나타낼 수 있다. 비록 이호성항체, EB 바이러스 항체, 톡소플라스마 항체 등은 일반적으로 음성일지라도 몇 가지 항체의 역가는 증가할 수 있어서 이 항체들에는 항핵항체, 류마티스인자 항체, 비특이 한냉응집소 등이 있다. 혈액검체 내에 바이러스 특이 IgG 항체가 많이 존재할 경우 IgM 항체를 검출하지 못할 수 있다. 소변에 배출된 바이러스가 존재할 경우조차도 선천성 감염에서는 일반적으로 CMV 특이 IgM 항체가 결여되어 있으며 면역형광항체법으로는 약 50%에서, 방사면역측정법에서는 89%, 효소면역측정법에서는 69%에서 양성으로 나타난다.

보체결합법, 항보체면역형광법, 효소면역측정법 등과 같은 검사법으로 CMV 특이 IgG 항체 역가가 상당히 증가했다는 것을 확인하면 최근 감염이나 잠복 감염의 재활성화를 확신할 수 있다. 기존의 보체결합법, 항보체면역형광법, 면역형광측정법은 CMV에 대한 IgM 및 IgG 항체에 대한 효소면역측정법으로 대체되었다.

특히 라텍스입자응집법과 간접혈구응집법은 일차 검사에 유용한 검사법이다.

좀 더 새로운 CMV 검사법을 개발해내기 위해 연구하고 있는 중이다. 예를들면 소변 내 CMV 항원을 효소면역측정법으로 검사하는 방법이나 cDNA법이 있다. CMV DNA의 RNA 전사체는 항체 양성인 사람의 말초혈액 중 단핵구에서 CMV의 cDNA와 in situ hybridizatin (ISH)으로 검출될 수 있으며 이 방법은 dot-blot hybridization보다 더 민감하기 때문에 CMV 발현에 대한 새로운 조기진단법으로 사용할 수 있다. 혈액 내 CMV DNA 수준을 정량적으로 측정하기 위해서는 중합효소연쇄반응기법을 사용할 수 있다.

6. 혈청 중 CMV 항체 검출용 수동 라텍스응집법

1) 원리

이 검사법에서는 미리 CMV 항원으로 감작된 라텍스입자를 혈청과 혼합한다. 만일 CMV에 대한 항체가 존재하면 육안으로 응집된 입자를 볼 수 있고 특이항체가 없거나 항체농도가 지극히 낮을 경우 라텍스입자는 반응 혼합물 내에서 응집되지 않아 전체적으로 고르게 분산되어 있는 모양을 나타낸다.

CMV 항체가 없다는 것은 그 사람이 아직 CMV에 노출된 경험이 없다는 것을 의미한다. 그러나 CMV 항체가 존재한다는 것은 이전에 바이러스에 노출되었다는 것을 의미한다. 재발 감염도 가능하지만 일차 감염에서 만큼 심하지 않다. CMV는 혈액을 통해 전달되는 병원체이기 때문에 특히 수혈이 필요한 신생아와 면역억제 상태의 동종이식편 수여자 등에서 CMV 감염 여부의 증명이 중요하다.

2) 검체 수집 및 준비사항

검체를 채취하기 전에 환자가 별도로 준비해야 할 것은 없다. 검체를 채취할 때에는 환자를 적극적으로 확인해야 하며 채취 즉시 환자의 침대 옆에서 환자에 관한 여러 가지 사항을 기재하여야 한다. 즉, 이 검체라벨에는 환자명, 채취일자, 진찰권 번호, 채혈자 이름 등이 포함된다.

혈액은 무균적으로 채취해야 한다. 최소 2㎖의 혈액이 필요하다. 채혈 후 응고된 즉시 원심분리하고 혈청을 소량씩 분주한다. 지방혈증, 용혈, 세균오염 등과 같은 경우의 검체는 검사에 사용할 수 없다. 비록 황달 환자와 같이 혼탁한 검체도 검사에 사용될 수는 있지만 되도록 신선한 비열처리 검체를 사용하는 것이 바람직하다.

만일 채혈 직후 검사에 사용할 수 없다면 24시간 이내의 경우에는 2~8℃에 보관할 수 있다. 그 이상 보관해야 한다면 -20℃ 이하로 냉동시켜 보관한다. 일단 냉

표 11-2. 혈청 희석

	비희석	2	4	8	16	32	64
강양성대조	R	R	R	R	R	R	R
약약성대조	R	R	R	R	N	N	N
음성대조	N						
환자 1	R	R	N	N	N	N	N
환자 2	R	R	R	R	R	R	R

* R = reactive, N = non-reactive
강양성대조 = positive, 1 : 64 dilution
약양성대조 = positive, 1 : 8 dilution
음성대조 = negative
환자 1 = positive, 1 : 2 dilution
환자 2 = positive, 1 : 32 dilution

동된 검체를 해동시킬 때에는 37℃에서 즉시 해동해야 한다. 냉동과 해동을 반복해서는 안 된다. 해동 시 검체가 혼탁하다면 사용 전에 원심기를 사용하여 혼탁물질을 제거한 후 검사에 사용한다.

22℃에서 5일 동안 보관한 혈소판 준비물로부터의 CPDA-1 혈장이나 2~6℃에서 14일간 보관한 수혈용 적혈구 준비물의 혈장 검체는 성공적으로 검사할 수 있다.

3) 시약, 소모품 및 장비

(1) 키트구성

- 라텍스 항원 : 생검법(bioassay)으로 불활화되었다고 확인된 CMV 분쇄물을 항원으로 하여 도포(coating)시킨 라텍스입자 용액에는 0.02% gentamycin과 0.02% NaN_3가 포함되어 있다. 반드시 2~8℃에서 냉장보관하며 냉동금지한다. 포장에 표시된 사용기한 이후에는 사용해서는 안된다.
- 검체희석액 : 인산염완충식염수(pH 7.4). 이 용액에는 소혈청 알부민과 0.02% NaN_3가 포함되어 있다.
- 검사카드 : 적절하게 반응시키기 위해서 평평해야 한다. 너무 휘어서 사용하기 곤란하다면 반대방향으로 구부려서 검사카드를 평평하게 만든다. 반응위치에 손자국은 기름성분이 묻어서 부적절한 검사결과를 초래할 수 있으므로 자국을 남기지 않도록 주의해서 취급해야 한다. 검사카드는 한번만 사용하고 버린다. 건조한 조건의 실온에서 원래의 포장 상태로 검사카드를 보관한다.
- 플라스틱 막대

(2) 녹색플라스틱의 21게이지. 분주바늘. 검사 완료 시에는 분주병에서 바늘을 제거하고 마개로 막는다. 완전하고 정밀하게 방울 상태로 분주될 수 있도록 증류수로 바늘을 헹궈낸다. 바늘은 실리콘으로 도포되어 있으며 닦아내면 실리콘이 제거될 수 있기 때문에 분주바늘을 종이 등으로 닦으면 안된다.

4) 기타 장비 및 소모품

(1) 원심분리기

(2) 증발을 막을 수 있는 교반기. 약 100rpm의 교반속도가 적당하지만 95~110 사이의 속도도 결과에 심하게 영향을 주진 않는다. 교반기는 수평면상으로 직경 2cm의 원을 그리며 작동해야 한다. 작동 중에 검체의 수분 증발을 막기 위한 뚜껑이 있어야 한다.

(3) 고강도 백열등
(4) 25㎕용 마이크로피펫
(5) Voltex mixer
(6) 검체의 준비, 저장 및 취급에 필요한 일반 장비

5) 정도관리

고반응 대조액. 0.1% NaN_3가 포함된 인간 혈청. 검사 시 항상 응집을 나타내야 한다.
저반응 대조액. 0.1% NaN_3가 포함된 인간 혈청. 검사 시 항상 응집을 나타내야 한다.
음성 대조액. 0.1% NaN_3가 포함된 인간 혈청. 검사 시 항상 응집을 나타내지 않아야 한다.
주 : 만일 대조액이 해당하는 반응을 나타내지 않으면 시험결과가 부적절한 것이다.
주의 : 대조혈청은 인간 유래의 것이기 때문에 임상 혈청검체와 동일한 방법으로 취급해야 한다.
경고 : 라텍스시약, 대조액, 완충용액 등은 보존제로 NaN_3를 포함하고 있다.

6) 검사법

(1) 준비사항

· 검사 전에 모든 시약이 실온 상태가 되도록 한다.
주 : 로트(lot)번호가 다른 제품의 시약을 혼합해서 사용해서는 안되며 미생물이 오염되지 않도록 한다.
· 혼합기의 속도를 최대로 해서 5~10초간 라텍스시약을 혼합한다. 하루에 2회 이상 검사한다면 매회 시작할 때 반드시 voltex로 혼합해야 한다.
· 라텍스 시약의 마개를 제거하고 분주 바늘을 부착한다.
· 검사카드에 환자혈청과 대조액의 종류를 식별할 수 있도록 원에 표시한다.

(2) 방법

· 마이크로피펫을 사용하여 검체와 고반응 대조액, 음성 대조액을 각각 25㎕씩 각각의 표시가 있는 원 안으로 옮긴다. 이 때 매번 새 팁을 사용해야 한다.
① 마이크로피펫을 사용하여 음성 대조액으로 표시된 첫째 줄의 원 안에 음성 대조액 25㎕를 가한다. 이 대조액은 희석하지 않는다.
② 둘째 줄의 원 중 2번부터 7번까지의 원에 희석액 25㎕를 가한다. 이때 1번 원은 빈채로 둔다.
③ 1번 원에 고반응 대조액 25㎕를 가한다.
④ 팁을 바꾸지 말고 2번 원 안에 있는 희석액에 직접 고반응 대조액 25㎕를 가한다. 마이크로피펫으로 이 희석액과 고반응 대조액을 흡입·방출을 7회 반복하여 혼합한다. 2번원 안의 혈청은 1 : 2배 희석된 것이다.
⑤ 팁을 바꾸지 말고 3번 원 안의 희석액에 직접 1 : 2배 희석액 25㎕를 가한다. d항에서처럼 혼합하며 이 과정을 반복하여 7번 원까지 2 단계희석을 완료한다.
⑥ 7번 원에서는 희석된 검체를 25㎕ 버린다(1 : 64배 희석액).
주 : 더 이상 희석시킬 필요가 있다면 b항에서 e항까지에 기술된 과정을 계속하면 된다. 즉 7번 원의 검체 희석액을 버리지 말고 다음 줄의 원안으로 옮기고 마지막 희석액에서는 반드시 25㎕를 버린다.
⑦ 저반응 대조액과 각 검체로 a항에서 f항까지의 과정을 반복한다.
· 각 원에 대해서 새 막대를 사용하여 혈청이 원안 전체에 고르게 퍼지도록 원을 그리며 분산시킨다.
· 분주병의 마개부분을 잡고 거꾸로 세우기를 몇 회 반복하여 내용물을 혼합한다. 분주병을 거꾸로 수직으로 세워 방울의 크기가 일정하게 될 때까지 라텍스시약을 몇 방울 병마개로 떨어뜨린다. 병마개에 떨어진 라텍스 시약은 검사가 끝난 후 다시 분주병으로 흡입시켜 재사용할 수 있다.
· 혈액을 포함하는 각각의 원 내에 자유낙하의 방법으로 라텍스 시약을 한 방울 씩(약 15㎕) 분주한다.
주의 : 라텍스 시약을 분주할 때 양을 정확하게 하기 위해서 분주병을 수직 상태로 유지해야 한다.

· 라텍스 입자가 각 원의 전체로 균등하게 분산되도록 검사카드를 3~4회 정도 앞뒤로 흔들어 교반시킨다.

· 교반기에 검사카드를 올려놓고 건조방지용 뚜껑을 덮은 상태에서 8분간 교반한다.

· 교반이 끝난 후 즉시 육안으로 검사카드를 판독한다. 약한 응집과 비응집을 구별하기 위해서는 별도로 검사카드를 3~4회 앞뒤로 움직여 손으로 교반시킨다. 고강도의 백열등하에서 결과를 판독해야 한다. 백열등은 일반적으로 최약양성반응을 판독하기에는 불충분하다.

· 결과보고

① 정성검사

양성 : 라텍스시약의 응집

음성 : 라텍스시약이 응집되지 않고 전체적으로 균일하게 분산되어 있음

② 정량검사

라텍스시약이 응집되는 가장 높은 희석배수를 보고한다. 모든 희석검체에서 응집을 나타내지 않는 검체는 음성으로 보고한다.

참고치 : CMV 감염률은 지리적 및 사회경제적 요인과 환자의 연령에 따라 다르다. 혈청학적 연구에 따르면 미국인 중 25%가 15세경에 CMV 항체 양성을 나타내고 성인은 15%~70%로 다양하다.

· 주석

CMV 항체의 존재 여부를 결정하기 위해서 희석시키지 않은 혈청을 이용하여 정성검사를 수행할 수 있다. CMV 항체역가를 결정하기 위해서는 2단계 희석시킨 혈청을 이용하여 정량검사를 수행할 수 있다.

대조액은 해당되는 반응을 나타내야 한다. 표 11-2에 적절하게 반응을 나타낸 예를 들었다.

· 오진원인

다양한 요인이 검사결과를 부정확하게 만든다. 검체를 부적절하게 채취하거나 보관하면 검사결과에 오차가 발생한다. 앞에 서술된 것과 다른 방법으로 검사하여도 검사결과에 오차가 발생할 수 있다.

7) 임상적용

CMV 항체가 음성이라면 환자가 이전에 CMV에 노출된 경험이 없다는 것을 의미하지만 일차 감염의 초기에도 항체를 검출할 수 없다. 급성기나 회복기 검체를 정성검사하여 CMV 항체 양성이면 이전에 CMV에 노출된 경험이 있다는 것을 의미하지만 재감염에 면역력이 있다는 것을 의미하진 않는다.

한 쌍의 검체를 동시에 검사했을 때 항체 역가가 4배 상승하지 않았더라도 노출이나 감염 가능성을 완전히 배제할 수 없다. 최소한 2주 이상 시간 차이가 나는 한 쌍의 검체로 정량검사를 수행했을 때 혈청전환이나 항체역가의 4배 이상 상승 등을 나타내면 최근 감염을 의미한다.

때때로 *influenza A*나 *Mycoplasma pneumoniae* 감염이 한 쌍의 검체에서 혈청전환이나 항체역가 상승을 야기할 수 있는데 이것은 CMV 항체의 재활성화를 억제한다는 것을 의미한다.

임상적으로 항체에 대한 혈청학적 검사법으로 일차 검사하여 CMV 항체 음성 공혈자나 조직 공여자를 선별하면 CMV 음성 수여자의 CMV 감염률을 낮추는 데 상당히 효과적이다 수혈에 가장 적합한 음성 혈액 집단으로는 신생아, 후기 태아, 면역억제된 장기이식 수여자 등이 있다.

8) 제한사항

CMV 항체 검출에는 근본적으로 몇 가지 제한사항이 있다.

(1) 급성기 감염환자는 검출 가능한 항체를 갖고 있지 않다.

(2) 혈청전환이 최근 감염을 의미하지만 항체역가 상승으로는 일차 및 이차 항체반응을 구별할 수 없다.

(3) 일차 감염 중 항체반응의 시기는 다소 다를 수 있다. 일차 CMV 감염 중 항체반응의 형태는 아직 밝혀지지 않았다.

(4) 신생아에서 CMV 항체의 존재는 통상 모체에서 태아로 수동전달된 결과이기 때문에 신생아에 대한 검사 결과는 주의해서 해석해야 한다.

(5) CMV 라텍스검사법으로 IgM과 IgG 항체를 검출할 수 있지만 IgA와 IgE 항체는 아직 검출할 수 없다.

(6) CMV 검사 결과 음성을 나타내면 감염 가능성을 배제하는데 유용하지만 실제 CMV 감염으로 진단하기 위해서는 바이러스의 존재를 전자현미경이나 바이러스 배양 등의 방법으로 직접 입증해야 한다.

7. 혈청 중 CMV IgM 항체 정량검사법

1) 원리

CMV IgM 측정법은 항원이 도포된 마이크로웰을 고정상으로 사용하여 CMV에 대한 IgM 항체를 결정하기 위한 직접효소결합면역흡착법이다. CMV 항원은 마이크로웰에 부착되어 있다. 검사를 방해할 수 있는 CMV 특이 IgG 및 IgM 류마티스 인자를 제거하는 흡착제를 포함하고 있는 희석액으로 검체를 희석한다. 희석검체를 항원이 도포된 마이크로웰에 가하고 반응시키는 동안 검체 중에 들어 있는 CMV에 대한 항체는 마이크로웰에 도포된 항원에 결합한다. 결합되지 않은 물질들을 세척으로 제거한 후 alkaline phosphatase로 표지된 인간 IgM에 대한 항체(conjugate)를 가한다. conjugate는 CMV 항원에 결합된 IgM 항체에 결합한다. 결합되지 않은 conjugate를 제거하기 위해 세척 한 후 *p*-nitrophenyl phosphate를 가하여 반응시킨다. *p*-nitrophenyl phosphate은 alkaline phosphatase에 의해 가수분해되어 405nm에서 최고흡광도를 나타내는 황색의 최종산물인 *p*-nitrophenol로 분해된다. 405nm에서의 흡광도는 검체 내에 존재하는 CMV에 대한 IgM 항체의 양에 비례한다. CMV에 대한 IgM 항체의 혈청학적 검출은 CMV 일차 감염을 진단하는데 있어서 임상적으로 유용한 수단이다.

2) 검체 채취 및 준비사항

검체를 채취하기 전에 환자가 별도로 준비해야 할 것은 없다. 검체를 채취할 때에는 환자를 적극적으로 확인해야 하며 채취 즉시 환자의 침대 옆에서 환자에 관한 여러 가지 사항을 기재하여야 한다. 즉, 이 검체라벨에는 환자명, 채취일자, 진찰권 번호, 채혈자 이름 등이 포함된다.

혈액은 무균적으로 채취해야 한다. 최소 2㎖의 혈액이 필요하다. 채혈 후 응고된 즉시 원심분리하고 혈청을 소량씩 분주한다. 지방혈증, 용혈, 세균오염 등과 같은 경우의 검체는 검사에 사용할 수 없다. 비록 황달 환자와 같이 혼탁한 검체도 검사에 사용될 수는 있지만 되도록 신선한 비열처리 검체를 사용하는 것이 바람직하다.

만일 채혈 직후 검사에 사용할 수 없다면 24시간 이내의 경우에는 2~8℃에 보관할 수 있다. 그 이상 보관해야 한다면 -20℃ 이하로 냉동시켜 보관한다. 일단 냉동된 검체를 해동시킬 때에는 37℃에서 즉시 해동해야 한다. 냉동과 해동을 반복해서는 안 된다. 해동 시 검체가 혼탁하다면 사용 전에 원심기를 사용하여 혼탁물질을 제거한 후 검사에 사용한다.

검체를 열로 불활화시키면 위양성 결과를 나타낼 수 있으므로 불활화시키면 안된다.

3) 시약, 소모품 및 장비

주의 : 시약은 2~6℃의 냉장으로 보관하며 포장에 표시된 사용기간까지만 유효하다.

(1) 키트구성

- 항원 웰. AD169 스트레인의 CMV 항원이 도포된 마이크로플레이트의 웰. 재사용 가능한 비닐봉투에 제습제와 함께 보관하며 사용 후에는 봉투를 밀봉한다.
- 웰 홀더
- 검체희석액. 이 용액은 단백질과 청색 염료, 계면활성제를 포함한 pH 7.5의 완충액이다. 또한 열을 가하여 응집시킨, 인간 면역글로불린을 흡착제로,

0.1% NaN_3를 보존제로 함유하고 있다.

- 캘리브레이터. CMV에 대한 IgM 항체를 100AU/㎕로 함유한 인간혈청, 0.1% NaN_3를 보존제로 함유하고 있다.
- Conjugate 염소에서 유래한 항-인간 IgM 항체와 alkaline phosphatase를 접합시킨 것이다. 분홍색 염료와 0.02% NaN_3를 보존제로 함유하고 있다.
- 기질. disodium *p*-nitrophenyl phosphate hexahydrate를 1㎎/㎖로 함유한 pH 9.6의 용액이다. 보관 중 옅은 황색을 띄게 된다. 흡광광도계를 사용하여 증류수를 대조로 405nm에서 흡광도를 측정하였을 때 0.4 이상을 나타내면 사용해선 안된다.
- 농축세척액. 계면활성제를 함유한 농축완충액이다. 또한 0.1% NaN_3를 보존제로 함유하고 있다. 실제 사용하는 세척액은 병에 든 농축완충액 전체를 1l의 증류수에 첨가하여 잘 혼합하여 만든다.
- 반응정지액. pH 12.0의 알칼리성 용액으로 실온에 보관한다. 포장에 표시된 유효기간 내에서 사용할 수 있다.

경고 : 반응정지액은 피부에 손상을 가할 수 있으므로 피부, 눈, 피복 등에 접촉되어서는 안되며 증기도 흡입해서는 안된다. 취급 후에는 손을 잘 씻는다.

주의 : (lot)번호가 다른 제품 간에 시약을 교환해 사용하면 안된다.

경고 : 시약과 대조액에는 보존제로 NaN_3가 함유되어 있다.

NaN_3는 동관과 납관에 반응하여 고폭발성의 금속 아자이드류를 형성할 수 있다. 따라서 사용 후 버릴 때 아자이드가 축적되는 것을 방지하기 위해 충분한 양의 물을 흘려야 한다. 또한 NaN_3는 독성이 있으므로 먹거나 흡입하지 않도록 주의해야 한다.

4) 장비 및 기타 기기

- 405nm에서 측정할 수 있는 흡광광도계나 마이크로 플레이트 판독기
- 10㎕, 100㎕, 200㎕ 피펫 팁
- 타이머
- 1 *l* 실린더
- 세척액용 플라스틱병
- 희석용 시험관
- 큐벳

5) 정도관리

(1) 양성대조액

CMV에 대한 IgM 항체를 함유하고 있는 인간 혈청. 캘리브레이터를 기준으로 한 함유량을 %로 표시되어 있다.

(2) 음성대조액

CMV에 대한 항체를 전혀 함유하고 있지 않은 인간 혈청.

0.1% NaN_3를 보존제로 함유하고 있다.

음성대조액은 캘리브레이터의 30% 이하의 흡광도를 나타내야 한다. 만일 이 조건을 만족시키지 못하면 결과가 부정확한 것이며 재검사해야 한다.

주의 : 항원 웰, 대조액, 캘리브레이터 혈청 등은 인간에서 유래한 것이므로 임상 혈청검체와 동일한 방법으로 취급해야 한다.

6) 방법

- 검체희석액 200㎕가 들어 있는 시험관에 각각 캘리브레이터, 양성대조액, 음성대조액, 검체 등을 10㎕씩 가하여 희석하고 표시한다.
- 사용할 만큼의 항원 웰을 홀더에 끼운다.
- 피펫으로 흡입, 방출을 2~3회 반복하여 잘 혼합하고 해당하는 웰로 100㎕를 옮겨 넣는다.
- 한 웰에는 희석액만 100㎕ 가하여 블랭크로 사용하며 흡광 광도계의 영점을 맞춘다.
- 실온(18~26℃)에서 30±2분간 반응 시킨다.
- 웰의 내용물을 털어버리고 세척액을 채워 가득 채웠다가 쏟아 버리는 과정을 3회 반복하여 웰을 세척하고 휴지에 두드려 여분의 물기를 제거한다.

주 : 정확한 결과를 얻기 위해서는 완벽한 세척이 필요하다. 공기 방울이 발생하면 안된다.

- 모든 웰에 접합체 액을 100㎕씩 가한다.
- 실온(18~26℃)에서 30±2분간 반응시킨다.
- 6항을 반복한다.
- 모든 웰에 기질을 100㎕씩 가한다.
- 실온(18~26℃)에서 30±2분간 반응시킨다.
- 모든 웰에 반응정지액을 100㎕씩 가한다.
- 반응을 정지시킨 후 2시간 이내에 405nm에서 흡광도를 측정한다.

7) 마이크로플레이트 판독기

증류수를 사용하여 405nm에서 흡광도를 0으로 조절한다. 블랭크의 흡광도를 측정하여 다시 0으로 조절한다. 검체와 캘리브레이터의 흡광도를 측정한다.

8) 흡광 광도기

각 웰의 내용물을 큐벳으로 모두 옮기고 여기에 증류수 800㎕를 가하여 잘 혼합한다. 증류수를 사용하여 405nm에서 흡광도를 0으로 조절한다. 각각의 반응액의 흡광도를 측정하여 블랭크의 흡광도 만큼을 뺀다.

9) 계산

CMV IgM 항체농도는 캘리브레이터의 흡광도에 대한 백분율로 표시한다.

예 : 마이크로플레이트 판독기로 측정한 흡광도

검체 = 0.413

캘리브레이터 = 0.571

$$\text{항체농도 백분율} = \frac{0.413}{0.571} \times 100 = 72(\%)$$

10) 흡광 광도계로 측정한 흡광도

블랭크 = 0.009

검체 = 0.083

캘리브레이터 = 0.115

검체 - 블랭크 = 0.083 - 0.009 = 0.074

캘리브레이터 - 블랭크 = 0.115 - 0.009 = 0.106

$$\text{항체농도 백분율} = \frac{0.074}{0.106} \times 100 = 70(\%)$$

11) 결과보고

30% 이상 : CMV IgM 항체 양성. 현재 혹은 재발 감염 가능성 있다.

30% 미만 : CMV IgM 항체 음성

주 : 캘리브레이터의 흡광도보다 높은 값을 나타내는 검체는 다시 적절하게 희석하여 재검사해야 한다. 얻어진 흡광도에 희석배수를 곱한다.

만일 제대혈로 검사한다면 모체의 혈액이 혼입되지 않도록 조심해야 한다. 신생아의 경우 IgM 항체 양성을 확인하기 위해서는 적절하게 시간 간격을 두고 채혈한 두 개 이상의 검체가 필요하다.

12) 오진원인

다양한 원인으로 위양성 혹은 위음성의 결과가 발생한다.

(1) 위음성의 원인

- 특이 IgM 항체농도가 낮을 때 위음성이 발생한다. 만일 감염 후 너무 일찍 채혈했다면 이 검사법으로 검출할 수 있을 만큼의 IgM 항체를 함유하고 있지 않다. 이 경우에는 7~14일 후 다시 채혈하여 재검사한다.
- 대부분의 IgM 검사법에서 항원 특이 IgG와 IgM이 경쟁적으로 작용하여 위음성반응을 초래할 수 있다. 선천적으로 감염된 신생아의 혈청에는 모체 IgG의 태반투과성 때문에 고농도의 CMV 특이 IgG 항체가 존재할 수 있다. 그러나 IgG 제거 전과 후의 비교검사는 CMV IgM 검사 결과에 크게 영향을 미치지 않는다.

(2) 위양성의 원인

- IgM 류마티스 인자에 의해서 위음성 결과가 발생할 수 있다.

따라서 IgM 검사법은 이러한 방해물질들을 제거하도록 고안되어야 한다. SIA 검사법에서는 검체희석액이 348 IU/㎖의 IgM 류마티스 인자의 면역 활성을 중화시키기에 충분할 정도로 열에 응집된 IgG가 함유되어 있다.

- 특이 IgG 항체가 방해하여 위양성이 발생할 수 있다. 전신성 홍반성 낭창 환자의 경우에서처럼 DNA에 대한 항체 농도가 2000 IU/㎖ 이상으로 높은 혈청은 CMV IgM SIA 검사법에서 위양성을 발생시킬 수 있다.

바이러스 감염은 이형 CMV IgM 반응을 초래할 수 있다.

이호성 단해구증 환자에게서 채혈한 혈청 중 약 30%는 이형 CMV IgM 반응을 나타낸다. 또한 varicella zoster 바이러스도 이형 CMV IgM 반응을 초래할 수 있다.

13) 임상적용

일반적으로 CMV에 대한 IgM 항체의 존재는 일차 CMV 감염을 나타낸다. 그러나 특이 IgM 항체는 재활성화와 재감염에서도 나타난다. IgM 항체는 면역적격인 개체 내에서 9개월 가량 지속되고 면역억제 환자에게서는 더 길게 지속된다.

IgM 반응은 개체에 따라 다르다. 선천적으로 감염된 유아 중 10~30%는 IgM 항체반응을 일으키지 않는다. 일차 감염된 성인 중 약 27%는 IgM 반응의 존재 유무는 선천성 CMV 감염을 예상하는 데 있어서 제한적인 가치가 있다. 그러나 신생아의 순환혈액에 CMV 특이 IgM 항체가 존재하면 감염되었다는 것을 나타낸다.

14) 제한사항

IgM 검출은 일차 감염의 시기를 결정하는데 있어 제한적인 가치가 있다. 뿐만 아니라 검사 결과는 진단을 돕는 역할을 한다.

15) 치료

Ganciclovir와 foscarnet 같은 약물이 CMV 감염 치료에 효과적이다.

Chapter 12

전염성 단핵구증

학습목표

· 전염성 단핵증의 병인, 역학, 증상 등에 대하여 설명한다.
· 이호성항체를 포함한 면역학적 진단법에 대하여 묘사한다.
· 전염성 단핵증 진단을 위한 추정검사 및 감별검사를 비교 · 설명한다.

12 전염성 단핵구증

1. 병인

Epstein-Barr Virus(EBV)는 1964년에 전염성 단핵구증의 원인균으로 발견되었다. 이 질병은 통상 급성이면서도 양성이고 자기제한적인 림프구 증식상태를 보인다. EBV는 또한 Burkett 림프종, 비인두종양, 갑상선종양, 이하선종양, 후두종양 등을 일으킨다. Burkett 림프종은 주로 아프리카 어린이에서 발생하는 림프조직의 악성종양이다. EBV는 일종의 표피암인 비인두 종양의 발달에 중요한 역할을 한다. 비인두 종양은 백인에게는 드물게 발생하지만 중국 남부와 동남아시아에서는 흔하다. 특히 중국에서 발생빈도가 높은 것은 유전적 요인과 환경적 요인이 개입되어 있다.

EBV에 감염되면 심장, 눈, 호흡기, 조혈기관, 소화기, 신장 및 신경계 등에 합병증이 발생할 수 있다. EBV 관련 신경증후군으로는 Bell 마비, Guillain-Barre 증후군, 수막뇌염, 라이 증후군, 척수염, 두개 신경염 및 정신이상 등이 있다. 연수에 감염되어 발생한 호흡 마비의 경우에는 치명적일 수 있다.

2. 역학

EBV는 전세계적으로 퍼져있어서 전세계 인구의 약 95%가 이 바이러스에 노출되어 있으므로 인간에게 알려진 바이러스 중에 가장 감염되기 쉬운 human herpes DNA 바이러스이다. 전염성 단핵구증에서는 이 바이러스가 B림프구에 감염되지만 이러한 반응에 의하여 다양한 림프구가 생성되며 또한 말초혈액의 현미경 조사에서 T세포도 생성된다는 것이 증명되었다. 최근에 전염성 단핵구증으로 사망한 어린이들의 경우에는 EBV 지놈(genome)이 삽입된 세포독성T세포가 무한하게 증식되었다. 숙주 내에서 바이러스 지놈이 잠복하는 장소는 림프망계의 B림프구와 구강인두 표피세포 내의 B림프구이다.

EBV는 기본적으로 전염성의 구강인두 분비물과 접촉을 통하여 전파되지만 수혈이나 태반을 통해서도 가능하다. 장기이식 수여자 중에서 1~10%의 경우에는 EBV로 인하여 이식 후 림프구가 과 증식하는 질병이 발생한다.

유아기에는 거의 100%가 음성을 보이다가 사회 경제적인 상태에 따라 다르지만 나이를 먹으면서 다소 가파르게 음성의 빈도가 떨어져 대약 20세 정도면 10% 미만이 된다. EBV가 일차로 감염된 후 사람은 면역되어서 재감염되어도 이 이상 더 감수성이 없게 된다. 서구사회에서는 EBV에 대한 일차 감염이 두 가지 형태로 발생한다. 첫째는 일차 감염의 약 절반 정도가 5세 미만에서 발생하며 둘째의 나머지 절반은 청년기(15~24세)에서 발생한다. 성인 환자의 약 90% 정도가 이 바이러스에 대한 항체를 보유하고 있다.

이 바이러스에 대한 항체를 보유하고 있지 않은 사람은 감염될 위험이 크다. EBV는 면역기능이 정상적인 사람에게는 단지 사소한 문제일 수 있지만 면역기능에 이상이 있는 환자에게는 큰 문제가 될 수 있다. 항체를 보유한 사람으로부터 항체를 보유하지 않은 사람에게 수혈하면 수여자에게 전염성 단핵구증이라고 알려진 일차 감염증을 일으킬 수 있다. 수혈 후 전염성 단핵구증 혹은 전염성 단핵구증 유사질환은 EBV 자체보다는 오히려 cytomegalovirus(CMV)가 동시에 감염된 결과일 수 있다. 뿐만 아니라 CMV는 EBV와 함께 작용하여 싸이클로스포린(cyclosporine)을 투여했을 때 발생되는 것처럼 심한 면역억제 상태에서는 악성 림프종을 유발하기도 한다.

소수의 환자에서는 EBV가 재활성화 되어 EBV 관련 피로증후군이라는 지속성 질환을 유발하기도 한다.

청년기에서 전염성 단핵구증의 발병율은 인구 10만명 당 45명이다. 면역억제 환자의 경우에는 EBV 감염율이 35~ 47%이다. Herpes virus처럼 EBV도 일차 감염 후 보균상태를 나타내기도 한다.

3. 증상

대부분의 사람은 특별한 임상 증상없이 EBV에 대한 항체를 보유하게 된다. 면역기능 정상인 사람은 EBV에 감염되면 만성 잠복상태를 유지한다. 5세 미만 유아의 경우에는 무증상이거나 미약한 증상을 나타낸다. 그러나 청년기에는 증상이 심해진다.

전염성 단핵구증의 잠복기는 10~50일이고 한번 발병되면 1~4주간 지속된다. 임상소견으로는 피로, 불쾌감, 목 통증, 발열, 경부 림프선병증 등이 있다. 환자의 50%에서 비장확대(splenomegaly)가 발생하고 가장 흔한 합병증은 간염이며 황달은 드물다. 소수의 환자에서 간비대증(hepatomegaly)이 발달하거나 비장확대와 간비대증이 발달한다. CMV 관련 단핵구증에서 보다는 EBV 유도 전염성 단핵구증에서 비정상적인 간기능을 볼 수 있기 때문에 간염의 감별 검사에는 EBV도 고려해야 한다. 전염성 단핵구증 환자 중 상당수가 증상을 나타내지 않는다.

4. 면역적 소견

1) 이호성항체(Heterophil Antibody)

이호성 항체는 한 클라스 내의 다양한 항체로 구성되어 있다. 이 항체는 한 가지 항원 자극에 의해 생산되어 서로 다른 포유동물 세포에 존재하는 표면 항원과 반응한다. 이호성 항체는 정상적인 사람에도 낮은 농도로 존재하지만 전염성 단핵구증으로 의심되는 사람의 경우 역가가 1 : 56 또는 이상이면 임상적으로 의미가 있다.

면역글로불린 M(IgM) 형태의 이호성 항체는 통상 전염성 단핵구증의 급성기에 나타나지만 생산을 자극하는 항원이 어느 것인지는 아직 밝혀지지 않았다. IgM 이호성 항체는 말, 황소, 양 등의 적혈구와 반응하고 beef 적혈구에 흡착되며 기니픽 신장세포에 흡착되지 않고 EBV 특이항원과 반응하지 않는다.

Paul과 Bunnell이 최초로 전염성 단핵구증과 양 적혈구 응집 간의 관계를 밝혀냈고 전염성 단핵구증에 대한 이호성 항체 검사법을 개발하였다. Davidsohn은 Paul-Bunnell법을 변형하여 교차반응성 Forssman 이호성 항체와 혈청병 이호성 항체를 제거하는 선별흡착검사법을 개발하였다. 그 후 Davidsohn법이 전염성 단핵구증에 대한 표준검사법으로 사용해왔으나 이 방법은 시간이 많이 소요되고 손이 많이 가는 단점이 있다.

말 적혈구의 응집을 이용한 슬라이드 검사법이 개발되어 현재는 민감도가 더욱 증가되었다.

2) 혈청학

성인 급성 전염성 단핵구증 환자의 10~20%는 이호성 항체를 생산하지 않는다. 전염성 단핵구증 환자 중 4세 미만 유아의 50% 이상이 이호성 항체 음성이다. 전염성 단핵구증을 확정적으로 진단할 수 없는 경우에는 EBV 혈청 판넬(panel)을 통하여 면역상태를 더욱 확실하게 평가해야 한다. EBV 혈청검사의 대상자로는 전염성 단핵구증의 증상이 없는 환자, 이호성 항체 음성인 환자, 면역억제된 사람 등이 있다.

EBV에 감염된 B림프구는 바이러스 DNA를 이용하여 다양한 새로운 항원을 발현하여 각각에 상응하는 항체 없이 바이러스 캡시드 항원(VCA), 초기 항원(early antigen, EA), 핵 항원(nuclear antigen, NA) 등을 생산한다. 이러한 EBV 항원에 대한 IgM 및 IgG 항체 검사가 가능하다. EBV 특이 혈청학적 연구는 면역상태를 확인하는데 유용하여(그림 12-1, 표 12-1) 각 요소가 나타나는 시간이 질병의 단계를 나타내는 지표가 된다. 이것은 EBV 관련 질병의 진단과 관리에 중요한 정보를 제공할 수 있다. 비인두암 환자는 VCA 같은 EBV 항원에 대한 IgA 항체역가가 증가하며 경우에 따라서

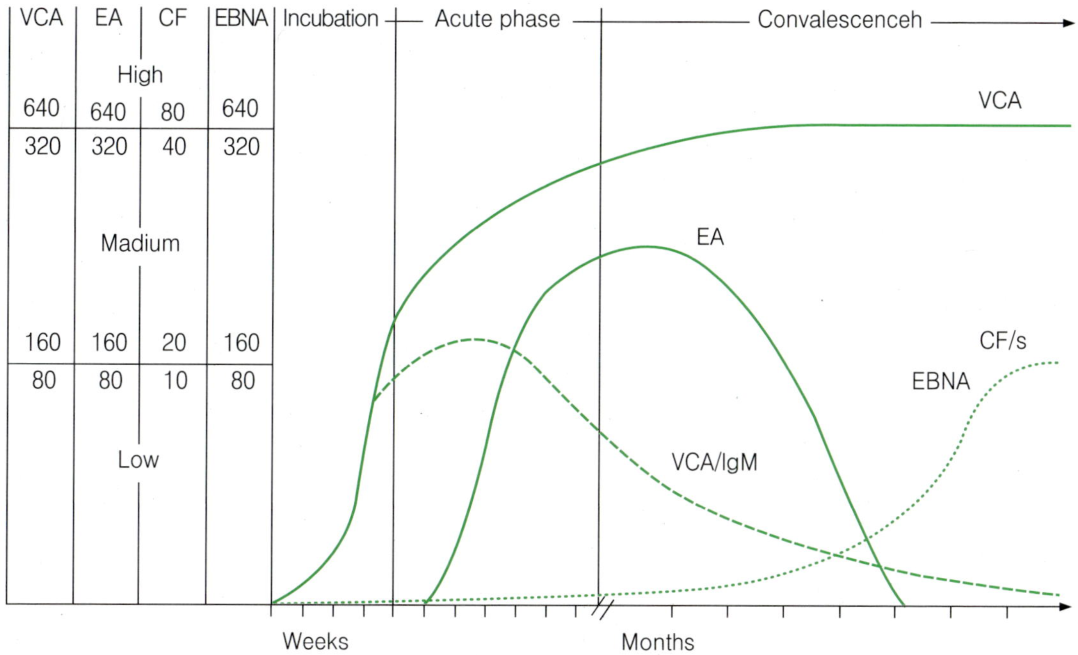

그림 12-1. 전염성 단핵구증의 진행 중 EBV 항체 반응

표 12-1. 전염성 단핵구증의 고유 항체 형성

	VCA IgM	VCA IgG	EA-D	EA-R	EBNA IgG	이호성 항체
비감염	–	–	–	–	–	–
급성(현재)감염	+	+	+/–	–	–	+
과거감염(회복기)	–	+	–	–	+	–
잠복감염의 재활성	+/–	+	+/–	+/–	+	+/–

는 암보다 앞서 IgA 항체가 나타나 암 발생 및 재발의 지표로 사용한다.

(1) 바이러스 캡시드 항원(VCA)

VCA는 감염된 B세포가 생산하며 세포질 내에서 발견된다. 항-VCA IgM 항체는 통상 감염 초기에 확인되지만 농도가 낮고 2~4주 안에 사라진다. 항-VCA IgG 항체는 통상 증상이 시작된지 4~7일 이내에 확인되어 오랜기간 동안, 아마도 평생동안 지속된다.

(2) 초기 항원

초기 항원은 B세포의 핵과 세포질에서 발견되는 초기 확산항원(EA-n-diffuse, EA-D)과 세포질 내에서만 큰 덩어리 형태로 발견되는 초기 제한항원(EA-restricted, EA-R)의 복합체로 구성된다.

항-EA-D IgG 항체는 급성감염을 나타내는 지표이지만 전염성 단핵구증 환자의 10~20%에서는 이 항체가 확인되지 않는다. EA-D는 약 3개월 후에 사라지지만 잠복성 EBV가 재활성화되는 동안 역가가 상승한다.

표 12-2. EBV 진단의 단계별 특징

감수성	VCA 항체 음성
일차 감염	항-VCA IgM 항체 고역가 혹은 증가, 증상이 나타난지 최소한 4주 후에도 항-EBNA 항체 음성
재활성	항-EBNA 항체 양성이며 항-EA 항체 농도 증가
과거 감염	항-VCA 및 항 EBNA 항체 보유

항-EA-R IgG 항체는 통상 청년에서 급성기에 확인되지 않지만 유아의 급성기에서는 가끔 확인된다. 항-EA-R IgG 항체는 회복기 후기에 일시적으로 나타난다. 항-EA-D 및 항 EA-R IgG 항체는 대개 질병의 단계에 대한 지표로 사용할 수 없다.

(3) EB 핵항원

EB 핵항원(EBNA)는 모든 감염세포의 핵내에서 발견된다. 감염 중에 NA 합성은 EA 합성보다 선행 하지만 EBV-NA가 항체생산을 자극할 수 있는 양이 되어야 비로소 전염성 단핵구증의 잠복기가 끝나고 활성화된 T림프구가 EBV 지놈을 보유하고 있는 B림프구를 파괴한다. 결과적으로 급성기에는 NA에 대한 항체는 없거나 거의 확인할 수 없는 수준이다.

항-EBNA IgG항체는 환자가 비로소 회복기에 도달해야 나타난다. EBV-NA 항체는 환자가 전염성 단핵구증의 급성기 초기가 아니면 거의 반드시 EBV의 VCA에 대한 항체를 포함하고 있는 혈청 중에 존재한다. 중증 면역결핍이나 면역억제상태의 환자는 VCA에 대한 항체는 보유하고 있을 지라도 EBV-NA에 대한 항체는 보유할 수 없다.

정상적인 조건하에서 NA에 대한 항체역가는 회복기를 통하여 점차 증가하여 감염 후 3~12개월만에 고평기에 도달한다. 일차 감염 후 바이러스 보균상태가 지속되기 때문에 평생동안 항체역가가 측정 가능 수준을 유지한다. EBV에 감염된 경험이 있는 대부분의 건강한 사람도 EBV-NA에 대한 항체역가가 1 : 10에서 1 : 160으로 다양하다. EBV 관련 질병의 경우 EBNA 항체 수준은 통상 비인두암 환자에서 매우 높게 나타나며 Burkitt 림프종 환자는 거의 확인할 수 없는 정도에서 매우 높은 정도까지 범위가 다양하다.

EBV-NA에 대한 항체 검사결과는 환자의 증상, 병력, VCA 및 EA에 대한 항체반응 형태 등과 연계해서 평가한 후 진단을 내려야 한다(표 12-2). 항체생산곡선은 특히 유용하다. 예를 들면 면역억제질환을 가진 사람이 지속적인 EBV 감염으로 재활성에 의하여 야기된 전염성 단핵구증 유사질환 환자는 IgM VCA와 IgG VCA 항체 모두의 역가가 증가한다. 만일 EBV-NA 항체도 증가되었다면 일차 감염으로 진단할 수 없다.

3) 검사법

EBV 혈청학에서 흔히 사용되는 검사법은 면역형광법이다. EBV에 감염된 B세포를 고정시킨 슬라이드를 환자혈청과 반응시킨다. 여기에 결합된 특이항체는 형광물질로 표지된 항-인간 IgG나 IgM 항체를 반응시켜 검출할 수 있다. 이 검사법의 단점은 시간이 많이 소요되고 검사결과를 해석하기가 난해하며 류마티스 인자와 같은 다른 혈청 성분에 의해 간섭을 받는 경향이 있다.

효소결합면역흡착법(enzyme-linked immunosorbent assay, ELISA)을 항-EBNA항체를 검출하기 위해 사용한다. 이 방법에서는 환자의 혈청이나 혈장 내에 있는 IgM과 IgG의 상대적인 양을 결정하기 위하여 합성 펩타이드 항원을 사용한다. 이 검사법의 민감도와 특이도는 각각 98.9%와 99%이다.

4) 진단평가

전염성 단핵구증으로 진단을 내리기 위해서는 임상적

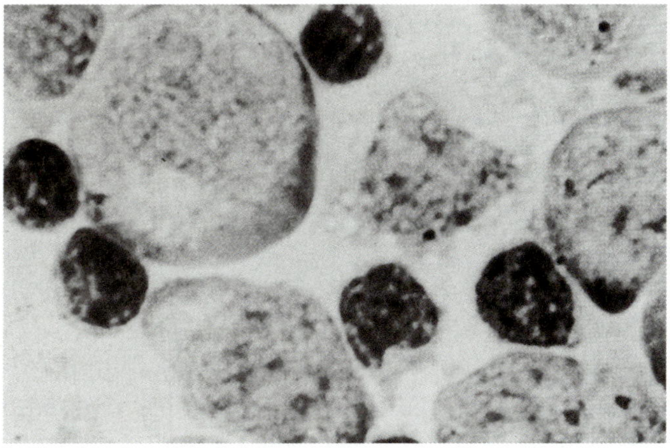

그림 12-2. 전염성 단핵증의 림프절(wright stain 1200x)

증상 이외에도 실험실내 검사가 반드시 필요하다.

혈액학적 검사에 의하면 환자의 67% 정도가 10~20×10/l의 백혈구 수를 나타내고 약 10%는 백혈구 감소증을 보인다. 이 병이 발전됨에 따라 단핵구가 통상 수적으로 우세하게 되지만 백혈구 수의 변화는 원래 neutrophilia를 의미한다. 전형적인 상대적 림프구수 범위는 60~90%이고 그 중 변종 림프구가 5~30%를 차지한다. 이 변종 림프구는 다양한 형태학적 특징을 보여주며 1~6개월간 지속된다(그림 12-2). 만일 전염성 단핵구증의 증상이 나타나지 않으면 진단을 내리기 어렵다. 따라서 혈청학적 항체검사법으로 진단을 내릴 수 있고 전염성단핵증에 존재하는 항체는 이호성 항체와 EBV 항체이다.

5. Paul-Bunnell 일차 선별 검사법

1) 원리

Paul-Bunnell 검사법은 항원을 보유한 양 적혈구와 환자의 혈청을 혼합하였을 때 이호성 항체를 검출하도록 고안된 혈구응집법이다. 불활화된 환자혈청을 희석하여 양 적혈구와 혼합하고 일정시간 반응시킨 후 원심분리하여 현미경으로 응집유무를 관찰한다. 양성반응일 경우 대부분 전염성 단핵구증으로 진단한다.

2) 검체 채취 및 준비사항

검체를 채집하기 전에 환자에게 특별히 조치해야 할 필요는 없다. 일단 검체를 채집한 다음에는 바로 그 자리에서 환자 이름, 날짜, 병원진료번호, 채취자 이름 등을 표시해야 한다. 최소한 2㎖ 정도의 혈액을 무균적으로 채혈하여 응고시킨 후 원심 분리하여 혈청만 분리한다. 용혈된 검체는 검사에 적합하지 않다.

검사하기 전 56℃에서 30분간 가열하여 불활화시킨 후 사용한다.

3) 시약, 소모품, 장비

- 양 적혈구 2% 현탁액(생리식염수 9.8ml에 원심으로 가라 앉힌 양 적혈구 0.2ml를 가하여 제조하며 7일 이상 사용할 수 없다)
- 생리식염수(0.9% NaCl)
- 12×75mm 시험관
- 피펫
- 원심분리기
- 37°C 배양기

4) 정도관리

양성대조액을 매 시험마다 병행하여야 한다.

5) 검사방법

- 각각 10개의 시험관을 한 질로 하여 두 질의 시험관에 표시하고 첫 시험관에는 생리식염수 0.4ml를 가하고 나머지 9개의 시험관에는 0.25ml씩 가한다.
- 첫 번째 줄의 1번 시험관에 불활화된 혈청 0.1ml를 가하고 잘 혼합한 후 그 중 0.25ml를 2번 시험관으로 옮겨 이 과정을 10번 시험관까지 반복한다. 마지막 10번 시험관에서는 0.25ml를 버린다.
- 두 번째 줄의 1번 시험관에 대조혈청 0.1ml를 가하고 2항을 반복한다.
- 각 시험관에 2% 양 적혈구 부유액 0.1ml씩 가하고

제12장

잘 섞이도록 시험관을 흔들어준다.

- 37°C에서 1시간 혹은 실온에서 14시간(overnight) 반응시킨다.
- 1500rpm에서 1분간 원심한 후 각 시험관을 살살 흔들어 현미경으로 응집을 관찰한다.
- 결과를 기록한다.

6) 결과보고

양 적혈구의 항원은 전염성 단핵구증, 혈청병, Forssman 항원 등과 결합할 수 있으므로 역가가 56 이상이면 추정검사 양성으로 보고한다.

7) 오진원인

간염이나 Hodgkin 질환 같은 상태에서는 위양성반응이 나타날 수 있다. 혈청을 부적절하게 불활화시키면 용혈을 일으킬 수 있다.

8) 임상적용

Paul-Bunnell 검사법은 간단하고 비용이 적게 들기 때문에 이호성 항체의 존재를 일차 선별검사하는데 유용한 방법이다. 이호성 항체 측정의 특이도가 양호한 편이지만 이호성 항체를 생산하지 않는 전염성 단핵구증 환자는 검사결과가 음성일 수 있다. 이 경우에는 혈액학적 조사를 수행하여야 한다.

9) 제한사항

이 검사법은 단지 이호성 항체의 유무를 확인하는 것이다. 양 적혈구로 응집반응을 나타낼지라도 전염성 단핵구증, 혈청병, Forssman 항체 간에 확실히 구분할 수는 없다. 이호성 항체 검사법은 전염성 단핵구증에 대한 진단기준으로서 민감도가 낮은 편이다. 특히 양 적혈구는 말 같은 다른 종의 동물에서 채혈한 적혈구보다 민감도가 낮다. 환자가 검출할만한 역가의 이호성 항체를 생산하기 위해서는 약 3개월이 소요된다.

6. Davidsohn 감별시험

1) 원리

이 고전적인 검사법으로는 항원을 보유한 양 적혈구를 응집시키는 이호성 항체 간의 차이를 구분할 수 있다. 이 검사법은 양과 황소의 적혈구에는 기니픽의 신장에는 없는 공통항원이 존재한다는 사실을 기초로 한 방법이다. 환자 혈청을 각각 Forssman 항원이 풍부한 기니픽 신장세포와 Forssman 항원이 부족한 beef 적혈구와 반응시키면 선택적으로 흡착작용이 일어난다. 흡착된 물질을 원심으로 제거하고 상청액을 양 적혈구로 검사한다. 이러한 방법으로 이호성 항체가 전염성 단핵구증이나 혈청병 혹은 Forssman 항원과 관련된 것인지 감별할 수 있다.

2) 검체 채취 및 준비사항

검체를 채집하기 전에 환자에게 특별히 조치해야 할 필요는 없다. 일단 검체를 채집한 다음에는 바로 그 자리에서 환자 이름, 날짜, 병원진료번호, 채취자 이름 등을 표시해야 한다. 최소한 2㎖ 정도의 혈액을 무균적으로 채혈하여 응고시킨 후 원심 분리하여 혈청만 분리한다. 용혈된 검체는 검사에 적합하지 않다.

검사하기 전에 56℃에서 30분간 가열하여 불활화시킨 후 사용한다.

3) 시약, 소모품, 장비

- 양 적혈구 2% 현탁액(생리식염수 9.8ml에 원심으로 가라 앉힌 양 적혈구 0.2ml를 가하여 제조하며 7일 이상 사용할 수 없다)
- 생리식염수(0.9% NaCl)
- 12×75mm 시험관
- 피펫
- 20% 소적혈구
- 20% 기니픽 신장세포
- 원심관

4) 정도관리

양성 대조액을 매 시험마다 병행해야 한다.

5) 검사방법

- 소 적혈구 부유액(BE) 1ml와 기니픽 신장세포(GPK) 부유액 1ml를 각각의 원심 튜브에 가한 후 불활화된 환자 혈청 0.25ml를 각각의 원심튜브에 가하여 흔들어준다.
- 실온에서 5분간 반응시키면서 가끔 흔들어준다. 그 후 1500rpm에서 10분간 원심분리한다.
- BE로 표시한 8개의 시험관과 GPK로 표시한 8개 시험관을 두개의 줄로 세우고 생리식염수 0.25ml씩 가한다.
- 2항에서 준비된 상청액을 각각의 해당되는 1번 시험관에 0.25ml씩 가하여 잘 섞은 후 2번 시험관으로 0.25ml씩 옮기며 이 과정을 8번 시험관까지 반복한다. 8번 시험관에서는 0.25ml를 버린다.
- 각각의 시험관에 양 적혈구 부유액을 0.1ml씩 가하고 세포가 골고루 섞이도록 살살 흔들어준다.
- 실온에서 2시간 동안 반응시킨 후 현미경으로 응집을 관찰하면서 결과를 기록한다.

Davidsohn 감별검사는 Paul-Bunnell 검사에서 역가가 1 : 56 이상일 때 실시한다. 혈청병은 동물 혈청 특히 말 혈청으로 감작되었을 때 발생한다.

6) 결과보고

소 적혈구나 기니픽 신장세포와 반응시켰을 때 항체 역가가 감소되었다면 이호성 항체의 형에 따라 결정할 수 있다.

7) 오진원인

피펫을 부정확하게 사용하였거나 불활화되지 않은 혈청을 사용하면 결과에 영향을 미친다.

이호성 항체의 타입	GPK	BE
Forsman	+	−
Serum, sickness	+	+
Infectious mononucleosis	−	+

8) 임상적용

Davidsohn 감별검사는 세 가지 형태의 이호성 항체인 전염성 단핵구증, Forssman, 혈청병 등을 구별할 수 있다.

9) 제한사항

이 검사법은 많은 시간이 소요된다.

7. Mono Slide Test

1) 원리

Mono Slide Test는 말 적혈구가 전염성 단핵구증 환자의 혈청에 존재하는 이호성 항체에 의하여 응집되는 현상을 이용한 것이다. 말 적혈구에는 Forssman 항체와 전염성 단핵구증 항체 둘 다와 반응하는 항원이 존재하기 때문에 이 두 가지 항체를 구별하기 위해서는 환자 혈청을 흡착시킨 후 감별검사가 반드시 필요하다. 흡착반응의 기본원리는 Davidsohn이 양 적혈구 응집법에서 사용한 것과 유사하다. 즉 환자 혈청이나 혈장을 기니픽 신장세포나 beef 적혈구에 흡착시켜 각각의 세포에 반응하는 항체를 제거한다. 흡착시킨 후의 환자혈청이 말 적혈구와 응집반응을 일으키면 이호성 항체 양성이라는 것을 의미한다.

BBL Mono Slide Test는 특이도와 민감도를 증가시키고 쉽게 판독할 수 있도록 하기 위해서 일회용 카드, 흡착용 기니픽 신장세포 항원, 특수처리하여 색상이 강화된 말 적혈구 등을 사용한다. 검사결과를 판독하기 위해서 어떠한 장비도 필요하지 않다.

2) 검체 채취 및 준비사항

검체를 채집하기 전에 환자에게 특별히 조치해야 할 필요는 없다. 일단 검체를 채집한 다음에는 바로 그 자리에서 환자 이름, 날짜, 병원등록번호, 채취자 이름 등을 표시해야 한다. 최소한 2㎖ 정도의 혈액을 무균적으로 채혈하여 응고시킨 후 원심 분리하여 혈청만 분리해 낸다. 혈청 뿐만 아니라 EDTA, 옥살산염, 싸이트레이트, acid-citrate-dextrose(ACD) 용액이나 헤파린이 항응고제로 들어있는 혈청도 사용할 수 있다.

혈청 검체는 2~8℃에 보관하면 8일 정도 사용가능하고 냉동과 해동을 반복하지 않는다면 채혈 후 24시간 내에 냉동시켰을 때 3개월 정도 사용가능하다. 용혈된 혈청은 검사에 적합하지 않다.

3) 시약, 소모품, 장비

검사에 사용되는 모든 품목들이 제품 내에 다 포함되어 있다.

(1) 시약. 기니픽 항원. 보존제로 0.1% NaN_3를 포함한 기니픽 항원 현탁액, 냉동금지. 2~8°C에 보관. 적절히 보관하면 사용기간 동안에는 안정하다.

(2) 시약. 말 적혈구. 보존제로 0.1% NaN_3를 포함한 말 적혈구 현탁액. 냉동금지. 2~8°C 보관. 적절히 보관시 사용기간 동안에는 안정하다. 용혈되면 세포에 변화가 생겼다는 것을 의미하지만 양성 대조혈청을 사용하여 반응성을 비교·확인할 수 있다.

경고 : 시약과 대조액에는 보존제로 NaN_3가 함유되어 있다.

NaN_3는 동관과 납관에 반응하여 고폭발성의 금속 아자이드류를 형성할 수 있다. 따라서 사용 후 버릴 때 아자이드가 축적되는 것을 방지하기 위해 충분한 양의 물과 함께 흘려야 한다. 또한 NaN_3는 독성이 있으므로 먹거나 흡입하지 않도록 주의해야 한다.

검사카드. 원래의 제품 상태로 실온의 건조한 곳에 보관

기타 일회용품

4) 기타 필요장비

타이머, 13×75mm 시험관, 생리식염수, 피펫

5) 정도관리

(1) 양성대조혈청 : 전염성 단핵구증 환자의 이호성 항체를 함유한 혈청. 0.1% NaN_3

(2) 음성대조혈청 : 전염성 단핵구증 환자의 이호성 항체를 함유하지 않은 혈청. 0.1% NaN_3

(3) 제품 구입시와 사용기간 동안 주기적으로 대조혈청을 점검

6) 검사방법

모든 시약은 사용직전 잘 흔들어서 현탁액을 균질하게 해야 하며 실온에 보관한다.

(1) 정성 검사법

① Slide를 평평한 곳에 놓고 잘 섞인 기니픽 항원(A 시약) 한 방울을 카드에 표시된 원 안 우측에 떨어뜨린다.

② 잘 섞인 말 적혈구(B 시약) 한 방울을 카드에 표시된 원 안 좌측에 떨어뜨린다.

③ 환자 혈청이나 혈장 한 방울을 A 시약 바로 옆에 떨어뜨려 가는 막대 등을 이용하여 그 끝을 완전히 누이고 둥글게 원을 그리는 방법으로 저으며(10~15회) 혈청과 A 시약을 섞다가 다시 B 시약을 포함하여 원내에 전체적으로 저어 완전히 포함시킨다.

④ 손으로 카드를 분당 13~16회 정도 되도록 1분간 앞뒤로 흔들어 준 후 즉시 응집을 관찰한다.

(2) 반정량 검사법

정성 검사결과가 양성으로 판정되면 희석과정을 거쳐 이호성 항체의 역가를 측정해야 한다.

① 각 시험관에 번호를 표시하고 생리식염액 0.5ml씩 을 가한다. 1번 시험관에 검체 혈청 0.5ml을 가하고 잘 섞은 후 2번 시험관으로 0.5ml를 옮긴다. 이 과정을 마지막 시험관까지 반복하고 마지막 시험관에서는 0.5ml를 버린다.

시험관	희석도
1	1 : 2
2	1 : 4
3	1 : 8
4	1 : 16
5	1 : 32
6	1 : 64

② 슬라이드를 평평한 곳에 놓고 각각의 희석액을 마치 환자 혈청인 것처럼 간주하여 각 원을 표시하고 정량검사법에 따라 검사한다.
③ 눈으로 확인할 수 있는 응집반응을 보이는 마지막 시험관이 종말점이다. 모든 시험관에서 응집을 나타내면 희석단계를 연장하여 재검사한다.
④ 양성반응을 나타낸 시험관 중 마지막 희석된 시험관의 희석도의 역수(희석배수)를 28로 곱하면 대략 정량적 결과(역가)를 구할 수 있다.

역가가 비록 질병의 심한 정도를 나타내는 지표는 아니지만 계속적으로 검사하면 의사에게 중요한 정보가 될 수 있다.

7) 오진원인

정확한 결과를 얻기 위해서는 깨끗하고 입자가 전혀 없는 검체를 사용해야 한다.

반응 후 시간을 지체하여 판독하거나, 응집된 형태를 잘못 판독하거나 전염성 단핵구증과 간염이 동시에 발병했을 경우 위양성반응을 나타낼 수 있다. 임상적인 증상이 가라 앉은 후 남아있던 이호성 항체가 위양성반응을 일으킬 수도 있다.

8) 임상적용

유행성 감기, 풍진, 간염 등과 같은 전염성 질병이 전염성 단핵구증과 유사한 임상적 증상을 일으켜 진단이 어려워진다. 전염성 단핵구증에 대한 최종 진단은 임상, 혈액학, 혈청학 소견에 달려 있지만 검사결과 양성은 전염성 단핵구증에 특이한 이호성 항체가 존재한다는 것을 의미한다.

9) 제한사항

전염성 단핵구증은 모든 임상소견과 실험실소견을 종합하여야 한다. 4세 미만 유아의 50%와 청년기의 10% 환자 일부는 이호성 항체를 검출하지 못할 정도로의 항체생성이 안된다. 또한 이 정도의 수준이 수개월 지속되며 지극히 드문 일이지만 일부는 수년까지도 지속된다.

Chapter 13

바이러스성 간염

학습목표

· 바이러스성 간염의 병인, 역학, 증상 등에 대하여 설명한다.
· A, B, C, D, E형 간염 바이러스 특징을 간단히 비교 · 설명한다.
· 실험실내 진단 · 평가 및 예방법을 묘사한다.

13 바이러스성 간염

1. 일반적인 간염의 특성

1) 병인

바이러스성 간염은 세계적으로 가장 흔한 간 질환이다. 혈청학적 연구를 통하여 대략 서구사회 인구의 절반 가량이 간염바이러스에 감염된 경험이 있는 것으로 밝혀졌다. 급성 간염을 일으키는 바이러스는 크게 두 가지 범주로 구분되어 일차 간염바이러스에는 A, B, C, D, E 등이 있고 이차 간염바이러스에는 EBV, CMV, 허피스 바이러스 및 기타 등이 있다.

2) 역학

일차 간염바이러스는 바이러스성 간염의 95%를 차지한다. 이 바이러스는 주로 간을 공격하며 다른 기관에는 거의 영향을 미치지 않기 때문에 일차 간염바이러스로 분류하고 여기에는 A, B, C, D, E, G형이 있다. EBV나 CMV처럼 전신적인 감염을 일으켜서 간에 미치는 영향은 이차적일 경우 이차 간염바이러스로 분류한다.

3) 증상

임상적인 질병으로서의 간염은 급성이나 만성 형태로 발병한다. 증상은 매우 다양하여 가볍거나 일시적 혹은 무증상일 수도 있으며 중증이거나 장기적 혹은 치명적일 수도 있다. B형이나 C형 간염바이러스가 유발한 간암인 경우에는 거의 치명적이다.

바이러스성 간염은 다음 네 가지 형태 중 하나를 취한다(표 13-1).

2. A형 간염

1) 병인

간염 바이러스의 한 종류인 A형 간염 바이러스(hepatitis A virus, HAV)에 의해 발생하는 간염으로 주

표 13-1. 간염의 형태

형 태	특 징
급 성	황달을 포함한 전형적인 형태 잠복기, 전황달기, 황달기, 회복기의 4단계 감염 후 증상이 나타나기까지의 잠복기가 수일에서 수개월까지 다양 B형간염의 경우 평균 75일(40~180일)
전격성	간 이상을 유발하는 드문 형태
무증상(무황달)	혈청 중에 항체는 존재하지만 간염의 병력이 없는 형태
만 성	간의 염증과 괴사가 최소한 6개월 이상 지속 HBV 환자 중 약 10%에 해당

로 급성 간염의 형태로 나타난다.

A형 간염은 기존의 B형 간염이나 C형 간염과 같이 혈액을 통해 전염되는 것이 아니라 A형 간염 바이러스에 오염된 음식이나 물을 섭취함으로써 전염된다. 특히 개인위생 관리가 좋지 못한 저개발 국가에서 많이 발병되지만, 최근에는 위생적인 환경에서 자란 20~30대에서도 발병률이 급증하는 양상을 보인다. 주로 A형 간염 바이러스에 감염된 환자와 접촉한 경우에 감염되며, 직접적인 원인은 아니지만 A형 간염을 가지고 있는 모체가 출산하는 과정에서 태아에게 전염될 수 있고, 수혈을 통해서 또는 남성 동성애자 등에서 비경구적인 감염에 의해서도 올 수 있다. 대부분의 경우 감염자의 대변에 오염된 물이나 음식 등을 섭취하면서 경구를 통해 감염되며, 집단으로 발병하는 경우는 오염된 식수원이나 급식 등으로 인한 경우이다.

2) 증상

A형 간염 바이러스에 감염되면 30일 정도의 잠복기 후에 피로감이나 메스꺼움, 구토, 식욕부진, 발열, 우측 상복부의 통증 등 일차적인 전신증상이 나타난다. 그 후 일주일 이내에 특징적인 황달 징후가 나타나는데, 검은색의 소변(콜라색 소변), 탈색된 대변 등의 증상과 전신이 가려운 증상이 여기에 해당된다. 보통 황달이 발생하게 되면 이전에 나타났던 전신증상은 사라지게 되며, 황달 증상은 2주 정도 지속된다. 소아에서는 무증상이거나, 가벼운 증상이 나타나더라도 인식하지 못하고 지나가는 경우가 많다.

3) 진단 및 검사

전신증상이 나타난 후 일주일 이내에 황달이 나타나는 특징적인 임상 양상을 통해 A형 간염을 의심할 수 있고, A형 간염 항체 검사를 통해 확진할 수 있다.

항A형 간염 바이러스(anti-HAV : anti-hepatitis A virus)항체 검사를 통해 A형 간염을 진단할 수 있는데, 항A형 간염 바이러스 면역글로불린M(IgM anti-HAV) 항체검사에서 양성으로 나타나고, 특징적인 임상 징후를 보인다면 확진할 수 있다. 항A형 간염 바이러스 IgM항체는 증상이 나타나기 시작할 무렵에서 간염이 회복된 후 6개월까지 검사상 양성으로 나타날 수 있다. 항A형 간염 바이러스 면역글로불린G(IgG anti-HAV) 항체는 간염의 회복기에서 양성으로 나타나며, 수십 년간 양성으로 유지된다. 또한 황달이 생기기 전 간기능 검사에서 아미노전이효소(aminotransferase)의 수치가 1000 이상으로 증가되는 경우가 있고, 알라닌 아미노전이효소(alanine aminotransferase : ALT, GPT)수치가 아스파라진산 아미노전이효소(aspartate aminotransferase : AST, GOT)수치보다 훨신 증가하게 된다. 황달을 진단하는 혈청 빌리루빈(bilirubin)수치는 대개 10 이상 증가하며, 기타 염증인자 수치도 증가한다.

4) 치료

아직까지 A형 간염 바이러스를 치료하는 약은 개발되지 않았다. 일반적으로 증상을 완화시키기 위한 대증요법이 주된 치료이며, 고단백 식이요법과 간에 휴식을 주는 것이 치료에 도움이 된다. 심한 증상을 동반하는 경우에는 입원 치료를 하여 증상을 완화시켜 주기도 한다.

5) 경과/합병증

어린이의 경우 A형 간염에 걸리면 대부분 감기처럼 앓고 지나가는 가벼운 증상을 보이지만 20세 이상의 성인에서는 급성 간염이 유발되고 한 달 이상 입원이나 요양을 해야 하는 심각한 증상이 나타날 수 있다. 최근 성인에서 나타나는 A형 간염의 증상은 심각한 경우가 많다. 급성 A형 간염의 경우 85%는 3개월 이내에 임상적, 혈액학적으로 회복되며, 이후 B형 간염이나 C형 간염과 달리 만성화되지 않고 대부분 완전히 회복된다. 그러나 연령이 증가하거나, B형 간염, C형 간염 등의 만성 간질환을 보유하고 있는 경우에는 간염 증상이 급속도로 악화되어 전격성 간염으로 진행될 수 있으며 심각한 결과를 초래하게 된다.

6) 예방

A형 간염에는 예방 백신이 있다. 보통 한 번 접종한 후에 백신의 종류에 따라 6~12개월 후나 6~18개월 후 추가 접종을 함으로써 95% 이상의 간염 예방 효과를 얻을 수 있다. 이는 2세 이상의 어린이뿐만 아니라 아직 바이러스에 노출되지 않은 성인에게도 효과가 있다. 백신의 부작용은 발열이나 두통, 주사 부위의 발적 등 국소적으로 나타난다.

3. B형 간염

1) 병인

HBV는 수혈을 통해 전파되는 전형적인 바이러스이다(그림 13-1). 1966년에 최초로 발견된 B형 간염 표면항원(HBsAg)은 원래 Australia항원이라고 불렸다. 그 후 이 항원이 HBV에서 유래된 것이라는 것을 알게 되면서 HBV에 대한 역학도 밝혀졌다.

HBV는 Hepadna 바이러스 속에 포함된 복합 DNA 바이러스이다. 이 바이러스 자체는 Dane 입자라고 부르는 두겹으로 둘러싼 입자를 형성하여(그림 13-2) 표면에는 B형간염 표면항원(HBsAg)이 있고 내부의 중앙부

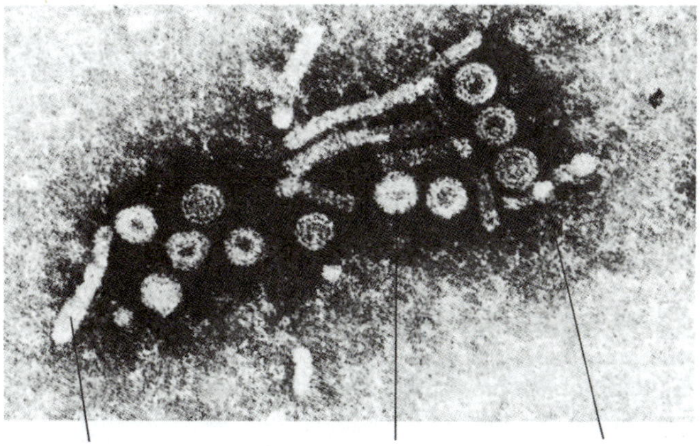

그림 13-1. B형간염바이러스의 전자현미경 사진

a. 직경 22nm의 간상입자, b. 직경 42nm의 Dane입자, c. 직경 22nm의 구상입자(HBs Ag)

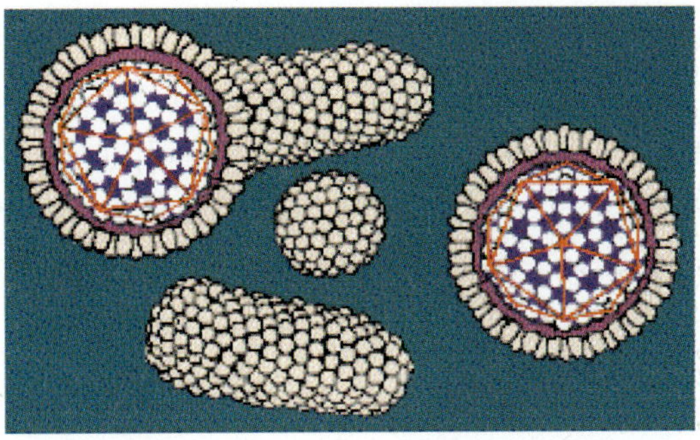

그림 13-2. Dane 입자의 모식도

에는 B형 간염 core항원(HBcAg)이 있다. core의 내부에는 부분적으로 이중나선 DNA의 구조를 갖춘 바이러스 지놈이 들어있다.

HBV의 DNA는 다른 Hepadna 바이러스와는 다른 고유한 특징을 갖고 있다. 즉 DNA가 고리형이고 이중나선이지만 하나는 불완전한 것이어서 단일나선 부위가 전체길이의 10~50%를 차지한다. 나머지의 나선은 3′ 말단과 5′ 말단이 연결되지 않고 떨어져 있다. 전체적인 DNA 분자는 작고 표면항원이나 핵심항원을 생산하는데 대한 모든 유전정보는 완전나선에 있다. 바이러스 핵심에는 DNA 뿐만 아니라 DNA 의존 DNA 중합효소가 들어있어서 DNA의 단일 나선부위를 채워서 완전나선을 형성시키는 역할을 한다. 발병과정 중에 HBV의 DNA는 숙주의 DNA와 통합된다.

2) 역학

HBV 감염증은 원래 혈청간염이나 장기 잠복기 간염이라고 칭한다. 미국 내에서 HBV의 연간 발생건수를 보면 2000년과 2001년에 각각 80,366,718명이었다. 지난 10년간 급성 B형 간염의 보고 건수는 60% 이상 감소했지만 영유아 감염의 무증상 경우가 많기 때문에 과소평가되고 있다. 과거에는 HBV 감염이 수혈로 인한 감염 중 가장 흔한 것이었지만 현재는 급감하여 약 0.3~0.9%를 차지할 정도로 드물다. 매혈자, 재소자, 군입대 신병 등과 같은 고위험군을 주요 공혈원에서 제외시켰고 혈청학적 일차 선별검사가 법제화되었기 때문에 수혈에

의한 HBV 감염이 급감했다. 특히 혈액공급을 헌혈에 주력한 덕분에 수혈에 의한 HBV 감염이 50~60% 정도 감소되었다. 그러나 아직도 지속적으로 수혈을 받거나 혈액제제를 주사하는 환자, 혈액투석 환자, 약물남용자, 의료종사자 등에서는 발병율이 높다. 그밖에도 성교 상대가 다양한 사람, 동성애 상대가 다양한 남성, HBV 보균자(carrier)의 가족, HBV에 감염된 모친에게서 태어난 유아, 장애자 보호소 수용자 및 관리자, 혈우병 환자 같이 혈액제제를 주사맞는 사람, 감염된 혈액을 취급하는 보건요원, HBV가 토착화한 지역에서 태어난 사람과 그 자식 등의 경우에 발병율이 높다.

HBV는 피부나 점막을 뚫고 침입할 수 없으며 감염은 상처를 통하여 이루어진다. 따라서 감염경로는 경피적이거나 점막을 통해서이고 출생시나 성적 접촉, 오염된 주사바늘을 통해서 감염력있는 혈액이나 체액과 함께 전파될 수 있다. 또한 가족같이 지속적으로 긴밀한 접촉을 유지하는 사람들간에도 감염을 일으키기 쉽다.

HBV는 주로 수혈이나 오염된 주사바늘 등과 같은 비경구적 경로를 통하여 전파된다. 급성 B형 간염 환자의 약 50%가 비경구적 노출에 의한 것으로서 그 예로는 감염자와의 긴밀한 접촉이나 성적 접촉 등이 있다. 형제간이나 그 밖의 가족간에는 습진이나 농가진 같은 상처 부위를 통해서나 칫솔이나 면도날 같은 혈액 오염 기구를 같이 사용함으로써 그리고 때때로 물린 자국을 통해서 쉽게 전파될 수 있다.

HBV는 보균자의 타액, 정액, 모유, 땀, 눈물, 그 밖의 체액 등에서 발견되며 소변이나 상처분비물 등에도 존재할 수 있지만 대변에는 없다.

3) 증상

HBV에 감염되면 급성간염, 자기제한 간염 및 치명적인 전격성 간염 등에 이르는 여러 가지 간질환을 유발한다(그림 13-3). 특히 어린 나이에 감염되면 무증상의 보균상태가 되었다가 계속해서 만성 활동성 간염, 간경화, 간암 등으로 발전하게 된다.

감염량, 숙주의 면역반응 능력 등과 같은 수많은 요인들이 감염 후의 임상적 과정에 영향을 미친다. 급성 B형 간염 환자의 10% 미만에서 면역 결합체가 혈청병의 증후군을 매개한다는 것을 의미하는 발진, 사구체신염, 맥관염, 관절염, 맥관신경증성 부종 등과 같은 간 이외의 증상발현을 볼 수 있다.

혈관에 면역 결합체(HBV 항원-항체)가 침착되면 맥관염, 사구체신염, 관절염 및 피부염 등과 같은 증상을 매개한다. 청년기 이상의 나이에서 감염되면 통상 완전하게 회복된다. 급성 B형 간염 환자의 1% 미만에서 전격성 간염으로 발전하여 목숨을 앗아가는 경우가 종종 발생하지만 이때 간 이식수술을 하면 생존율은 현격하게 높아진다. HBV를 보유한 사람 중 약 5~10%는 특히 후천성 면역결핍증과 같은 면역결핍 환자는 질병이 계속 발전하여 만성 상태가 된다. 어린 나이에 HBV에 감염되면 통상 지속적인 감염상태가 된다. 지속감염은 혈중에 HBsAg가 장기간 존재하는 것으로 알 수 있다. 만성적 HBV 감염을 겪고 있는 사람 중 일부는 무증상의 보균자가 되는 반면 나머지의 사람은 간경변으로 발전한다. 지속성 HBV 감염은 확실히 일차 간암의 원인이 된다.

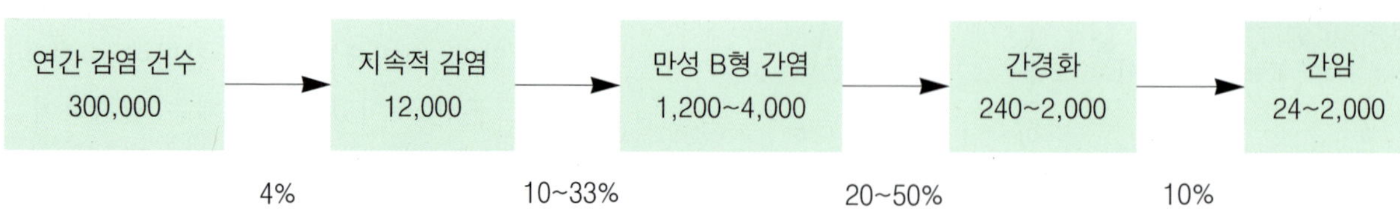

그림 13-3. 만성 B형 간염의 발전

(1) 무증상 감염

HBV에 대한 가장 흔한 임상적 반응은 무증상 감염이거나 아임상 감염이다. 수혈과 관련된 B형 간염 증상이 나타나고 있는 환자에서는 수혈 후 수주에서 6개월에 이르는 동안 황달과 transaminase 같은 비정상 혈청 효소를 확인할 수 있다. 어떤 특별한 증상이 없을 때 조차도 HBV와 관련된 혈청학적 반응을 나타내는 환자에서는 HBV 감염을 확실하게 진단해낼 수 있다. 그러나 수혈 후 수주만에 혈청 검사결과 HBV 음성이며 transaminase 수준이 약간 상승한 무증상 환자의 경우에는 진단하기가 어렵다. 약간 상승한 효소 수준은 통상 1~2주간 계속된다.

4) 면역적 진단법

급성 및 만성 B형 간염을 진단하고 감시하기 위해서는 HBsAg, HBeAg, Anti-HBC, Anti-HBe, Anti-HBs, 바이러스 DNA 등을 표지로 사용한다(표 13-2). 그 중 바이러스 DNA는 B형 간염바이러스의 DNA를 중합효소 연쇄반응(polymerase chain reaction, PCR)으로 증폭시켜 확인하는 방법으로서 정성 및 정량검사 양쪽에 다 이용된다.

이러한 지표들을 확인하기 위하여 효소면역측정법, 미세입자효소면역측정법, 중합효소연쇄반응, 혼성화(hybridization) 및 화학발광측정법 등의 기술을 사용한다.

(1) HBsAg

HBV 감염 후 잠복기 동안에 혈청에서 발견되는 최초의 표지는 HBsAg이다. HBsAg는 통상 임상적인 증상이 나타나기 2주 내지 2개월 전, 감염 후 2주 만에 검출되며 약 2~3개월간 지속된다. HBsAg를 표지로 이용하는 검사법은 혈청을 이용하여 HBsAg를 일차선별하는 것으로서 혈액을 통하여 HBV가 전파되는 것을 막는 가장 신뢰할 만한 방법이다. HBsAg가 존재하면 급성인지 만성인지는 모르지만 활동성 HBV 감염이라는 것을 의미한다.

HBsAg 역가는 상승하여 통상 transaminase 같은 혈중 효소 수준이 상승하기 시작한 직후 정상치에 달한다. 환자 상태는 HBsAg의 역가가 사라지게 되지만 임상적 회복과 HBsAg간의 관계와 HBsAg 양성기간에는 변화가 있다(그림 13-4). HBsAg 양성 중 약 5%가 위양성이다.

HBV에 감염되어 혈청 중에 HBsAg가 존재하는 사람의 혈청 중에는 완전한 Dane 입자를 볼 수 있을 뿐만 아니라 다른 두가지 바이러스 구조물, 즉 전체가 HBsAg만으로 구성되어 HBcAg, DNA, DNA 중합효소 등이 없는 불완전 구형과 관형의 구조물도 볼 수 있다. 불완전 HBsAg 입자는 혈청 중에 고농도로 존재하여 순환 HBsAg의 대부분을 형성하고 Dane 입자는 소량만 존재한다.

HBsAg에 대한 검사법은 주로 효소면역 측정법을 이용한다.

표 13-2. HBV 감염의 혈청학적 표지

감염 표지	초기	(무증상)	급성 혹은 만성	저수준 보균	회복 즉시	감염 후 장기간
HBsAg	+	+	−	−	−	−
Anti-HBs	−	±	−	−	±	+
Anti-HBc	−	+	+	+	±	−
Anti-HBc(IgM)	−	+	−	+	−	−

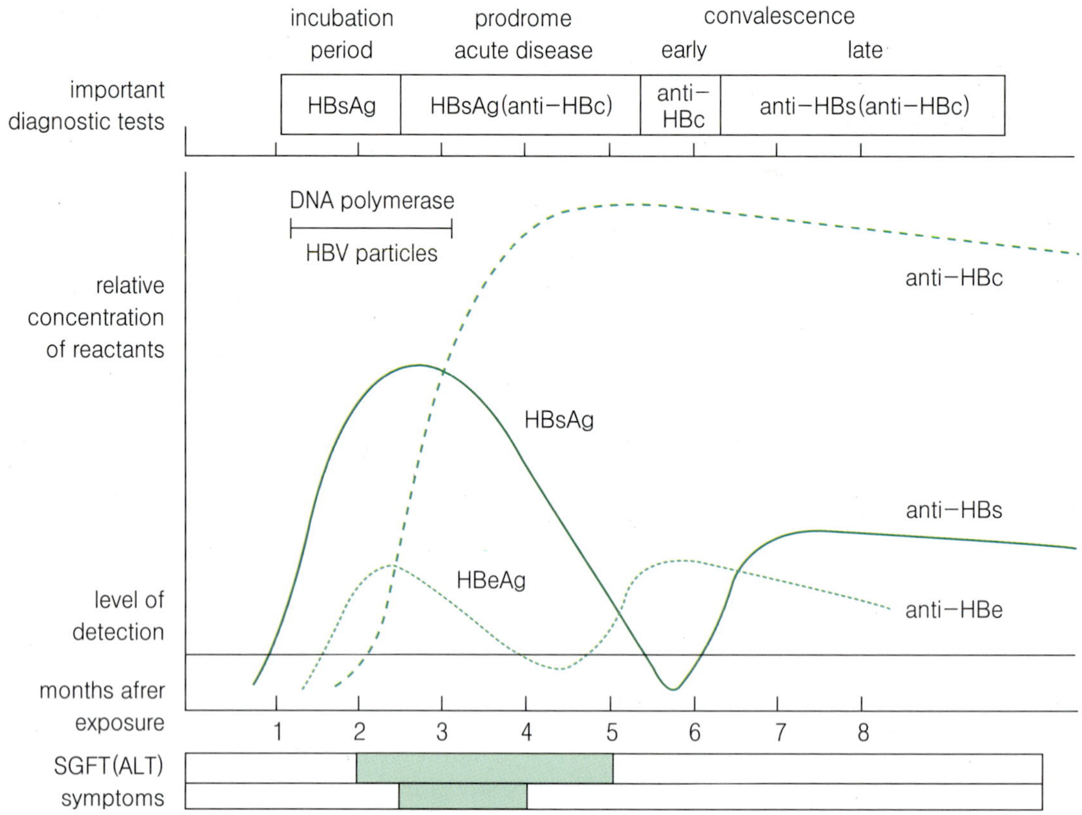

그림 13-4. 급성 B형간염바이러스 감염 중 혈청학적 및 임상적 형태

(2) HBeAg

B형 간염과 관련된 항원 중의 하나인 HBeAg는 일부 HBsAg 양성환자의 혈청 중에서 검출된다. HBV DNA와 DNA 중합효소는 HBeAg와 함께 혈청 중에 나타나 바이러스 복제가 진행 중이라는 표지가 된다. HBsAg가 없을 경우 HBeAg가 나타나지 않는다. HBeAg는 HBV core과 같이 나타나지만 HBeAg와 HBV의 구조간의 관계는 아직 불분명하다. HBeAg는 바이러스가 고농도로 존재한다는 것과 감염력이 높다는 지표가 된다.

(3) Anti-HBc

대부분의 HBV 감염이 진행되는 동안 HBsAg는 회복 과정의 일부로서 생산된 항체와 면역 결합체를 형성한다. 이렇게 결합체를 형성한 HBsAg는 통상 검출할 수 없기 때문에 증상을 나타내는 환자의 50%는 HBsAg가 혈청 중에 나타나지 않는다. 이 기간에는 최근 감염의 지표로 core antigen에 대한 항체인 anti-HBc를 이용한다. HBsAg가 검출할 수 없게 되고 HBsAg에 대한 항체(anti-HBs)를 검출할 수 있게 되는 기간을 HBV 감염 window phase 혹은 항원 은닉기라고 부른다. 이 window phase는 수주, 수개월 혹은 수년간 지속되고 이 시기의 혈청학적 지표로 anti-HBc를 사용한다. anti-HBc는 감염자의 3~5%에서 나타난다. anti-HBc 양성인 100명의 사람 중에서 97명은 anti-HBs 양성이고 2명은 HBsAg 양성이며 1명은 HBsAg와 anti-HBs 둘 다 음성이며 오직 anti-HBc만 양성이다.

바이러스의 core에 대한 항체(anti-HBc)를 검사하는 것은 몇 가지 장점이 있어서 anti-HBc와 anti-HBs 둘 다 양성이면 완전히 회복되어 감염시킬 위험이 사라졌지만 anti-HBc만 양성이라면 회복기 초기여서 감염시킬 우려가 있다. 효소면역측정법이나 미세 입자 효소면역측정법으로 검사한다.

최근에는 바이러스 core항원에 대한 항체(anti-HBc) 중 IgM 항체(anti-HBc IgM)를 검출하는 방법도 개발되었다. anti-HBc IgM은 대부분의 다른 지표들이 없을 때 소위 말해서 core window period 중에 신뢰할 수 있는 지표로 사용할 수 있으며 양성이면 급성 감염을 의미한다. 이 항체의 역가는 급성기에 급격히 상승하여 수년 동안 지속되는 경우도 있지만 대부분은 3~9개월이면 음성이 된다.

(4) Anti-HBe 및 Anti HBs

HBeAg에 대한 항체(anti-HBe)와 HBsAg에 대한 항체(anti-HBs)는 HBV 감염의 회복기에 나타난다. 급성 B형 간염의 경우 anti-HBe 항체가 나타나면 회복기가 시작되었다는 것을 의미한다. anti-HBc나 anti-HBe와는 달리 anti-HBs는 급성 간염에서는 나타나지 않고 회복기에서나 나타나 양성이면 완전히 회복되었고 면역력을 갖추었다는 것을 의미한다. anti-HBs는 B형 간염에 있어서 가장 방어력이 있는 항체이다.

(5) 바이러스 DNA

HBV 감염을 검사하는 가장 새로운 방법으로서 PCR 같은 분자수준의 방법을 이용하여 HBV의 DNA를 정량적 및 정성적으로 측정한다.

정성적인 검사법에서는 HBV의 표면 항원 유전자 중 가장 보존이 잘 된(conserved) 영역을 ml 당 1.5×104 copy의 바이러스 지놈 정도의 낮은 수준에서도 검출할 수 있다.

다른 검사법으로 검사해서 애매한 결과를 나타내는 환자의 경우에는 이 방법으로 HBV 감염을 감별할 수 있다. RNA 프로브(probe)를 사용하는 방법은 민감도가 약간 떨어지지만 정량적인 방법이어서 만성적인 감염 환자의 치료효과를 감시하는데 유용하다.

5) 진단법

환자의 병력이나 증상같은 임상요인을 고려하여 알맞은 검사법을 선택한다. 실험실에서는 HBsAg, anti-HBs, anti-HBc, HBeAg, anti-HBe 등과 같은 HBV 지표 감염을 이용하여 검사를 수행한다.

(1) 검사결과의 상관관계

만일 HBsAg 음성이고 anti-HBc 양성이면 anti-HBs를 검사하여 HBV에 대하여 감염인지 면역상태인지를 확인할 수 있다.

혈청 중에 HBsAg 음성이며 anti-HBc IgM 양성이면 HBV 최근 감염을 의미한다. HBsAg와 HBeAg 둘 다 양성이며 anti-HBc IgM 음성이면 만성 B형 간염으로서 전염성이 강하다는 것을 의미하고 이 경우 anti-HBe 양성이면 전염성이 약하다.

예방주사를 이용하여 면역시키면 anti-HBs 양성이고 anti-HBc 음성이다. 각 개인별 예방주사로 면역시킬 필요가 있는지를 결정하는데 있어서 anti-HBs와 anti-HBc 둘 다 양성이면 특히 그 중 anti-HBs의 역가가 낮으면 면역상태를 점검해야 한다.

혈중에 HBsAg의 양이 다량으로 존재하면 HBeAg도 양성이기 때문에 HBeAg 검사는 통상 임신부를 제외하고는 할 필요가 없다. 임신 중 HBsAg 양성인 경우에는 태아에 감염될 위험이 80~90%에 달한다.

6) 급성 간염, 만성 간염, 보균상태 등의 감별

(1) 급성 HBV 감염

HBsAg 양성인 사람은 급성 B형 간염, 만성 HBV 감염의 재활성화, HBeAg 양성에서 anti-HBe 양성으로 혈청전환(serocon version), 다른 간염바이러스의 이중 감염 및 약물 유도, 알콜성 혹은 허혈성 간염 등과 같은 원인에 의한 간 손상 등을 감별하도록 진단해야 한다.

급성 HBV 감염시 첫 번째로 나타나는 항체는 B형 간염바이러스 core 항원에 대한 항체(anti-HBc)이다. anti-HBc는 HBsAg가 검출된 후 즉시 나타나 감염이 시작된 지 수주 이내에 최고값에 도달하여 HBsAg가 사라진 후에도 오랫동안 지속된다. anti-HBc의 아이소타입은 주로 IgM이다.

HBV 표지에 대한 혈청학적 검사법의 개발 초기에 새로 개발된 anti-HBs에 대한 검사법이 그 당시 사용하던 검사법보다 민감도가 낮아서 HBsAg의 소멸과 anti-HBs 출현 사이의 window phase가 발생하는 것으로 인식하였다. 이러한 window phase 동안이나 HBsAg 수준이 검출 한계보다 낮을 때 급성 HBV 감염에 대한 유일한 표지가 바로 anti-HBc IgM 항체이다. 수주에서 수개월에 걸쳐 anti-HBc IgM 항체역가는 계속 감소하여 약 6개월이 지나면 거의 검출할 수 없는 수준이 된다. 총 anti-HBc 항체역가는 매우 느린 속도로 감소하며 회복기 말기 쯤이면 IgG가 IgM보다 비중이 커진다. anti-HBc IgG 항체는 급성 감염 후 수년에서 수십년간 지속적으로 아주 느리게 감소된다.

급성 감염이 발생한 사람의 혈액 내에는 수일에서 일주내에 HBsAg와 HBeAg를 검출할 수 있게 된다. 비구조적인 nucleocapsid 단백질인 HBeAg는 HBV 복제에 대한 표지로서, 혈액 중에 존재한다는 것은 완전한 형태의 HBV 입자와 HBV DNA가 존재한다는 것을 의미한다. 급성 HBV 감염의 경우 환자는 HBeAg 양성인 기간 동안 가장 전염력이 높다. 자기제한적인 HBV 감염의 경우 HBsAg가 사라지기 전에 HBeAg가 먼저 사라진다. HBeAg가 사라짐과 함께 이에 대한 항체인 anti-HBe가 나타나 오랫동안 지속된다.

HBV 비리온(virion)을 구성하는 HBV DNA는 순환하는 면역 결합체 내에 지속적으로 존재한다. 바이러스 지놈은 임상적으로나 혈청학적으로 급성 B형 간염으로부터 완전히 회복한 지 5년 후에도 말초 단핵구 내에서 활성을 나타내는 형태로 존재한다.

(2) 만성 감염

HBV는 만성 감염을 유발하여 이 환자는 바이러스 DNA가 간 세포의 DNA 안으로 병합된 것을 볼 수 있다. 이 병합이 만성 HBV 감염의 장기적 결과인 간암으로 발전하는데 있어서 대단히 중요한 요인이 된다. HBX라고 불리는 바이러스 단백질도 간암으로 발전하는데 중요한 역할을 한다.

B형 간염바이러스는 직접 세포병변을 일으키지 않고 감염된 간 세포 내의 바이러스 복제로 인한 바이러스 항원에 대한 면역반응의 결과로 간 세포 괴사가 발생한다. 세포독성 T세포는 간 세포막 표면에 있는 조직적합성 항원결정기와 B형 간염 core항원 결정기 둘 다를 인식한다. 세포독성 T세포가 자연 살해세포와 함께 이 결정기를 이용하여 부착되면 간 세포 괴사가 발생하고 효과적인 면역반응이 일어나 HBV 복제가 중단된다.

주로 말초 혈액의 단핵구에 관한 연구를 통해서 급성 HBV 감염 환자는 바이러스 외피, core, 중합효소 등에 존재하는 다양한 HBV 항원결정기에 대하여 T세포 반응이 활발하게 일어나는 반면 만성 감염 환자는 세포성 면역반응이 약하거나 거의 없다는 것이 증명되었다. 활발하고 폭넓은 세포성 면역반응은 간으로부터 바이러스를 제거할 수 있는 반면 효율성이 떨어지거나 제한된 면역반응은 바이러스의 존속을 막을 수가 없어서 면역학적으로 매개된 간 세포 손상을 일으킨다.

환자의 면역반응 외에도 HBV 지놈 같은 바이러스성 요인이 HBV 감염의 경과를 결정하는데 있어 중요한 역할을 한다.

만성 HBV 감염은 두 단계로 발생한다. 첫째는 순환하는 혈액 중에 비리온, HBV DNA, HBeAg 등의 수준이 매우 높은 전염성이 강한 복제기와 다음은 비리온은 거의 없고 구형이나 관형의 HBsAg만 순환 혈액 중에 존재하며 HBV DNA나 HBeAg 등은 검출되지 않지만 anti-HBe가 검출되며 간 세포 내에 HBV DNA가 통합되어 있는 전염성이 약한 비 복제기이다.

만성 B형 간염 환자의 경우 HBsAg는 약 6개월 정도 검출가능한 수준을 유지하며 드물게는 수십년간 지속되는 경우도 있다. 만성 간염에서는 통상 HBsAg가 자발적으로 소멸되지 않는다. 바이러스가 소멸되면 임상학적으로나 조직학적으로 완전히 회복되었다는 것을 의미하며 궁극적으로 환자에게 anti-HBc IgG와 anti-HBs 등과 같은 혈청학적 표지를 남겨서 anti-HBs를 면역력을 갖추었다는 표지로 이용하고 있다.

HBsAg 양성이면서 증상이 없는 사람은 HBsAg 보균자로 분류한다. 그 밖의 HBsAg 양성이면서 만성적으로 증상을 나타내는 사람은 임상적으로나 혈청학적으로 만성 간질환을 증명할 수 있다.

anti-HBc 항체는 모든 만성 HBV 감염에서 나타난다. 대부분의 만성 간염 환자의 경우 총 anti-HBc 항체 중 IgM 항체의 비중은 낮은 편이다. 모든 HBV 감염 환자에서 HBeAg는 감염 초기에 검출되지만 만성 감염 환자의 경우에는 급성 감염 환자와는 대조적으로 수개월에서 수년간 지속된다. 이러한 환자에서는 HBV DNA도 순환혈액 중에서 쉽게 검출된다. 순환하는 HBV DNA의 존재는 바이러스 입자의 복제와 상관관계가 있어서 환자의 전염력에 영향을 미친다.

만성 HBV 감염 환자의 간 세포에서는 HBV DNA도 검출할 수 있다. 이 HBV DNA는 간 세포에서 에피솜(episome)의 형태로 자유롭게 오랫동안 복제된다. 바이러스 복제가 자발적으로 종료되어 혈중 HBV DNA가 감소하거나 소멸되고 HBeAg가 손실되며 anti-HBe 항체가 나타난다. 만성 감염의 초기에는 anti-HBc와 anti-HBs가 각각 HBeAg와 HBsAg에 결합하여 존재한다. 만성 HBV 감염 환자의 10~40%에서 anti-HBs와 HBsAg가 동시에 검출된다. anti-HBs 항체의 존재는 전염력이 감소되었거나 HBsAg가 거의 소멸되기 직전이라는 것을 의미하지 않는다.

(3) 보균상태

전세계적으로 약 4~5억명의 보균자가 존재한다. 미국 내 효율적인 백신으로 예방을 행하고 있음에도 불구하고 매년 5~10만명의 감염자가 발생한다. 감염자 중의 약 5~10%가 장기적인 바이러스 보균자로 된다. 후천성 면역결핍증 바이러스(HIV)에 감염된 면역 부적격 환자의 경우에는 만성 HBV 감염이 발생할 위험이 증가한다.

HBV에 감염된 시기의 연령이 HBsAg 보균 상태를 포함해서 급성이나 만성을 결정하는 주요 요인이다. 신생아 때에 감염된 사람의 90%가 보균자가 된다. 감염된 시기의 연령이 높아짐에 따라 보균자가 될 확률은 점점 감소하여 성인기에 감염된 사람 중 1~10%만이 HBsAg를 제거하지 못한다.

만성을 결정하는 또 다른 주요 요인으로는 선천적 혹은 약물에 의한 면역억제가 있다. 면역억제 환자의 경우 HBV 감염 후 보균자가 될 위험이 크다.

성별에 의해서도 결정요인이 되어 통상 여성은 남성보다 쉽게 HBsAg를 제거하므로 HBsAg 보균자 집단에서는 남성이 우세하다.

HBsAg 보균상태는 전세계적으로 다양하다. 유럽이나 미국에서는 인구의 약 2%가 보균자이지만 동성애자나 약물남용자 같은 특정 집단에서는 비율이 이보다 4~10배 정도 증가하게 된다.

경피감염도 계속 발생하고 있지만 모든 임신부에 대하여 HBsAg를 선별검사 하고 신생아에 대해서는 예방주사를 실시함으로써 발생률은 급격히 감소되었다. 신생아 정기 면역계획 속에 B형 간염 예방주사도 포함시키고 있는 추세이다. 다가의 3회 HBV 항원 예방주사가 개발되어 실제로 예방에 사용되고 있다.

보균자는 HBeAg 또는 anti-HBe, 기타 항원의 존재에 따라 크게 두가지 범주로 분류된다. 다음과 같은 형태의 보균상태가 있다.

- 가장 흔한 보균자로서 혈청 중 anti-HBe 양성이며 감염 후기이다.
- anti-HBe 양성인자로서 전염력은 약하지만 수혈을 통해서 전파시킬 수 있다.
- HBsAg 양성인 보균자로서 이중 매년 약 5~10%가 anti-HBe 양성 보균자로 된다.
- 모든 HBsAg 양성인 자는 수혈에 필요한 혈액을 제공해서는 안된다.
- 약 25%의 보균자가 HBeAg 양성이다. 이런 사람들은 최근에 보균자가 되었고 그 사람들의 피는 전염력이 대단히 높다.

7) 예방 및 치료

수혈로 인한 HBV 전파를 예방하는데 있어서 가장 중요한 요소는 공혈자의 혈액을 일차 선별검사(screening)하는 외에도 가능하다면 간염바이러스가 없는 혈액이나 혈액 제제를 사용하는 것이다. 뿐만 아니라 여러 사람의 혈액을 모아서 특별한 처리없이 만든 Factor Ⅷ 같은 혈액분획제제 같은 위험한 혈액제제를 사용하지 않으면 HBV 감염을 크게 줄일 수 있다.

공혈자로부터 고 위험군을 제거하면 감염을 최소한 50% 정도는 감소시킬 수 있으며 채혈된 혈액에 대하여 HBsAg 검사를 수행하면 추가적으로 20~30% 정도를 감소시킬 수 있다. anti-HBc에 대한 검사를 실시하면 HBsAg 양성인 혈액을 거의 100% 찾아낼 수 있으며 매우 드문 경우이지만 window period의 무증상 환자에게서 채혈한 혈액이나 아임상 B형 간염 환자의 혈액은 면역적으로 HBV를 전파할 위험이 거의 없다.

의료종사자 같은 고위험군에 대해서는 1982년에 최초로 승인을 받은 재조합 B형 간염 백신을 주사해야 한다. HBV 백신은 통상 7개월 내에 3회 주사하는 방식으로 사용되며 80~95% 정도의 효과를 나타낸다. B형 간염 백신은 이제 아동예방주사계획표에 포함시킬 정도로 널리 사용되고 있으며 궁극적으로는 간암에 대한 예방효과도 있다. 예방주사를 널리 사용함으로써 혈우병, 겸상 적혈구 빈혈, 재생불량성 빈혈 등과 같이 면역을 갖추지 못하여 수혈을 필요로 하는 환자에 있어서는 수혈로 인한 HBV 감염이나 HBV와 함께 전파되는 HDV에 대해서 전파를 막는 효과가 있다.

주사바늘에 찔리거나 점막이나 상처를 통하여 HBsAg 양성인 혈액과 접촉하였을 경우에는 24시간 내에 B형 간염 면역글로불린(HBIG)을 주사하고 anti-HBs 음성인 사람의 경우에는 25~30일 후에 HBIG를 한번 더 주사한다. 임신 후기에 급성 B형 간염에 걸린 모친에게서 태어난 유아나 분만시에 HBsAg 양성인 모친에게서 태어난 유아는 가능한한 빨리 출생 후 24시간 내에 HBIG를 주사해야 한다. HBsAg 양성이거나 anti-HBs 양성인 사람은 HBV 역가가 낮거나 모르면 HBIG를 주사할 필요가 없다.

4. C형 간염

1) 병인

최근까지도 C형 간염은 1970년대에 붙여진 non-A, non-B(NANB)라고 불려왔다. C형 간염은 특정한 혈청학적 지표가 없고 원인 바이러스에 대해서도 잘 모르기 때문에 진단하기가 어려웠다. 그러나 현재는 HCV가 분리·동정되었으며 바이러스를 검출하기 위한 면역측정법도 개발되었다. A, B, C, D형 간염바이러스간에는 유사성(homology)이 전혀 없다.

2) 바이러스 특성

HCV는 외피가 있는 단일나선 RNA 바이러스로서 돌연변이가 심하게 발생하기 때문에 외피단백질에 변화가 발생하여 면역체계를 쉽게 피할 수 있다.

HCV는 6가지의 genotype이 있으며 50가지 이상의 아형(subtype)이 있다. 서로 다른 genotype은 지질학적 분포도 달라서 미국 내에는 1a형과 1b형이 흔하다. 그러나 바이러스 genotype이 증상의 경중에는 관련이 없다. HCV에 대한 genotype 특이항체를 알면 환자의 치료에 도움이 되어 2형과 3형의 환자는 알파 인터페론(IFN-α)으로 치료가 효과적이다.

3) 역학

C형 간염은 과거에 수혈받은 사람에게서만 발생하는 질병이라고 여겨졌다. 이제 HCV는 많은 전염경로가 밝혀졌고 세계적으로 만성 간염의 주요인으로 인식되었다.

미국 인구의 1.8%인 4백만명이 HCV 양성인 것으로 조사되었다. HCV에 대한 항체인 anti-HCV 항체가 존재하면 현재 이 바이러스가 감염이 진행 중이거나 과거에 감염되었다는 것을 의미한다. C형 간염은 가장 중요한 만성 간염의 원인 중 하나이다. C형 간염(표 13-4)은 주로 비경구적으로 전파되며 수혈이나 공동체를 통해서 전염되기 때문에 선진국에서 많이 발생한다. C형 간염은 미국과 서부 유럽에 유행하며 전파 양상이 B형 간염과 유사하다.

미국내에서 비경구적으로 전파된 HCV의 경우는 바이러스성 급성 간염의 20~40%를 차지한다(그림 13-5). 급성 C형 간염의 50~70%는 만성 간염으로 발전하고 약 20%는 간경화로 발전하여 간암으로 발전할 위험이 대단히 크다.

표 13-3. 바이러스성 간염의 특징

형 종 류	A형	B형	D형	C형
바이러스	A형간염	B형간염	D형간염	C형간염
유 전 자	RNA	DNA	RNA	DNA
항 원	HA	HBsAg, HBcAg, HBeAg	Delta	HCV
항 체	anti-HAV	anti-HBs, anti-HBc, anti-HBe	anti-delta	anti-HCV
감염경로	경구	비경구	비경구	비경구 및 경구
배양기(일)	15~45	40~180	30~50	15~150

표 13-4. 주사바늘 사고 후 C형 간염 발생율

공여자 혈액	감 염
anti-HCV 양성	0~10%
HBsAg 양성	7~30%

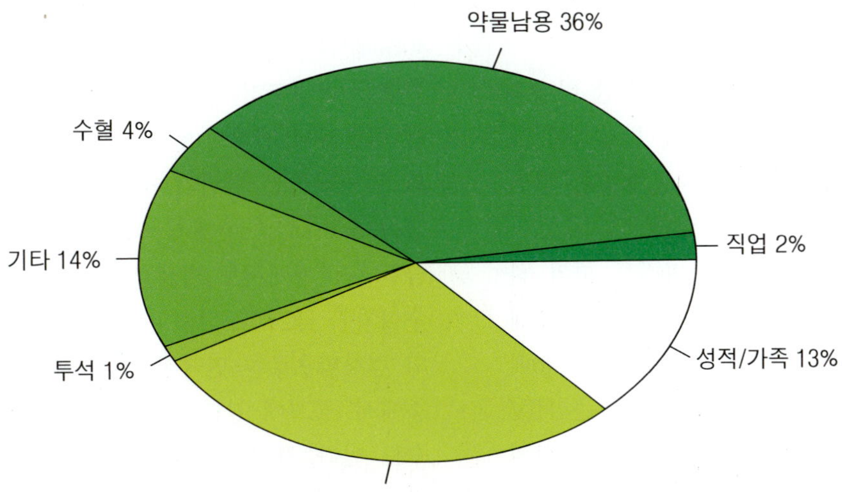

그림 13-5. C형 간염과 관련된 위험요인

4) HCV 전파

HCV는 일차적으로 감염된 사람의 혈액이나 이를 이용하여 제조된 혈액제제와의 경피적 접촉에 의해서 전파된다. 오늘날 주사약물 남용은 이 질병에 걸리는 가장 큰 위험요인이지만 이 밖에도 직업상의 주사바늘 사고, HCV에 감염된 모친에 의한 수직감염, 성적으로 여러 명을 상대하는 사람, 검사하지 않은 혈액 수혈 등의 요인이 있다.

C형 간염 환자의 대부분이 주사약물 남용자이지만 상당수의 환자는 혈액이나 주사약물을 사용하지 않고도 HCV에 감염되었다. 감염원인을 모르는 산발성 혹은 공동체 감염은 급성 C형 간염 중 약 10%이고 만성 C형 간염의 30%에 달한다.

(1) 수혈 후 감염

헌혈된 혈액을 혈청학적인 방법으로 검사한 후부터 C형 간염에 대한 수혈 후 감염률이 33%에서 15%로 감소되었다. 혈청학적 검사를 수행하기 전에 감염된 혈액이나 Factor Ⅷ 같은 혈액성분을 수혈하기 위해서는 명확하게 기록을 남겨야 한다. 수혈 후 C형 간염 발생율은 1980년대에 두 가지 이유로 감소되었다. 첫째는 재조합 EPO(erythropoietin)를 주사하여 적혈구를 생산하도록 환자의 골수를 자극시켰기 때문에 투석환자의 경우 거의 수혈할 필요가 없었고 둘째는 매혈에 의존하여 고위험군의 채혈을 건강인의 채혈로 대체시키는 노력의 결과이다.

(2) 비경구적 및 직업상 노출

C형 간염은 전통적으로 수혈과 관계가 깊지만 비경구적인 전파는 수혈 이외의 형태로도 곧 잘 발생하여 그 중 가장 대표적인 것이 약물남용이어서 전체 C형 간염 환자 중 약 42%가 약물남용의 경험이 있다.

주사바늘 사고도 명확하게 밝혀진 전파경로 중의 하나다(표 13-4). 직업상의 이유로 의료종사자가 HCV에 감염될 위험은 통상 HIV에 감염될 위험보다 20~40배 높으며 주사바늘 사고로 인한 HCV 감염 위험은 HIV 감염보다 6배 높다. 이러한 통계숫자 때문에 직업상의 이유로 전파되는 HCV에 대한 관심이 높아지고 있다.

혈액 중 HCV 농도가 높으면 다른 사람에게 경피적으로나 점막을 통하여 소량의 체액(혈액, 정액 등)으로도 쉽게 바이러스를 전파할 수 있지만 혈액 중 HCV 농도가 낮으면 다른 사람에게 전파하기 위해서는 많은 양의 혈액을 경피적으로 노출시켜야 한다. 이 두 경우를 결정하는 바이러스 기준 농도는 아직 불분명하다.

(3) 성적 전파

성적 전파도 가능하지만 흔하지는 않다. HCV 바이러스 혈증 환자나 만성 C형 간염환자의 배우자는 결혼기간에 비례하여 HCV에 감염될 확률이 증가한다.

(4) 기타 전파 원인

HCV는 모친에게서 신생아로 수직감염되며 확률은 모체의 HCV RNA 수준과 관계가 깊다. 사람간의 접촉도 감염경로가 될 수 있지만 아직 확인된 바가 없고 실제 발생할 확률도 알려지지 않았다.

미국 내에서 발생한 간염의 산발성 공동체내 감염의 25~50%가 C형이며 비경구적 노출과 관련이 없다. 이러한 경우 일부는 여러 명을 상대로한 성적 전파이지만 약 40%에서는 감염경로를 확인할 수 없었다. 그러므로 C형 간염은 비경구적 경로가 확실한 만큼 불확실한 감염경로를 이용하여 전파되며 역학적인 특징만으로는 다른 형태의 바이러스성 간염과 구별할 수 없다. 뿐만 아니라 간염은 anti-HCV 항체가 양성인 공여자의 장기를 이식수술한 수여자에서도 발생할 수 있어서 이 경우 거의 모든 수여자가 HCV로 감염된다. anti-HCV 항체에 대한 현재의 검사법으로는 면역적으로 억제되어 있는 장기 수여자 중에서 HCV에 감염되었더라도 anti-HCV 음성을 나타낼 수도 있다. 그러나 만일 수여자의 상태가 너무 위중하여 다른 선택의 여지가 별로 없을 경우 anti-HCV 양성인 공여자의 장기라 할지라도 이식에 사용할 수 있다.

표 13-5. 수혈로 인한 C형 간염바이러스의 간질환 발생 소요기간(년)

간질환	년(평균±표준편차)
만성 간염	10±11.3
간경변	21.2±9.6
간암	29±13.2

(5) 예후

C형 간염바이러스에 감염된 후 발병 과정은 최근에야 밝혀졌다(표 13-5). HCV에도 몇 가지의 스트레인(strain)이 존재하며 HCV 제노 타입(geno type)은 HCV의 발병과정뿐만 아니라 인터페론 치료에 대한 반응에도 영향을 미친다. 급성 C형 간염 환자 중 50%가 병이 시작된 후 6개월 이상 혈중 ALT가 고수준을 유지하며 통상 이 환자들은 혈중에서 HCV RNA를 지속적으로 검출해 낼 수 있을 뿐 아니라 생체검경으로 만성 간염을 확인할 수 있다. HCV RNA 검사법으로 확인된 바이러스 혈증은 혈중 ALT 수준이 정상으로 회복하고 간조직 검경 결과는 만성 간염인 환자에서 수개월 내지 수년간 지속된다. 만성 C형 간염은 천천히 발전되거나 무증상일 수도 있을 뿐 아니라 일부는 간경변을 거쳐 간암으로 발전한다.

5) 증상

급성 B형 및 C형 간염의 임상적 특징은 거의 구별할 수 없지만 만성의 경우에는 현저히 달라서 C형 간염이 극도로 변화가 심하여 미약하고 일시적이며 무증상이거나 중증이고 오랫동안 지속되며 치명적일 수도 있다.

이전에는 C형 간염을 진단할 수 없어서 바이러스성 간염이 의심되면 일차적으로 HAV와 HBV를 진단하고 이차적으로 EBV를 진단했으며 그래도 아니면 간의 염증을 의심하였다.

C형 간염은 전파특성이나 임상적 특징에 있어서 HAV보다는 HBV와 유사하다. HBV처럼 HCV도 급성은 미약한 증상에서부터 전격성 간염 등으로 다양하지만 급격히 사망에 도달하는 전격성 간염은 드문 편이다. 가장 흔한 경우는 황달없이 미약하게 증상을 나타내는 것이며 25% 이하의 환자에서는 황달을 나타낸다. 수혈 관련 C형 간염은 잠복기가 길고 짧음에 따라 두가지로 구분하며 짧은 것은 1~5주, 긴 것은 7주에서 6개월 이상이다. C형 간염은 ALT 수준이 200에서 800에 달하며 급격한 상승과 하강이 이루어지고 중간에 정상 범주에 있을 때도 있다. 그러나 C형 간염 환자의 평균 ALT 및 빌리루빈 수준은 B형 간염 환자보다 대단히 낮고 상승범위가 상당부분 겹치기 때문에 이러한 검사로는 간염바이러스의 형태를 구분할 수 없다.

C형 간염의 진단은 예후에 도움을 준다. C형 간염은 원래 상대적으로 양성인 질병으로 생각했었지만 이와는 달리 아주 악성이어서 환자의 약 20%가 간경변으로 발전하여 간이상과 간암을 일으킨다. 간손상의 원인으로는 바이러스 자체의 세포병변효과와 숙주의 면역활성에 따른 염증반응이 있다. 생검경에 의하면 수혈 후 C형 간염 환자 중 약 60%가 만성 간염으로 발전하고 이중 약 20%가 간경변으로 발전한다. 수혈 후 C형 간염은 남성이나 여성에게 똑같이 영향을 미치지만 만성 간염으로 발전된 환자 중 75%가 남성이었다. 감염 경로가 무엇인지 알지 못하는 경우를 포함하여 수혈 이외의 비경구적으로 감염된 C형 간염 환자들은 동일한 임상 특징을 나타내며 같은 확률의 만성으로 발전한다.

만성 HCV 감염 환자에서는 종종 간 이외의 기관에 면역학적 이상이 발생하여 Sjogren 증후군, 한냉 글로불린혈증, 맥관염, 사구체신염, 두드러기 및 말초신경장애 등과 같은 증상을 볼 수 있다. HCV는 전에 여겨오던 한냉 글로불린혈증의 원인으로 밝혀졌다.

6) 검사법

(1) 효소면역측정법

일세대의 효소결합면역흡착법(ELISA)은 1990년에 제품화되었으며 1가지의 HCV 재조합항원(c100-3)을 포함하고 있다. 수술 후 NANB 간염의 발생을 감소시키기 위해서 이 검사법으로 헌혈혈액을 검사하였다. 이세대 ELISA는 1992년에 HCV의 비구조영역인 c100-3과 c33c 및 핵심 단백질 영역인 c22-3에 대한 재조합 항원을 이용하여 개발되었다. 이세대 검사법은 일세대 검사법보다 더욱 민감도가 높아 HCV 진단에 널리 사용되었다. 최근에는 헌혈 혈액을 일차선별검사할 목적으로 c22-3, c200, NS5 등의 세 가지 재조합 항원을 이용하여 민감도가 더욱 높아진 삼세대 ELISA가 개발되었다.

(2) 웨스턴블럿

Anti-HCV 항체를 확인 검사하기 위하여 Western

blot이나 recombinant immunoblot assay(RIBA)를 이용할 수 있다. 1990년 이후 RIBA가 개발되어 특이도가 상당히 개선되었다. 이 검사법에서는 네 가지 바이러스 항원을 미리 나이트로셀룰로즈(nitrocellulose)에 고정시킨 스트립(strip)을 혈청과 반응시킨 후 색깔이 변하면 항체가 항원에 결합했다는 것을 의미한다. 만일 두가지 이상의 항원과 반응을 나타내면 양성으로 간주한다. 한가지 항원에서만 반응을 나타낼 경우에는 음성과 양성을 결정할 수 없다.

실제 임상에서는 특히 EIA에서 anti-HCV 항체 양성이지만 HCV RNA는 음성인 경우에 RIBA로 확인검사(confirmatory testing)를 실시한다. EIA로 anti-HCV 항체가 양성일 경우는 다음 세 가지이다. 첫째, 위양성반응, 둘째, C형 간염으로부터 회복기, 셋째, 바이러스 수준이 너무 낮아 검출하지 못할 정도의 HCV 감염 등이다.

Anti-HCV에 대한 RIBA 결과가 양성이면 이것을 RIBA로 확인검사한다. RIBA는 anti-HCV 항체의 존재를 입증하는데 아주 특이도가 높은 검사법이다. 검사결과를 결정할 수 없을 경우에는 HCV RNA에 대한 시험으로 특이도를 확인하는 등의 검사를 계속해야 한다. 현재의 삼세대 RIBA는 c33c, c100-3, NS5 등의 세 가지 재조합 항원과 core영역에 대한 한 가지 합성 펩타이드(peptide)를 사용하여 ELISA와 동일한 항원으로 만들어졌지만 특이도는 더 높은 편이다.

(3) PCR 증폭법

PCR 증폭법으로는 혈중의 HCV RNA 수준이 낮아도 검출할 수 있다. HCV RNA 검사는 현재 C형 간염바이러스에 감염되었다는 것을 밝히는데 있어 가장 특이도가 높은 방법이다. PCR로 HCV RNA를 검사하는 것은 특히 다음의 경우에 유용하다.

- Aminotransferse가 정상수준이거나 약간 상승했을 경우
- anti-HCV 항체 음성인 경우
- 간염에 대한 여러 가지 원인이 공존할 경우

C형 간염을 진단하는 가장 우수한 확인검사법은 PCR을 이용하여 HCV RNA를 검출하는 방법이다. 뿐만 아니라 HCV RNA 검사법은 EIA로 검출하기에는 항체역가가 부족한 면역억제 환자에서처럼 anti-HCV에 대한 EIA 검사결과가 신뢰할 수 없을 때 특히 유용하다. 면역억제 환자들은 anti-HCV 항체를 생산할 능력이 없기 때문에 진단에 문제점을 제기했다. 장기이식 수여 후 면역억제 환자, 만성 신장 이상으로 투석 환자, 코디코스테로이드(corticosteroid) 투여 환자, 무감마글로불린혈증 환자 등의 경우에는 HCV RNA 검사법을 실시해야 한다.

알콜성이나 자가면역질환성의 비바이러스성 간염 환자가 anti-HCV 양성이면 진단하기 어려우며 위양성반응, 이전 감염 후 회복상태, 다른 간 이상과 함께 발생한 미약한 C형 간염 등을 의미할 수 있다. 이 경우 HCV RNA 검사법은 C형 간염바이러스가 간 이상의 주요인이라는 것을 확인하는데 유용하다.

(4) 혈청 중 HCV RNA 역가

혈청 중 바이러스의 역가나 수준을 측정하는데 사용하는 몇 가지 검사법이 있으며 대부분 바이러스의 존재를 간접적으로 검사하는 것이다. 여기에는 정량적 PCR 검사법을 비롯한 여러가지의 방법이 있으며 아직 표준화되지 않았기 때문에 실험실마다 동일 검체에 대하여 검사결과가 다를 수 있다. 뿐만 아니라 HCV RNA의 혈청수준은 시간에 따라 자발적으로 변하여 3배 내지 10배 가량 차이날 수 있다. 이러한 제한사항을 염두에 두고 정량검사를 실시한다면 C형 간염에 대한 진단을 명확하게 할 수 있다.

바이러스의 양이 간염의 경중이나 예후불량과는 관계가 없지만 항 바이러스 치료에 반응을 나타낼 확률과는 관계가 있다. 치료 초기에 바이러스의 양을 계속적으로 측정하면 치료에 반응을 나타낼 확률에 대한 정보를 조기에 얻을 수 있으며 HCV RNA 수준이 낮은 환자의 경우 알파 인터페론과 리바비린(ribavirin)으로 치료시 효과적이다. 통상 HCV RNA 수준이 낮다는 것은 2,000,000 카피(copy)/ml 이하인 것을 의미한다. 2001년에 Quest Diagnostics사(NJ, Teterboro)가 출시한 HEPTIMAX는 전사차원에서 증폭시키는 혁신적인 기술을 근거로하여 HCV 수준을 측정하는 지극히 민감도가 높은 C형 간염 정량측정법이다. 이 기술로 지극히 적은 양의 HCV를 검출할 수 있기 때문에 HCV 감염을 감시하기 수월하고

치료결과를 확인할 수 있으며 민감도가 높게 재발을 확인할 수 있다.

(5) 대체 검사법

과거에는 혈청학적 특이 HCV 표지가 없어서 대체 검사법을 사용하여 진단했다. C형 간염을 전파시킬 위험이 있는 공여자로부터 채혈한 혈액은 법적으로 일차 선별검사(screening)를 실시해야 한다. 이러한 대체 검사법으로는 아미노기 전달효소, ALT나 SGPT 및 anti-HBc 검사 등이 있다.

7) 급성 C형 간염

급성 C형 간염의 증상으로는 통상 황달, 피로, 오심 등이 있다. 실험실의 진단에는 10배 이상의 ALT수준 증가와 anti-HCV 항체 양성 등이 있다. C형 간염의 증상을 나타낸 환자에서는 항상 anti-HCV 양성은 아니기 때문에 HCV 항체 검사는 문제가 있다. 환자의 30~40%에서 증상이 나타나기 시작한 후 2~8주가 지나야 비로소 anti-HCV를 검출할 수 있다. 또한 급성 C형 간염은 HCV RNA를 이용하여 진단할 수 있으며 anti-HCV가 나타나기 수주 전에 먼저 나타나기 때문에 급성 C형 간염을 초기에 진단하는 표지로 사용할 수 있다. 현재의 재조합 항원을 이용하여 제조한 ELISA 제품은 이전 세대의 제품보다 훨씬 초기에 항체를 검출할 수 있고 더욱 민감도가 높다. 또 다른 확인검사법으로는 증상이 시작된 지 한 달 후에 anti-HCV 검사를 다시 하는 방법이 있다.

혈청 ALT 수준이 정상이면서 HCV 바이러스 혈증이 지속될 수 있다. 급성으로 감염된 침팬지의 간세포에서 HCV 항원이 검출되며 이와 유사하게 인간에서도 급성 C형 간염시 HCV 항원을 검출할 수 있다. 간 세포 핵, Kupffer 세포, 혈관내막 세포, 담관 상피세포, 혈관 등에서는 HCV가 없다.

8) 만성 C형 간염

만성 C형 간염은 발병과정과 그 결과가 아주 다양하여 통상 예후가 양호한 무증상 환자에서부터 혈청 내 HCV RNA의 역가가 높은 중증 C형 간염의 증상을 나타내는 경우까지 있다. 이러한 환자들은 통상 간경변과 간암으로 발전하게 된다.

혈청 내 ALT 수준의 일시적인 변동은 만성 C형 간염의 특징이다. 이러한 형태는 간 세포의 염증과 괴사의 반복되는 주기를 반영한 것으로서 수개월에서 수년까지 지속된다. 이러한 증상의 발현은 숙주의 HCV 바이러스 중화작용을 회피한 돌연변이체가 나타났다는 것을 의미할 수도 있지만 분명히 밝혀지지 않은 기구도 발현에 역할을 담당한다. 실제로 모든 만성 C형 간염 환자의 혈중에서 PCR로 HCV RNA를 검출할 수 있다. 간 질환이 발전할수록 HCV 복제도 증가하여 질환의 발전에 일부 역할을 담당한다.

만성 C형 간염 환자 중 최소한 20%는 간경변으로 발전하고 이 경우 약 10~20년이 걸린다. 그 중 일부가 간암으로 발전하며 이 경우는 20~40년이 걸린다. 만성 C형 간염으로 인한 간 이상은 간 이식수술의 가장 흔한 원인 중 하나이다.

Anti-HCV 양성이며 혈중 aminotransferse가 6개월 이상 고수준을 유지하면 C형 간염으로 진단한다. PCR에 의한 HCV RNA 검사법으로 확인검사를 실시하여 양성으로 진단되며 바이러스 혈증이 있을 경우 보건 당국에 보고해야 한다. 만성 환자의 대부분은 혈청 중에 PCR로 검출할 수 있는 바이러스 지놈이 있다.

HCV에 감염된 사람 중 약 33%가 수주 내 anti-HCV 항체를 나타내고 나머지 중 일부는 수개월 걸리거나 흔하지는 않지만 일년 정도 걸리는 경우도 있다. 현재 검사에 사용되고 있는 항원은 바이러스가 발현하는 항원의 12% 정도 밖에 되지 않는다. 이 정도로도 만성 간염을 진단할 수는 있지만 감염의 모든 단계에 다 적용되는 것은 아니다. 그러므로 검사결과가 양성이면 HCV에 감염되었다는 것을 의미하지 전염력이나 면역을 의미하는 것은 아니다.

9) 치료 및 예방

(1) 치료

만성 C형 간염의 치료목표는 혈액에서 바이러스

RNA를 제거하는 것이다. 치료를 완료한 후 6개월이 지나도 HCV RNA가 검출되지 않으면 치료에는 효과가 있는 것으로 치료효과가 없는 간주하며 예후도 양호하다. 환자에서는 섬유증의 발전속도를 늦추는 효과가 있다. 현재의 C형 간염에 대한 모든 치료법에는 바이러스 감염에 반응하여 세포가 분비하는 당단백인 알파 인터페론(IFN-α)이 중심이 된다. IFN-α는 세포막 수용체에 결합하여 일련의 세포 내 신호전달을 시작하여 궁극적으로 일부 유전자의 발현을 촉진시키는 효과가 있어서 림프구에 의한 표적세포 살해작용 증진 및 감염세포 내 바이러스 복제 억제 등과 같은 세포 활성을 유도시키고 촉진시킨다.

미국 내에서 만성 C형 간염에 대한 성인용 치료목적의 단일제제로 승인된 제품은 모두 세 가지로서 IFN-alpha-2a(Roderon-A ; Hoffmann-La Roche, Basel, Switzerland), IFN-alpha-2b(Intron-A ; Schering-Plough, Kenilworth, NJ)와 IFN-alfacon-1(Infergen ; Intermune) 등이 있으며 6개월 내지 2년간 투여하여 치료한다. IFN 단독으로 치료하면 약 15% 미만의 경우에서 지속적인 반응을 유도하며 이렇게 반응율이 낮기 때문에 단독요법은 거의 사용하지 않고 다른 약제와 병용투여한다.

최근에는 peginterferon alpha가 만성 C형 간염 치료용으로 출시되었으며 peginterferon alpha-2b(Peg-Intron ; Schering-Plough)와 peginterferon alpha-2a(Pegasys ; Hoffmann-La Roche) 등의 두가지가 있다. peginterferon alpha-2a 단독으로는 약 30~40%의 경우에 24~48주 동안 치료에 대한 지속적인 반응을 나타냈다. IFN-α와 리바비린을 병용투여하면 IFN-α 단독투여보다 더욱 효과적이다. 리바비린은 항바이러스 스펙트럼이 넓은 합성 뉴클레오사이드(nucleoside)이다. C형 간염 치료용으로는 리바비린 단독으로 허가받지 못하고 이전에 IFN-α 요법으로 치료한 후 재발한 환자에 사용할 목적으로 IFN-α-2b와 리바비린의 병용투여를 조건으로 허가되었다(1998년), 아주 최근에 peginterferon alpha와 리바비린의 병용투여도 만성 C형 간염의 치료용으로 허가되었으며 현재로서는 이 방법이 가장 좋은 치료법으로 주목받고 있다. 임상시험을 통해서 이 병용투여법은 24~48주 동안 약 50%의 환자에서 지속적인 반응을 나타냈다.

1a와 1b형의 유전자형은 비1형(non-type-1)의 유전자형보다 IFN-α요법에 저항을 나타냈기 때문에 1a나 1b형의 바이러스에 감염된 환자의 경우에는 치료기간이 길어진다. Pegin-terferon alpha와 리바비린의 병용투여로 만성 C형 간염을 치료하는 것이 현재로는 가장 최선의 방법으로서 약 50%의 환자에서 지속적인 반응을 나타내며 비1형의 유전자형의 HCV에 감염된 환자에서는 이 비율이 다소 증가한다. thymosin-alpha-1(Zadaxin, Sci-Clone Pharmaceuticals, San Mateo, CA)와 histamine dihydrochloride(Ceplene, Maxim Pharmaceuticals, San Diego) 등 역시 치료효과를 나타낸다.

새로운 약물요법의 개발이 필요하여 멀지 않은 장래에 등장할 방법이 장기활성(long-acting) IFN을 사용하는 치료법이다. 뿐만 아니라 만성 C형 간염을 치료하기 위해서 분자적 방법으로도 시도하고 있으며 이 분자요법에는 특정 바이러스 RNA를 절단하는 효소를 이용하는 ribozyme 요법과 바이러스 RNA에 결합하여 바이러스 복제를 저해하는 작은 DNA 상보성 절편을 이용하는 안티센스 올리고 뉴클레오타이드(antisense oligonucleotide) 요법 등이 있다. HCV에 대한 면역반응을 증진시키기 위한 치료백신도 개발되고 있다. 최초 개발되는 백신은 이미 바이러스에 감염된 사람에게도 주사할 수 있어서 감염에 대항할 수 있도록 면역계통을 자극시킨다. 가장 성공적으로 기대를 받고 있는 것이 HCV RNA 지놈의 DNA 카피를 주사하는 DNA백신이며 면역계통에 관련된 세포가 탐식하는 것이 확인되었다. 이론적으로 탐식한 세포는 바이러스 단백질을 발현하여 바이러스에 대한 면역반응을 자극한다.

Anti-HCV가 있거나 HCV RNA, 고수준의 ALT 등이 있는 환자나 생체검경으로 만성간염을 나타낸 환자, 약물에 대하여 금기를 나타내지 않는 환자 등은 IFN-α와 리바비린의 병용투여로 치료해야 한다. 보건당국에서도 치료해야 할 C형 간염 환자를 대상부전(decom-pensation) 증상없이 현재 질병이 진행 중이라는 조직학적 소견을 나타내는 환자만으로 제한하고 있다. 섬유증을 나타내는 모든 환자나 생체검경으로 중등도 내지 중증 염증 및 괴사를 나타내는 환자는 치료해야 하고 조직학적인 소견상 미약한 환자의 경우에는 본인의 의사에 따라야 한다. 이미 간경화 단계까지 온 환자에서는 IFN 단독 및 병용 투여가 별로 효과가 없고 60세 이상의 환자도 마찬가지이다. C형 간염을 앓고 있는 아동에서는 아직 IFN 치료효과가 분명치 않다.

(2) 예방

의료종사자는 주사바늘 사고로부터 안전을 대비하여 예방대책을 수립해야 한다. 공혈자 집단에서 anti-HBc인 사람을 제외시키고 삼세대 anti-HCV 진단제품을 사용하면 수혈 후 C형 간염을 감소시킬 수 있다.

C형 간염에 대한 예방이나 치료목적의 백신이나 면역글로불린 제제가 아직 시판되지 않고 있다. 이러한 제품들은 모든 종류의 HCV 유전자형과 변종에 대한 항체를 필요로 하기 때문에 가까운 장래에 개발될 수 있으며 몇 가지 형태의 백신은 실제로 개발되어 있다.

5. D형 간염

1) 병인

D형 간염은 간염 바이러스의 한 종류인 D형 간염 바이러스(hepatitis D virus, HDV)에 감염되어 발생하는 간염이다. D형 간염은 B형 간염 바이러스 감염과 밀접한 관계를 가지며, B형 간염 바이러스가 있어야만 D형 간염이 발병할 수 있다.

D형 간염 바이러스는 불완전한 RNA바이러스이며, 식물 바이러스에서만 발견되는 원형의 RNA유전자를 가지고 있다는 점에서 매우 특이한 바이러스이다. D형 간염 바이러스는 RNA유전자와 D형 간염 바이러스 항원으로 구성된 뉴클레오캡시드(nucleocapsid)를 가지고 있고, B형 간염 바이러스의 표면항원으로 이루어진 외피가 이 뉴클레오캡시드를 둘러싸고 있는 구조를 하고 있다. 따라서 D형 간염 바이러스 단독으로는 질환을 일으키지 않으며, B형 간염 바이러스가 있어야만 간염을 일으킬 수 있다. 급성 D형 간염은 D형 간염 바이러스와 B형 간염 바이러스의 감염이 동시에 일어나거나 또는 기존의 B형 간염 바이러스 만성 보유자에서 D형 간염 바이러스의 중복감염이 일어난 경우에 발병하게 된다.

2) 증상

D형 간염 바이러스에 감염되어 나타나는 증상은 무증상에서 전격성 간염에 이르기까지 다양하게 나타난다. B형 간염 바이러스와 D형 간염 바이러스의 동시감염이 발생한 경우에는 급성 B형 간염에서 나타나는 증상을 보인다. 초기 증상으로는 식욕부진, 메스꺼움, 구토, 피로감, 관절통, 근육통, 두통, 감기와 몸살 기운 등이 있다. 소변이 콜라 색깔과 같이 진해지고 회색빛 대변을 보기도 한다. 1~2주 후에는 황달이 나타나고, 체중감소, 복부 불쾌감과 함께 간의 크기가 커지며 드물게는 비장이 커지기도 한다. 기존의 만성 B형 간염 바이러스 보유자에서 D형 간염의 중복감염이 일어나는 경우에는 심한 급성 간염이 발생하며, 기존에 만성 간염을 앓고 있는 경우에는 병이 더욱 악화되어 동시감염이 일어난 경우보다 증상이 훨씬 심하게 나타나고 병의 경과 및 치료 결과도 좋지 않은 경우가 많다.

3) 진단 및 검사

급성 간염에서 보이는 특징적인 임상 증상이 나타나고 B형 간염 표면항원(HBs Ag)이 양성인 경우 D형 간염을 의심해 볼 수 있다.

항 D형 간염 바이러스(anti-HDA : anti-hepatitis D virus)항체 검사를 통해 D형 간염을 진단할 수 있는데, IgM anti-HDV 항체 검사나 IgM과 IgG항체를 포함한 총 anti-HDV항체 검사를 하는 것이 가장 쉽고 비교적 신뢰할 만한 검사법이다. 다만 다른 간염과 달리 IgM anti-HDV항체가 급성 간염에서만 나타나는 것이 아니라 만성 D형 간염에서도 높은 수치를 보일 수 있다. 또 IgM anti-HDV항체의 양은 D형 바이러스의 복제 상태나 간 손상의 심각성과 비례하는 것으로 알려져 있다.

4) 치료

아직까지 D형 간염 바이러스에 대한 치료법으로 만족할 만한 성과를 얻은 경우는 없다. 일반적으로 증상을 완화하기 위한 대중요법이 주된 치료이며, 중복감염일 경우 알파 인터페론(alpha-interferon)이 유일하게 승인을 받은 치료법이지만 아직 그 효과에 대한 연구 결과가 많지 않아 제한적으로 사용되고 있다.

5) 경과/합병증

D형 간염 바이러스의 유전자형에 따라 질병의 경과와 치료 결과가 달라지는데, 경과 및 치료 결과가 좋지 않은 1형의 경우 서양에서 흔하고 전격성 간염으로 진행되는 경우가 많으며 간경변으로 진행하는 경우도 있다. 우리나라를 포함한 극동아시아에서 주로 나타나는 2형 유전자는 비교적 간질환의 진행이 빠르지 않으며 전격성 간염으로 진행되는 경우도 적은 것으로 알려져 있다. 기존의 만성 B형 간염 보유자에서 D형 간염 바이러스의 중복감염이 일어난 경우에는 기존의 B형 간염의 경과를 악화시켜 간경변증으로 진행되는 경우가 70%에 이르며, 간세포암의 발생률도 증가하는 것으로 알려져 있다.

6) 예방

D형 간염의 예방에서 가장 중요한 것은 B형 간염을 예방하는 것이다. D형 간염은 B형 간염 바이러스가 존재하지 않으면 절대 감염되지 않으므로 B형 간염 백신을 접종하여 B형 가염에 감염되지 않도록 한다.

6. E형 간염(Hepatitis E)

1) 역학

E형 간염이 보고된 케이스는 매우 드물다. 보고된 케이스는 인디아, 북아프리카, 개발도상국, 멕시코 등을 여행한 사람들에게서 나타났다.

HBE는 fecal-Oral에 의하여 전파되며 감염은 보통 결여된 위생상태의 결과 발생된다. HEV는 개발도상국에서 오염된 물을 섭취한 경우 발병되며 가장 흔한 경우는 개발도상국내 젊은 성인에서 산발적 간염을 야기한다. E형간염은 15세에서 40세 사이의 환자에서 연속적으로 발견되고 있다.

감염된 환자와 접촉하는 가족간의 HEV 감염 비율은 매우 낮다. 혈액 공여자내 HEV의 Seroprevalence는 약 20% 정도이다. 바이러스 유사 입자는 HEV 감염의 환자 대변내에서 관찰되어 왔다. 더욱이 혈청검사(IgM와 IgG Anti-HEV)는 HEV 유전자 분석의 새로운 방법 등이 개발되어 왔다.

2) 증상

E형 간염의 잠복기는 2주에서 9주까지이며 평균 6주이다. HEV 감염의 증상은 바이러스성 간염의 기타 형태와 유사하다. HEV 입자는 대변내 출현할 수 있으며, E형 간염의 전구증상을 나타낸다. 분변내의 HEV 황달 발병 1주일 동안 많이 나타난다. 그리고 황달 발생 후 8일에서 15일 사이에 획득된 분변 샘플은 HEV가 확인되지 않는다. 바이러스 혈증(Viremia)은 HEV가 분변내 나타날 시기에 발생된다. 대부분 급성 HEV 감염증은 자기제한적이며 미약하게 진행된다. HEV 감염의 10~20% 임신여성에서 fulminant 감염을 초래한다.

3) 면역 증상

짧은 기간동안 나타나는 IgM anti-HEV는 급성기 혈청에서 발견된다. IgG anti-HEV는 증상이 없어진 후에 2~4주 동정 IgM anti-HEV를 대체하거나 지속된다.

4) 진단평가

E형 간염진단에 IgM과 IgG anti-HEV에 대한 특이혈청검사는 매우 유용하다. HEV는 대변검체를 전자현미경을 이용하여 진단할 수 있다. 혈청 ALT와 Aspartate aminotranferase분석에서 수치(Levels)가 증가하면 E형 간염의 급성기를 의미한다.

5) 예방 및 치료

표준 감마 글로불린 예방은 E형 바이러스성 감염의 예방에 효과적인 것은 불확실하다. 또한 효과적인 백신 및 치료제 역시 개발 중에 있다.

Chapter 14

풍진(Rubella)

학습목표

· 풍진의 병인, 역학, 증상 등에 대하여 설명한다.
· 선천성, 후천성 풍진 감염증의 면역학적 특징을 비교한다.
· IgG에 대한 반정량 검사법 수신 latex응집법, 혈구응집억제법을 포함한 풍진의 진단평가에 대하여 설명한다.

14 풍진(*Rubella*)

1. 병인

풍진은 독일 홍역(German measles)이나 3일 홍역이라고도 불렸으며 그 원인균인 풍진 바이러스는 1962년에 처음 분리되었다. 이 바이러스는 Togaviridae과에 속하며 외피가 있는 단일 나선 RNA 바이러스이다. 풍진 바이러스는 인간에게 만연되었기 때문에 풍진은 매우 전염성이 강하고 호흡기계 분비물을 통하여 전파된다. 현재는 예방주사를 통하여 어른의 경우 면역을 갖추었기 때문에 주로 면역이 완전히 성립되지 않은 아동기에 감염된다.

2. 역학

세 가지 바이러스 주(strain)를 이용하여 개발한 약독화 생백신이 1869년 미국에서 처음으로 승인되었다. 미국과 캐나다에서는 풍진에 대한 예방이 시행되기 전에는 6~9년 간격으로 풍진이 유행하였다. 1964년 미국에서 유행했던 풍진의 결과로 2만명 이상의 기형아가 태어났고 사산은 그 수를 알 수 없을 정도였다. 예방주사가 시행되지 않은 국가에서는 풍진 발생율이 높고 자주 유행하게 된다. 예방주사를 통하여 획득면역을 갖추게 되면 풍진전파를 완전히 차단할 수 있기 때문에 주로 예방주사를 맞지 않은 사람들이 풍진 감염에 대한 감수성이 높다. 최근 수년간 발생하는 풍진은 주로 두 가지 형태 중의 하나이다. 하나는 예방주사를 맞은 취학 아동이고 다른 하나는 예방주사를 맞지 않은 취학전 아동이다. 대부분의 풍진 감염은 미약하거나 임상증세를 나타내지 않기 때문에 많은 경우 인식하지 못하고 지나치거나 보고하지 않는다. 풍진에 대하여 예방주사를 실시하는 방법이 면역을 갖추는 유일한 방법이다.

1살 이후에 풍진 예방주사를 맞은 기록을 갖고 있거나 풍진 항체 양성인 경우에는 풍진에 대하여 면역력이 있다고 간주한다. 선천성 풍진을 제외하고 항체역가가 상대적으로 낮을 때 조차 감염이나 예방주사에 의해서 풍진에 대하여 영구적으로 면역되었다고 간주한다. 면역을 증명하는 유일한 방법은 혈청학적 검사법으로 풍진 항체 양성임을 밝히는 것이다. 의사가 확인했다고 할 지라도 풍진 감염 경력만으로는 면역을 장담할 수 없다.

가임기 여성의 풍진에 대한 면역상태를 꾸준히 검사하여 면역력이 없으면 예방주사를 실시하는 것이 대단히 중요하다. 다음의 경우에는 풍진에 대한 면역상태를 검사할 필요가 있다.

- 미취학 및 취학 아동
- 가임기나 그 직전의 여성
- 결혼 예정인 여성
- 결혼한 여성. 풍진에 대한 면역력이 없다면 즉시 예방주사를 맞고 예방주사가 오히려 태아에 감염될 우려가 가능성은 적지만 있기 때문에 3개월 동안은 임신을 피한다. 풍진 항체 양성이면 면역력이 있지만 예상하지 못한 감염 가능성을 배제하기 위하여 IgM 항체 검사를 실시해야 한다. 만일 풍진 항체 음성이면 풍진에 노출되지 않도록 주의해야 한다. 임신부에게는 풍진 예방주사가 금기이지만 출산 후 즉시 예방주사를 맞아야 한다.
- 보건 관련 종사자. 임신부에 대한 병원 감염의 가능성을 근절하기 위해서 보건계통에 종사하는 모든 남성, 여성을 예방주사한다.

풍진 예방주사에 대한 부작용이 있으며 성인 여성의 경우 풍진 백신과 급성 관절염 간에는 상관관계가 있다. 또한 만성 관절염도 약하지만 상관관계가 있다. 성인 여성 중 예방주사 후 관절염 발병율은 평균 13~15% 정도이고 아동기, 성인기 등의 여성이나 성인 남성에서는 이보다 훨씬 낮다.

3. 증상

후천성 풍진의 진단은 임상적 발현만으로 결정되는 것이 아니다. 풍진의 증상은 사람마다 다르고 일부의 경우에서는 특징적인 발진이 약하거나 없기 때문에 인식하지 못할 수도 있다. 풍진은 전염성 단핵구증이나 약물유도 발진 등과 같은 질병과 유사한 증상을 나타내기도 한다.

1) 후천성 감염

후천성 풍진의 잠복기는 10~21일 정도로 다양하지만 대부분은 12~14일이다. 감염된 사람은 통상 발진이 나타나기 전 5~7일간 지속되다가 별도로 치료하지 않아도 회복된다. 급성 풍진은 영구적인 증상을 나타낼 경우가 대단히 드물다. 후천성 풍진의 증상은 통상 미약하다. 풍진의 임상적 발현은 통상 카타르 증상의 전구증 기간과 함께 시작하여 자궁경관 후부, 후두림프절 등에 나타나며 마지막으로 얼굴에 이어 목과 몸통에 발진이 나타난다(그림 14-1, 14-2). 34.4°C 이하의 미열도 수반한다. 비교적 나이든 아동이나 성인의 경우 자기 제한적인 관절통과 관절염이 흔하다.

2) 선천성 감염

풍진이 비록 어린이와 어른에서 약하고 자기 제한적인 질환으로 다른 합병증이 거의 드물지만 특히 임신 초기의 여성에 감염된 풍진은 태아에게 상해를 끼친다.

자궁 내 감염은 태아 사망이나 풍진 증후군의 발현을 초래할 수 있으며 이 증후군은 각종 선천성 기형으로 나타난다. 자궁 내 감염 신생아의 10~20%가 태어난 지 18개월 이내에 사망한다.

임신 주기에 있어서 모친이 풍진에 감염된 시점은 후천성 풍진 증후군의 경중에 많은 영향을 미치고(표 14-1) 선천성 장애의 정도도 유아 마다 다르다. 일부의 신생아는 풍진과 관련된 거의 모든 기형을 발현시키지만 나머지는 정도가 약하거나 거의 발현시키지 않는다. 선

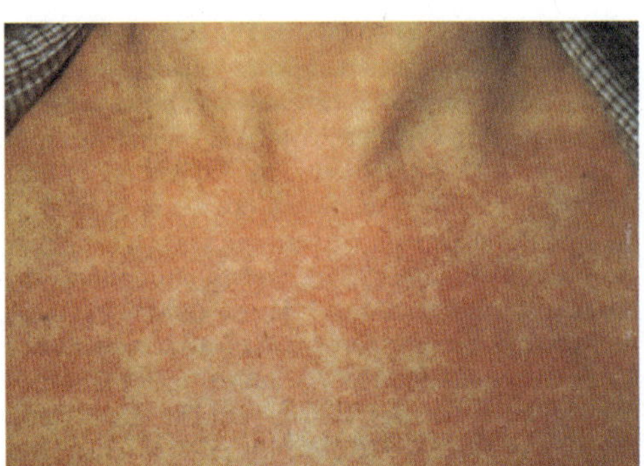

그림 14-1. 풍 진

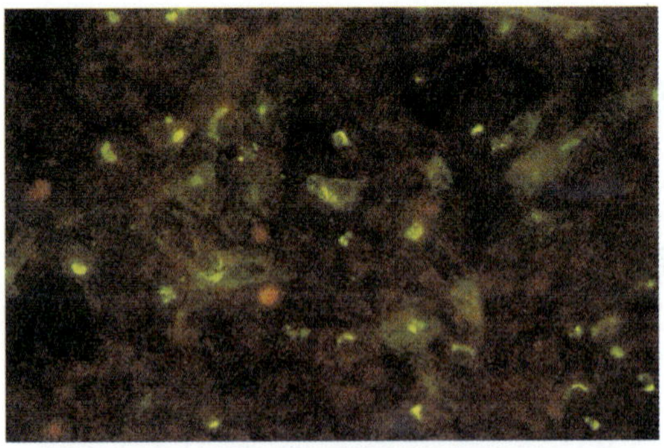

그림 14-2. 풍진성 발진

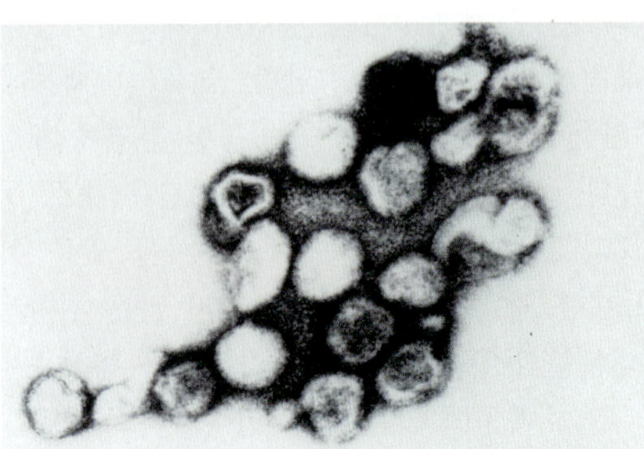

그림 14-3. 풍진 바이러스

표 14-1. 모체의 풍진감염시 기형발생

임신 주기	기형 발생율
첫번째 임신	약 25%
이차 임신	
첫째 달	< 1%
둘때 달	25% ≥
셋째 달	10% ≥
혈청학적으로 확인된 모체감염의 경우	
11주 이전	90%
11~12주	33%
13~15주	11%
15~16주	24%
16주 이후	0%

천성 풍진 감염의 임상적 증거는 태어난 지 수개월이나 수년간 인식되지 않을 수도 있다.

풍진 증후군에는 여러 가지 선천성 기형이 포함된다. 사산 외에도 풍진 수직감염과 관련된 태아 기형으로는 뇌염, 간비대증, 골격기형, 정신박약, 심혈관 기형, 신장비대증, 혈소판 감소성 자반증, 백내장 및 소뇌증 등이 있다. 풍진을 심하게 앓는 아동은 서로 다른 기관에 복합 기형이 발생할 수도 있다. 선천성 풍진 증후군을 갖고 태어난 신생아의 경우에는 공통적으로 저 체중이며 성장 부진을 겪는다.

선천성 풍진을 앓고 있는 거의 모든 아동에게서는 풍진에 대한 면역이 발달하지만 이들 중 33% 정도는 아동기 후기에 항체가 소실되어 후천성 풍진에 민감해진다. 만일 후천성 풍진이 발생하면 대개는 양성이다. 선천성 풍진으로 고통을 받고 있는 아동들에 대해서는 풍진 면역상태를 검사하여 필요하다면 예방주사를 실시해야 한다.

4. 면역적 발현

1) 후천성 감염

일차 풍진 감염으로부터 고통을 당하고 있는 환자에서는 임상증상 출현과 관련된 IgG와 IgM 항체가 나타난다. IgM 항체는 증상 시작 후 수일 만에 검출 가능한 수준이 되어 7~10일이면 정상수준에 도달하다가 4~5주 지나면 임상적으로 검출할 수 없을 정도로 급격히 감소된다. 검체 내에 IgM 항체가 존재하면 최근에 감염되었다는 것을 의미한다. 대부분의 경우 감염 후 1개월 이내에 증상이 발현된다.

IgG 항체의 생성도 임상 증상의 출현과 관련이 있어 IgG 항체는 증상 출현 후 7~21일만에 급격히 증가하였다가 이후 감소하지만 지속적으로 존재하여 영구적으로 방어력을 유지한다. IgG 항체는 수 주 간격으로 채혈했을 때 급성기와 회복기를 구분할 수 있는 풍진 감염에 대한 좋은 지표이다. 최근 감염을 진단하기 위해서 가장 적절한 채혈시기는 증상이 처음 나타났을 때나 감염 후 2주 이내에 1차 채혈하고 이후 2주 이상 경과 후 2차 채혈하는 것이다.

2회 검사결과 항체 수준이 동일하면 그 환자는 이미 면역되었거나 항체 수준이 이미 정상에 도달한 후 1차 채혈한 것이다. 급성기 검체와 회복기 검체간에 IgG 항체 농도의 증가가 있으면 최근에 1차 감염되었거나 예방주사를 맞은 사람의 경우에는 2차 항체 반응을 의미한다. 2차 반응의 경우에는 IgM 항체를 볼 수 없고 IgG가 급격히 생산되며 어떠한 증상도 나타나지 않는다.

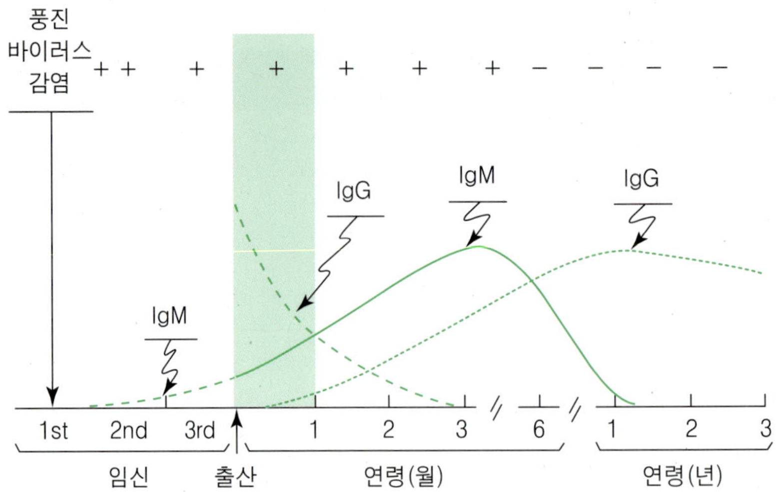

그림 14-4. 선천성 풍진에서의 바이러스 분비와 항체반응

만일 IgM과 IgG 둘 다 음성이면 풍진에 감염되거나 예방주사를 맞은 경험이 없는 사람으로서 감염에 민감하다. 만일 2회 채혈 검체 중에 IgM 음성이고 IgG 양성이면 면역력이 있는 것으로 판단한다. IgG 항체역가가 1 : 8 이상이면 과거에 풍진 바이러스에 감염된 경험이 있어 앞으로는 재감염에 대해서 방어력이 있다는 것을 의미한다. 급성 감염과 과거 감염 둘 다에서 1 : 16배 이상의 IgG 항체 역가를 나타내지만 급성 감염으로 진단하기 위해서는 검체에서 IgM 항체가 검출되어야 한다. IgM 항체는 예방주사 후에도 일시적으로 나타난다.

2) 선천성 풍진증후군

IgG 항체는 태반을 투과할 수 있기 때문에 신생아의 혈액검체에서는 IgG 항체가 자체 생산한 것인지 아니면 모체 유래의 것인지 구별할 방법이 없다(그림 14-4).

IgM 항체는 신생아의 선천성 풍진을 진단하는데 있어서 대단히 중요하다. IgM은 태반을 투과할 수 없으므로 신생아의 혈액 검체 내에서 IgM이 검출되면 선천성 감염으로 진단하고 최소한 생후 6개월만에 IgM을 재검사하여 선천성 풍진 감염을 확진한다. 이 방법은 특히 선천성 풍진에 대한 임상적 증거가 천천히 나타나거나 모호한 경우에 유용하다.

5. 검사법 평가

의사들은 때때로 임상증상을 참고하지 않고 풍진 검사결과만을 활용할 수 있다. 역사적으로 혈구응집억제법(HAI)은 풍진 항체를 일차 선별검사 하는데 있어서 가장 많이 사용된 방법이다. 지난 수년 이래로 HAI는 풍진에 대한 면역상태(IgG)를 결정하는 일차 선별검사로 더욱 편리하게 개발된 여러 가지 검사법이 소개되고 있다. 임신부와 같은 일부의 경우에서는 최근 감염이 있었는지를 결정할 필요가 있다. 최근 감염에 대한 면역상태를 결정하기 위해 사용될 수 있는 검사법을 표 14-2에 열거하였다.

1) 혈구응집억제법

여러 가지 검사법이 개발되어 널리 사용되고 있지만 풍진 항체를 검출하고 정량하는데 있어서는 아직도 HAI가 기준이 되는 방법이다. 항체수준이 면역과 비면역을 구분하는 경계에 있는 검체를 분석할 때 풍진검사법은 민감도와 특이도면에서 다양하다. 어떤 검사법에서도 참고값(cutoff) 부근의 회색지역이 존재하지만 일부의 검사법으로는 특히 애매한 검사결과가 자주 발생하며 HAI로 검사하면 역가가 참고값(1 : 8) 근처일 때

표 14-2. 면역상태에 대한 혈청학적 진단법

방 법	면 역	혈청진단
혈구응집억제법	있다	있다*
수동혈구응집법	있다	없다
형광면역측정법	있다	있다*
라텍스응집법	있다	없다
방사면역측정법	있다	없다
효소면역측정법	없다	있다
효소면역측정법	있다	있다*

* 혈청진단(serodiagnosis)으로는 1차 감염과 재감염을 구별할 수 없다. IgM 특이 검사법을 사용해야 한다.

위음성이 주로 발생한다. 따라서 HAI와 비교하여 200개 이상의 검체로 시험하여 민감도, 특이도, 재현성 등이 모두 95% 이상인 검사법을 일차선별검사에 사용해야 한다. 그러나 HAI는 IgM과 IgG가 함께 반응하여 둘을 구별할 수 없다는 단점이 있다. 만일 IgM과 IgG를 분리한다면 HAI는 선별검사로 사용할 수 있다. Sucrose density gradient fraction, protein A-Sepharose 혹은 친화력 컬럼(affinity column)을 이용하여 IgM을 분리할 수 있다.

2) 기타 방법

라텍스응집법은 HAI를 대신할 수 있는 빠르고 편리한 방법이다. 만일 좀 더 정량적인 결과가 필요하다면 효소면역측정법(EIA)이나 형광면역측정법(FIA)이 HAI 만큼 신뢰할 수 있다. 면역상태를 평가하기 위해서 IgG 검사나 최근 감염을 위해서 IgM 검사시 EIA를 폭넓게 사용하여 풍진에 대한 혈청학 검사가 단순화 되었다.

IgG나 IgM 등의 총 항체량을 측정하기 위해서 EIA를 사용한다. 감염의 증상이 나타난 후 11~25일 후면 100%의 환자에서, 백신주사 후 15~25일 후면 60~80%의 환자에서, 생후 2주~3개월 사이에 90~97%의 선천성 풍진 유아에서 EIA로 IgM을 검출할 수 있다. 풍진-특이 IgM 항체는 급성 감염이나 백신 주사 후 20~30일 동안 지속되며 선천성 풍진 유아에서도 마찬가지이다. 전염성 단핵구증 환자는 간혹 특이 IgM 항체를 낮은 농도로 보유하기도 한다. 풍진에 대한 검사에서 양성으로 판정된 혈청은 파보바이러스(parvovirus)에 대한 IgM 항체와 교차반응(cross reaction)할 수 있다. 때때로 일부 임신부의 경우 풍진에 대해서 뿐만 아니라 싸이토메갈로 바이러스, 대상포진(varicella-zoster) 바이러스, 홍역(measles) 바이러스 등에 대한 IgM 항체 양성일 수도 있다. 이러한 경우 HAI와 EIA에 의하여 풍진 특이 IgG 항체 검사 뿐만 아니라 자세한 병력을 고려하여 풍진에 대한 진단을 내릴 수 있다. 감염 후 15~25일 이후나 백신주사 후 25~50일 이후라야 EIA로 풍진 특이 IgG 항체를 검출할 수 있다.

수동 혈구응집법(PHA)은 혈청으로 풍진의 최근 감염을 검사하는 방법이다. PHA는 HAI보다 더 빠르고 덜 복잡한 방법으로서 적혈구를 풍진 항원으로 도포시켜 놓았기 때문에 혈청 중에 항체가 존재하면 응집을 일으킨다.

6. 수동라텍스응집법

1) 원리

불활화된 풍진 바이러스 입자를 파쇄시켜 준비한 바이러스 항원을 라텍스 입자에 감작시키고 풍진에 대한 항체가 있는 혈청과 혼합하여 반응시키면 항원-항체 결합체가 응집괴를 형성하는 것을 육안으로 볼 수 있다.

항체가 없거나 응집괴를 형성하기에 충분치 못한 농

도로 존재한다면 라텍스 입자가 골고루 분산되어 응집괴를 형성하지 않는다. 정성적으로 검사하면 풍진 항체의 유무는 이전 감염에 대한 표지로서 그리고 1차 풍진 감염에 대한 저항성이 있는지 아니면 감수성이 있는지에 대한 개인의 면역상태를 평가하기 위해 사용할 수 있다.

2) 검체 채취 및 준비사항

검체 채취 방법은 검사 대상자에 따라 달라진다. 정성적인 항체 수준을 확인하기 위해서는 하나의 검체만 있으면 된다. 임상적으로 감염이나 노출이 의심되면 정량 검사하기 위해 두 개의 검체를 채취해야 한다. 첫 번째 검체는 발진이 나타난 지 3일 이내 또는 노출 후 즉시 채취하여 실험실로 운송하여 즉시 검사한다. 이 검체를 즉시 얼려서 발진이 나타난지 7~21일 후나 어떤 증상도 나타나지 않으면 노출된 지 최소한 30일 만에 두 번째 검체를 채취한다. 두 개의 검체를 동시에 검사해야 한다.

성에 제거형 냉동고에서는 반복되는 냉동・해동 주기가 혈청단백에 영향을 미치기 때문에 성에 제거 기능이 없는 냉동고에 보관해야 한다. 차후의 검사를 위해서 특히 부주의로 바이러스에 노출된 가임기 여성의 검체는 1년 이상 냉동 보존해야 한다.

급성기 검체는 발진이 나타난 지 3일 이내에 채취해야 한다. 회복기 검체는 발진이 나타난 지 7~21일 사이에 채취하고 증상이 없는 경우 감염이 불분명 하므로 노출 후 최소한 30일에 채취한다.

검체를 채집하기 전에 환자에게 특별히 조치해야 할 필요는 없다. 일단 검체를 채집한 다음에는 바로 그 자리에서 환자 이름, 날짜, 병원등록번호, 채취자 이름 등을 표시해야 한다. 최소한 2㎖ 정도의 혈액을 무균적으로 채혈하여 응고시킨 후 원심 분리하여 혈청만 분리한다.

혈청 검체는 2~8℃에 보관하면 8일 정도 사용가능하고 냉동과 해동을 반복하지 않는다면 채혈 후 24시간 내에 냉동시켰을 때 3개월 정도 사용가능하다. 지방혈증이나 세균오염 혈청은 검사에 적합하지 않다.

3) 시약, 소모품 및 장비

경고 : 시약과 대조액에는 보존제로 Sod. azide(NaN_3)가 함유되어 있다.

NaN_3는 동관과 납관에 반응하여 고폭발성의 금속 아자이드류를 형성할 수 있다. 따라서 사용 후 버릴 때 아자이드가 축적되는 것을 방지하기 위해 충분한 양의 물을 흘려야 한다. 또한 NaN_3는 독성이 있으므로 먹거나 흡입하지 않도록 주의해야 한다.

- Rubrascan(Becton Dickinson Microbiology Systems, Cockeyville, MD)에는 다음과 같은 시약과 소모품이 포함되어 있다.
  - ① 라텍스 입자 현탁액. 방부제로 0.02% Gentamicin과 0.2% 아지드화 나트륨을 첨가하였다. 사용하지 않을 때에는 2~8°C에 보관하며 얼지 않도록 한다.
  - ② 희석액. 0.85%의 NaCl과 0.02% 아지드화나트륨, 소혈청 알부민 등을 함유한 인산염완충액. 사용하지 않을 때에는 2~8°C에 보관하며 얼지 않도록 해야 한다.
  - ③ 카드. 적절하게 반응시키기 위해서는 평평해야 한다. 만일 카드가 휘었을 때는 반대방향으로 구부려 평평하게 만든다. 검사에 사용할 표면을 손자국이 나도록 하면 안된다. 손으로 만지면 표면에 기름이 묻어 검사결과에 영향을 미친다. 카드는 한번만 사용하고 버린다. 원래의 봉투에 넣어 상온에서 건조한 상태로 보관한다.
  - ④ 플라스틱 막대
  - ⑤ 분주용 주사바늘(21게이지, 녹색 플라스틱) 사용을 완료한 후에 분주병에서 주사바늘을 분리해 병에 마개를 한다. 주사바늘은 증류수로 깨끗이 헹궈 정확한 양의 분주가 이뤄지도록 해야 한다. 주사바늘은 실리콘으로 도포되어 있으므로 헝겊이나 종이로 문지르면 안된다.
- 원심분리기
- 교반기. 교반속도는 100rpm 정도가 적당하지만 95~100 사이의 속도라면 결과에 거의 영향을 미치지 않는다. 이때 교반기는 직경 2cm 정도의 수평

회전 운동을 한다. 교반시키는 동안 검체의 건조를 막기 위해 습윤상자를 사용한다.

- 습윤상자
- 백열등
- 마이크로피펫 : 25㎕ml 및 100㎕
- 기타 검체를 준비·보관·취급하기에 필요한 장비 및 초자류

4) 정도관리

Rubrascan에는 다음의 대조액이 포함되어 있다.

- 0.1% Sod. azide을 함유한 약 양성대조액. 이 대조액은 정량 및 정성검사에 사용된다.
- 0.1% Sod. azide을 함유한 강 양성대조액. 이 대조액은 정량 및 정성검사에 사용된다.
- 0.1% Sod. azide을 함유한 고반응성 대조액. 이 대조액은 정량검사에만 사용된다.

일련의 미지검체로 이 대조액을 시험해야 한다. 대조액은 사람의 혈액을 이용하여 제조한 것이기 때문에 임상혈청검체와 동일한 방법으로 취급해야 한다.

5) 정성 검사방법

검사실, 시약, 검체, 그 밖의 검사에 필요한 물품은 검사 전에 23~29°C로 유지시킨다. 다른 로트(Lot) 번호를 가진 시약을 섞어서 사용하면 안된다. 분주병은 반드시 수직으로 세운다.

- 분주병에서 마개를 제거하고 분주용 주사바늘을 부착한다.
- 카드의 원에 약양성, 음성, 검체 등을 표시한다. 희석되지 않은 검체의 경우에 저반응성 대조액 25㎕를 원안에 가하고 다시 다른 원 안에 음성 대조액과 검체를 각각 가한다. 10배희석 검체의 경우에는 완충액 100㎕에 각각의 대조액과 검체 25㎕를 가하여 마이크로피펫으로 흡입과 방출을 12회 정도 공기방울이 발생하지 않도록 반복하여 잘 혼합시켜 5배 희석액을 만든다. 이 5배 희석액을 원 안으로 25㎕씩 옮긴 후 다시 완충액 25㎕를 가하여 마이크로피펫으로 흡입과 방출을 6회 반복하여 잘 혼합시켜 10배 희석액을 만든 후 25㎕를 버린다.
- 각각의 원에 대하여 새로운 플라스틱 막대로 원 안에 전체적으로 골고루 퍼지게 한다.
- 분주병을 막은 상태로 수회 거꾸로 세웠다가 똑바로 세우길 반복하여 라텍스 입자를 골고루 분산시킨다.
- 분주병을 거꾸로 세워 1방울이 일정한 양이 되도록 몇 방울을 병마개 안에 떨어뜨린다. 희석된 검체가 있는 원 안에 라텍스 현탁액을 1방울(약 15㎕) 떨어뜨린다. 이때 주사바늘 끝이 희석액과 닿지 않도록 한다. 병마개에 떨어뜨렸던 현탁액은 다시 회수하여 사용한다.
- 교반기에 카드를 올려 놓고 습윤상자 내에서 8분간 교반시킨다.
- 즉시 육안으로 카드를 판독하고 약한 응집반응을 나타낸 것과 음성반응을 구별하기 위해서는 3~4회 앞뒤로 손으로 흔들어준다. 형광등은 통상 약한 응집반응을 관찰하기에 적당하지 않으며 오히려 백열등이 효과적이다.
- 양성대조액은 응집반응을 나타내야 한다. 음성대조액은 응집반응을 나타내지 않아야 한다.

어떤 검출 가능한 항체는 계속되는 바이러스 감염에 대하여 면역력과 방어력에 대한 지표이기 때문에 개인의 면역상태를 평가하기 위해서 검체 하나를 검사할 수 있다. 대략 HAI와 동등한 수준의 민감도에서 검사한 자료가 필요할 때에는 10배 희석 검체를 사용하여 검사한다. 모든 검체를 희석시키지 않고 일차선별검사한 후 음성으로 확인된 검체는 10배 희석한 후 재검사하여 최적 민감도를 유지한다.

6) 결과보고

응집을 나타내면 양성, 응집을 나타내지 않으면 음성이다.

다음의 경우에 위음성반응이 나타날 수 있다.

- 희석하지 않고 검사했을 때 드물게 역가가 높은 검체에서 응집되는 정도가 약해질 수 있다.

- 희석하지 않고 검사했을 때 강하게 반응하면 라텍스 입자가 응집된 채 원의 변두리로 이동하기 때문에 원의 중심이 맑게 보인다.
- 10배 희석검체만을 가지고 검사한다면 희석하지 않고 검사했을 때 낮은 수준의 항체를 검출할 수 있는 검체도 음성으로 판정될 수 있다.
- 역가가 4배 이상 상승하지 않았더라도 노출이나 감염 가능성을 배제할 수 없다. 급성기의 첫 번째 검체가 너무 늦었거나 회복기의 두 번째 검체가 너무 빠르다면 최근 감염의 특징인 항체 양성으로의 전환이나 역가 4배 상승을 볼 수 없다.

7) 임상적용

환자의 검체에 항체가 존재한다는 것은 이미 풍진 바이러스에 노출되어 면역력이 있다는 것을 의미한다. 항체가 검출되면 다음의 바이러스 감염에 대하여 면역력이 있어 방어할 수 있다는 것을 의미하지만 희석하지 않은 검체를 사용하여 검사하는 것이 바람직하다.

적절하게 채취된 한 쌍의 검체도 항체 양성으로의 전환이나 항체 역가 4배 이상 상승을 확인하면 풍진 바이러스에 최근 감염되었다고 진단할 수 있다. 항체 양성으로 전환되었다는 것은 최초에 5배 이하의 희석 검체로 음성이었다가 두 번째 검사에서 5배 이상의 희석 검체로 양성결과가 나왔다는 것을 의미한다.

8) 제한사항

하나의 검체에 대한 검사결과는 면역상태를 결정할 뿐이지 감염을 진단하는 것이 아니다.

카드를 이용한 정성검사는 풍진 바이러스에 대한 항체를 검출하도록 고안되었다. 검체를 희석하지 않고 정성적으로 검사하면 급성기 항체와 회복기 항체를 둘 다 만족스럽게 검출해 낼 수 있지만 반복검사의 검체에서 항체 역가의 4배 상승을 확인해야 할 경우에는 정량적으로 검사해야 한다.

7. 풍진 바이러스에 대한 항체의 반정량검사법

1) 원리

효소를 항체에 표지시켜서 사용하는 면역흡착법(immunosorbent assay)로서 고정상(solid phase)으로 마이크로웰(microwell)을 이용하여 풍진 항원을 여기에 부착시킨다. 검체를 마이크로웰에 가하고 반응시키면 검체 내의 풍진에 대한 항체가 웰에 부착된 항원에 결합한다. 결합되지 않은 성분들을 세척해내고 알칼리성 인산화효소(AP)가 표지된 항-인간 IgG 항체(접합체, conjugate)를 가하여 다시 반응시키면 이 접합체가 풍진 항원에 결합된 풍진 항체에 결합한다. 다시 결합되지 않은 성분들을 세척해내고 p-nitrophenyl phosphate로 반응시키면 이것이 효소에 의해 가수분해되어 405nm에서 최대 흡광하는 노란색의 p-nitrophenyl이 형성된다. 405nm에서의 흡광도는 검체 내의 풍진 항체량(IgG)에 비례한다. 이 검사법의 임상적용은 각 개인의 풍진에 대한 면역상태와 풍진 감염에 대한 감수성을 결정하는 것이다.

2) 검체 채취 및 준비사항

검체를 채집하기 전에 환자에게 특별히 조치해야 할 필요는 없다. 일단 검체를 채집한 다음에는 바로 그 자리에서 환자 이름, 날짜, 병원등록번호, 채취자 이름 등을 표시해야 한다. 최소한 2㎖ 정도의 혈액을 무균적으로 채혈하여 응고시킨 후 원심 분리하여 혈청만 분리해 낸다.

혈청 검체는 2~8℃에 보관하면 8일 정도 사용가능하고 냉동과 해동을 반복하지 않는다면 채혈 후 24시간 내에 냉동시켰을 때 3개월 정도 사용가능하다. 지방혈증이나 세균오염 혈청은 검사에 적합하지 않다.

검체는 성에 제거기능이 있는 냉동고에 보관하면 냉동과 해동이 반복되므로 단백질에 영향을 미칠 수 있기 때문에 성에 제거기능이 없는 냉동고에 보관해야 한다.

3) 시약, 소모품, 장비

모든 시약은 2~6°C에 보관하여 시약병에 기록된 사용기간 내에는 안정하다. 서로 다른 로트 제품의 성분을 교환·사용하면 안된다.

- 항원 웰 : 마이크로 플레이트(microplate)의 각 웰에는 풍진 항원이 도포되어 있으며 제습제와 함께 보관한다.
- 웰 홀더(holder)
- 검체희석액. 단백질, 계면 활성제, 청색 색소 등을 함유한 pH 7.5의 완충액. 보존제로 0.1% Sod. azide이 포함되었다.
- Calibrator. 풍진 항체를 100AU/㎕ 함유한 사람 혈청. 보존제로 0.1% Sod. azide
- 접합체. 염소로부터 유래한 anti-human IgG 항체에 소의 알칼리성 인산화효소를 접합시켰다. 분홍색 색소와 보존제로 0.1% Sod. azide
- 기질. *p*-nitrophenyl phosphate disodium hexahydrate를 1mg/㎕로 함유한 pH 9.6의 용액. 보관 중 노란색이 약하게 나타날 수도 있다. 마이크로플레이트 판독기나 흡광광도계로 405nm에서 이 용액의 흡광도를 측정하였을 때 0.4 이상이면 사용하지 않는다.
- 농축세척액. 계면활성제가 함유된 농축완충액. 보존제로 0.1% 아지드화 나트륨이 포함되었다. 세척액을 만들기 위해서는 이 농축세척액 전체를 1l의 증류수에 가하고 잘 혼합시킨다. 세척액은 실온(18~26°C)에서 보관한다.
- 반응정지액. pH 12의 강알칼리 용액, 실온에 보관하며 병에 기록된 사용기간 내에는 안전하다. 반응정지액은 피부를 자극시킬 수 있으므로 눈, 피부, 옷 등에 접촉되지 않도록 주의한다.

검체 희석액, 캘리브레이터, 대조액, 완충액 등에는 보존제로 0.1% Sod. azide이 포함되었다. 제품의 각 웰에는 풍진 항원(Gilchrist주)가 들어 있으나 감염력은 없다. 그러나 모든 검사에는 혈청을 사용하기 때문에 어떤 검사법도 전염물질이 전혀 없다고 할 수 없다.

4) 기타 소모품 및 장비

- 405nm의 파장에서 흡광도를 측정할 수 있는 흡광광도계나 마이크로플레이트 판독기
- 피펫
- 타이머
- 1 *l* 실린더
- 세척액용 플라스틱병
- 시험관

5) 정도관리

(1) 양성대조액

풍진에 대한 항체를 함유하고 있는 사람 혈청. 양성대조액의 검사값은 시약병에 표시된 역가 범위 내에 들어야 한다. 보존제로 0.1% 요오드화 나트륨을 함유하고 있다.

(2) 음성대조액

풍진에 대한 항체를 함유하지 않는 사람 혈청. 음성대조액의 검사값은 캘리브레이터의 15% 미만이어야 한다. 15% 이상의 결과가 발생하면 검사값을 신뢰할 수 없으므로 재검사한다. 대조액이나 캘리브레이터는 사람 혈청을 이용하여 제조한 것이기 때문에 임상혈청검체와 동일한 방법으로 취급해야 한다.

6) 검사방법

- 각각의 시험관에 표시를 하고 검체희석액 200㎕를 시험관에 가한 후 각각의 캘리브레이터, 양성대조액, 음성대조액, 검체 등을 5㎕씩 가하여 잘 혼합한다.
- 검사에 사용할 개수만큼의 웰을 홀더에 끼우고 위의 혼합액을 100㎕씩 가한다. 그 중 한 웰에는 검체희석액만을 가하고 블랭크(blank)로 사용하여 흡광광도계의 영점을 조절한다.
- 실온에서 30±2분간 반응시킨 후 내용물을 버리고 세척액으로 3회 세척한 후 종이수건 등으로 세척액

을 완전히 제거한다. 완전히 제거하지 않으면 결과의 정확성에 영향을 미친다.

- 블랭크웰을 포함한 모든 웰에 접합체용액을 100㎕씩 가하고 실온에서 30±2분간 반응시킨 후 세척과정을 반복한다.
- 모든 웰에 기질용액 100㎕를 가하고 실온에서 30±2분간 반응시킨다.
- 모든 웰에 반응정지액을 100㎕씩 가하여 반응을 정지시킨 후 2시간 내에 405nm에서 흡광도를 측정한다. 마이크로플레이트 판독기를 이용하여 흡광도를 측정할 경우에는 증류수를 사용하여 영점 조절한 후 다시 블랭크를 사용하여 영점조절하여 대조액, 캘리브레이터, 검체 등의 흡광도를 측정한다. 흡광광도계를 사용할 경우에는 물론 영점을 조절한 후 블랭크를 포함한 모든 웰에 증류수를 800㎕씩 가한 후 흡광도를 측정하여 각 검체의 흡광도에서 블랭크의 값만큼 빼준다.

흡광도는 반응온도와 반응시간에 따라 달라진다. 물을 기준으로 하여 영점 조절한 마이크로플레이트 판독기로 측정했을 때 블랭크의 흡광도는 0.4 미만이어야 하고 흡광광도계로 측정했을 때는 0.09 미만이어야 한다. 캘리브레이터의 흡광도는 22°C에서 검사하였을 때 마이크로플레이트 판독기로 0.5 이상이어야 한다. 캘리브레이터의 흡광도보다 높은 값을 나타내는 검체는 희석액으로 희석하여 재검사해야 하며 측정된 흡광도에 희석배수를 곱해준다.

7) 계산

검체 내 풍진에 대한 IgG 항체의 농도는 캘리브레이터에 비교하여 다음과 같이 비교한다.

$$\text{항체농도} = \frac{\text{검체}}{\text{캘리브레이터}} \times 100$$

예) 마이크로플레이트 판독기로 측정하여 캘리브레이터의 검체와 흡광도가 각각 0.840과 1.543이다.

$$\frac{0.840}{1.543} \times 100 = 54$$

예) 흡광도계를 측정하여 블랭크, 검체, 캘리브레이터의 흡광도가 각각 0.006, 0.357, 0.659이었다.
검체의 참 흡광도 : 0.357-0.006=0.351
캘리브레이터의 참 흡광도 : 0.659-0.006=0.653

$$\text{항체농도} = \frac{0.351}{0.653} \times 100 = 54$$

8) 결과보고

각 실험실은 해당지역의 특성에 맞는 예상 참고범위를 정해 놓는 것이 중요하다.

- 양성 ≥ 캘리브레이터의 15%
- 음성 〈 캘리브레이터의 15%

9) 임상적용

IgG 항체 양성이면 면역을 의미하며 음성이면 비면역을 의미한다.

10) 제한사항

이 검사법으로 얻은 결과는 단지 진단에 대한 보조역할을 할 뿐이며 이것만으로 확진해서는 안된다.

Chapter 15

후천성 면역결핍증후군

학습목표

· HIV의 구조 및 병인을 설명한다.
· HIV-1 전파경로 및 예방에 대하여 설명한다.
· HIV 감염의 분류와 각 단계별 증상 및 특징을 묘사한다.
· HIV-1 감염의 세포이상, 면역계통의 변화 등 면역적 소견을 설명한다.
· HIV 진단평가와 혈청학적 Marker를 설명한다.

15 후천성 면역결핍증후군

1. 병인

1) 개념

인간 면역결핍 바이러스(human immunodeficiency virus, HIV)는 사람에게 후천성면역결핍증(acguired immunodeficiency syndrome, AIDS)을 일으키는 바이러스이다.

1983년 파리의 파스퇴르 연구소의 한 연구팀은 림프선병증과 관련된 바이러스(lymphadenopathy- associated virus, LAV)인 일종의 retrovirus를 림프선병증을 앓고 있는 한 남성 동성연애자로부터 분리해냈다. 거의 동시에 Robert Gallo 박사가 이끄는 미국 연구팀도 동일종의 바이러스를 분리하여 인간 T림프구 바이러스(human T-lymphotropic retrovirus, HTLV)라고 명명하였다. 1984년 Gallo 박사팀이 HTLV-Ⅲ가 AIDS의 원인균과 동일한 바이러스라는 것이 밝혀을 때 국제위원회는 두 가지 이름으로부터 발생하는 혼동을 없애고 이 바이러스가 AIDS의 원인이라는 것을 인식시키기 위하여 두 가지 이름의 바이러스를 HIV로 명명했다.

2) 바이러스 특징

(1) 바이러스 구조

HIV는 Retroviridae과 중 lentivirus 아과(subfamily)에 속하는 D형 레트로바이러스이다. 주로 감염세포의 증식과 종양형성을 유발하는 HTLV-Ⅰ이나 HTLV-Ⅱ 같은 oncovirus도 이 과에 속한다. 이 바이러스의 발견 이후 바이러스가 사람 세포에 가하는 충격에 대하여 많은 것이 밝혀졌다. 두 가지 서로 다른 형태의 HIV가 AIDS를 일으키므로 각각을 HIV-1과 HIV-2로 구분한다. HIV-1은 9가지의 아형으로 구분되며 각각은 M군(A~H아형), N군 및 O군 등으로 분류한다. HIV-2는 A군과 B군의 두 가지 아형으로 세분된다.

HIV-1은 지질막, 구조단백, 밖으로 돌출된 당단백 등으로 구성되어 있다. 바이러스 지놈은 세 가지 중요한 구조유전자인 pol, gag, env 등으로 구성되어 있으며 각각은 여러 가지 단백질을 암호화하고 있다(표 15-1). 각각의 말단에 있는 긴 여분으로 연결되어 있다. HIV-2는 완전히 다른 외피와 약간 다른 core 단백질로 구성되어 있다.

전자현미경을 이용하여 HIV에 감염된 세포를 관찰할 수 있으며 세포막에 출아(bud)한 입자의 형태로 확인할 수 있다. 이 바이러스는 이중막으로 된 외피와 전자가 밀집된 박막의 반원형 core을 갖추고 있다. 외피와 core 사이에는 전자가 덜 밀집된 층이 있다. 세포 외로 빠져나온 성숙한 바이러스를 절개하여 관찰하면 core은 둥근 막대 모양의 nucleoid 구조로 보이며 종종 중심에서 벗어나 위치한다. 바이러스 입자는 core영역과 외피를

표 15-1. 바이러스 지놈의 구성성분

구성성분	산 물
pol	DNA 중합효소(polymerase), 내부핵산분해효소
gag	p24, p17, p7, p7
env	gp41, gp120

구성하는 구조단백질과 당단백으로 이루어져 있다. 바이러스 외부구조는 gp120이라 부르는 단백질로 구성된 돌출체가 gp41이라 부르는 다른 단백질에 고정된 형태이고 그 core에는 p24라 부르는 단백질이 있다. 사람에 감염된 후 이 바이러스 단백질들이 혈청진단에 중요한 항체반응을 유발한다(표 15-2). 레트로바이러스의 core 내에는 바이러스의 유전정보를 담고 있는 하나의 단일 전사가닥(single positive-stranded) RNA와 역전사 효소(reverse transcriptase)가 있다. 역전사효소는 바이러스 RNA를 DNA로 전환할 수 있으며 DNA가 RNA로 바뀌는 정상적인 전사과정의 반대이기 때문에 retrovirus로 명명했다.

모든 레트로바이러스의 지놈은 유사하게 구성되어 있다. 바이러스 RNA를 주형으로 하여 상보적 DNA를 합성하여 형성된 provirus에는 각각 gag, env 및 pol 유전자가 암호화하는 core단백, 외피단백 및 역전사효소가 있는 반면 tat, trs, sor 및 3´orf 유전자 산물은 바이러스 유전자 발현을 조절한다. gag 유전자는 감염된 세포에서 높은 수준으로 검출되는 하나의 다중 단백질(polyprotein)을 암호화하며 이 단백질은 다시 쪼개져서 바이러스 입자를 구성하는 p17과 p24를 형성한다. pol 유전자는 역전사효소, 내부핵산분해효소(endonuclease) 및 단백분해효소(protease) 등을 암호화한다. sor 유전자는 small open-reading frame를 의미하며 감염과정에서 항체 생산을 유도하는 하나의 단백질을 암호화한다. tat 유전자도 small open-reading frame과 관련이 있으며 이 유전자가 발현시킨 단백질은 아직까지 동정되지 않고 있다.

env 유전자는 많은 당성분이 결합하는(glycosylation) 부위를 갖고 있는 하나의 다중 단백질을 암호화한다. 감염된 세포에서는 gp160이라 부르는 당단백을 검출할 수 있지만 바이러스 입자에는 없다. 그러나 gp160은 두 가지 당단백인 gp120과 gp41로 바뀌어 바이러스 외피를 구성한다. 표 15-3에는 사람에게 감염 후 항체반응을 유발하는 AIDS 바이러스의 유전자와 유전자 산물, 즉 항원을 제시하였다. 프로바이러스 지놈의 양 끝에 있는 긴 말단여분(long terminal redundancy, LTR)은 바이러스 유전자 발현을 조절하고 프로바이러스를 숙주의 DNA 내로 병합시키는 데 있어서 중요한 역할을 한다.

표 15-2. 혈청진단에 사용되는 HIV 단백질

바이러스ㅋ	단백질	위 치	유전자
HIV-1	gp41 gp160/120 p24	외피(막관통 단백질) 외피(외부 단백질) core(주요구조 단백질)	env env gag
HIV-2	gp34 gp140 p26	외피(막광통 단백질) 외피(외부 단백질) core(주요 구조 단백질)	env env gag

표 15-3. AIDS 바이러스의 유전자 및 항원

유전자	항 원
gag	p55, p24, p17
pol	p66, p51
sor	p24
env	gp160, gp120, gp41
3´orf	p27

비록 HIV-1과 HIV-2(HTLV-Ⅳ)의 지놈은 구조적으로 유사하지만 염기서열 동질성(homology)은 제한적이어서 gag 유전자 간에는 약 60%이고 나머지의 유전자 간에는 30~40% 정도이다.

(2) 바이러스 복제

HIV의 복제는 복잡하며 몇 단계로 구분한다(그림 15-1). 첫단계에서 바이러스는 세포막의 CD4 수용체에 부착하여 외피단백질을 벗어버리고 RNA core가 세포내로 들어간다. 둘째, 역전사 효소가 바이러스 RNA를 프로바이러스 DNA로 바꾼다. 셋째, 프로바이러스 DNA가 숙주세포의 지놈 내로 병합된다. 넷째, 정상적인 세포 활성의 결과 전사와 번역이 이루어지고 새 바이러스 입자가 생산된다. 바이러스 지놈이 일단 숙주세포의 DNA 속에 병합되면 항상 바이러스가 생산될 잠재력이 있고 계속해서 새로운 세포에 감염된다. 다섯째, 새로운 바이러스 입자가 세포막으로부터 출아된다. HIV의 생활사는 레트로바이러스의 생활사와 같다. 숙주세포 내에서 유전물질은 DNA이다. 유전자가 발현될 때 제일 먼저 messenger RNA(mRNA)로 전사되어 단백질 생산을 위한 주형역할을 한다. 레트로바이러스의 유전자는 RNA이기 때문에 발현되기 전에 RNA를 DNA로 바꾸어야 한다. 그런 다음 바이러스 유전자가 전사되고 다시 단백질로 번역된다.

① 표적세포

바이러스 외피의 gp120이 표적세포의 표면에 있는 단백질 수용체(CD4)에 결합하면 전염과정이 시작된다(그림 15-1). HIV-1은 T 림프구 중 CD4+인 세포만을 선호한다. T 림프구 외에도 대식세포, 말초혈액의 단구, 피부 및 다른 기관 내의 세포 등도 약간의 CD4를 발현하므로 HIV-1 감염에 감수성이 있다. 대식세포는 체내에서 다른 세포나 표적기관으로 HIV를 전파시키는데 있어서 대단히 중요한 역할을 담당한다. 대식세포는 체내에서 다른 세포나 표적기관으로 HIV를 전파시키는데 있어서 대단히 중요한 역할을 담당한다. 대식세포는 HIV-1이 뇌나 척수 같은 중추 신경계의 면역적으로 보

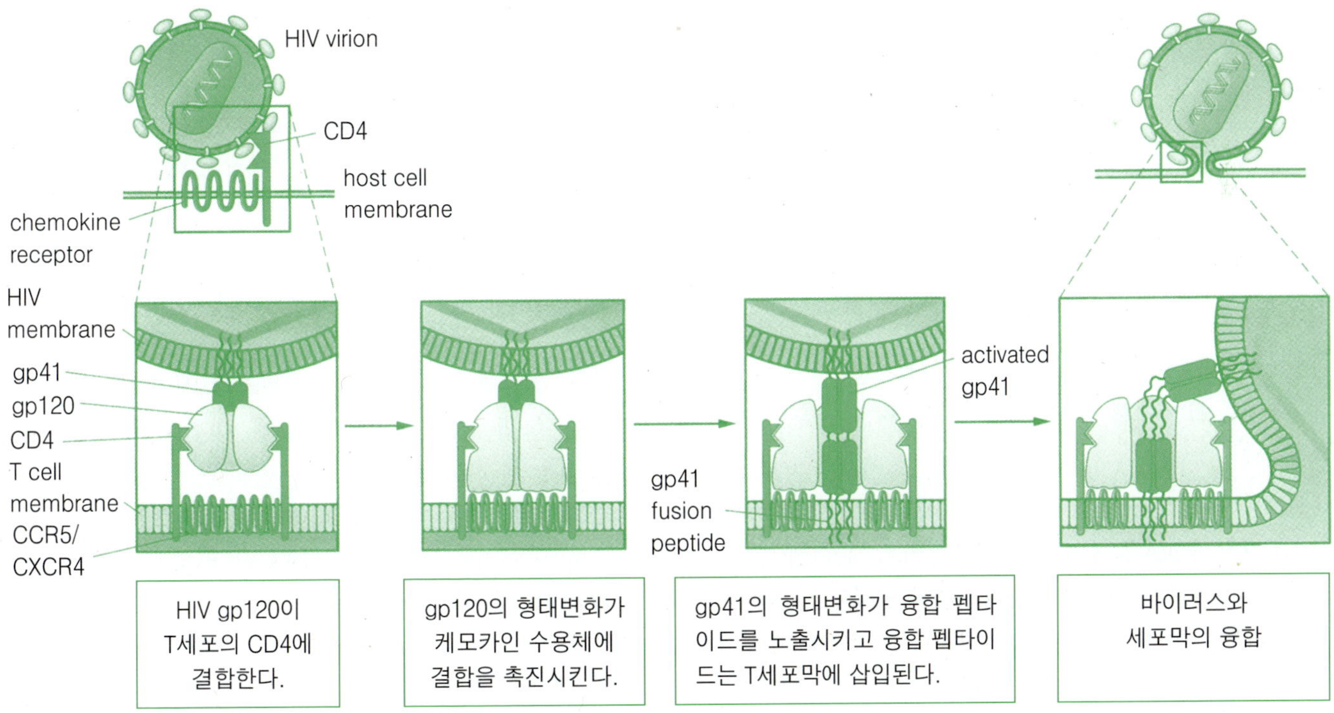

그림 15-1. HIV의 세포 진입 기전

gp120과 gp41의 형태가 변하면 HIV-1과 숙주 세포막의 융합이 촉진된다. 활성화된 gp41의 융합 펩타이드에는 소수성 아미노산 잔기가 있어서 숙주 세포막의 지질이중층 속으로 삽입을 촉진시킨다.

호받는 영역으로 진입할 수 있게 해준다.

바이러스가 숙주 세포의 막에 융합되면 바이러스 RNA와 역전사효소가 세포질로 침입한다. 그러나 CD4 수용체는 HIV 외피가 T4 세포막과 융합하여 HIV가 세포 내부로 진입하기에 충분하지 않다. HIV가 결합한 후 세포 내로 진입하기 위해서 사용하는 CD4에 대한 케모카인(chemokine) 보조수용체가 동정되었다. β-케모카인 수용체는 작은 펩타이드가 결합하는 세포 표면 단백질로서 펩타이드 내 cysteine(C)의 위치에 따라 세 가지 유형으로 분류한다. 이 케모카인 수용체는 각각에 결합하는 케모카인을 이용하여 동정했다. 본질적으로 특정 케모카인을 이용하면 이 케모카인이 결합하는 수용체를 동정할 수 있다. 처음 발견된 보조 수용체로는 CXCKR-4(FUSIN R-4)가 있고 그 밖에 CCKR-2(R-2), CCKR-3((R-3), CC-CKR-5(R-5) 등이 있다. 현재의 연구방향은 주로 케모카인 수용체를 유해하지 않은 분자로 채우거나 차단하는 방법을 찾아내기에 집중하고 있으며 결국 HIV가 숙주세포에 결합하는 것을 차단시킨다.

일부 세포는 검출할 수 있는 만큼의 CD4를 생산해내지 않지만 CD4 단백질을 암호화하는 mRNA를 낮은 수준으로 함유하고 있어서 언제든 CD4를 생산할 수 있다. 이러한 세포들은 HIV에 감염될 수 있기 때문에 HIV 감염이 이루어지기 위해서는 아주 적은 양의 CD4 발현이나 하나의 수용체가 필요하다. 이러한 형태의 세포에는 뇌의 일부 세포, 글리아세포, 악성 뇌종양세포, bowel cancer 으로부터 유래한 세포 중 일부 등이 있다. 뿐만 아니라 위장관 계통의 세포들은 검출할 만한 양의 CD4를 생산하지 않지만 장(gut)의 크로마핀(chromaffin) 세포는 때때로 HIV에 감염된 것처럼 보인다.

② 복제

레트로바이러스는 단일가닥의 RNA를 보유하고 있으며 바이러스 RNA를 DNA로 전환시키기 위해서 역전사효소를 사용한다. 이 효소는 DNA가 RNA로 전환되는 전사과정을 역으로 진행하기 때문에 레트로바이러스라 부른다.

잠복 감염된 협조T세포(Th)가 면역학적으로 활성화되면 많은 바이러스 입자들을 생산하도록 유도하여 결국 세포사망에 이르게 된다. T세포가 심하게 파괴되면 점차 CD4 림프구가 고갈된다. 면역계통에 발생한 결핍으로는 중증 B세포 이상, 단구 기능결핍, 과립구 기능결핍 등이 있다.

2. 역학

1) 발병빈도

AIDS가 처음 보고된지 20년이 지난 현재 AIDS는 인류가 겪어보지 못한 무서운 질병이며 사망률 또한 매우 높다.

(1) AIDS에 대한 역학

① 현재 AIDS에 걸린 채 살고 있는 사람이 4,200만명으로 추산되며 이 중 3,860만명은 성인, 320만명은 15세 이하의 아동이며 또한 2,280만명은 남성, 1,920만명은 여성이다.

② 2002년 한해동안 AIDS로 사망한 사람은 총 310만명으로 남성이 190만명, 여성이 120만명이며 15세 이하의 아동은 61만명이다.

③ HIV에 감염된 여성이 점점 증가하고 있다. AIDS에 감염된 채로 살아가고 있는 성인 3,860만명 중 대략 절반 정도인 1,920만명이 여성이다.

④ AIDS에 감염된 사람 중 절대다수(약 95%)가 개발도상국에 살고 있다.

2) 분류체계

새로 개정된 HIV 감염의 정의는 HIV 감염 및 AIDS 발병을 통합시켰다. HIV 감염에 대한 개정된 기준은 1993년에 제정된 HIV 감염의 정의를 새롭게 보완하여 개정된 HIV 기준은 성인이나 아동에 대하여 AIDS로 규정하는 조건에 적용할 수 있으며 반드시 HIV에 대한 실험실 데이타를 필요로 한다.

(1) 성인, 청소년, 18개월 이상의 아동

Ⅰ. 성인, 청소년, 18개월 이상의 유아에서 다음의 기준 중 최소한 하나와 부합되면 HIV 감염으로 보고한다.

■ **실험실 기준**

① 효소면역측정법과 같은 일차 선별검사로 반복적으로 양성결과를 나타낸 후 웨스턴 블롯이나 면역형광측정법과 같은 확인검사로 항-HIV 항체 양성인 경우

② 다음의 HIV 바이러스학적 검사법 중의 하나 이상으로 검출 가능하거나 양성인 경우

ⓐ DNA PCR이나 혈장 HIV-1 RNA 등과 같은 HIV 핵산검출법

ⓑ 중화검사법을 포함하여 HIV p24 항원검사법

ⓒ HIV 분리(바이러스 배양법)

③ 위의 기준에 부합되지 않는 경우 실험실 기준을 근거로 담당 의사의 진찰 소견

(2) 18개월 미만의 유아

■ **실험실 기준**

① 확정

다음의 HIV 바이러스학적 검사법 중 하나 이상으로 제대혈을 배제한 두가지 이상의 검체가 양성인 경우

ⓐ HIV 핵산검출법

ⓑ 생후 한달 이상된 유아에서 중화검사법을 포함하여 HIV p24 항원검사법

ⓒ HIV 분리(바이러스 배양법)

② 추정

ⓐ HIV 감염에 대한 확정기준에 부합되지는 않지만 제대혈을 배제한 한가지 검체에서 위의 HIV 바이러스검사법으로 양성이며 HIV 바이러스 검사법이나 HIV 항체검사법 중 하나로 재검사시 음성이 아닐 경우

ⓑ 위의 확정 혹은 추정 기준에 부합하지 않을 경우 실험실 기준을 근거로 하여 담당 의사의 진찰 소견

(3) HIV 감염 모친에서 태어난 18개월 미만 유아의 HIV 미감염

■ **실험실 기준**

① 확정

ⓐ 생후 6개월 이후에 채혈한 서로 다른 검체로 HIV 항체를 검사하였을 때 최소한 2회 음성

ⓑ 생후 1개월 이후에 2회 이상 채혈하였거나 그 중 하나는 4개월 이후에 채혈한 서로 다른 검체로 실시한 HIV 바이러스 검사가 최소한 2회 이상 음성이며 바이러스 검사가 양성이 아니거나 AIDS로 결정할만한 상태가 없는 경우 및 HIV 감염의 기타 실험실 증거나 임상 증거가 없는 경우

② 추정

ⓐ 미감염으로 결정할 수 있도록 위의 기준과 부합되지는 않지만 생후 6개월 이후에 1회 수행한 EIA 검사결과 HIV 항체 음성이고 만일 HIV 바이러스 검사시 양성이 아닌 유아

ⓑ 생후 4개월 이후 수행한 HIV 바이러스 검사결과 음성

ⓒ HIV 바이러스 검사결과 1회 양성이고 그 후 최소한 2회 이상 계속해서 음성이며 그 중 최소한 1회는 생후 4개월 이후의 검체이거나, 6개월 이후의 검체 중 최소한 1회 이상 음성이며 바이러스학적 검사가 음성이거나 AIDS로 결정할 만한 상태가 없는 경우

ⓓ 위의 결정적 혹은 추정적 실험실 기준에 부합하지 않는 경우 담당 의사가 미감염으로 결정한 임상 혹은 기타 기준

의사는 의료기록에 선행 HIV 검사법의 결과를 남겨야 한다. 그리고 바이러스 검사가 음성이거나 AIDS로 결정할 만한 HIV의 기타 실험실 데이터가 없는 경우

(4) HIV의 감염 모친에게서 태어난 18개월 미만의 유아

이러한 유아가 HIV 감염 기준(Ⅱ)과 부합되지 않거나 HIV 미감염기준(Ⅲ)과 부합되지 않는다면 비경구적으로 노출된 것으로 분류한다.

3) 감염형태

세계적으로 세 가지의 감염 형태가 존재한다. 1형은

남·북 아메리카, 서구, 스칸디나비아, 호주, 뉴질랜드 등에서 발견되며 주로 남성 동성연애자와 정맥주사약물 남용자 등에게 감염된다. 1형 지역에서 보고된 AIDS 발생의 남성 대 여성의 비율은 10 : 1~15 : 1이다.

2형은 아프리카, 카리브해 지역, 남아메리카 일부 지역 등에서 발견되며 주로 다중상대 성교에 의해서 감염되고 남·여 비율은 거의 1 : 1이다. 3형은 전형적으로 동구, 북아프리카, 중동, 아시아 및 호주, 뉴질랜드 등의 태평양 연안 등지에서 발견되며 AIDS 발병율은 상대적으로 낮은 편이고 대부분의 감염자가 1형지역이나 2형지역에 접촉한 경험이 있다.

(1) HIV-2

AIDS를 일으키는 두 번째 바이러스인 HIV-2가 1986년에 발견되었으며 서부 아프리카의 일부에서 유행한다. 역학조사에 의하면 미국 내 거주자의 HIV-2 감염률은 지극히 낮다.

유럽에서는 남성 동성연애자, 주사약물 남용자, 수혈자, 혈우병 환자 등에서 HIV-2 감염이 보고되었지만 HIV-2의 주요 전파경로는 다중상대 성교이다.

HIV-2에 감염되면 숙주의 면역이 억제되고 AIDS가 발병된다. 감염과 발병 사이의 기간은 HIV-1 감염자보다 HIV-2 감염자가 더 길고 증상도 경미하다.

HIV-2는 HIV-1에 비해 면역계통의 세포에 대한 병변(cytopathic) 효과가 적고 더 천천히 증식한다. HIV-2 감염자는 HIV-1 감염자와 비교할 때 감염 초기에 전염력이 낮다. 질병이 발전되어감에 따라 HIV-2의 전염력은 HIV-1과 비교하여 증가하지만 그 기간은 짧은 편이다.

4) 전파경로

HIV는 두 가지 방법 중 하나로 인체에 침입하며 바이러스 자체로 전파되거나 HIV와 관련있는 세포로 전파된다. 바이러스는 백혈구 내에 있다가 혈액이나 정액 같은 체액과 함께 다른 사람으로 전파한다. 일부의 경우에서는 바이러스 전파방식이 바이러스의 아형과 관련이 있어서 E아형의 HIV-1은 경부점막에 풍부한 랑게르한스 세포에 쉽게 감염된다. E 및 C아형의 HIV-1은 다중상대성교와 관련이 있다. HIV 전파는 감염자의 체액과 긴밀한 접촉을 했을 때로 제한되며 감염자와의 일상접촉으로는 전파되지 않는다. 전파방식 중 가장 비중이 큰 것이 성교이지만 HIV에 대하여 일차선별검사를 실시하지 않은 혈액으로 수혈하거나 HIV에 오염된 주사바늘 사고로 전파될 수 있다.

HIV 감염 여성에게서 태어난 아기는 출생 전이나 분만 중 혹은 출생 후 모유를 통해서 감염되어 감염률은 20~30%에 달한다. HIV-2는 감염 여성으로부터 태어난 신생아에게 전파력이 낮다.

보건관련 종사자들은 HIV로 감염된 혈액이 든 주사바늘로 찔린 후나 자주는 아니지만 상처나 눈과 코 내부같은 점막으로 감염된 혈액이 들어간 후 HIV에 감염되는 경우가 있다.

HIV는 혈액, 정액, 질 분비물, 타액, 눈물, 모유, 뇌척수액, 양수 및 소변 등에서 분리되었다. 현재까지는 오직 혈액, 정액, 질 분비물 및 모유 등을 통해서만 전파되었다. 일부 AIDS 환자에서는 타액이나 눈물에서 극히 적은 양의 HIV가 발견되었고 이 정도의 양으로는 통상 전파시키기 어렵다. HIV에 감염된 환자의 땀에서는 아직 HIV가 발견되지 않았다. 타액, 눈물, 땀 등과의 접촉으로 HIV에 감염된 예가 아직 보고되지 않았다.

다중상대 또는 동성연애 경우 성적 전파도 자료가 충분히 축적된 전파경로 중 하나이다. HIV는 감염된 세포에 의해서 전파되며 액체성분만으로는 전파되지 않는다. 체액에는 상대적으로 낮은 수준의 전염성 HIV 입자가 존재한다. 그러나 정액에는 본질적으로 많은 바이러스 감염세포가 들어 있다. 정액에 있는 백혈구 중 거의 5%가 HIV 감염세포이고 그 중에는 약 10^6개의 단핵구가 포함된다. 혈청이 양성인 사람의 정액이 많은 수의 감염세포를 포함하고 있지 않다면 반드시 AIDS를 전파하지는 않는다.

장기이식수술 수여자에게 일어나는 HIV 전파 중 대부분은 공여자에 대한 일차선별검사를 수행하기 전인 1985년 이전에 발생했다. 그 후 항체 음성인 장기이식 공여자로부터 전파되었다는 보고가 거의 없다. 바이러스가 손을 통해서 상처부위나 점막으로 전달되면 최근에 감염된 체액으로 오염된 작업대 표면이나 장비같은 무생물과 접촉해도 바이러스에 전파될 수 있다.

3. 증상

HIV에 노출된 사람이 언제 전염력을 갖게 되는지 감염된 사람이 얼마나 빨리 혈청학적 지표가 발생하는지 등은 알려지지 않았다. HIV로 감염되면 무증상으로부터 AIDS 말기의 합병증까지 다양한 증상을 가진 만성 감염을 유발한다.

HIV 감염 초기의 전형적인 환자는 완전히 무증상이거나 경증 만성 림프선병증을 나타낸다. 초기는 바이러스 노출 후 수개월에서 수년간 지속된다. HIV-1의 감염 과정은 각각의 환자마다 다소 다를 수 있지만 병의 발달은 공통적인 형태를 띄고 있다. 새롭게 개정된 HIV 분류체계는 각각의 조건들을 분류하는데 있어 간단하고 획일적인 기준을 제공한다.

1차 감염 후 초기 단계에서 바이러스가 전신으로 확산되고 말초혈액의 CD4+ T세포수는 급감한다. 혈액 내 초기 바이러스의 수적 팽창으로 인한 바이러스혈증은 독감과 유사한 증상을 수반한다. HIV에 대한 면역반응은 바이러스 혈증이 감소함과 동시에 발전한다. 전에는 인간의 면역체계가 AIDS 바이러스를 수년간 불활성인 채로 유지되는 잠복기로 몰고 간다고 믿었었다. 최근에는 이러한 견해가 바뀌어 환자가 건강하게 보일 때 조차도 AIDS 바이러스는 질병의 전 과정에 걸쳐 자신의 복제물을 다량으로 생산해 낸다고 가정하고 있다. HIV는 혈중에서 검출할 수 없을 때조차 전신에 걸쳐 편도선과 림프절 같은 림프조직에 다량으로 전염된다. ADIS 말기에 이르러서야 통상 바이러스혈증이 나타난다.

이 기간 다음에는 7~11년 정도의 평균 10년인 임상적 잠복기가 있으며 환자는 통상 이 동안에는 무증상이다. 항-레트로바이러스 제제를 투여하지 않는 환자들에서 임상적 잠복기의 길이는 감염된 바이러스의 차이, 숙주의 유전적 특징, 동반 감염과 같은 환경적 요인 등에 따라 변화가 심하다. *Pneumocystis carinii*에 의해 발병되는 폐염에 대한 예방약과 zidovudine(제품명 Retrovir) 같은 바이러스의 역전사효소의 저해제를 투여하면 HIV-1에 감염된 사람에서 AIDS 증상이 없는 기간을 증가시킬 수 있다.

1) 기회감염

AIDS가 처음 밝혀진 이후 HIV에 감염된 사람의 삶의 질(quality of life, QOL) 개선과 생존기간 연장에는 많은 발전이 있었다. 처음 10년 동안에는 AIDS로 인한 기회감염에 잘 알게 되면서 급성 및 만성 합병증에 대한 치료법이 개선되었고 동시에 주요 기회감염균에 대한 약물 예방법이 개발되었다. 이어지는 10년 동안에는 고활성 항-레트로바이러스요법(highly active antiretroviral theraphy, HAART) 개발 뿐만 아니라 기회감염에 대한 치료와 예방도 꾸준히 개선되어 왔다. HAART는 기회감염균의 감염률을 감소시켜서 결국은 생존을 연장시키는 효과가 있다. 그 외에도 특정 기회감염균에 대한 예방을 통해서 HAART를 실시하고 있는 환자에서조차 생존 연장효과가 있다.

AIDS가 발전해 감에 따라 CD4 T림프구의 수는 계속 감소한다. 세포수가 50~100×109/l 수준에 도달하면 기회감염균에 대한 감염률이 증가한다. HARRT를 실시하고 있는 환자에서는 CD4+ T세포수로서 기회감염에 민감한 시기를 알 수 있다.

AIDS 말기에는 신이상물질(neoplasm)이나 기회감염이 발생한다. 대표적인 기회감염균으로는 *P. carinii*이 점점 증가하고 있다(그림 15-2). 가장 흔한 악성 합병증으로는 카포시육종(Kaposi's sarcoma, KS)으로서 환자의 사망 후 부검을 하면 대부분의 경우에서 발견된다(그림 15-3). AIDS 환자의 B세포성 림프종 발병율이 증가하고 있다.

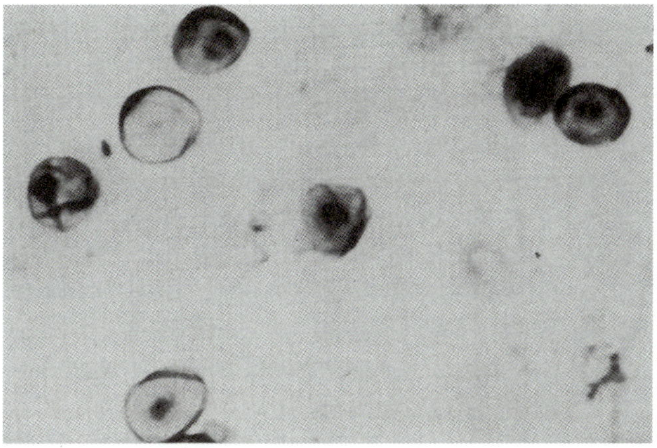

그림 15-2. *Pneumocystis carinii*

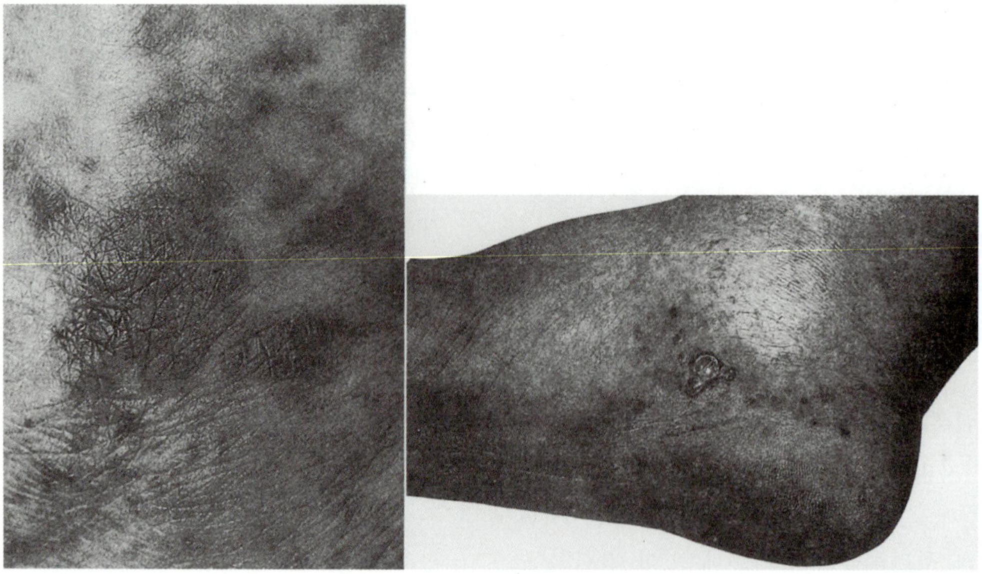

그림 15-3. Kaposi' s Sarcoma

(1) 카포시육종(Kaposi' s Sarcoma)

카포시육종은 1872년 피부과 의사인 Moritz Kaposi에 의해 최초로 기록되었다. 통상 고전적 KS는 남성에서 발생하여 피부에 적색, 보라색, 갈색 등의 반점이나 결절이 나타난다. KS는 특히 발바닥이나 발목같은 다리의 말단에서 보기 쉽고 발생 후 상대적으로 양성이며 무통의 기간이 10~15년에 걸쳐 천천히 증대되면서 다른 부위에도 발생한다. 고전적 KS를 나타내는 환자 중 33%는 이차적으로 비호지킨(non-hodgkin) 림프종 같은 악성 종양이 발생한다. 특히 남성 동성연애자의 경우 호지킨 림프종의 발병율이 높다.

(2) Cryptosporidiosis

Cryptosporidiosis는 기생충의 일종인 *Cryptosporidium parvum*이 일으키는 질병으로서 1976년까지도 이 기생충은 사람에게서 질병을 일으키지 않는다고 생각해왔다. 1993년에는 위스콘신주 밀워키시 주민 40만명 이상이 이 기생충으로 오염된 식수를 마시고 병에 걸렸다. 면역이 억제된 사람의 경우에는 Cryptosporidiosis가 만성이고 중증이어서 오랜 기간 설사가 지속되어 몸이 쇠약해지고 결국은 사망에 이르게 된다.

중증 Cryptosporidiosis 발병 위험이 높은 사람으로는 AIDS 환자, 암이나 장기이식 등으로 면역억제제를 투여하고 있는 사람, 유전적으로 면역계통이 약하게 태어난 사람 등이 있다.

2) 진행과정

HIV-1이 양적으로 충분하다면 자체적으로 AIDS를 발병시킬 수 있지만 AIDS의 발달에는 몇 가지 요인이 영향을 미친다. HIV-1에 감염되기 전 이미 면역성이 떨어진 환자는 다른 사람보다 AIDS 발달이 빠르다(그림 15-4). 노년기 감염의 경우에도 AIDS의 진행속도가 빠르다. Human herpes virus 6(HHV-6) 같은 바이러스도 HIV 감염증처럼 인체의 면역체계를 쉽게 억제할 수 있다. 그러나 HIV가 면역체계를 억제시키면 HHV-6의 숙주는 B세포이지만 T4세포에도 전염된다. 만일 T세포가 HIV와 HHV-6 둘 다로 동시에 감염된다면 HHV-6는 HIV가 숙주의 면역체계를 손상시키도록 자극하여 AIDS의 진행을 촉진시킨다.

CD4 세포의 점진적인 감소는 면역력의 감소를 유도하여 AIDS의 진행단계를 임상적으로 판단하는 일차적인 기준이 되며 이밖에도 혈장내 HIV-1 RNA의 존재는 HIV-1에 대한 항체가 형성된 후 AIDS의 급속한 진행을 진단하는 데 좋은 지표가 된다.

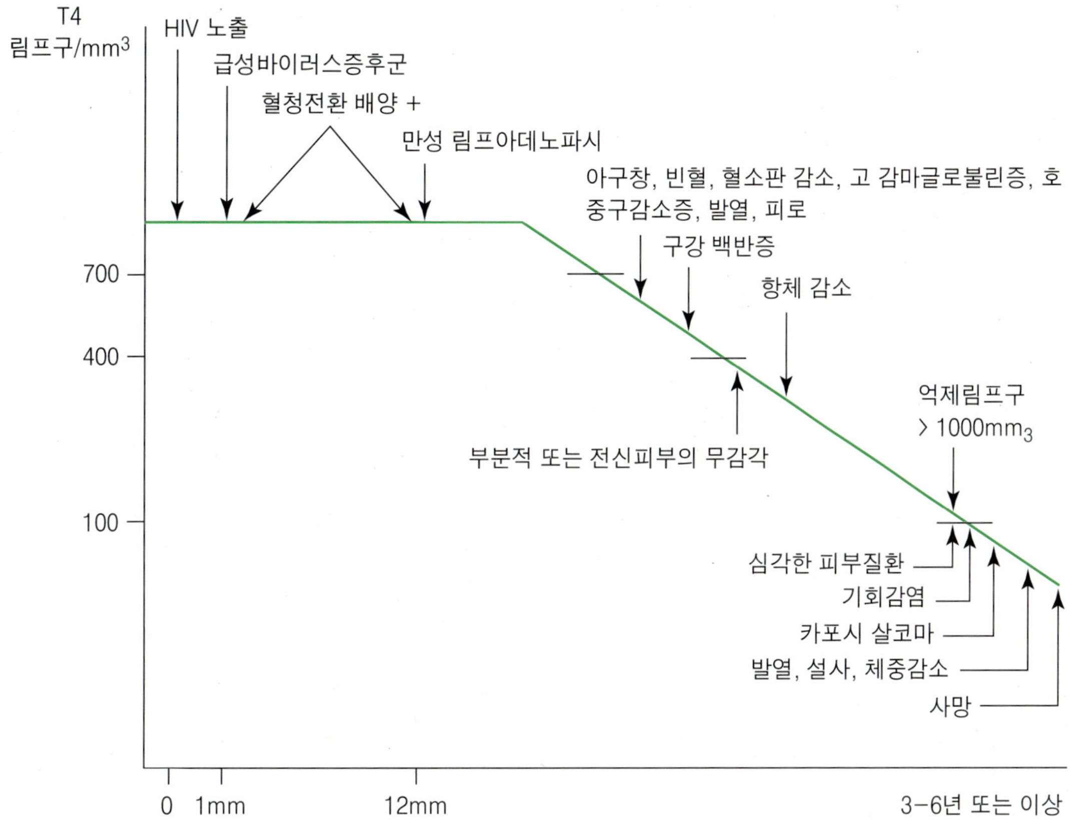

그림 15-4. AIDS 질병의 진행과정

현재 HIV 감염은 곧 사망을 의미한다. 임상적으로 확실하게 AIDS를 확인하였을 때 환자는 통상 2년 이내에 사망하게 되지만 일부의 감염환자는 결코 AIDS로 발병되지 않는 경우도 있다. 1986년에 CD8 T세포는 자극받았을 때 HIV를 억제할 수 있는 물질을 방출한다는 것이 알려졌으며 현재는 알파-디펜신-1, -2, -3(defensin)이라고 알려진 비교적 분자량이 큰 단백질들이 일부의 환자에서 AIDS로부터 보호하는 CD8의 항바이러스 물질의 역할을 한다. 최근에는 CD8이 분비하는 또 다른 단백질인 퍼포린(perforin)도 HIV에 대한 저항력에 기여한다고 밝혔다.

또 다른 연구에서는 HIV에 감염된 사람과 HIV에 저항력이 있는 사람의 RANTES(regulated-upon- activation normal T expressed and secreted) 유전자에 있어서의 변화를 조사했으며 주로 단일 뉴클레오타이드 다형성(single nucleotide polymorphism, SNP)의 변화에 집중한 결과 HIV 음성인 사람보다 HIV 양성인 사람에서 SNP의 변화가 나타난다고 보고하였다. 이러한 변화는 RANRES의 활성을 증가시키고 HIV 감염률을 2배 정도 증가시키지만 HIV에 감염되고 이러한 SNP를 가진 사람은 실제로 AIDS가 발병하는데 40% 이상의 시간이 더 소요되었다.

4. 면역적 소견

1) 세포 이상

CD4+ T림프구의 표면 지표 단백질이 HIV에 대한 수용체 역할을 하기 때문에 HIV는 CD4 세포에 대한 친화력이 높다. HIV-1에 잠복 감염된 협조T세포가 면역적으로 활성화되면 다양한 바이러스 입자가 생산되어 세포의 사망을 유도한다. T세포가 심하게 파괴되면

CD4 림프구도 점차 고갈된다. AIDS에 의해 영향을 받는 세포의 표현형은 CD4+와 CD8+ T림프구이다. 정상인 경우 비율은 다중상대 성교자와 남성동성연애자에서 각각 2 : 1과 1.5 : 1이다. AIDS의 경우 이 비율이 역전되지만 그렇다고 AIDS로 진단할 수는 없다. 이 경우 억제T세포나 CD8 세포수가 증가해서라기보다는 협조 T세포나 CD4 세포가 감소해서 비율이 역전된다. 이런 현상은 림프절이나 순환 T세포에서 일어난다. 림프구 집단에 변화가 일어났다는 것을 의미하는 CD4 : CD8 비율의 감소는 피부성 T세포림프종, 전신성 홍반성 낭창, 급성 바이러스 감염 등과 같은 증상을 가진 사람에서도 볼 수 있는 현상이다. 그러나 이 비율은 AIDS 환자가 아닌 경우 바이러스 감염으로부터 회복되면 정상으로 돌아온다.

AIDS 환자에서는 수용성 항원이나 마이토젠(mitogen)에 대한 림프구 증식반응이 약화된다. 또한 AIDS는 자연살해세포의 활성도 약화시킨다.

2) 면역계통의 변화

HIV는 파괴되기 쉬운 바이러스이며 바이러스 입자가 숙주세포를 빠져나갈 때 gp120 단백질이 종종 바이러스 외피를 파괴시킨다. gp120은 감염되지 않은 세포의 CD4 분자에 결합하여 면역계통에 의해 인식되면 그 세포는 파괴된다. 감염세포와 gp120이 결합된 미감염세포가 용해되면 점차 협조T세포가 고갈되어 면역결핍현상이 발생하고 이와 더불어 중증 B세포 이상과 단구 및 과립구 기능 결핍도 발생한다.

HIV-1이 직접 CD4 세포를 파괴하여 면역계통을 방해할 수도 있지만 이 과정이 AIDS에서 볼 수 있는 중증 면역결핍을 야기시키는 것은 아니다. 다른 방법으로도 세포를 파괴시킬 수 있어야만 중증 면역결핍을 설명할 수 있다. HIV에 감염되면 감염세포와 미감염세포간에는 융합되어 기능이 없는 거대세포가 된다. 면역계통이 자신의 조직을 공격하는 자가면역반응도 발생한다. 뿐만 아니라 HIV에 감염된 세포가 면역계통의 다른 세포들을 약화시키고 파괴시키는 신호를 보낸다. HIV가 표적세포에 결합하면 단백분해효소가 방출될 수도 있다. 단백분해효소가 비정상적으로 많은 양이 방출되면 단백질을 분해해서 림프구나 그 밖의 세포들은 물리적으로 약화시키고 수명이 짧아진다. T세포수의 감소와 그에 따른 면역계통의 변화가 HIV 감염 후 AIDS로서의 발전에 가장 근원적인 요인이다.

3) 혈청학적 지표

(1) core항원의 검출

최초 감염 후 신체는 바이러스에 대해서 적극적인 면역반응을 갖추어 HIV에 대한 각종 형태의 항체를 생산한다. 항체에 따라서 어떤 것은 바이러스를 중화시키고 다른 것은 바이러스가 세포에 결합하는 것을 억제하며 또 다른 것은 세포독성T세포를 자극하여 HIV에 감염된 세포를 공격하도록 한다.

감염과정 중 혈청학적으로 중요한 HIV-1 항원에 특이한 항체가 나타나고 소멸하는 시간과 순서는 개체마다 다르다. 최초 감염 후 약 6~12주 혹은 그 이상의 항체 음성인 잠복기가 있다. 재조합 DNA 기법으로 생산된 특정 HIV-1 단백질을 사용한 효소면역측정법을 통해서 p24에 대한 특이 항체를 검출할 수 있기 수주나 수개월 전에 gp41에 대한 항체를 검출할 수 있다. 그러나 p24에 특이한 항체는 웨스턴 블럿법으로 검체를 검사하면 혈청 중에 항-gp41보다 먼저 나타난다. 항체가 나타나는 순서의 불일치는 웨스턴 블럿법이 효소면역측정법보다 항-p24 항체를 검출하는데 있어서 훨씬 민감도가 높기 때문이다. 항-gp41 항체는 전 감염과정을 통해 지속적으로 존재한다. p24 특이항체는 항-gp41 항체에 이어 검출 가능한 수준으로 상승할 뿐만 아니라 갑자기 사라진다.

core항원의 생산증가는 폭발적인 바이러스 복제 및 숙주세포 용해와 관련이 있다. 혈청 중 core항원의 농도가 증가함과 동시에 항-p24 항체가 사라진다. 이 동시적인 현상은 면역 결합체 내의 항체때문이며 항-p24 항체 수준의 급감은 HIV-1 감염환자의 사망에 대한 예후이다.

(2) HIV-1 항체

HIV-1에 대한 항체는 최초 감염부터 약 6주에 해당하는 유도기(lag period) 후에 나타난다. 이 때문에 일부 바이러스 양성이며 항체 음성인 감염자가 일차선별검사에서 배제될 수 있다.

환자의 85~90%에서는 HIV 항체 양성 외에도 cytomegalovirus, Epstein-Barr 바이러스, A형 및 B형 간염바이러스, *Toxoplasma gondii* 등과 같은 미생물에 대한 항체역가가 증가하고 혈액 중에서 순환 면역결합체가 발견된다. 그 밖에도 다클론 과감마글로불린혈증(polyclonal hypergammaglobulinemia), 알파-인터페론, $(\alpha)_1$ thymosin 및 β-microglobulin 등의 수준 상승 뿐만 아니라 인터페론-1이나 인터페론-2의 수준 감소 등과 같은 보조 소견도 있다.

5. 진단법

HIV 감염은 바이러스에 대한 항체, 바이러스 항원, 바이러스 DNA/RNA 등을 검출하여 진단한다. 표준검사법은 항체를 검출하는 방법이다. 무증상의 HIV 감염자에 대한 검사는 세포성분이나 체액성분을 검사하는 것이다(표 15-4).

표 15-4. 무증상 HIV 양성 환자에 대한 검사

검 사 법	내 용
혈청학 HIV	일차검사에서 양성으로 판정되면 웨스턴 블롯법으로 확인시험이 불가능하거나 표준검사법인 EIA 외의 방법으로 검사한 경우, 바이러스 농도가 검출불가인 경우, CD4+ 림프구수가 정상인 경우 등에는 3~6개월 간격으로 반복한다.
CBC와 같은 혈액검사	항체역가가 낮고 골수에 독성이 있는 약물을 투여 중이라면 3~6개월 간격으로 혹은 더 자주 검사한다.
CD4+ 세포수 및 비율	3~6개월 간격으로 검사하고 필요하다면 더 자주 검사한다. CD4+ 림프구수는 AIDS의 단계를 구별하는 표준검사법으로서 환자에 대한 진단에 공식적으로 사용되며 항바이러스 치료와 기회감염균 예방에 관한 결정을 내릴 때 참고한다. 뿐만 아니라 바이러스 농도 측정법과 함께 상대적으로 신뢰할 만한 예후에 대한 지표이다. 이 두 가지 검사법은 서로 독립적으로 사용하여 AIDS의 진전과 사망을 예견할 수 있다.
매독검사(VDRL 혹은 RPR)	매년 검사한다.
바이러스성 간염	B형 간염에 대한 예방주사를 실시하기 전에 항-HBs 항체나 항-HBc 항체를 검사하여 음성이면 백신을 주사한다. A형 간염에 대해서도 마찬가지로 항-HAV 항체(IgG) 검사 후 주사한다.
항-CMV 항체(IgG)	선택사항
항-Toxoplasmosis	모든 환자들에 대하여 검사하고 음성이면 반복한다. 음성이며 CD4+ 세포수가 적고 P. carinii에 대한 예후를 나타내지 않으며 톡소플라스마성 뇌염의 증상을 나타낸다.
혈청화학 검사	매년 검사한다. 결과가 비정상이며 간독성이나 신독성이 있는 약물을 투여 중인 환자는 더 자주 검사한다.
g6PD 검사	선택사항, 산화제성 약물을 투여 중인 환자나 g6PD 결핍 증상을 보이는 환자는 예외적으로 검사해야 한다.
지질	항바이러스 약물을 투여 중인 환자는 지속적으로 검사한다.
PPD 피부검사	음성환자의 경우 매년 검사한다.
PAP 도말검사	6개월 간격으로 검사하다가 결과가 정상이면 1년 간격으로 검사한다.
흉부 X-선 검사	호흡기 질병의 증상을 나타내거나 PPD 양성으로 판정된 환자에게만 실시한다.

Cytomegalovirus, purified protein derivative, Venereal Disease Research Lab

위험군에 속하는 공혈자와 환자의 혈액에 대한 일차 선별검사는 통상 혈청학적 검사법으로 실시한다. AIDS의 증상이 나타난 환자에서는 기회감염에 대한 진단과 치료 뿐만 아니라 T림프구와 바이러스 농도에 대한 정확한 검사가 중요하다.

AIDS 환자에게는 백혈구 감소증과 림프구 감소증이 나타난다. 때문에 총 백혈구수와 절대 림프구 수를 정기적으로 측정하고 더불어 바이러스 농도 및 저항성 등을 검사해야 한다. 저항성 검사는 항-레트로바이러스 약물에 대한 HIV의 저항성을 시험관 내에서 검사하는 것으로서 약물을 선택하는데 도움을 줄 수 있지만 한계가 있다.

AIDS의 공통분모는 흉선에서 유도된 림프구 중 특정 아형(subset) 세포가 결핍된다는 것이 특징이다. 통상 유세포측정법(flow-cell cytometry)으로 세포수를 측정한다. 그 밖에도 다클론 과감마글로불린혈증(polyclonal hypergammaglobulinemia), 알파-인터페론, $(\alpha)_1$thymosin 및 β-microglobulin 등의 수준상승 뿐만 아니라 T세포 성장인자나 인터루킨-2의 수준감소 등과 같은 보조 소견도 있다.

6. 검사법

1) HIV-1 항체

HIV에 대한 항체는 99% 이상의 특이도와 98% 이상의 민감도를 갖춘 효소면역측정법(EIA)이나 최근에 FDA 승인을 받은 Ora Quick Rapid HIV-1(OraSure Technologies, Bethlehem, PA)을 사용하여 검사한 후 immunoblot법으로 확인한다. 거의 모든 항체 양성인 사람은 전염력이 있으며 그 사람의 말초혈액에서 HIV를 분리할 수 있다. 미국 내에서 감염된 약 90만명 중 25%는 감염된 사실조차 모르고 있다. 공혈자에 대한 일차선별검사로는 EIA에 의한 항체검사를 표준으로 하고 있으며 별도의 p24 검사는 불필요하다. 삼세대 혈청학적 검사법에 의하면 감염 후 항체 양성으로 전환되기 위해서는 3~12주가 소요되지만 일부의 사람에서는 상당히 지연될 수도 있다.

(1) Western blot법

HIV에 대한 항체 검사가 양성으로 판정되면 적어도 1번 이상 더 검사하여 재확인한다. 현재 웨스턴 블럿법은 HIV-1 양성을 확인하는 표준검사법이다. 만일 EIA 검사 결과 양성이면서 웨스턴 블럿법으로 gp41이나 p24에서 발색띠(band)가 확인되면 AIDS로 판정한다. 웨스턴 블럿법은 항체가가 높은 검체로 시험하면 반응을 잘 나타낸다.

웨스턴 블럿법의 검사과정은 HIV-1 바이러스를 정제하여 SDS겔(sodium dodecyl sulfate gel) 상에서 전기영동하면 각각의 항원이 분자량에 따라서 분리되며 이것을 나이트로셀룰로즈(nitrocellulose, NC)막에 전사시킨 후 혈청과 반응시키는 것이다. NC막에 흡착된 항원에 결합한 환자의 항체는 이차항체인 anti human antibody

표 15-5. HIV에 대한 효소 면역 측정법 결과 위양성 및 위음성 원인

위양성	위음성
RPR 검사 양성	실험실 장갑의 전분
혈액학적 악성 질병	양성으로 전환되기 전의 잠복기
DNA 바이러스 감염	면역억제제 투여
자가 면역질환	악성 종양
알콜성 간염	골수이식
B형 간염이나 독감같은 예방주사	주로 항-p24 항체를 검출하는 진단제품
만성 신장 이상	
신장 이식	

를 사용하여 검출하며 이 이차항체에는 효소가 표지되어 있어서 적당한 기질을 반응시키면 양성의 경우 발색띠가 나타난다. 통상 바이러스의 core 성분인 p24와 외피 성분인 gp41과 같은 바이러스 성분에 대한 항체는 양성 결과를 나타내는 반면 비 바이러스성의 세포 오염물질은 비특이 반응, 즉 위양성 결과를 나타낸다. 그러나 웨스턴 블럿법은 시간 소모적이며 비용이 많이 들뿐만 아니라 종종 해석하기 어려운 결과가 발생하여 실수의 원인이 된다.

- 검사를 실시하는 자의 기술과 경험
- 특히 음성을 나타내는 잠복기 동안에서처럼 여러가지 HIV-1 항원에 특이항체를 검출하는데 있어서 웨스턴 블럿법 자체의 민감도
- 바이러스 표준 항원이 조직적합성 항원이나 기타의 전기영동으로 gp41이나 p24와 함께 이동하는 항원이 오염되어 특이성 결여
- HIV-1 감염 후의 과정 중에 한 개인으로부터 채혈한 혈청 중에서 발색띠 반응형태의 변동

웨스턴 블럿법으로 검사하여 HIV-1 항원에 대하여 양성을 나타내는 발색띠가 확인된 경우 중 약 4~20% 정도는 양성이라고 판정하기 곤란하다.

- 양성으로 전환되는 시기에 실시한 혈청학적 검사. 항-p24 항체는 통상 첫 번째로 나타나는 항체
- HIV 감염의 마지막 단계. 통상 core항체는 사라짐
- 비특이적 교차반응 항체. 자가면역질환, 림프종, 간질환, 주사약물남용, 다중경화증, 출산 및 최근 면역 등의 경우에 발생
- O 스트레인(strain)이나 HIV-2에 감염
- HIV 백신 주사를 맞은 사람
- 분만 전후에 노출되어 모친의 항체는 없으며 잠복기에 있는 유아
- 기술 및 기록상의 실수

감염되지 않은 사람들 중에서도 임신했거나 출산한 여성들은 비특이반응이 자주 발생하여 검사결과를 양성이나 음성으로 결정하기 곤란하다. 그렇지만 웨스턴 블럿법은 다른 검사법보다 특이도, 민감도가 높다. EIA 양성이며 웨스턴 블럿법으로 결정불가인 검체는 IFA를 사용하여 해결한다. 결과가 불분명한 경우 평가하는데 있어서 가장 중요한 요인은 발병율이다. 발병율이 낮은 집단의 환자가 결정 불 분명한 경우 HIV-1이나 HIV-2에 전염된 것이 아니며 재검사하더라도 통상 같은 결과가 반복되며 비교적 드문 경우이다. 이 경우에는 3개월 후 재검사한다. 항체 양성으로 전환 중인 결정 불분명한 경우 통상 1달 이내 웨스턴 블롯법으로 다시 검사하면 양성으로 판정되며 1개월, 2개월 및 6개월에 재검사할 때는 적절한 예방조치를 취하여 바이러스의 전파를 막아야 한다.

대부분의 발색띠가 다 나타날 경우 위양성일 가능성이 희박하다. 웨스턴 블럿법의 결과가 위양성일 확률은 특히 낮다.

2) HIV 항원 및 지놈검사법

(1) p24 항원

HIV-1 항원용에 대한 효소면역측정법은 주로 p24 항원을 검출하는 것이다. 이 검사법은 혈액이나 뇌척수액을 검체로하여 감염력의 증거로 활용되며 항체 양성으로 전환되기 전에도 양성반응을 나타내므로 치료효과를 감시하는데 유용하다. 반면에 민감도가 낮고, p24 항체역가가 높은 환자에서는 검출할 수 없고, HIV-2에는 사용할 수 없다는 단점이 있다. p24 항원에 대한 항체는 p24 항원 자체보다 AIDS의 진전에 대하여 예측하기에 훌륭한 지표이다.

(2) DNA 증폭법(PCR)

이 방법은 DNA를 증폭시켜서 HIV-1을 직접 검출할 수 있게 해준다. 이 초민감성 PCR법은 HIV-1 검출을 혁신 시켰다. DNA 증폭법은 확인검사에 뿐만 아니라 항체가 생성되기 전인 잠복기 감염을 진단하는데도 사용할 수 있다.

극히 민감한 방법으로 환자의 검체에 들어있는 활성형 바이러스를 직접 검출하는데 있어서의 목표는 혈액 1㎕에서 분리한 세포 내에서 바이러스성 핵산 100분자 이하를 검출하는 것이다. HIV-1에 감염된 사람에서 10,000개의 림프구 당 하나만 바이러스 RNA를 발현시

키기 때문에 이 숫자가 DNA 증폭법의 목표가 되었다. 따라서 혈액 1㎕ 당 약 106개의 림프구 가운데 약 100개가 바이러스 핵산을 함유하고 있으며 이 숫자는 HIV-1 DNA 카피수 100~150과 일치한다. 항체 양성이며 무증상인 사람의 림프구에 HIV-1 DNA가 존재하면 바이러스에 감염되었다고 진단하며 바이러스 RNA가 존재하면 바이러스의 복제에 대한 지표로서 AIDS가 더욱 진전될 가능성이 있다는 것을 의미한다.

이 검사의 기초는 림프구 DNA에 소량으로 존재하는 바이러스 핵산을 증폭시키는데 있다. HIV-1 감염세포에서 DNA 주형은 병합되어 있거나 episome DNA로 존재하는 프로바이러스이다. 증폭시킨 후 방사성 동위원소나 다른 물질을 사용하여 증폭산물을 검출할 수 있다. 증폭시키는 가장 효과적인 방법이 PCR이다. 한 쌍의 특정 올리고 프라이머(oligo primer)는 열에도 안정한 Taq 1 DNA 중합효소와 함께 DNA 합성을 시작하여 프라이머 신장 반응을 1회 완성하면 주형에서 떨어져 나오도록 가열하여 변성시키고(denature) 다시 37°C로 냉각하여 프라이머가 다시 원래의 DNA 주형 뿐만 아니라 새롭게 합성된 DNA 절편에도 결합되도록(annealing)하여 프라이머가 다시 신장시킨다(extension). 변성, 결합, 신장 등의 주기를 반복함으로써 원래의 DNA는 기하급수적으로 증가한다.

바이러스 RNA도 약간의 단계를 추가하면 특이적으로 증폭시킬 수 있다. 이때 gag 영역이 가장 선호도가 높은 증폭시킬 서열이다. 임상 검체에서 바이러스 DNA 및 RNA를 검출해 내는 것은 DNA 하나만 검출하는 것보다 더 우수한 활성형 바이러스에 대한 생물학적 지표임이 입증되었다. 프로바이러스와 바이러스 RNA 전사효소가 둘 다 존재한다는 것은 바이러스 복제에 대한 뚜렷한 지표이다. 혈장 내 HIV RNA에 대한 정량검사는 AIDS 환자에 있어서 세포외 바이러스 농도를 결정하여 항바이러스 요법의 효율성을 평가하고 질병의 진전과 임상적 결과를 예측하는데 있어서 유용하다.

3) 면역형광 측정법

면역형광 측정법(IFA)는 주로 감염세포 내의 HIV-1 항원 위치를 파악하기 위해 사용된다. p17이나 p24에 대한 단클론항체나 다클론항체로 감염세포를 반응시킨 후 세척하고 다시 fluorescein isothiocyanate나 rhodamine이 표지된 이차항체를 반응시킨 다음 세척하여 형광현미경으로 관찰한다. 이 검사법의 제한사항으로는 고가의 장비를 사용해야 한다는 것과 형광이 신속히 사라진다는 것이다.

(1) 면역조직화학염색법

이 방법에서는 감염세포를 HIV-1에 대한 항체와 반응시킨 후 세척하고 알칼리성 인산화효소(alkaline phosphatase, AP)나 horseradish peroxidase(HRP) 같은 효소로 표지된 이차항체를 다시 반응시킨 후 세척하고 적당한 기질을 가하여 반응시킨다. 다시 세포를 세척한 후 현미경으로 관찰한다. 이 검사법은 IFA의 장점을 그대로 가진 외에도 간단하고 비용이 적게 들 뿐만 아니라 그리 노련한 기술을 요하지도 않으며 형태학적 변화로 관찰할 수 있다.

7. 예방 및 치료

1) 예방

보건 관련 종사자(health care personel, HCP)는 모든 환자에서 나온 혈액이나 다른 체액을 잠재적으로 전염성이 있는 것으로 간주해야하며 항상 감염관리 주의사항을 준수해야 한다.

- 혈액이나 그 밖의 체액을 취급할 때에는 위생장갑이나 안경 같은 차폐물을 일상적으로 착용한다.
- 혈액이나 그 밖의 체액과 접촉한 후에는 즉시 손과 피부표면을 세척한다.
- 날카로운 물체를 사용 중 혹은 사용 후에 조심해서 취급하고 버린다.

주사바늘 사고를 막기 위해서 개발된 안전장비가 있어서 적절하게 사용하면 HIV에 노출될 위험을 크게 줄일 수 있다. 직업상 감염률을 낮추는 가장 중요한 전략이 직업상 노출을 막는 것이지만 보건관련 종사자에 대한 노출 후 관리방안도 수립해야 한다. 질병관리본부는

HIV 노출 후 예방에 대한 권고사항과 보건관련 종사자 HIV 노출 관리 지침서를 발간했다.

※ 노출 후 예방에 피한 이론적 근거

- HIV의 발병기전. 특히 감염초기의 시간에 따른 과정
- 항 레트로바이러스 약물을 사용하여 감염을 저지하거나 개선시킬 수 있는 생물학적 이론
- 예방에 사용된 특정 물질의 효율성에 대한 직·간접적인 증거
- 노출된 보건 관련 종사자에 대한 노출 후 예방의 위험과 이점

위험한 환경의 작업장에서 장시간 작업할 때에는 보건 관련 종사자에 대한 직업상 HIV 전파 위험을 감소시킬 필요가 있다. 모든 보건기관은 『감염관리절차』와 『직업상 노출시 보고』의 중요성에 대하여 보건 관련 종사자들을 교육시켜야 하며 직업상 노출을 관리하고 보고하는 체계를 구축해야 한다.

수혈로 인한 AIDS는 실제로 공혈자와 혈액제제에 대한 일차선별검사를 통해서 거의 사라졌다. 최근에는 『공혈자 병력 기준』을 대폭 수정했다. 이에 따르면 헌혈이나 매혈 등의 방법으로 수집된 모든 혈액과 혈장에 대해서 뿐만 아니라 다른 사람의 신체로 이식될 장기, 조직 및 정액에 대해서도 HIV 항체 검사를 권고하고 있다.

주사 약물을 끊을 수 없는 사람에 대해서는 되도록 주사 약물 사용을 절제하고 깨끗한 주사기를 사용하는 것이 HIV에 감염될 위험을 줄이거나 제거하는 방법이 될 수 있다. HIV에 노출되지 않는 안전한 성 습관을 채택하여 유지해 나가면 HIV에 감염될 위험을 크게 줄일 수 있으며 여기에는 금욕, 감염되지 않은 상대와의 성교, 지속적인 콘돔 사용 등이 있다.

2) 치료

현재 미국 내에서 FDA의 승인을 받아 시판되고 있는 HIV 관련 약물은 64가지가 있다. 항레트로바이러스 약물은 HIV 감염자에 대한 치료가 목적이다.

- 역전사효소 저해성 뉴클레오사이드 유사체(nucleoside analog reverse transcriptase inhibitor, NRTI). 최초의 NRTI 계열 약물은 1987년 4월에 승인된 지도부딘(Zidoudine, AZT)이었으며 그 후 5가지의 뉴클레오사이드 유사체가 약물로 승인되었다. 2001년에는 최초의 뉴클레오타이드 유사체인 Tenofovir가 HIV 치료용으로 승인되었다. 이 약물은 뉴클레오사이드 유사체와 유사한 방식으로 HIV의 복제를 차단한다. NRTI는 다른 약물과 병용 투여할 잠재력이 있다. 단독으로 투여하면 HIV의 내성을 유발한다. AZT처럼 NRTI 계열에 속하는 약물 중 일부는 혈액-뇌 장벽(blood-brain barrier)을 관통할 수 있다.
- 역전사효소 저해성 비뉴클레오사이드 유사체(NNRTI). 이 계열에 속하는 최초의 약물은 1996년 6월에 승인된 네비라핀(Nevirapine)이다. NNRTI는 단백분해효소 저해제와 같은 cytochrome p450-처리 약물과 상호작용한다. NNRTI도 혈액-뇌 장벽을 관통할 수 있다.
- 단백분해효소 저해제(protease inhibitor : PI). 이 계열에 속하는 최초의 약물은 1996년 4월에 승인된 리토나비르(Ritonavir)와 인디나비르(Indinavir)이다. PI는 매우 잠재력이 있으며 싸이토크롬 p450 대사경로를 사용하는 다른 약물과 상호작용하지만 흡수가 잘 되지 않는 단점이 있다. 이외에도 3가지 계열의 약물이 새로 개발되었다.
  ① 융합저해제, 이 계열에 속하는 최초의 약물은 2001년 초에 임상실험 Ⅲ단계에 있는 Pentafuside (T20)이다. 이 약물은 HIV가 숙주세포 내로 진입하는 것을 차단시킨다.
  ② 병합효소(interase) 저해제, 이 계열에 속하는 약물로는 Zintevir(AR-177)이 있으며 HIV DNA가 사람 DNA에 병합되는 것을 차단시킨다.
  ③ 징크핑거(Zinc Finger) 저해제, 이 계열에 속하는 약물로는 Benzamide-disulfice가 있으며 HIV 복제에 필수적인 다중단백질(polyprotein) 형성을 파괴한다.

현존하는 항레트로바이러스 약물에 대항하여 바이러

스를 보호하려는 내성 돌연변이가 출현하기 때문에 지속적인 신약 개발이 필요하다. 신약은 승인받기 전에 3단계의 임상실험을 거쳐 그 안전성과 유효성(efficacy)을 입증해야 한다.

임상시험 Ⅰ단계는 약 1년 정도 소요되며 신약의 안정성을 시험할 목적으로 20~80명의 건강한 지원자에 대하여 실시한다. Ⅱ단계는 약 2년 정도 소요되며 신약의 유효성을 평가하고 부작용을 살피기 위해 관련 질병의 환자 중 지원자 100~300명에 대하여 실시한다. Ⅲ단계는 약 3년 정도 소요되며 특정 질병의 환자수는 더욱 증가하여 1,000~3,000명에 대하여 신약의 유효성을 입증하고 어떤 부작용이 있는지를 살피기 위해 실시한다.

알쯔하이머나 AIDS 같이 인간의 삶의 질을 위협하는 심각한 질환에 대한 신약은 이 기간이 짧아지거나 환자수가 감소될 수도 있다. 또한 Ⅰ단계와 Ⅱ단계를 함께 시작하여 그만큼 승인에 소요되는 기간을 단축시킬 수도 있다.

FDA에서는 하나의 신약에 대하여 임상 시험 자료를 조사한 후 승인 조치를 취하며 이 기간이 대략 18개월 정도이다. 임상시험에 들어간 5가지의 신약 중 하나 정도만 승인받는다.

현재 개발 중인 항-HIV 약물로는 융합저해제나 병합효소 저해제처럼 HIV 생활사 중의 어느 단계를 방해하는 물질과 좀 더 개선된 제2세대 NNRTI가 있다. 한가지 새로운 시도로 진입저해(entry inhibition)라는 개념이 도입되어 바이러스가 사람 세포내로 진입하는 것을 저해하는 연구가 진행 중이다. HIV는 숙주세포 내로 진입하기 위해서 통상 세포의 CXCR5나 CXCR4 같은 보조수용체와 함께 CD4 수용체에 결합한다.

이 과정에서 HIV는 세포막과 융합되어 자신의 유전자를 세포 내부로 진입시킨다. CXCR5에 어떤 돌연변이가 있는 환자는 HIV 감염에 저항성이 있다. 결국 CXCR5 보조수용체를 차단시키는 약물은 바이러스가 세포 내부로 진입하는 것을 막을 수 있다는 것을 의미한다. 이외에도 바이러스의 진입을 다른 방법으로 차단시키는 융합저해제인 T-20은 임상시험 Ⅲ단계에 있다. T-20은 HIV와 숙주세포의 융합을 막는다. HIV가 세포 내로 침투할 때 숙주세포의 CD4 수용체와 결합하는 바이러스 외피 단백질인 gp120을 저해하는 바이러스 진입 저해제가 개발 중에 있다.

HIV가 세포 내로 진입한 후의 단계에서 바이러스를 차단시키는 약물도 개발 중에 있다. S-1360이라고 불리는 화합물은 HIV가 자신의 DNA를 숙주세포의 DNA에 끼워 넣도록 병합효소를 표적으로 한다. 병합효소 저해제인 AR-177도 임상시험 단계에 있다.

개선된 형태의 NNRTI도 개발되고 있다. EFV나 nevirapine 같은 NNRTI 계열의 약물은 바이러스의 주요 효소인 역전사효소를 표적으로 하며 효소의 활성부위(catalytic site) 근처의 포켓에 결합하여 효소의 기능을 저해한다. 그러나 이 포켓에 돌연변이가 발생하면 HIV는 NNRTI에 대한 내성을 띄게 된다. TMC-125라는 약물은 단독 투여 뿐만 아니라 현재 승인된 3가지 계열의 항-HIV 약물 중 5가지 약물을 병용투여하는 요법(5-drug regimen)에도 사용된다.

(1) 노출 후 예방

노출 후 예방에 사용되는 NRTI 계열 약물의 조합으로는 지도부딘(zidovudine : ZDV)과 라미부딘(lamivudine : 3TC), 3TC와 스타부딘(stavudine, d4T) 및 디다노신(didanoscine, ddI)와 d4T 등이 있다. 위험도가 높은 노출일 경우에는 HIV에 감염된 사람에서 바이러스 농도를 감소시키는 효과를 근거로 하여 제삼의 약물을 첨가시킨다.

노출 후 예방용 투약법에서 가장 선호되는 약물이 인디나빌(indinavir)이나 넬피나빌(nelfinavir)이었다. FDA는 1998년에 노출 후 예방용으로 NNRTI 계열의 efavirenz(EFV), 잠재적 NRTI 계열의 abacavir(ABC) 및 PI 계열의 lopinavir/ ritonavir(Kaletra) 등을 승인했다. NNRTI 계열에서는 부작용이 흔하지만 특히 감염원이 된 사람의 HIV가 PI 계열에 내성을 보이거나 의심될 경우에는 노출 후 예방투약법(PEP regimen)에 EFV를 첨가시킨다. ABC는 과민반응과 관련이 있기 때문에 노출 후 예방에서는 잘 사용하지 않지만 사용시에는 주의깊게 관찰해야 한다.

칼레트라는 잠재적 HIV 저해제로서 전문가의 조언이 있어야 노출 후 예방 투약법에 포함시킨다. 로피나빌은 새롭게 개발된 억제제로서 HIV에 감염된 성인의 초기 치료에 리토나빌과 함께 처방하면 넬피나빌 1가지만 투약한 것보다 항바이러스 활성이 우수하다.

HIV 노출 후 예방으로는 대부분의 HIV 노출에 대해서는 ZDV와 3TC, d4T, ddI와 d4T 같은 2가지 약제투약법을 기본적으로 4주 동안 실시하고 전파시킬 위험이 큰 HIV 노출에 대해서는 제3의 약제를 첨가시킨다. 감염원이 된 사람의 HIV가 노출 후 예방투약법에 포함된 약제들 중 1가지 이상에 대하여 내성을 보이거나 예상될 때에는 이 바이러스에 대하여 내성이 없는 약제를 선택해야 한다.

HIV 치료에 관한 지침서에는 3가지 약물을 사용하도록 권고하고 있지만 실제 감염 후 예방에 적용 가능한지는 아직 분명치 않다. HIV에 감염된 환자에서 HIV 농도를 낮추고 기회감염과 그에 따른 사망을 감소시키고 약제내성 발생을 지연시키는 효과는 병용투약법이 단독투약법보다 훨씬 우수하다.

바이러스의 복제주기 중 서로 다른 단계에서 활성을 갖는 약제를 병용투여하는 것은 이론적으로는 특히 전파의 위험이 높은 직업상 노출의 경우에 노출 후 예방에 대하여 예방효과가 증가한다.

신장결석증, 간염, 혈구감소증 등과 같은 심각한 부작용도 노출 후 예방에 대한 병용투약시 발생할 수 있다. 항레트로바이러스 약제에 대한 원인 바이러스의 내성은 특히 노출 후 예방투약법이 매우 중요하다. HIV의 내성은 모든 종류의 항레트로바이러스 약제에 대하여 발생하며 다른 계열의 약제간에도 교차내성이 발생한다.

(2) 백신

Aventis Pasteur사의 ALVAC-HIV와 VaxGen사의 AIDSVAX B/B를 병용투여하거나 각각을 단독으로 투여하는 3가지 방법으로 임상시험을 시도하고 있는 중이다. 주사량을 달리하고 다른 HIV 백신 후보물질과 조합하여 각각 백신이 면역원성이 있는지를 지속적으로 시험하고 있다.

Chapter 16

과민반응

학습목표

· 과민반응의 병인, 역학, 증상 등에 대하여 설명한다.
· Ⅰ형 과민반응의 특징을 설명한다.
· Ⅱ형 과민반응의 특징을 설명한다.
· Ⅲ형 과민반응의 특징을 설명한다.
· Ⅳ형 과민반응의 특징을 설명한다.

16 과민반응

면역(immunization) 또는 감작(sensitization)이라는 용어는 항원의 연속적인 노출에 대한 숙주반응에 의존하는 면역반응을 의미하며 항원 주입에 따르는 세포적·화학적 반응이 유발된다. 항원에 대한 이차 노출 이후 알러지나 과민반응 같은 비정상적인 반응을 나타내면 감작되어 있다는 것을 의미한다. 과민 반응은 전통적으로 항원에 노출된 후 증상이 나타나며 발병 시간에 근거하여 분류한다. 이러한 기준으로 크게 즉시형과 지연형 과민반응으로 구분하며 즉시형은 항체가 매개하고 지연형은 세포가 매개한다.

1. Ⅰ형 과민반응

아나필락시스 과민반응이라고도 하며 생명에 위협을 가할 수 있는 아나필락시스 반응에서부터 음식물 알러지와 관련된 미약한 발현에 이르기까지 다양하다. 아토피성 알러지에는 발열, 천식, 음식물 알러지 등이 포함된다.

1) 병인

아토피성 알러지는 대부분 자연적으로 발생하며 항원 노출에 대한 원인은 항상 밝혀져 있지는 않다. 아토피 질환은 강한 가족 성향 및 유전 성향을 나타내는 일차 항체관련질병이다.

몇 가지 항원 집단이 아나필락시스 반응을 일으킨다. 가장 흔한 물질 중 두가지로는 페니실린과 같은 약물과 곤충의 침이 있다. 호박벌, 말벌, 어리호박벌 등과 같이 Hymenoptera과에 속하는 곤충들이 가장 심한 과민반응을 일으키는 대표적인 예이다.

2) 면역 활성

비만세포(조직성 호염구)는 IgE에 대한 세포 수용체로서 IgE가 세포 표면에 결합하게 된다. 이 세포는 결체조직, 폐, 자궁 및 혈관 주위 등에 공통적으로 존재한다. 또한 간, 신장, 비장, 심장 및 기타 기관에도 풍부하다. 과립은 대략 히스타민. 헤파린 복합체로 존재하며 히스타민, zinc 이온 등의 복합체로 구성되어 있다(히스타민 1 : 헤파린 6). 실제 헤파린 함량은 10^6 세포당 70~90㎍이며 히스타민 함량은 10~15㎍이다. 비민세포는 특이 항원이나 화학물질에 노출되었을 때 과립으로부터 히스타민과 헤파린을 방출한다. 비만세포 탈과립시의 세포적 현상과 탈과립 후 수초 내에 발생한다.

아나필락시스는 특이항원과 조직 고정 항체 간의 면역 형성 및 면역 고정에 대한 임상적 반응이다. 이 반응은 통상 IgE 항체에 의해서 매개되며 3단계로 발생한다.

- 항원이 비만세포와 호염구의 세포막에 고정된 IgE에 부착한다.
  두 IgE 분자 간의 교차연결은 비만세포로부터 매개인자 방출을 시작하기 위해서 필수적이다.
- 활성화 비만세포 및 호염구가 다양한 매개인자를 방출한다.
- 매개인자가 방출된 결과로 혈관변화, 혈소판, 호산구 및 호중구, 활성화, 응고인자 등의 활성화가 이루어진다.

아나필락시스양(anaphylactoid) 반응은 임상적으로 아나필락시스와 유사하여 면역적으로 불활성 물질에 의해서 발생될 수 있으며 혈청과 조직의 단백분해효소를 활성화시키고 보체계의 부경로를 활성화시킨다. 이 반응은 항원-항체 상호작용에 의해 매개되지 않는 대신, 매

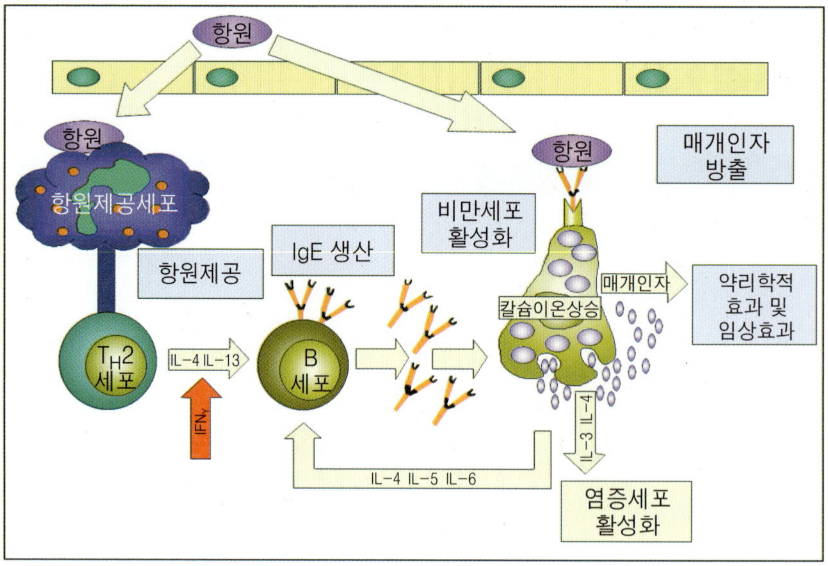

그림 16-1. Ⅰ형 과민반응의 유도 및 효과세포 기구

개인자 방출을 유발하듯이 Allergen이 직접 비만세포에 작용하거나 보체계의 아낙필라톡신(C3a, C5a)처럼 조직에 작용한다.

비만세포의 직접적인 화학탈과립은 단백질 같은 거대분자를 주입함으로써 기인된 아나필락시스양(anaphylactoid) 반응의 원인이 될 수 있다.

3) 증상

국소반응으로는 어떤 음식을 섭취한 후 장의 항원 노출 부위에 두드러기와 혈관 부종이 있다. 이 반응은 심각하지만 치명적인 경우는 드물다. 열, 추위, 태양광선 및 압력에 대한 물리적 알러지는 주사와 관련된 알러지만큼 생명에 위협을 가하지는 못한다.

아나필락시스반응은 극적이어서 개시 후 즉시 나타난다. 아나필락시스의 증상은 심혈관계, 호흡기계, 위장관 혹은 피부 등과 같은 표적기관에 대한 일차매개인자 및 이차매개인자의 생리적 효과가 특징이다. 몇 가지 중요한 의약활성물질이 아나필락시스 동안 비만세포와 호염구로부터 방출된다(표 16-1).

히스타민이 방출되면 기관지 평활근 협착, 기관지 및 후두 부종 및 위장관의 평활근자극 등을 유발하여 구토 및 설사가 발생한다. 피부혈관의 파괴는 두드러기 및 혈관부종을 초래하고 혈관확장은 순환혈액량의 감소와 쇼크상태로 유도하는 점진적인 혈압강하를 유발한다. 또한 키닌도 혈관투과성과 혈압을 변화시킨다. 아나필락시스에 대한 인체의 조절자는 아나필락시스 매개인자를 분해하는 효소이다. 항히스타민제는 비만세포나 호염구로부터 히스타민이 방출되는 것에 대해서는 전혀 영향을 미치지 못한다. 사람의 경우 항히스타민제는 부종과 소양감에 대한 효과적인 길항제이며 히스타민 유도성 모세관투과성 증가를 차단시키는 작용을 한다. 그러나 항히스타민제는 사람의 기관지 협착을 막는데 있어 상대적으로 효과가 적다.

4) 진단법

Ⅰ형 과민반응에 대한 시험관내 검사법에는 오래된 방사면역흡착법(radioimmunosorbent test, RIST), 방사알러지흡착법(radioallergo sorbent test : RAST) 및 효소면역측정법이 있다. 혼탁한랭침전법도 사용되고 있다. RIST법은 Ⅰ125 표지 IgE 골수종단백과 이것에 특이적인 항체를 구할 수 있느냐에 달려있어서 항체는 이 방사면역측정법의 고정상으로 사용된다. 미지의 검체내 IgE와 방사능 표지된 골수종 단백간의 경쟁을 측정한다. 이것은 총혈액 IgE를 직접 측정하는 전형적인 경쟁

표 16-1. 아나피락시스의 매개인자

매개인자	일 차 작 용
히스타민	혈관 투과성 증가. 평활근의 수축 증진
류코트리엔	기관지 평활근을 변경시키고 표적기관에 대한 효과상승
호염구 칼리크레인	키닌생산
세로토닌	평활근 수축
혈소판-활성화인자	평활근 긴장 및 혈관투과성에 영향을 미치는 혈소판으로부터 히스타민 및 세로토닌 방출촉진
호산구 아나필락시스 화학주성인자	호산구를 작용부위로 유도. 이 세포등은 일차 매개인자의 효과를 제한하는 이차 매개인자를 방출
프로스타글란딘	평활근 긴장 및 혈관투과성에 영향

적 저해 방사면역측정법이다. RAST는 고체상에 결합된 특이 알러지원을 이용하여 알러지원에 특이한 항체의 양이 얼마인지 모르는 혈청검체를 반응시켜서 결합된 방사표지량으로 혈청내 알러지원 특이 항체량을 측정하는 방법이다. RIST와 RAST는 둘다 효소면역측정법으로 변형되었다.

시험관내 검사법의 장점으로는 전신과민반응의 위험이 없고, 약물, 질병의 종류, 환자의 연령 등에 의해 영향을 받을 수 있는 피부 반응에 의존하지 않는다는 점이다. RAST의 단점은 알러지원 선택의 제한, 피부검사와 비교시 민감도 감소, 비용 증가 등이 있다.

통상 건강한 성인은 혈청 ㎕당 61~10mg의 IgE가 있다.

제대혈의 IgE는 성인 평균의 약 35%이다. 엄마와 신생아의 혈청 IgE 수준에는 상호관계가 전혀 없어서 태아도 IgE를 합성할 수 있다는 것을 의미한다. 특히 건초열이나 천식 같은 각종 아토피성 알러지 질환에서 IgE 수준은 거의 6000mg/㎕까지 증가한다.

2. Ⅱ형 과민반응

세포독성 과민반응이라고도 부르며 IgG나 IgM 항체가 세포 결합항원과 상호작용하는 특징이 있다. 항원・항체의 결합은 보체계의 활성화를 초래하여 항원이 결합한 세포를 파괴시킬 수 있다(세포용해). 이러한 과정으로 적혈구, 백혈구, 혈소판 등을 용해시킬 수 있다. 세포독성반응의 예로는 급성수혈반응이나 신생아의 용혈질환과 같은 면역용혈성 빈혈이 있다.

1) 수혈반응

수혈반응이란 말은 통상 공여자와 수여자 적혈구 간의 부적합성으로 인한 역효과를 말한다. 수혈반응에는 수혈 중이나 수혈 후 곧 발생하는 용혈(적혈구 용해), 수혈 후 적혈구 생존기간 감소, 알러지 반응 혹은 질병 전파 등이 있다.

수혈반응은 용혈형과 비용혈형으로 나눌 수 있다. 용혈반응은 부적격 적혈구의 수혈과 관련이 있다. 이 반응은 다시 급성(즉시)과 지연형으로 분류할 수 있다(표 16-2). 몇가지 요인이 수혈반응이 급성 혹은 지연형에 영향을 끼친다.

① 수혈된 부적격백혈구의 수
② 항체의 클라스와 서브클라스
③ 항체 결합을 위한 적정 온도 확보

(1) 즉시 용혈반응

급성용혈수혈반응의 가장 흔한 원인은 ABO식 혈액형

표 16-2. 수혈반응 형태

형 태	특 징
즉시용혈	적혈구의 혈관내 용혈
지연용혈	적혈구의 혈관외 용혈
즉시비용혈	열병반응, 아나필락시스, 두드러기, 비심장 폐부종, 발열 및 쇼크
지연비용혈	이식편대 숙주질환; 수혈 후 자반; 철분과다축적; 적혈구, 백혈구, 혈소판 항원 및 혈장단백에 대한 동종면역; 전염성 질환

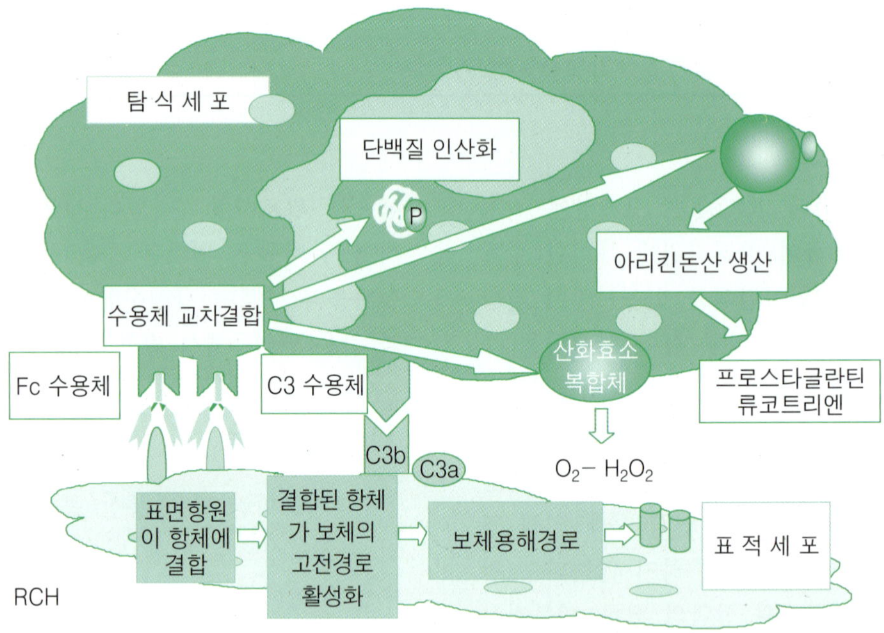

그림 16-2. Ⅱ형 과민반응 기전

이 부적격한 혈액 수혈이다. 이전에 수혈이나 임신으로 이미 항체가 존재하는 환자에서 자신 이외의 혈액형은 문제를 일으킨다.

· 역학

급성용혈반응은 너무 심각해서 치명적이다. 급성용혈 수혈반응으로부터 초래되는 사망은 조절할 수 없는 저혈압으로 즉시 사망할 위험이 있는 마비 혹은 무의식 환자에서 발생한다.

· 증상

부적격 혈액을 10~15㎕만 주입해도 반응이 일어난다. 가장 일반적인 초기 증상은 백혈구 비적합성에 의해 발생하는 열병 비용혈 반응과 유사한 발열과 오한이다. 그 밖의 증상으로는 등통, 호흡곤란, 수혈부위 통증 및 저혈압 등이 있다. 쇼크 외에도 혈전 형성물질을 순환혈액으로 방출하여 파종성 정맥내 응고 및 급성 신장이상을 유발할 수 있다.

· 면역적 소견

급성 용혈반응은 혈액을 수혈하는 동안이나 수혈 후 즉시 발생한다. 이전의 항체가 존재하는 조건에서 부적격 적혈구를 수혈하면 항원-항체 반응이 시작되면서 보체,

플라스미노겐, 키닌 및 응고체계 등도 함께 시작된다.

그 밖의 급성용혈반응의 개시인자로는 혈액의 세균오염, 용혈된 적혈구의 수혈 등이 있다. 많은 반응이 혈관외 또는 혈관 내 용혈을 나타낸다. 만일 항체가 보체를 활성화 시킬 수 있고 생체 내에서 충분하게 활성화되었다면 혈관 내 용혈이 발생하여 혈중 유리 헤모글로빈이 급격히 증가한다. 즉시 나타나는 임상증상의 원인은 불분명하지만 아마도 보체의 적혈구에 대한 활성에 의해서 방출된 산물이 원인이며 이것이 복합 쇼크 기전을 유발한다.

(2) 지연형 용혈반응

지연형 반응은 수혈 후 7~10일이 지나야 비로소 발현한다. 즉시 반응과는 대조적으로 지연형 반응은 혈관외 공간에서 발생한다. 이 반응은 적혈구 표면을 도포한 물질 때문에 발생하며 적혈구 생존기간 감소와 관련이 있으며 이 현상은 단핵 탐식계에 의한 제거 및 탐식작용을 촉진시킨다. 만일 항체가 보체를 활성화시키지 않거나 대단히 느리다면 혈관외 용혈이 발생한다. 대부분의 IgG 항체 도포 적혈구들은 주로 비장의 혈관 외에서 파괴된다.

지연형 용혈수혈반응에는 두 가지 형태가 있다. 사전에 면역 된 수혈자가 수혈된 적혈구 항원에 이차 노출된다면 기억항체 반응과 일차 동종 면역(alloimmunization)을 유발한다. 기억반응에서 항체는 수혈자가 이전에 수혈이나 임신으로 면역된 항원에 직접 작용한다.

2) 신생아의 용혈성 질병

신생아의 용혈성 질병(Hemolytic Disease of the Newborn : HDN)은 이전에 태아 적아구증으로 불렸으며 모체의 항체에 의해서 태아의 적혈구가 지나치게 파괴되었기 때문에 발생한다. 태아나 신생아가 이 상태에 이르면 임상적으로 빈혈과 황달의 특징이 있다. 만일 시각적으로 황달을 야기하는 빌리루빈 같은 헤모글로빈 파괴산물이 신생아의 혈액에 고농도로 축적되면 결국 지질이 풍부한 신경조직에 축적하여 정신박약이나 사망을 초래할 수 있다.

(1) 병인

이물질인 태아가 갖고 있는 항원은 모체내에서 항체반응을 일으킬 수 있다. IgG 항체로서 발생할 수 있는 혈액형 항원은 HDN을 일으킬 수 있다.

비록 anti-A 및 anti-B는 각각에 해당하는 항원이 없는 가운데 환경적으로 자극받은 항체(IgM)로 존재하지만 가끔 IgG 형태가 ABO 부적합성 때문에 HDN에 대하여 반응을 한다. 혈액형이 O형인 모체가 IgG형의 anti-A, anti-B 항체 역가가 높아지면 약간의 HDN이 발생한다. anti-A, anti-B항체는 통상 19S의 IgM 항체로서 모체의 태반을 투과할 수 없을 뿐만 아니라 A항원과 B항원은 태아나 신생아의 적혈구 표면에 완전히 발현되어 있지 않다. HDN을 야기한 항체조사에서 70가지 이상의 다양한 항체가 동정되었다.

(2) 역학

ABO 부적합성으로 인해 야기되는 HDN 발생율은 평균 150명의 출생 중 1명이며 많게는 70명당 1에서 적게는 180명당 1명이다. 가장 빈번하게 발생하는 형태의 ABO 부적합성은 모체는 O형이면서 아기는 A형이거나 B형일 경우이며 주로 A형일 때 발생한다.

1970년대 초까지 Rh 항체인 항-D는 혼자나 아니면 다른 Rh 항체와 함께 작용하며 중증이나 중간 정도의 HDN에 가장 빈번한 원인이었고 항-C는 비 ABO식 HDN의 약 93%를 차지했다. 그러나 D항원에 대한 일차 면역을 막을 수 있도록 현대적 치료법이 개발되면서 anti-D로 인한 HDN 발생율이 급격히 감소했다.

(3) 증상

ABO 부적합성으로 인한 HDN은 통상 몇 가지 요인 때문에 약하게 진행된다. 태아 또는 신생아의 적혈구에 A항원이나 B항원 부위가 적고 A 또는 B항원의 항원강도가 약하며 조직과 적혈구 간에 anti-A와 anti-B에 대한 경쟁 등이 요인으로 작용한다. 태아 적혈구의 A항원 및 B항원 부위의 강도 및 수는 성인 적혈구에서 보다 낮다. 뿐만 아니라 A물질과 B물질은 적혈구에만 국한되지 않고 태반을 투과한 IgG성 anti-A와 anti-B 중 극히 일부만이 신생아의 적혈구와 결합한다.

다른 항체에 의해 야기된 HDN 소견은 미약하지만 가끔 심하게 진행된다. 자궁 내 사망외에도 신생아는 중증 빈혈을 나타내고 빌리루빈 같은 적혈구 파괴산물이 증가한다. 빌리루빈의 축적은 황달을 야기하고 만일 신생아로부터 빌리루빈을 제거하는 시도를 하지 않는다면 정신박약을 초래할 수 있다.

(4) 면역기전

항체가 형성되기 위해서는 모체는 항원이 결여되어 있고 태아가 유전자 산물인 항원을 발현해야 한다. 태아는 부친으로부터 항원발현에 필요한 유전자를 물려받는다. HDN은 태아의 항원에 의해 자극을 받은 모체 내에서 항체가 생산되기 때문에 발생한다. 실제적인 항체 생산은 모체의 유전성, 특정 항원의 항원성 및 모체의 혈액으로 전달된 항원량 등의 요인에 달려있다.

태반출혈(transplacental hemorrhage, TPH)은 임신의 어느 단계에서도 일어날 수 있다. TPH로 인한 면역 효과는 자궁내에서 처음 6개월 동안은 무시할만한 양이지만 임신 마지막 3달동안이나 분만시에는 통상 면역효과가 큰 출혈이 발생한다. 태아의 적혈구도 손상, 유산, 자궁외 임신, 양막천자 혹은 정상분만 등과 같은 물리적 외상의 결과로서 모체의 순환혈액으로 유입될 수 있다. 태반 조리 박리, 제왕절개 및 태반제거 등도 TPH 증가와 관련 있다.

면역효과의 일례로는 일차면역(감작)이 이전의 부적격한 Rh+임신이나 수혈에 의한 Rh-모체를 들 수 있으며 이 경우 낮은 역가의 anti-D항체, 특히 IgM 클라스의 항체 생산을 자극한다.

Rh+ 태아의 임신동안 태아-모체 출혈같이 계속적으로 항원자극을 가하면 이차반응을 유발하여 IgG 클라스의 anti-D 항체의 역가가 증가하는 특징을 나타낸다(그림 16-3).

면역항체는 계속해서 태아항원과 반응하여 백혈구와 혈소판 항원 뿐만 아니라 적혈구 항원이 Ig항체를 형성하여 모체의 면역화를 유도할 수 있다. HDN에서 태아의 적혈구는 특이 태아 항원과 반응할 수 있는 모체항체로 도포된다. 태아에선택적으로 절달될 수 있는 유일한 면역글로불린인 IgG 항체는 모체의 순환혈액에서 태반을 투과하여 태아의 순환기로 전달된다. IgG가 태반을 투과하는 기전은 아직 밝혀지지 않았다. 그러나 태반 투과에 대한 모든 연구가 모든 서브클라스의 IgG가 모체와 태아 간의 태반 장벽을 투과할 수 있다는 가설을 옹호하고 있다.

항원과 이에 상응하는 항체가 생체내에서 결합했을 때 적혈구의 용혈작용이 증가한다. 이 용혈작용 때문에

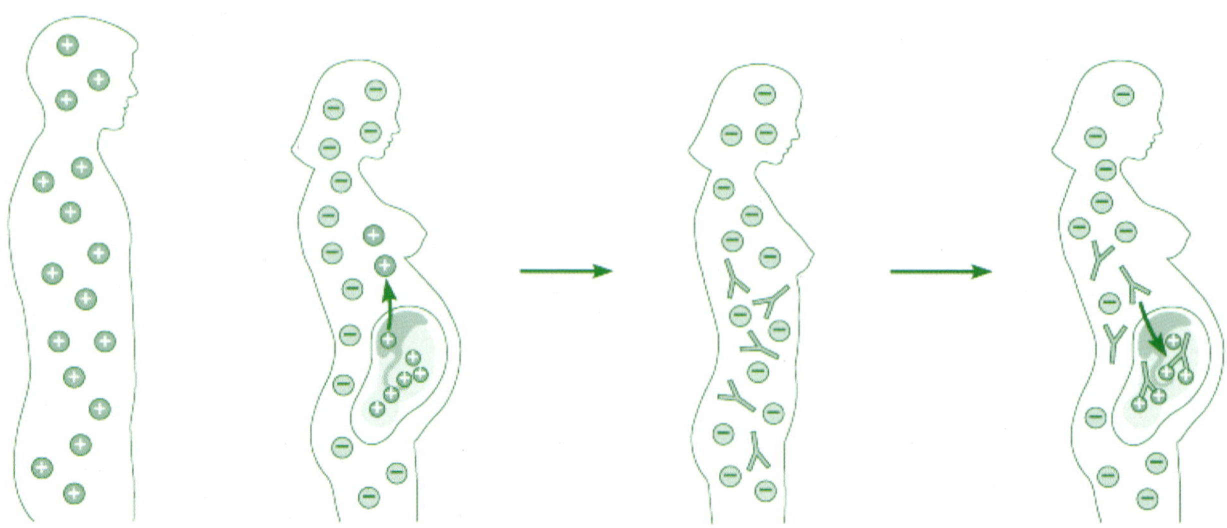

그림 16-3. 태아적아구증의 특징

태아 적혈구의 정상적인 생존기간인 45~70일은 감소된다. 이러한 적혈구 손실을 보충하기 위해서 태아의 간, 비장 및 골수는 적혈구 생산을 증가시키도록 반응한다. 골수 외곽에서의 적혈구 생산증가를 의미하는 피질외 조혈작용은 간과 비장의 팽대를 초래하고 유핵 적혈구를 골수로부터 태아의 순환기로 미숙한 채 방출시킨다.

적혈구 생산 증가가 파괴된 세포를 보충하지 못한다면 점차적으로 중증 빈혈이 발달하여 태아의 심장에 부종을 일으켜 심장 장애나 자궁 내 사망을 초래할 수 있다. 미약하게 영향을 받은 유아라 할 지라도 출생 후 계속적으로 적혈구 파괴를 겪게 되어 결합되어 있지 않은 빌리루빈이 대량으로 발생하고 이렇게 과도한 용혈작용으로 발생한 빌리루빈은 중추신경계의 조직에 지질이 축적될 수 있다.

3) 진단법

다음의 방법은 통상 출생전이나 혹은 출생 후에 HDN을 진단하기 위해서 사용된다.

- ABO식 혈액형 타이핑
- Rh 타이핑
- 비정상 항체의 일차선별검사, 동정 및 역가 결정
- 양수천자(출생전)
- 제대혈이나 태아의 혈청빌리루빈
- 제대혈이나 태아의 직접 항-글로불린 검사
- 말초혈액도말 표본검경
- Du Rosette 혹은 Kleihauer-Betke 검사

4) 예방

최근의 연구결과는 수동항체인 Rh IgG가 대부분의 Rh-인 모체를 Rh+ 태아의 분만후나 이와 유사한 산부인과적 조건시 면역복합체 형성에 의한 부작용을 차단시킬 수 있다고 증명하였다.

1968년, Rh IgG는 미국내에서 치료용으로 허가를 받았다. 이후 비록 완전히 발생을 막지를 못하였지만 anti-D에 의한 HDN 발생율이 급격히 감소하였다.

분만전에 형성된 anti-D에 의한 경우 때문에 모든 Rh-인 임신여성은 태아의 Rh형을 모를지라도 태아성 D항원이 임신으로부터 38일 정도의 임신초기에 태아 적혈구에 이미 존재하기 때문에 Rh IgG를 투여해야 한다.

3. Ⅲ형 과민반응

일명 면역복합체 과민반응이라고 한다.

정상적인 조건하에서의 면역 복합체 형성은 이 복합체가 각종 항원을 제거하고 식균작용으로 침입 미생물을 제거하는 것을 촉진하므로써 숙주를 보호한다. 그러나 면역 복합체 반응에서 항원·항체 복합체는 액체 상태의 조직내에서 형성하거나 혈액내에서 형성하여 보체 및 세포수용체와의 결합 같은 고유한 생물작용을 담당한다. Ⅲ형 과민반응의 일예로는 아더스 반응(그림 16-4), 혈청병, 전신성 홍반성 낭창에서의 사구체신염과 같은 일부 자가면역질환 등이 있다. 순환하는 수용성 면역 복합체는 외인성 항원과 내인성항원이 유발하는 병적인 면역반응을 유발하여 면역복합체 질병(표 16-3)을 초래할 수 있는 각종 인간 질병에 대하여 부작용을 유발한다.

Ⅲ형 과민반응은 주로 IgG나 IgM 혹은 다른 형태의 면역글로불린에 의해서 일어난다. 면역 복합체는 B세포 및 T세포 간의 상호작용에 의한 면역반응의 억제 혹은 증강, 종양세포 파괴억제, 혈관벽 및 사구체막, 기타 부위에의 축적 등을 포함하는 폭 넓은 생물활성을 나타낸다. 이렇게 조직에 축적되면 보체 활성화에 따른 조직 손상과 이로 인한 면역 부착 매개 및 면역 복합체 축적 부위로의 백혈구 및 거식세포유인 등과 같은 활성 때문에 정상적인 생리현상을 방해한다. 효소와 기타 물질을 방출하면 조직에 손상을 가할 수 있다. 항원 항체 상호작용이 일어나는 부위는 다음의 세 가지가 있다.

- 항체가 순환혈액내의 수용성 항원과 반응하여 광범위한 여과지역을 갖고 있는 어떤 조직에 축적될 수 있는 면역 복합체를 형성하고 면역 복합체 질환의 병소를 야기한다.
- 항체가 국소적으로 간질액에 주입되거나 분비된 항원과 반응할 수 있다. 이에 대한 고전적인 일예로는

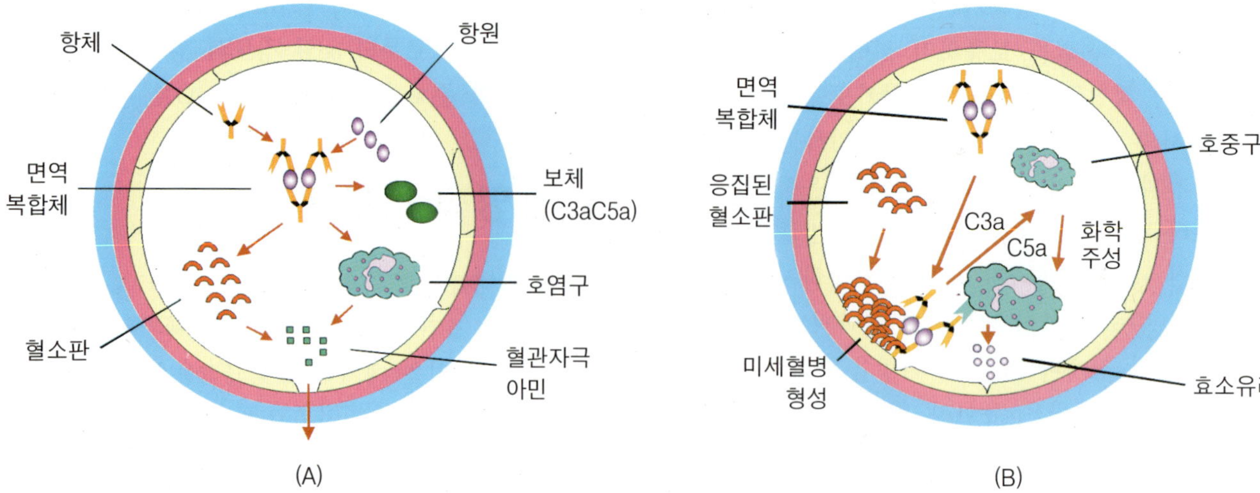

그림 16-4. Ⅲ형 과민반응에 있어서 상해기전

표 16-3. 면역 복합체와 관련된 질병

형 태	보 기
자가 면역질환	류마티스 관절염, 전신홍반낭창, Sjogren증후군, 혼합 결합조직질환, 전신경화증, 사구체신염
신생물병	고형암 및 림프 종양
전염성 질환	세균감염 심내막염, 스트렙트코쿠스 감염, 바이러스성 간염, 단핵구증형

실험적인 아더스 반응이 있으며 국소적 면역 복합체 질병의 기본적인 예이다.

- 항체가 세포막 표면의 일부를 형성하는 구조항원과 혹은 기저막과 같은 고정된 세포 내 구조물과 반응할 수도 있다. 혈청병과 같은 전신성 면역 복합체 질환은 수용성 및 조직 고정 항원이 개입된 질병의 예이다.

급성 혈청병은 이종 혈청단백을 주사하여 최초 노출 후 혹은 반복 노출 후 1~2주 이내에 발병한다. 미리 존재하는 항체가 없더라도 항체 형성이 시작함에 따라 질병도 나타난다. 혈청병의 표시는 항원과다 상태하에서 항원·항체 복합체 형성을 동반한 순환혈액내에서 항원과 항체간의 장기 상호작용이다. 만성 혈청병은 소량의 항원을 매일 주입하여 항체 생산을 유도하기에 충분한 항원을 제공하면 실험적으로 유도할 수 있다.

4. Ⅳ형 세포매개 과민반응

세포매개 면역은 항체매개 면역과는 다른 면역활성으로 구성되어 있다. 세포성 면역은 단구와 대식세포같은 탐식세포와 T림프구 간의 연계에 의해서 조절된다. T림프구는 세균이나 다른 살아있는 세포의 항원을 인식하지는 않지만 여러 가지 형태의 세포간 직접접촉을 통해서 뿐만 아니라 수용성 인자의 생산에 의해서 면역적으로 활성을 갖추게 된다. 지연형 과민반응은 세포매개적이며 항원 감작 T세포가 개입되어 있으므로 직접 반응하거나 림포카인을 방출하여 접촉성 피부염과 알러지를 유발한다(그림 16-5).

- 접촉감수성
- 지연형 과민반응
- 바이러스성 및 진균성 항원에 대한 면역

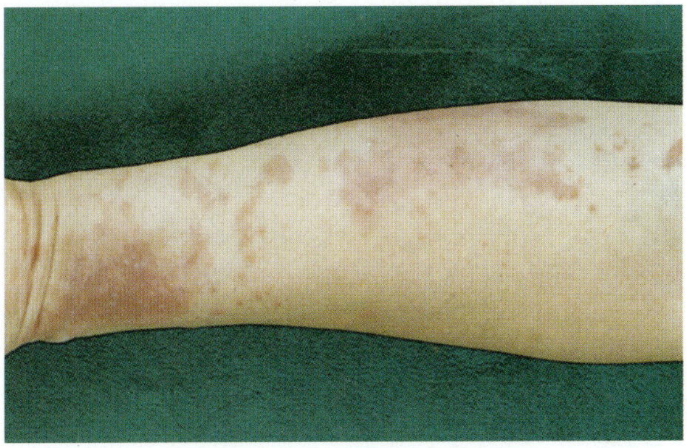

그림 16-5. Ⅳ형 과민반응

- 세포내 미생물에 대한 면역
- 이식편거부
- 신항원 보유 종양세포 제거
- 만성 과립종 형성

일부 조건하에서 세포성 면역 활성은 유리하지 않을 수도 있다. 약물이나 기타의 수단으로 정상적인 후천성 면역반응을 억제하는 면역억제는 장기이식, 과민반응, 자가면역질환 등의 조건하에 필요하다.

Chapter 17

자가면역질환(Autoimmune Disorders)

학습목표

· 자가면역질환의 정의 및 기타 특성을 설명한다.
· 주요 자가항체 종류별 특징을 설명한다.
· 기관 · 특이자가질환을 설명한다.
· 자가면역에서 T-B세포의 역할을 설명한다.
· 자가면역 질환종류를 열거하고 증상을 비롯한 특징을 이해한다.

17 자가면역질환(Autoimmune Disorders)

1. 자가면역의 특징

자가면역이란 면역계통이 자기와 이물질 간을 구별할 수 있는 능력이 파괴되었다는 것을 의미한다. 40가지 이상의 자가면역질환이 일반인 중 5~10%에서 발생한다. 심호흡계, 피부, 내분비, 위장관, 조혈, 신경근육계의 각종 기관과 조직은 자가면역질환으로 영향 받을 수 있다.

자가면역질환은 각각의 세포와 기관의 기능과 특성을 변경시킬 수 있는 면역학적인 효과세포 기전의 지속적인 활성화에 의하여 특징지워진다. 기관이나 조직의 손상부위는 면역반응이 발생한 위치에 달려있다.

자가면역질환이라는 용어는 입증할 수 있는 면역글로불린(자가항체)이나 세포독성T세포가 자기항원(self-antigen)이나 자가항원(autoantigen)에 대하여 특이성을 나타내고(표 17-1), 발병에 크게 기여할 때 사용한다. 자가면역질환 환자에서 볼 수 있는 각종 증상과 징후는 면역반응의 다양한 형태를 반영한다.

자가항체는 조직 손상이 있는 환자에서 형성되거나 임상적 질병증거가 없을 때 형성된다. 자가면역질환과는 달리 자가항체는 수혈반응과 같은 면역 관련 조건으로 발생할 수 있다. 자가항체는 신생아와 장기이식거부의 용혈성 질환에서도 발생되며 면역반응이 확실하게 질병을 유발할 혈청병, 아나필락시스, 건초열 등과 같은 증상으로 나타낸다.

2. 자가면역질환의 범위

많은 질환이 비정상적인 면역과 관련이 있고 새로운 질병으로 동정되는 경우가 계속 증가하고 있다(그림 17-1). 자가면역 질병의 예로는 갑상선의 하시모토병과 같은 기관 특이 질병(organ · specific diseases)이 있고 또 다른 예로는 전신성 홍반성 낭창(SLE) 및 류마티스 관절염(RA) 같은 비기관 특이 질병(nonorgan · specific diseases)이 있다. 기관 특이 질병에서, 조직 손상에 의해 발생한 병변부위와 자가항체는 둘 다 갑상선 처럼 하나의 표적기관에서만 나타난다. 중간 범위 질병은 단일 기관에서의 국소상처부위와 기관-비특이 자가항체의 특징이 있다. 중간 범위 질병의 예로는 간 간경화가 있다. 이 질병에서는 담관이 염증세포 침투의 주요 표적이지만 혈청자가항체는 주로 미토콘드리아 항체이며 간에는 비특이적이다. 기관-비특이질병은 하나의 기관에만 국한되지 않은 상처부위와 자가항체가 존재한다는 특징이 있다(표 17-2).

표 17-1. 자가면역 질환 및 관련된 이상의 예

진 단	자가항원
에디슨병	p450 효소
크론병	p-ANCA, 췌장선방세포
난소 이상/불임	p450 효소
악성빈혈	벽세포
궤양성 대장염	p-ANCA

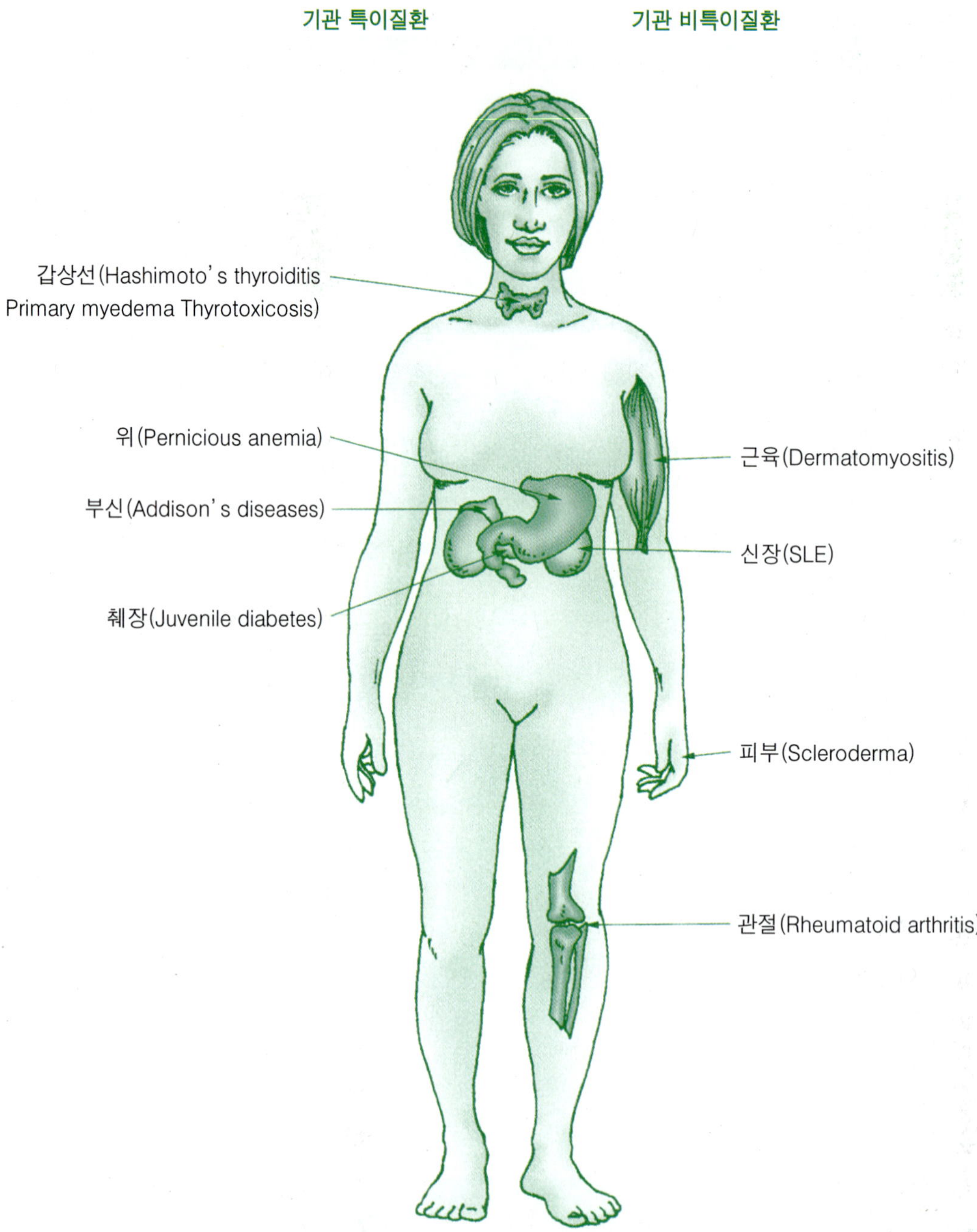

그림 17-1. 기관 특이 · 비특이 자가면역질환

표 17-2. 기관특이질환 및 기관-비특이질환

유 사 점	
1. 순환성 자가항체가 정상신체 성분과 반응 2. 종종 혈청내 면역글로불린 농도 증가 3. 각각의 면역글로불린 클라스가 출연 4. 발병과정은 항상 점진적 진행되는 것은 아니며 가끔 급성 또는 만성으로 진행 5. 진단적 가치있는 자가항체 검사법 이용	
차 이 점	
기관-특이	**기관-비특이**
자가 항체와 손상부위는 기관 특이적 갑상선, 위, 부신, 신장 등에서와 같이 임상적 및 혈청학적 중첩항원은 단지 저농도 림프계통에 대하여 유용 항원은 완전 Freund' s adjuvant와 함께 정상동물에서 기관-특이항체 생산 기관-특이 자가 면역을 일으키는 가족 성향 림프침입, 세포성 과민반응이나 항체에 의한 실질 파괴 기관내에서 종양 발달	자가 항체와 손상부위는 기관-비특이 SLE, RA, 기타 결합조직질환의 중첩 항원 고농도에서 이용 동종의 자극으로 동물에서 항체생산 불가 결합조직질병을 일으키는 가족간 성향, 친척간 면역글로불린 합성의 이상 존재 항원 · 항체 결합체의 침착에 의하여 발생되는 부위 림프양상 신생물 발달

3. 자가면역의 발달에 영향을 미치는 요인

1) 유전적 요인

비록 자가면역질환에서 직접적인 유전적 병인은 아직 밝혀지지 않았지만 특정 가족 집단에서 발생하는 경향은 있다. 뿐만 아니라 한 가지 이상의 자가면역질환이 발생하는 경향이 동일한 사람에서 나타난다. 일예로 하시모토병 환자는 악성빈혈도 함께 발생할 확률이 연령과 성별을 동일한 조건으로하여 채집한 집단에서 예상되는 숫자보다 높게 나타난다.

유전성과 관련된 또다른 인자로는 성별이 중요하며 자가면역질환과 자가항체는 남성에서보다 여성에서 더욱 자주 발견된다.

일부 인간백혈구항원(HLA)의 존재도 일부 자가면역질환이 발생할 확률과 연관이 있다.

2) 연령

자가항체는 드물지만 일반 집단에서 분명히 존재한다. 그러나 자가항체 발생율은 연령에 따라 꾸준히 증가하여 60~70세경에 최고치에 달한다.

3) 외부요인

자외선 조사, 약물, 바이러스, 만성 전염성 질병 등은 자가면역질병의 발달에 영향을 끼친다. 이러한 요인들은 항원을 변성시켜 즉시 인체가 이 변성항원을 이물질로 인식하도록 유도한다.

4. 면역발병기전

1) 면역 발병의 개요

자가면역질병은 통상 면역조절기구를 정상적으로 작

표 17-3. 자가면역 내분비질환에 관련된 항원

질 환	항 원
하시모토병	Thyroglobulin, Thyroid perxidase, Thyrotropin receptor
그레이브스병	Thyrotropin receptor, Thyroid perxidase, Thyroglobulin, 64kd 항원
1형 당뇨병	인슐린, 인슐린 전구체, 인슐린 수용체, 글루타민산 탈탄산 효소, B세포 방출 과립, 췌장 싸이토케라틴, 64KD 항원, 글루카곤, 70KD heat shock 단백
애디슨병	부신피질 세포, 55KD microsomal 항원

동시킴으로써 예방할 수 있다. 이러한 조절기구가 고장났을 때 자기 항원에 대한 항체가 생산되어 순환 중인 항원에 결합하여 순환하는 면역 결합체를 형성하거나 특이 조직에 침적되어 있는 항원에 결합한다. 한 기관에 침적을 조절하는 기구는 아직 알려지지 않았지만 여러 가지의 기전이 단일 질병에 동시에 작용할 수 있다. 항원-항체 결합체가 축적될 때마다 보체가 활성화되고 염증의 매개인자가 방출된다. 이 매개인자는 혈관투과성을 증진시키고 탐식세포를 작용부위로 유도하며 국소조직 손상을 일으킨다.

반면에 세포독성T세포는 표적항원을 갖고 있는 체세포를 직접적으로 공격하여 염증반응을 증폭시키는 매개인자를 방출시킨다. 자가 항체와 보체절편은 표적항원을 갖고 있는 세포를 도포하여 탐식세포 또는 살해세포를 이용하여 파괴한다. 개인은 다양한 면역적 자극에 의하여 자가 면역반응을 발전시킬 수 있다(표 17-3).

① 정상적으로 혈액내에서 순환하지 않는 항원. 은닉항원이론은 기관-특이 항체에 대하여 가장 초기에 가정된 가설 중 하나다. 이 가설에 따르면, 항원은 기관 내에서 은퇴하여 단핵탐식세포계가 접촉을 할 수 없기 때문에 면역관용을 확립하지 못한다. 항원을 방출하는 어떤 조건이 발생하면 동시에 자가항체를 형성할 기회도 발생한다. 이 상황은 정자나 수정체 및 심장조직이 직접 순환계로 방출될 때 실제 발생하여 자가항체가 형성된다. 그러나 기관-특이 자가면역질환과 관련된 변조되지 않은 조직 추출물은 쉽게 항체 형성을 유도하지 못한다.

② 합텐의 담체와 결합, 물리적 변성, 돌연변이 등과 같은 화학적, 물리적, 생물학적 과정때문에 발생하는 변성항원

③ 자기항원이나 조직성분과 공통점이 있거나 교차반응할 수 있는 외부항원

④ 면역적격세포가 자기 항원에 반응력을 획득하도록 일어나는 돌연변이

⑤ T계열세포의 면역조절기능 손실

자가면역기전에 대한 이해는 면역반응 조절에 대한 이해를 필요로 한다. 면역반응에는 림프구, 대식세포, 항원, 항체, 면역 결합체 및 보체 등과 같은 세포 성분의 상호작용이 개입되어 있다.

2) T세포

협조T세포와 억제T세포는 면역조절의 균형을 조절하기 위해 협조하며 특정항원에 대한 면역반응 수준을 결정한다. 협조T세포의 확장이나 억제T세포의 결핍 중 한 가지에 기인한 불균형은 잠재적으로 자가항체를 생산할 수 있는 자가반응성 B세포군을 유발시킨다.

자가반응성 T세포도 나타날 수 있다. 자기반응성 효과T세포는 림프구를 mitogenicin lectin 같은 물질의 존재하에 다양한 상동 조직과 함께 배양했을 때 나타난다.

정상적인 조건하에서 인체는 유해 반응이 유발되는 것을 막기 위해 항상성 기구를 갖고 있다. 자기반응성 효과T세포는 클론배제, T세포 억제 혹은 자기항원제공 실패 등의 이유때문에 반응성은 가지지 않는다.

3) B세포

B세포 자체내 원래의 비정상 특성은 자가면역을 유발한다. B세포 비정상성 이론에 따르면 아직 알려지지 않은 자극에 의해서 부적절한 B세포가 유발된다. 이 부적절한 B세포는 T세포의 통제로부터 벗어나 항-T세포 항체를 생산하여 T세포와 반응하거나 파괴시킬 수 있다.

4) 대식세포

Ia 항원을 발현하는 대식세포의 비정상 특성도 자가면역을 유발한다. 대부분의 면역조절기능을 대식세포집단이 갖고 있다.

5. 자기인식(관용 : Tolerance)

세포 표면의 이디오타입 수용체와 주요조직적합성복합체(MHC) 항원의 자기 인식은 세포간의 조절작용을 돕기 위해서 필수적이다. 이 상호작용 중의 대부분은 Ia 항원과 이디오타입 결정기를 갖고 있고 한 세포에서 다른 세포로 신호를 전달하는 고 특이성 수용성 물질 생산을 통해서 매개된다.

주어진 항원에 대한 면역반응이 발현될지 혹은 관용으로 발현될지는 조절균형에 의해서 결정되며 주로 협조T세포와 억제T세포 간의 균형에 의해서 조절된다. 이 균형은 MHC에 연결되어 있는 면역반응 유전자(Ir)에 의해 조절되며 Ia항원처럼 림프구 및 대식세포의 표면에 발현된다. 뿐만 아니라 자가면역 갑상선염에서의 갑상선 세포처럼 염증세포 표면에 Ia가 제멋대로 발현된다는 새로운 이론에 의하면 염증세포가 부적절한 항원을 제공하여 면역세포를 활성화시키고 궁극적으로 기관-특이 자가면역질환을 유발한다.

자기관용은 항원과 면역적격세포 간의 접촉과 관련된 최소한 두 가지 기전에 의하여 유발된다.

① 항원과 반응하도록 계획된 면역적격세포 중 소수의 클론 제거(Burnet의 클론선택설)

② 면역적격세포에 결합하는 항원을 과잉으로 적용하거나 억제기전을 통해서 면역적격세포의 비 반응성유도. 정상적인 면역반응은 항원-특이 및 비특이 억제세포 활성에 의해서 조절

항체반응의 항원-특이 억제에 있어 주요 기전은 특정 항체에 고유한 항원결합부위(idiotype)에 의해 유도된 항-이디오타입 면역반응과 관련이 있다. 반대의 경우는 만성 감염과 같은 장기적인 항원 자극은 B세포 반응의 여러 클론을 활성화시켜 결과적으로 다클론성 고감마글로불린혈증을 유발한다.

B세포 표면의 항원수용체는 이 세포가 분비한 항체분자와 동일한 항원 결합 배열을 갖고 있다. 뿐만 아니라 항체분자 자체의 구성 성분은 항-이디오 타입 항체의 형성을 유도하여 이것이 세포 표면의 항원수용체와 결합함으로써 면역반응을 조절하게 된다. 동일한 배열을 갖고 있는 항체 분자를 이디오타입이라 부르며 B세포 표면의 항원 수용체가 대표적이다.

B세포와 T세포는 둘 다 항체에 의해서 뿐만 아니라 특이적으로 반응하는 T세포에 의해서 대표되는 항-이디오타입 반응성에 의한 억제의 표적이다. 자가면역에 있어서 항-이디오타입 특이성을 갖고 있는 T세포와 B세포는 외부 항원에 대한 면역 반응을 제한하는 정상 기능을 갖고 있다. 일부 형태의 억제 T세포도 이러한 방식으로 작용한다. 항-이디오타입 항체가 T세포 및 B세포의 항원수용체와 결합할 수 있는 분자로서 자연적으로 발생할 확률은 Jerne's network theory의 자기조절에 관한 기초를 형성한다.

6. 주요 자가항체

여러 가지 질병에서 주요 자가항체가 검출된다. 많은 검사법이 이러한 자가면역반응을 기초로하고 있다. 가장 흔히 경험할 수 있는 자가항체로는 갑상선, 위, 부신피질, 평활근, 아세틸콜린 수용체, 타액선, 마이토콘드리아, 레티쿨린, 미엘린, islet세포, 피부 등이 있다. 항핵항체에 대한 항체로는 DNA, 히스톤, 비히스톤단백항체 등이 있다. 특이 자가항체의 작용과 진단에 응용하는 경우는 다음과 같다.

- 항체와 결합하는 아세틸콜린 수용체 : 골격근의 신

경·근육 접합 부위에 있는 아세틸콜린 수용체에 대한 항체를 측정한다. 중증 근무력증을 진단하는데 사용한다.

- 아세틸콜린 수용체 차단 항체 : 아세틸콜린 수용체에 대한 항체를 측정한다. 중증 근무력증 환자의 33%에서 검출된다.
- 항-부신 항체 : 부신 피질세포에 대한 항체를 측정한다. 자가면역성 부신저하증 환자의 75%에서 특징적으로 항체 고역가를 나타내지만 결핵성 에디슨병에서는 검출되지 않는다.
- 항-카디오리핀 항체 : 카디오리핀에 대한 항체는 혈전과 관련된 SLE 환자에서와 임신 초기의 태반경색 환자에서 검출된다. 항체 증가는 혈전 발생이나 임신 초기의 자연 유산 재발 가능성이 높다는 것을 의미한다. 이 항체는 낭창 항응고제나 인지질 항체라고도 한다.
- 항-센트리올 항체 : 세포의 미세구조물인 센트리올에 대한 항체를 측정한다. 이 항체는 흔히 나타나는 것은 아니지만 전신 피부 경화증에서 잘 나타난다.
- 항-센트로미어 항체 : 염색체의 센트로미어에 대한 항-센트로미어항체(antikinetochore)를 측정한다. 석회증, 레이노드병, 식도이상, 손 발가락 경화증, 모세혈관 확장증 증후군 등의 환자에서 이 항체를 확인할 수 있다. 레이노드병 환자의 약 33%에서 그리고 전신피부경화증 환자의 10%에서 이 항체를 검출할 수 있다.
- 항-DNA 항체 : DNA에 대한 항체를 측정한다. 보체성분 중 C4의 증가(막검사법으로 25% 이상) 및 감소는 SLE 진단을 확인할 수 있다. 이 검사법은 SLE의 활성과 약화를 감시하는데도 유용하다. anti-DNA의 결핍은 SLE 환자의 약 25%에서 증명된다.
- 항-사구체 기저막 항체 : 사구체 기저막에 대한 항체(항-GBM)의 양을 측정한다. 고역가는 Goodpasture병이나 항-GBM 신염을 의미한다. 그러나 결과가 음성이라고 해도 Goodpasture병을 배제할 수 없다.
- 항-내부인자 항체 : 내부인자(intrinsic factor)에 대한 항체를 측정한다. IF차단 항체가 존재하면 악성빈혈로 진단하며 환자 중 약 60%에서 검출된다.
- 항-islet세포 항체 : 췌장의 islet세포에 대한 항체를 측정한다. 이 검사법은 β췌장세포 파괴의 초기지표로 유용하다.
- 항-미토콘드리아 항체 : 세포의 미세구조인 미토콘드리아에 대한 항체를 측정한다. 고역가는 원발성 담관 간경화(primary biliary cirrhosis, PBC)를 의미한다. 미토콘드리아 항체가 없는 것은 PBC에 대한 강력한 증거이다. 다른 형태의 간질환은 종종 마이토콘드리아 항체 역가가 낮다.
- 항-미엘린 항체 : 미엘린 기초단백이나 신경의 미엘린 외피성분에 대한 항체를 측정한다. 미엘린에 대한 항체는 다발경화증이나 다른 신경과 질병과 관련이 있다. 미엘린 항체는 다발경화증 환자의 뇌척수액에서는 검출할 수 없다.
- 항-심근 항체 : 심근 성분에 대한 항체를 측정한다. 심근 항체가 존재하면 드레슬러증후군(심장손상)이나 류마티스열로 진단한다.
- 항-호중구 항체 : 호중성 과립구의 세포질 성분에 특이한 과립성 세포질 염색형태를 나타내는 자가항체. 항-호중구세포질 항체는 전신성 혈관염인 활성형 Wegener 육아종증에 대한 민감하고도 특이한 지표로 사용된다. 호중구의 핵 주위를 염색하는 항체로서 여러 가지 질병에서 발생한다.
- 항-핵 항체 : 핵 항원에 대한 항체를 측정한다. 항핵항체는 치료받지 않은 SLE 환자의 99%에서 검출된다.
- 항-벽세포 항체 : 위의 소화선에 있는 큰 세포인 벽세포에 대한 항체를 측정한다. 악성 빈혈환자의 80%가 벽세포 항체를 보유하고 있다. 벽세포가 존재하면 위 내시경 관찰로 거의 항상 위염을 관찰할 수 있다. 벽세포에 대한 항체 저역가는 종종 악성빈혈이나 위축 위염의 임상적 증거 없이도 나타나며 주로 고령환자에서 검출된다.
- 항-혈소판 항체 : 혈소판에 면역적으로 부착된 IgG를 측정한다. 간접법으로 측정했을 때 혈소판 항체가 존재하면 면역 저혈소판증 SLE과 관련이 있다.
- 항-레티쿨린 항체 : 망상조직의 연결 부위에 존재하는 albuminoid나 scleroprotein인 레티쿨린에 대한

항체를 측정한다. glutein 민감 장질환의 아동 환자 중 80%가 레티쿨린 항체를 나타낸다. 포진 피부염과 성인 glutein 환자에서도 이 항체가 검출된다. 헤로인 중독자의 20%에서도 검출된다.

· 항-류마티스 관절염 핵항원(anti-RANA, RA 침강소) : EB바이러스 성분에 대한 항체를 측정한다. RA 환자의 대부분에서와 SLE 환자의 15%에서 검출된다. 항-RANA는 관절염을 진단하거나 선별검사하는데 유용하다.

· 항-리보솜 항체 : 세포내 기관인 리보솜에 대한 항체를 측정한다. SLE 환자 중 10%에서 이 항체가 검출된다.

· 항 핵 리보뉴클레오단백(anti-nRNP) 항체 : 핵리보뉴클레오단백에 대한 항체인 DNA를 측정한다. 이 항체가 고역가이면 혼합결합조직병(MCTD)이거나 미분화결합조직병으로 진단할 수 있다. MCTD에서 항-nRNP는 다른 항핵항체가 없이도 검출된다. 항-nRNP에 대한 항체 저역가는 SLE 환자 중 약 33%에서 볼 수 있고 항-DNA나 항-Sm과 같은 다른 항핵항체와 연관이 있다.

· 항-Scl 혹은 항-Scl-70 항체 : 기본적인 비히스톤핵단백에 대한 항체를 측정한다. 항-Scl의 존재는 전신피부경화증의 진단 지표이지만 환자 중 약 20%에서만 발견할 수 있다.

· 항-피부 항체(표피, 진피) : 피부의 기저막에 대한 항체를 측정한다. 유사천포창(bullous pemphigoid) 환자의 80% 이상에서 이 항체를 검출할 수 있지만 이 항체가 없다고 해도 유사천포창을 배제할 수 없다.

· 항-피부항체(상피) : 피부의 세포간 물질에 대한 항체를 측정한다. 천포창(pemphigus) 환자의 90%에서 이 항체를 검출할 수 있다. 항체가 없다고 해도 천포창을 부정할 수 없다. 이 항체는 blistering 질병의 진단에 유용하다. 이 항체의 역가상승은 천포창의 재발을 의미하며 역가하락은 질병을 효과적으로 관리하고 있다는 것을 의미한다.

· 항-Sm 항체 : 산성핵단백에 대한 Sm(Smith) 항체를 측정한다. Sm항체는 SLE 환자의 33%에서 검출된다. 이 항체의 존재는 SLE를 확진할 수 있지만 없더라도 SLE를 배제할 수 없다.

· 항-평활근 항체 : 평활근성분에 대한 항체를 진단한다. 고역가가 지속되면 만성 활동성 간염의 자가면역 형태를 의미한다. 이 항체는 전염성 단핵구증과 같은 바이러스성 질병에서도 검출할 수 있다.

· 항-SS-A 항체(SS-A 침강소, 항-Ro) : 인간 비장 추출물의 산성 핵 단백에 대한 항체의 존재를 검출한다. SS-A 침강소는 Sjogren 증후군 환자의 70% 이상에서 검출되며 특히 혈관염이 발생할 위험이 큰 Sjogren 환자에서 자주 검출된다. SLE 환자 중 33%에서 이 항체가 검출되며 Sjogren증후군과 RA의 합병증 환자나 고리형아급성피부홍반루푸스의 33%에서도 검출된다. SS-A에 대한 자가항체성에서 신생아 홍반루프스 원반모양 피부손상과 선천적 심장이상이 공통적이다.

· 항-SS-B 항체(SS-B 침강소, 항-La) : 대부분의 Sjogren 증후군-SLE 환자에서 검출된다. Sjogren증후군 환자의 50~75%가 이 항체를 보유하고 있으며 혈관염이 발생할 위험이 높다.

· 항-횡문근 항체 : 횡문근 성분에 대한 항체를 측정한다. 횡문근에 대한 항체는 중증 근 무력증 환자나 흉선암 환자에서 혹은 페니실아민 치료 중인 사람에서 검출된다.

· 항-갑상선글로불린 및 항-갑상선 마이크로솜 항체 : 갑상선 성분에 대한 항체를 검출한다. 갑상선 성분에는 갑상선에 의해 분비되어 콜로이드물질과 함께 저장된 요오드 함유 단백질인 갑상선글로불린과 소포체로부터 유도된 입자인 갑상선 마이크로솜이 있다. 마이크로솜 항체의 존재는 갑상선 자극호르몬(TSH)의 농도 상승을 나타내는 지표이다. 갑상선 항체 양성이며 TSH 역가 상승이면 갑상선기능저하증이 발생할 위험이 크다. 두 가지 항체가 다 없으면 자가면역갑상선염이 아니라는 강력한 증거이다.

· 카디오리핀 항체 : 인지질 항체와 루푸스항응고제에 대하여 진단한다.

· 히스톤 반응성 항핵 항체(HRANA) : HRANA의 존재를 측정한다. HRANA의 역가가 높다는 것은 하이드랄라진과 같은 약물에 의해서 유발된 홍반성

낭창을 의미한다. HRANA는 때때로 SLE 환자에서 도 검출된다.

- Jo-1 항체 : 소 흉선으로부터 유래한 산성 핵단백에 대한 침강소를 검출한다. 합병증이 없는 다발근육염 환자의 약 33%에서와 피부근육염 환자의 일부에서 이 항체를 검출할 수 있다.
- Ku 항체 : 소 흉선으로부터 유래한 산성 핵단백에 대한 침강소를 검출한다. 피부경화증과 다발 근육염의 합병증 환자의 50%에서 Ku 침강소를 검출할 수 있다.
- Mi-1 항체 : 소 흉선으로부터 유래한 산성 핵단백에 대한 항체를 검출한다. 피부근육염 및 다발 근육염 환자 중 일부에서 Mi-1 항체를 검출할 수 있다.
- PM-1 항체 : 소 흉선으로부터 유래한 산성 핵단백에 대한 항체를 검출한다. 다발근육염-피부경화증 환자의 87%에서 이 항체가 검출된다. 다발근육염 환자 중 50% 이상에서 검출되지만 피부근육염 환자의 20% 이하에서 검출된다.

7. 기관-특이 및 자가질환

1) 심혈관 이상

혈관에 대한 일차적 면역질환을 혈관염이라 부르고 심장에 대한 것을 심장염이라고 부른다.

(1) 혈관염

순환성 면역 결합체의 침적은 직접 혹은 간접적으로 다양한 형태의 혈관염을 유발한다. 혈관의 염증 부위는 혈관벽에 다양한 손상이나 괴사를 야기한다. 이것은 결과적으로 협착, 폐색, 관내강 혈전, 동맥류형성 혹은 파열 등을 초래한다. 혈관염은 RA와 같은 다른 질병의 일차적 질병과정 또는 이차발현으로 발생한다.

혈관염은 혈관내 염증의 특징이 있으며 때때로 혈관내강에 허혈을 야기한다. 허혈은 혈관염 증상 중 대표적인 것으로 예후를 결정한다. 여러 가지 크기와 형태의 혈관이 개입되어 있다. 그러므로 혈관염 증상은 다양한 질병 집단을 이룬다(표 17-4). 상피세포에 특이한 항체도 면역혈관병증을 일으킨다. 항-상피세포 항체는 상피세포의 세포막에 있는 항원에 대한 자가항체이다.

(2) 심장염

심장은 다른 기관과 함께 면역-매개 손상에 대하여 감수성을 공유하고 있다. 여러 가지 심장질환은 내부 혹은 외부 심장 항원에 대한 면역 감작으로 인하여 심근내에 염증이 발생한다. 심근세포의 면역 손상에 대한 반응결과는 전기적 및 기계적 가역조절에서부터 세포사망에 이르기까지 다양하다. 심장염은 급성 류마티스열, 라임병, 심장이식 거부작용 등을 포함하는 다양한 조건에 의해서 유발된다.

심근 수축성은 세포매개 손상이나 싸이토카인 국소 방출로 손상될 수 있다. 현재 면역성 심장질환에 관한 연구는 급속적으로 확대되고 있다. 원발성 특발증 심근염은 대식세포 및 림프구의 심장 침투의 특징을 갖는 자가면역질환이다. 면역세포 및 면역인자가 심근 내에서 위치를 선정하고, 심근세포의 기능을 조절하며, 심근 구조물을 건축하는 기전은 아직 밝혀지지 않았다.

급성류마티스 발열에 대한 진단은 다른 면역적 질병이나 전염병과 구별할 필요가 있다. 류마티스 심장 질환에 대한 면역적 근거가 오랜동안 연구되어 왔다. 류마티스 심장질환 환자는 시험관내에서 심근과 심장 판막의 병소에 결합하는 항-심근 항체를 나타낸다. 이 항체는 해부를 통해 확인하면 류마티스 심장 질환의 병소에서 발견되는 Ig와 보체성분의 침적을 담당하고 있다.

항-심근 항체는 연쇄상구균 항원과 강하게 교차반응한다. 그러나 이러한 항체는 심장이 다른 원인으로 이미 손상되지 않았다면 심장 조직에 독성을 나타내지 않는다. 항-심근항체는 최근에 심근경색을 경험한 환자에서나 심장 후유증 없이 연쇄상구균에 감염된 사람에서 공통적으로 발견되기 때문에 이 항체의 검출은 심장 손상에 대한 유용한 선별검사법이 아니다. 그러나 심근항체의 존재는 Dressler 증후군(심장손상)이나 류마티스열의 진단에 유용하다.

표 17-4. 혈관염 증후군의 분류

전신괴사 정맥염	결절다발동맥염, 알러지성 혈관염 및 육아종증, 중첩증후군
과민반응 혈관염	Henoch-Schonleon 자반증, McDuffie 증후군
Wegener 육아종증	
림프종모양 육아종증	
거대세포 동맥염	Takayasu동맥염
점막림프절증후군(카와사끼병)	
Behcet병	
폐쇄혈전혈관염	
중추신경계 혈관염	
기 타	Cogan증후군, Eales병, 혈관염동반과호산구증후군

2) 콜라겐-혈관 이상

(1) 진행성 전신경화증(피부경화증)

피부경화증은 형태가 다양하여 병인을 알지 못하고 있는 콜라겐-혈관 질환이다. 호산구 근막염은 변형된 형태의 피부경화증인 것으로 생각된다.

피부경화증의 발달은 여러 가지 직업 및 약물과 관련이 있다. Vinyl chloride, 진동자극, 규소폐증 등의 직업적 노출은 결과적으로 피부경화증의 발달과 관련이 있다. 약물에 의해 유발된 경우는 황화 블레오마이신, 트립토판, 카비도파 등이 있다.

① 역학

피부경화증은 모든 민족에서 발생한다. 남성에서보다 여성에서 발병율이 세배 높다.

② 증상 및 징후

피부경화증은 피부와 내부기관에서 섬유화가 이루어지며 동맥 폐색이 심해지는 특징이 있다. 최초의 증상은 통상 30대에 발생한다. 레이노드 현상은 가장 흔한 증상이다. 이 질병은 천천히 점진적으로 발전하여 치명적일 수도 있다.

전신성 피부경화증은 피부 비후(피부경화증)를 야기하며 다른 기관에도 영향을 미치는 전신다발성 질병이다.

환자의 50% 이상에서 다른 증상이 나타나기 전에 레이노드(Raynaud's) 현상이 먼저 발생한다. 피부 증상은 요입(pitting) 부종단계, 피부경화증 단계 및 최종 위축 혹은 연화 및 정상 복귀 단계 등으로 발전한다. 관절 불편이 가장 흔하며 위장관의 운동저하가 두번째로 흔한 임상증상이다.

③ 면역적 소견

특발성 피부경화증(Idiopathic scleroderma)은 관련된 자가항체와 피부경화증-다발근육염 및 피부경화증-SLE와 같은 중복 증상때문에 자가면역질환으로 여겨진다.

추출 가능 핵항원, 핵소체, 중심절(centromere) 및 Scl-70에 대한 항 핵 항체가 환자의 40~90%에서 검출된다. 항-중심절 항체는 CREST 증후군을 나타내는 피부경화증 환자에서 민감하고 특이하다.

뿐만 아니라 T세포 활성 증가는 질병 활성과 관련이 있다. 활성화 T세포는 혈관변화를 일으킬 뿐만 아니라 콜라겐 생산을 증가시킨다. 이러한 세포성 면역활성 때문에 혈관 이상 및 섬유화가 발생한다. 혈관 손상은 싸이토카인에 의해서 매개되거나 활성화 림프구와 상피세포 간의 직접적인 세포간 상호작용에 의해서 이루어진다.

(2) 호산구 증가증-근육통 증후군 (Eosinophilia-Myalgia Syndrome; EMS)

많은 사람들이 호산구 증가증-근육통 증후군(EMS)를 일으킬 수 있는 물질에 노출되어 발병 가능성이 있다. 환자들은 통상 중증 근육통을 나타낸다. EMS 환자의 50% 이상이 유사 피부경화증 증상을 나타낸다.

이 질병의 중요한 원인으로는 오염된 L-트립토판의 섭취이다. L-트립토판의 섭취와 전신성 질환과의 관련은 1989년에 처음으로 관찰되었다. 일부 환자는 L-트립토판 때문에 사망한다. L-트립토판은 1974년에 불면증, 월경전 증후군, 불안 등과 같은 각종 괴로움에 대한 일반약제로 소개된 후 광범위하게 사용되었다. 의약전문가들도 신경정신적 질병이나 섬유근육통에 대해서 사용할 것을 권고했다.

3) 내분비선 이상

(1) 갑상선

많은 내분비선 이상이 자가면역 때문에 발생한다. 만성 자가면역 갑상선염과 그레이브스병 등 두 가지의 자가면역 갑상선질병이 있다. 림프성 만성 갑상선염(하시모토병)은 기관-특이 자가면역질병의 전형적인 예이다. 갑상선에 영향을 미치는 다른 자가면역질병으로는 일시적 갑상선염 증후군과 특발갑상선 기능저하증 등이 있다.

(2) 림프성 만성 갑상선염(하시모토병)

· 병인

이 질병의 정확한 발병기전은 아직 밝혀지지 않았지만 순환성 세포독성 항체가 실제로 갑상선을 파괴하여 갑상선기능저하증을 유발한다. 이 질병은 HLA-DR4 및 -DR5와 관련이 있지만 서로 다른 민족이나 종족 간에서는 이 관련성이 일치하지 않는다.

· 역학

이 질병은 어느 연령에서나 발생할 수 있지만 대개는 30~50대에서 처음 발병하고 남성에서보다는 여성에서 흔하게 발병한다. 중년이나 그 이상의 연령층 환자에서는 종종 이 질병의 섬유성 변종이 발생한다.

유전방식도 잘 알려져 있지 않지만 갑상선에 대한 항체가 형성되는 기질이 유전되는 경향이 있다. 그레이브스병이나 림프성 갑상선염과 같은 질병으로 고통을 받는 한 가족 중의 많은 사람들에서 공통적으로 발생한다.

증상 및 징후 : 림프성 갑상선염은 산발갑상선종의 가장 흔한 원인이다. 특징적으로 갑상선이 소엽을 형성하여 견고하고 팽대하게 된다. 그러나 갑상선 기능저하증은 림프성 갑상선염의 일반적인 만기후유증으로서 환자는 통상 의사를 처음 방문하였을 때 갑상선 기능이 정상이다. 일부의 사람은 그레이브스병과 림프성 갑상선염(하시모토병)을 둘 다 갖고 있다는 임상적 및 병리 증거가 있다. 조직학적으로 하시모토 갑상선염은 확산성 림프구 침투의 특징을 갖는다(그림 17-2).

· 면역적 소견

림프성 갑상선염이나 다른 자가면역 갑상선질환 환자는 조직학적 및 면역학적 증상을 나타낸다. 갑상선 성분에 대한 항체는 이 환자들에서 검출된다. 다음에 열거한 성분에 대한 항체도 혈청학적으로 검출할 수 있다.

① 갑상선글로불린
② 갑상선 소립자(microsome)
③ 이차 콜로이드항원(CA2 항원)
④ 갑상선막 수용체
⑤ thyroxine(T4) 및 triiodothyronine(T3)

ⓐ 갑상선글로불린

항-갑상선글로불린(TgAb)은 갑상선 단백질인 갑상선

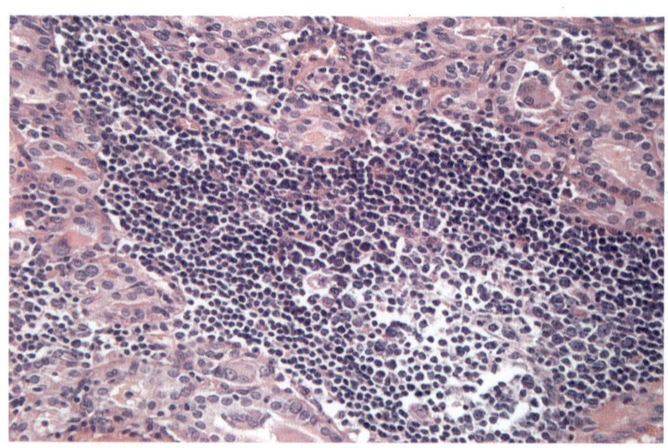

그림 17-2. 하시모토 갑상샘염에서 호산성 세포와 배중심을 포함한 반응성 림프여포가 관찰된다.

표 17-5. 항-갑상선 항체 검사법

항 원	항체 검출법
Thyroglobulin	고정된 갑상선 조직으로 간접면역 형광법, 혈구응집법, 면역측정법, 샌드위치법, 방사면역 측정법
Microsomal antigen	효소결합 면역흡착법
2차 Colloid centigen(CA2)	간접 면역 형광법
갑상선막 수용체	장기 활성 갑상선 자극 인자(LATS), 장기 활성 갑상선 자극인자 보호 인자(LATS-P) 갑상선 자극 면역 글로불린(TSI)이나 TSH-결합저해(TBI)등을 위한 시험관내 측정법
Triiodohyronine(총 T3)	방사면역측정법. 방사성동위원소로 표지된 티로닌으로 전기영동

글로불린에 대하여 처음 발견된 항체이다. 형광 표지 항-인간 Ig를 사용하는 면역형광측정법으로 비정상 상태이거나 정상집단의 약 4%에서 항 갑상선글로불린 항체가 갑상선 조직의 얇은 절편에 결합한 것을 확인할 수 있다.

여성 집단이 연령이 증가함에 따라 항체 역가도 증가한다. 그러나 항-갑상선글로불린 항체가 없다해도 림프성 갑상선염을 배제할 수 없고 반대로 이 항체가 있다해도 그레이브스병에서는 양성일 수 있고 때때로 갑상선종양이나 아급성 갑상선염에서도 양성을 나타내기 때문에 확진할 수 없다. 항체에 대한 검사는 갑상선종양 환자의 감시에 사용될 수 있다.

ⓑ 갑상선 소립자

갑상선 소립자에 대한 항체 항-갑상선 소입자 항체 혹은 항-갑상선 과산화효소 항체(TPOAb)는 역가의 범위가 1 : 100~1 : 1600 정도로 약 7%에서 검출된다. 낮은 항-갑상선 항체역가는 자가면역질환의 갑상선 개입 정도와 상관관계가 있다. 자가면역 갑상선염으로 진단된 경우라도 항체 음성일 수 있다. 이것은 항체의 특성이거나 순환혈액내에서 갑상선글로불린과 결합체를 형성하여 검출을 피할 수 있다는 사실을 의미한다. 이러한 순환성 결합체는 갑상선 자가면역질환 환자에서 발견된다.

ⓒ 이차 콜로이드 항원(CA2 항원)

CA2 항원은 콜로이드 단백질에 대항하여 발생하며 면역형광법으로 검출할 수 있다. CA2에 대한 항체는 아급성 갑상선염 환자의 50%에서 검출되며 다른 비정상 항체가 전혀 없는 하시모토 갑상선염 환자에서도 검출된다.

ⓓ 갑상선막 수용체

갑상선막 수용체는 갑상선막 표면에 있는 수용체와 결합할 수 있는 IgG 항체 집단이다. 이 항체들이 종종 임상적으로, 화학적으로, 조직학적으로 명백한 갑상선기능 상승증을 유발한다.

장기 활성 갑상선자극 인자(Long-acting thyroid stimulator; LATS)와 장기 활성 갑상선 자극 보호인자(Long-acting thyroid stimulator protector; LATS-P)검사법이 중요하다.

ⓔ Thyronine 및 triiodothyronine

T4 및 T3에 대한 항체는 갑상선종 및 갑상선 기능저하증과 같은 갑상선 자가면역질환 환자 중 일부에서 검출된다. 이 경우 진행중인 자가면역 과정은 순환성 항-thyronine 항체에 의한 T4 및 T3 결합보다는 갑상선기능저하증이다.

· 진단법

림프성 갑상선염(하시모토병)을 진단하는데 있어서는 임상소견과 혈청학적 검사와 연계하여 갑상선 조직을 생체검경하는 것이 유용하다.

갑상선의 조직검사는 전체 갑상선에 림프구가 어느 정도 침투했는지 보여준다. 배선림프구 중심은 특징적이며 정상 갑상선여포의 파괴와 변형이 분명하다. 갑상선 세포는 원래의 모습그대로이지만 작고 팽대된 갑상선여포가 정상적으로 다양한 형태로 존재하고 일부는 평편상피세포를 갖고 있음에도 불구하고 심하게 위축되어 있다. 좀 더 병이 발전한 경우에는 정상 갑상선조직이 완전히 파괴되어 림프구나 섬유조직으로 대체 된다.

갑상선 기능 저하증으로 발전하면 초기에는 통상 TSH 농도가 약간 상승하고 이어서 혈청 thyroxine 농도가 급감하며 혈청 triiodothyronine 농도도 감소한다. 항-갑상선글로불린 항체 및 항-갑상선 소입자 항체도 환자의 50% 이상에서 중간 내지 고역가로 검출된다. 그 중에서도 항-소입자 항체가 진단에 유용하다.

갑상선 소입자 항원에 대한 항체(갑상선 과산화효소 항체, thyroid peroxidase antibody : 항-TPO)는 여러 가지 방법으로 검출할 수 있다(표 17-5). 화학발광측정법은 항-TPO 자가항체를 검출하기 위해서 흔히 사용된다.

자가항체 갑상선염(하시모토 갑상선염) 환자의 90% 이상에서 항-TPO 항체가 검출될 뿐 아니라 특발갑상선 기능저하증(85%) 환자와 그레이브스병 환자에서도(50%) 검출된다.

(3) 췌장

· 인슐린-의존성 당뇨

(Insulin-Dependent Diabetes Mellitus : IDDM)

① 병인

인슐린-의존성 당뇨병(IDDM) 혹은 Ⅰ형 당뇨병은 B세포가 면역적으로 췌장섬을 파괴하여 발생한 인슐린 생산 결핍증을 말한다. IDDM을 일으키는 유일하게 밝혀진 환경인자는 선천성 풍진 감염이다. 당뇨병과 콕사키 바이러스, B 감염 및 기타 바이러스 감염과의 관계에 대한 연구를 통해서 바이러스 감염은 당뇨병을 유발할 가능성이 크다고 밝혀졌다.

유전성 감수성 인자가 밝혀졌다. 즉, IDDM은 HLA-DR3, -DR4, -DQ2 및 DQ8 항원과 관련이 있다. IDDM 백인 환자의 90%는 이 항원 중 하나 혹은 둘을 갖고 있다. DR3 항원과 DR4 항원이 동시에 존재하면 발병확률이 더 높아지므로 다른 MHC 관련 유전자가 이 병의 발병에 개입되어 있다는 것을 시사한다. 또 다른 HLA 항원인 DR2는 정상적인 집단 보다는 당뇨환자 집단에서 드물게 발견되므로 이 항원은 어떤 형태의 방어효과와 관련이 있다는 것을 나타낸다. HLA-DQw8은 당뇨병 발병위험이 2~6배 증가한다. 몇 가지 연구에 의하면 CD4+T세포가 당뇨병 발병으로 유도하는 면역과정의 중심으로 작용한다고 증명했다.

② 역학

IDDM은 전에 병이 나타나는 시기 때문에 청소년 당뇨병으로 불렸고 당뇨병 환자의 10%가 IDDM이며 매년 약 10,000건이 진단되고 있다. 대부분의 환자는 아동기 혹은 청년기 초기에 IDDM을 발병하지만 언제라도 발병할 수 있다. 30세 이전에 발병한 환자의 95%가 IDDM이다.

③ 증상 및 징후

주요 임상특징은 당혈증을 유지하기 위해서 외래 인슐린을 필요로 한다.

④ 면역적 진단

CD4+T세포가 췌장 내분비선(islet)에 대한 면역반응을 시작하여 결과적으로 췌장 내분비선세포 자가항체와 B세포 파괴를 초래한다.

IDDM 환자는 몇 가지 형태의 자가항체를 갖고 있다.

ⓐ 항-인슐린(IAA)

ⓑ 항-글루타민산 탈탄산효소(glutamic acid decarboxylase, GAD)

ⓒ 항-췌장 내분비선세포(antiislet cell) 항원2(IA-2)

ⓓ 췌장 내분비선세포와 반응하는 항체는 자가항체 내분비 이상을 수반한 당뇨병 환자에서 발견된다. 췌장 내분비선-관련 항원에 대한 자가항체는 장기간, 때로는 수년간 임상 IDDM가 발병되도록 진행한다. 그러나 항-췌장 내분비선세포 항체가 발생할 확률은 IDDM 환자에서 높게 나타난다.

인슐린-저항성 당뇨환자의 혈청 중 한가지 Ig는 인슐린에 대한 조직 수용체에 결합하여 인슐린이 갖고 있는 일부 생물학적 효과를 방해한다. 뿐만 아니라 췌장 내분비선세포에 결합하여 결국 세포를 죽일 수 있는 항체는 대부분의 젊은 IDDM 환자에서 검출된다.

IDDM 환자 중 소집단은 항-수용체 항체(InR)가 검출되는데 이것은 인슐린 수용체에 대하여 형성된 IgG 클라스의 항체다. InR에 대한 항체는 결합 부위에 결합하거나 인슐린 결합 부위에서 멀리 떨어진 결정기에 결합한다. 이 상태는 특히 모든 연령의 유색인 여성에서 흔하다.

항-췌장 내분비선세포항원2(IA-2)은 phosphatase-형 막관통 37-KD 췌장 내분비선 β세포 항원(ICA 512)과 결합한다.

(4) 부신

특발부신위축은 Addison병의 일차적인 원인이다. 이 경우의 대부분은 병인이 자가면역에 기인한다. 이 병은 통상 30대나 40대에 발병한다. 여성은 남성보다 발병율이 두배다. 이환률은 높지만 발병율은 상대적으로 낮다. Addison병은 HLA 클라스Ⅱ항원 DR3 및 DR4와 관련이 있다.

특발 Addison병은 통상 혈청 코티솔 농도가 낮고 코티코트로핀 농도가 높은 환자에서 진단된다. 환자의 80%에서 피질성분, 특히 마이크로솜에 대한 항체가 검출된다. 일부의 경우에는 부신세포 표면에 대한 항체가 검출되기도 한다.

이러한 항체들은 일반적으로 부신피질 내의 성분과 결합하며 항체는 일반적으로 역가가 낮고 부신세포손상을 직접 반영하지 않는다. 미숙 난소이상의 증상이 있는 여성에서 난소 기질의 자가면역 파괴가 관찰된다.

(5) 뇌하수체

림프성 부신 저하 골염인 sheehan's 증후군은 뇌하수체 기능을 급격히 저하시키는 질병이다. 이 질병은 폐경기 후의 여성에서 아주 흔하게 나타난다. 일부 환자에서는 뇌하수체 세포에 대한 항체가 검출된다. 또한 뇌하수체에 단핵구 침투의 특징이 있다.

(6) 부갑상선

특발 부갑상선 기능저하증은 아동기의 질병으로서 Ⅰ형 다선(polyglandular)증후군을 일으킬 뿐만 아니라 가끔 성인의 독립질병으로 발병한다. 부갑상선의 보체매개 세포독성과 관련이 있는 것으로 보아 부갑상선의 특이 면역반응을 나타낸다. 상피세포 단백질과 미토콘드리아 같은 몇몇 항원은 이 질병과 관련이 있다.

(7) 다선(polyglandular)증후군

내분비병증과 관련된 세가지 증후군이 다선 증후군으로 밝혀졌다.

① Ⅰ형 증후군 : 점막 피부 칸디다증이 개입되어 있으며 초기 아동기에 시작하는 내분비 병증과 관련이 있다. 환자는 초기에 칸디다증과 부갑상선 기능저하증을 나타내지만 50% 이상의 환자에서 Addison병도 나타난다. 생식샘이상, 탈모증 및 만성 감염도 나타난다. 환자는 기관-특이 자가항체를 갖고 있다.

② Ⅱ형 증후군 : Addison병과 함께 IDDM이나 자가면역 갑상선 질병이 복합적으로 발병하며 Schmidt's 증후군이라고도 한다. 이 질병은 주로 20~30대의 여성에서 볼 수 있다. 대부분의 경우 가족성이지만 유전방식은 아직 밝혀지지 않았다. HLA-DR3와 깊은 관련이 있다.

③ Ⅲ형 증후군 : IDDM, 악성빈혈 혹은 중증 근무력증과 같은 비 내분비성 기관-특이 자가면역질환 등을 포함하며 두 가지 다른 자가면역질환과 함께 자가면역 갑상선질병이 발병한다. 이 환자들은 Addison 병이 없다. 환자의 50% 이상에서 HLA-DR3 대립유전자가 있다. 환자의 절대다수가 여성이다.

4) 생식이상

Addison 병과 미성숙난소 이상에서 난소와 다른 세포의 세포질성분에 대한 항체가 검출된다. 미성숙 난소이상은 생식이상을 일으키는 면역질환 으로서 실제로 폐경기 초기에 발생한다. 원인을 알 수 없는 불임증 여성에서 평활근 항체, 항핵항체 및 항-인지질 항체 등이 검출된다. 뿐만 아니라 다발내분비 병증의 여성 환자 중 대부분에서 난소와 생식선자극호르몬 수용체에 대한 자가항체가 검출된다.

자궁내막증의 경우에는 자연살해세포 활성이 결핍된다. 이것은 결과적으로 상동 자궁내막 세포에 대한 세포독성 감소를 초래한다. 자궁내막세포에 대한 T-림프구 매개 세포독성 감소도 발생한다.

불임의 많은 부분이 면역적인 요인 때문이다. 태아는 모체로부터 방어적 면역반응을 일으키는 면역원성 동종이식편으로서 착상과 성장에 필수적이다. 불임 기전에는 두 가지 항-인지질 항체가 개입되어 있다. 루푸스 항응고제 및 항-카디오리핀 항체가 혈소판 및 혈관 상피세포에 대해서 발생한다. 이것은 혈관파괴 및 혈전증을 야기시켜 태아사망이나 유산을 유발한다. 태아에 대한 직접적인 면역 공격의 증거는 없다. 만일 태아가 특히 HLA-B, -DR, -DQ 유전자좌와 같은 모체 MHC 항원을 갖고 있지 않다면 태아는 자궁내에서 생존할 수 있다.

항-정자항체는 남성과 여성의 혈청내에서, 여성의 경부점막에서, 남성의 정액에서, 정자세포에 부착한 채로 검출되었다.

정액내에서 정자를 고정화시키는 항체는 통상 IgG이고 응집 항체는 IgA이다. 정자에 대한 항체 농도 상승은 정관절단술 후 40%의 남성에서 관찰되지만 원발성 고환무발생의 남성에서는 가끔 관찰된다. 정액에 대한 알러지 유사 반응도 관찰된다. 이 반응은 국소적에서부터 생명에 위협을 가하는 아나필락시스를 포함하는 전신반응까지 다양하다.

알러지원은 통상 한 가지 이상의 전립선 단백질이지만 정자에 대한 IgE가 대표적이다.

5) 외분비선 이상

(1) 쇠그렌 증후군

· 병인

이 질병은 눈물 침 및 기타 외분비선에 영향을 미치는 병인이 밝혀지지 않은 만성 염증성 질환이다. 이 질병은 건조각막 결막염과 구강 건조증을 야기한다.

RA와 SLE에서처럼 예상되는 병인으로는 감염, 면역조절 이상, 유전요인 등이 있다. 쇠그렌 증후군의 발달은 HLA-B8 및 HLA-DR3과 깊은 관련이 있다. B세포 활성이 지나치게 강하여 발생할 수 있지만 B세포 이상 때문인지 T세포 이상 때문인지 아직 밝혀지지 않았다.

· 역학

원발성 형태는 다른 질병과 관련이 없고 이차 형태는 RA와 기타 결합조직질병과 관련이 있다. 환자의 90%가 여성이며 쇠그렌 증후군 환자는 림프종 발병율이 정상보다 44배 증가한다.

· 증상

쇠그렌 증후군의 주요 임상증상은 안구 건조, 구강 건조 및 재발성 타액선통증과 팽창 등이 있다(표 17-6). 쉰소리, 만성기침, 감염률 증가 등도 관찰된다. 질 건조는 성교 통증과 가려움증을 유발한다. 삼킴곤란과 위축위염도 동반하며 말초 신경 및 중추신경계가 개입된 신장 뇨세관산증 및 혈관염도 쇠그렌 증후군으로부터 유발될 수 있다.

표 17-6. Sjogren 증후군 진단 기준

다음의 기준 중 4가지 이상에 해당하면 Siogren증후군이다.

안구증상	3개월간 눈에 모래가 들어간 느낌을 줄 정도의 안구건조증
구강증상	3개월간 입이 마르거나 재발성 혹은 지속성 타액선 팽대
안구징후	Post-Schirmer시험이나 로즈벵갈 성적 > 4
조직병리	타액선조직 4m㎡당 50개 이상의 단핵구 응집덩어리
자가항체	항-Ro(SS-A),항-La(SS-B), 항핵항체 혹은 류마티스인자 등이 존재

· 면역적 소견

쇠그렌 증후군의 면역적 특징으로는 고 감마글로불린혈증, 항핵항체, 류마티스인자, 타액선 및 기타 항원에 대한 자가항체, 개입 조직에 림프구 및 형질세포 침투 등이 있다.

항체는 통상 다클론성이며 과다 점성 증후군 및 고감마글로불린혈증 자색반을 초래할 수 있다. 항핵항체를 면역형광법으로 검사하면 환자의 65%에서 speckled 형태나 homogeneous 형태를 볼 수 있고 원발성 쇠그렌증후군에서는 65% 이상이다.

쇠그렌 증후군-A 항원에 대한 항체는 원발성 쇠그렌 증후군의 혈관염과 관련이 있다. 쇠그렌증후군-B 항원에 대한 항체는 쇠그렌 증후군-A와 관련되어 거의 항상 발견되고 SLE와 쇠그렌 증후군에서만 발생한다. 환자의 90%에서 류마티스인자가 발견된다.

새로운 자가항체 anti-alpha-Fodrin이 원발성 쇠그렌 증후군 환자 중 대부분의 혈청에서 발견된다. 이 항체는 쇠그렌 증후군 환자에서 특징적으로 볼 수 있는 일부 기타 선 증상과 병리학적으로 관련이 있다.

타액선 항원에 대한 자가항체는 이차 쇠그렌 증후군 환자에서 검출된다. 쇠그렌 증후근을 가진 RA 환자 중 25%에서도 자가항체를 검출할 수 있다. 미토콘드리아 항체도 원발성 쇠그렌 증후군 환자의 10%에서 검출되며 이차 쇠그렌 증후군과 RA를 동시에 갖고 있는 환자에서는 드물다.

원발성 쇠그렌 증후군 환자는 갑상선, 위벽세포, 췌장 상피세포, 평활근에 대한 항체농도가 높다. 눈, 입, 코, 하부 호흡관, 위장관, 질 등의 외분비샘에 림프구가 침투한다. 조직배양에서 이 림프구는 많은 양의 IgM과 IgG를 생산하며 T세포는 주로 협조T세포이다.

6) 위장관 이상

(1) 위축 위염 및 악성 빈혈

· 면역학 소견

위벽세포의 지단백 세포질성분에 대한 항체를 악성빈혈(PA) 환자의 90%에서, 혈액 이상이 없는 위축위염 환자의 60%에서 면역형광법으로 검출할 수 있다. 갑상선염과 같은 다른 자가 면역질환 환자에서도 이 항체를 검출할 수 있을 뿐만 아니라 무증상 환자나 60세 이상의 정상인에서도 검출할 수 있다.

· 조직학 소견

거의 항상 PA를 수반하는 위축위염에 있어서 조직학 소견은 림프구 침윤과 벽세포 및 주세포 부재가 특징이다. 상처부위는 위산 및 내부인자 합성 저하와 관련이 있다. 내부인자(intrinsic factor)는 통상 한 부위의 섭취 비타민 B12에 결합하고 다른 부위의 말단 회장에 있는 수용체에 결합한다. 이러한 방식으로 비타민 B_{12}는 회장을 관통하여 수송된다.

· 비타민B_{12}(코발라민) 수송

소요생리농도에서 비타민에 결합할 수 있는 세 가지의 서로 다른 결합 단백질(표 17-7)이 코발라민 수송을 매개한다. 즉 IF, 수송코발라민 Ⅱ 및 R 단백질 등이다. 당단백질인 IF는 사람을 포함하는 포유동물에서 위의 기저영역에 있는 위벽점막세포에 의해서 합성되어 분비된다.

건강한 상태에서 위에 의해 분비되는 IF의 양은 섭취한 코발라민을 조효소의 형태로 결합시키기 위해 필요한 양보다 훨씬 많다. 산성 조건하에서 코발라민은 음식물의 단백질로부터 분리되어 IF와 결합하여 비타민-IF 결합체를 형성한다.

표 17-7. 비타민 B_{12}-결합 단백질

	내재요인	트랜스코발라민 Ⅱ	R단백질
근원	위	간, 기타조직	백혈구, 기타조직
기능	장 흡수	세포에 전달	배설물 저장
막 수용체	회장세포	많은 세포	간 세포

IF 결합은 대단히 특이적이며 코발라민 분자에 작은 변화가 발생하면 결합되지 않는다. 이 결합체는 안정성이 높아서 회장에 도달할 때까지 흡착되지 않은 채로 존재한다. 회장에서 이 결합체는 회장 내부세포의 microvillus 막의 외부 표면에만 있는 특이 수용체에 결합한다.

점막 세포로부터 이 결합체의 방출은 계속적인 조직으로의 수송과 함께 수송코발라민 Ⅱ(TC Ⅱ)에 달려있다. TC Ⅱ는 간과 기타 몇 개의 조직에서 합성되는 세포질 폴리펩타이드이다.

IF처럼 TC Ⅱ도 세포질 내에서 급격히 전환되어 비타민을 간과 다른 조직으로 이동시키는 수용체 및 담체로 작용한다. TC Ⅱ에 대한 수용체는 다양한 세포의 세포막에서 관찰된다. TCⅡ도 코발라민 유사물질과 결합할 수 있다. TC Ⅱ도 세망 세포에 의한 코발라민 흡수를 자극할 수 있다.

R 단백질은 항원적으로 교차반응을 일으킬 수 있는 집단의 코발라민-결합 당단백질로 구성되어 있다. R 단백질은 코발라민과 다양한 코발라민 유사 물질과 결합할 수 있다. 기능은 아직 밝혀지지 않았지만 저장부위로 작용하여 간세포의 수용체를 통하여 순환 혈액으로부터 과도한 코발라민이나 불필요한 유사물질을 제거하는 수단으로 작용한다.

R 단백질은 백혈구와 다른 조직에 의해 생산된다. 수송코발라민Ⅰ과 수송코발라민 Ⅲ로 존재할 뿐만 아니라 타액, 모유 및 기타의 체액에도 존재한다. 수송코발라민 Ⅰ은 아마도 내인 코발라민에 대한 보완 수송체계로만 작용할 수 있다. 내인 비타민은 인간의 위장관내 세균의 작용으로 합성되지만 흡수되지 않는다.

(2) 자가면역 간질환

자가면역과정은 만성 간질환의 원인으로 여겨진다. 고감마글로불린혈증, 간의 현저한 림프구 및 형질세포 염증, 하나 혹은 그 이상의 순환성 조직 항체 존재 등이 특징이며 증상은 기관-국소화 자가면역을 유발한다.

일예로 만성 활동성 간염은 젊은 여성에서 아주 흔한 염증상태이다. 현저한 림프구 및 형질세포 염증변화의 특징이 있으며 문맥관에서 시작한다. 일부의 경우에는 이러한 상태가 만성 바이러스 감염이나 염증으로부터 초래하지만 나머지의 경우에는 고 감마 글로불린 혈증이나 적혈구 침강속도 증가를 포함해서 많은 면역학적 이상이 존재한다. 면역조절 결핍도 흔하게 나타나는 것으로 Ig생산에 제약을 가하지 않도록 유도한다. 이 환자들은 항 핵 항체와 항-평활근 항체를 갖고 있다. 항-평활근 항체의 역가가 높고 지속적이면 만성활동성 간염이나 전염성 단핵구증과 같은 바이러스성 질병의 자가면역 형태를 의미한다.

일부의 경우 이 질병은 루푸스 간염으로도 불린다. 공격적 만성활동성 간염 환자는 예후가 좋지 않아서 진단 후 5년 내에 사망율이 대단히 높다.

(3) 특발 간 경화(Idiopathic Biliary Cirrhosis)

특발 간 경화는 젊거나 중년여성의 담관에서 비감염성 염증으로 시작하며 느리게 발전하는 질병이다. 가족간 발생율이 높은 것이 특징이다.

환자는 혈청 IgM 증가, 억제T세포의 현저한 감소를 수반한 세포성 면역 위축 및 관련 자가면역질환 등을 나타낸다.

조절되지 않은 숙주 조직항원에 대한 공격으로 인하여 조직이 손상된다. 세포의 미세구조인 미토콘드리아에 대한 항-미토콘드리아 항체를 검출할 수 있으며 역가가 높으면 원발간경화(primary biliary cirrhosis : PBC)를 의미하고 항체가 없으면 PBC가 아니라는 증거이다. 그러나 다른 형태의 간질환이 저역가의 미토콘드리아 항체를 나타낸다.

(4) 염증성 장 질환

점막 면역체계는 점막표면에서 숙주방어를 도와주는 몇가지 고유한 특징과 함께 구심성 림프조직과 원심성 림프조직으로 구성되어 있다. 고유한 특징 중 한 가지는 점막 여포에서 발생한 세포는 림프지역으로 확산 이동하는 경향이 있다. 점막 면역체계의 또 다른 특징은 점막 여포내의 B세포는 중합체 IgA를 생산하는 세포로 분화하는 경향이 있다.

IgA는 점막상피세포(분비성분) 표면의 중합체 Ig 수송수용체를 이용할 수 있기 때문에 쉽게 점막표면으로 이동할 수 있다.

또 다른 고유 특징으로는 점막 여포가 점막 환경에 적응된 기능을 가진 T세포 집단을 만들 수 있다.

특발 염증성 장질환(inflamatory bowel disease : IBD)는 만성 재발 염증반응의 면역학적으로 매개되는 질병의 집단이다. IBD 중의 하나인 궤양성 대장염(ulcerative colitis : UC)은 대장에 제한적이며 처음 직장에 궤양이 발생하고 근접 부위로 확장된다. 장기간 UC는 상피세포 형성이상 및 암과 관련이 있다. IBD의 또 다른 형태는 Crohn병이다. 말단회장과 대장의 상행결장은 전형적으로 Crohn병에 개입되어 있으며 환경 영향이 의심된다.

결장 성분에 대한 항체는 만성 UC, Crohn병 및 일부 국한 회장염 환자의 혈청에서 흔히 발견된다. 일부 IBD 환자에서 채집한 림프구는 태아 결장조직에 세포독성이 있다. 그러나 항체-의존 세포독성이 이 병에서 작용하는지 아닌지는 아직 밝혀지지 않았다. 또 다른 증상으로는 순환성 면역 결합체가 존재하며 지연형 과민반응을 발현할 능력을 억제한다는 것이며 IBD에서 흔하게 발생하지만 항상 일치 하지는 않는다.

중요한 면역조절 및 염증 활성을 갖고 있는 몇가지 싸이토카인 농도 증가도 활성 IBD동안 나타났다. 인터루킨-1, 인터루킨-6, 인터루킨-8 등을 포함하는 이 싸이토카인은 장 손상으로 유도하는 면역반응의 개시와 확대에 있어 중요한 역할을 한다. 인터루킨-1은 염증으로 유도하는 일련의 현상 중 초기에 활성화된다. 그러므로 IL-1은 IBD를 포함하는 몇몇 염증성 질환의 치료에 있어서 일차적인 표적의 의미가 있다.

(5) 위 장관의 기타 면역적 질환

위장관 및 간 담관과 관련된 기타 면역적 질환의 예로는 위장관 알러지, Whipple병, 면역 증식장질환(알파 헤비체인병) 및 전염성 간염 등이 있다. 위장관 알러지는 위장관이 개입된, 일부의 경우에는 피부와 폐가 개입된 음식물에 대한 IgE-매개 과민반응이다. 점막면역 이상으로 인하여 발생한 전신성 자가면역질환의 예로는 IgA신장병증(Berger병), Henoch-Schonlein 자반병 및 신장과 맥관구조 내의 순환성 IgA 결합체의 존재와 관련된 질병 등이 있다. 면역증식 장 질환은 비정상 알파 헤비 체인을 생산하는 단클론 B세포에 의하여 특성화된다.

7) 자가면역혈액질환

동종항체와 자가항체에 의해서 각종 혈액학적인 조건이 발생한다.

(1) 자가면역 용혈빈혈

자가면역빈혈은 4가지 형태로 구분된다.

· 온난 자가면역(Warm autoimmune) 용혈빈혈

온난 자가면역 용혈빈혈은 가장 흔한 경우로 37℃에서 최적으로 반응하며 대부분 적혈구는 IgG와 보체로 피막된다. 일부는 IgG 단독 또는 보체 단독으로 피막될 수 있다. 이 적혈구에서 자가항체를 증명할 수 있지만 특이성에 대한 검사를 일상적으로 할 필요는 없다.

· 한냉 자가면역 용혈빈혈
(Cold Autoimmune Hemolylic Anemia)

급성 또는 만성 한냉 혈구응집 질환(CHAD)는 한냉-반응자가항체와 관련된 가장 흔한 형태의 용혈성 빈혈증이다. 급성형은 때때로 *Mycoplasma pneumoniae* 감염이나 림프종과 같은 림프 증식 질환을 수반한다. 만성형은 고연령층에 볼 수 있으며 용혈이 약하거나 중간정도이다. 뿐만 아니라 레이노드현상과 헤모글로빈 뇨증은 추운 날씨에서 발생한다.

한냉응집소 질병에서 한냉-반응 IgM 자가항체는 체온이 32℃ 이하로 떨어졌을 때 순환혈액의 적혈구와 반응하여 보체와 함께 결합한다. 그러므로 적혈구에 결합된 유일한 글로불린으로 검출된다.

· 발작 한냉 헤모글로빈 뇨증
(Proximal Cold Hemoglobin uria)

가장 희귀한 경우인 발작 한냉 헤모글로빈 뇨증은 매독과 관련된 것으로 알려졌지만 최근에는 특히 아동에

서 바이러스 감염의 급성 상태로 발생된다. 성인에서는 특발 만성질환으로 발생한다.

자가항체는 신체의 저온 부위에서 적혈구와 결합하는 IgG로서 세포에 비가역적으로 결합하는 C3 및 C4 보체 성분을 생성한다. 체온이 상승하면 용혈되어 항체가 세포로부터 용출된다. 용출액은 비반응성이다. 이단계 헤모라이신이라고 불리는 이 IgG 자가항체는 Donath-Landsteiner 검사법으로 확인할 수 있다. 자가 항체는 항-p 특이성이 있어서 희귀성 p나 p^{k} 표현형을 제외한 모든 형과 결합한다. 예외적으로 항-IH 특이성을 갖은 검체와는 결합하지 않는다.

· 약물-유도 용혈

전체 자가면역용혈 빈혈 중 20% 미만이다. 직접 항-인간 글로불린 검사법(direct antihuman globulin test : DAT)으로 양성이 확인된 적혈구의 피막물질은 약물에 의해 유도된 것으로서(표 17-8) 용혈을 수반한다. 반응기전은 다음의 네 가지로 발생한다.

① 약물흡수

페니실린은 약물흡수를 보여주는 대표적인 예이다. 약물은 적혈구 막 단백질과 강하게 결합한다. 결합되면 항체를 형성시킬 수 있는 약물-적혈구-합텐 결합체가 발생하고 이때 항체는 이 결합체에만 특이적이다. 약물이 적혈구에 흡수되지 않는다면 전혀 반응이 일어나지 않는다. 페니실린을 과량으로 정맥 주사하면 항체가 결합하기에 충분할 정도로 적혈구를 피막시킨다.

환자의 약 3%가 DAT 검사로 양성을 나타내며 5% 이하는 약물로 인한 용혈성 빈혈을 발병한다. 적혈구의 용혈은 통상 혈관 외부에서 서서히 발생한다. 또한 치명적이지 않고 페니실린 투여를 중단하면 감소한다. 이런 형태의 항체 생산과 IgE 생산에 의해 야기된 알러지성 페니실린 감수성 간에는 전혀 관계가 없다. 약물 흡수를 나타내는 기타의 약물로는 세팔로친(Keflin)과 퀴니딘 같은 세팔로친 유도체가 있다.

② 면역 결합체

페나세틴, 퀴닌, 리팜핀, 스티보펜 등과 같은 다양한 약물들이 면역결합기전을 나타낸다. 이런 상호작용에 있어서 약물과 항체는 혈청내에서 결합체를 형성하여 적혈구를 비특이적으로 공격한다. 일단 공격을 시작한 후에는 이 결합체가 보체 반응을 유발하고 드디어 혈관내에서 용혈이 이루어진다. 보체활성화 후에는 면역결합체가 적혈구 막에서 분리되어 다른 적혈구에 다시 결합한다. 이러한 반응으로 소량의 약물로도 중증 빈혈이 유발된다. 약물 투여를 중단시키면 용혈과정이 즉시 사라진다.

③ 막변형기전

세팔로친과 같은 세팔로스포린형 약물들은 종종 막변형으로 인해 다특이 및 단일특이 항-인간 글로불린항혈청을 갖춘 DAT 양성을 유발한다. 이런 형태의 기전에서 약물은 IgG, IgM, IgA 및 보체 등과 같은 성분이 비특이적으로 결합하도록 막을 변형시킨다. 이런 형태의 막 변형에서 용혈은 자주 발생하는 합병증이 아니다.

④ 자가항체 형성

메틸도파(Aldomet), 레보도파 및 메파나민산(Ponstel) 등과 같은 약물은 자가항체를 형성하며 DAT 양성을 나타낸다. 형성된 자가항체는 적혈구의 일부분을 인식하여 대부분의 정상 적혈구와 결합한다. 일부 약물유도

표 17-8. 자가면역 혈액질환의 특징

	약물흡착	면역결합체	막변형	자가항체 형성
원 인	IgG	보체	비혈청학적	IgG
항체 스크리닝	음성	양성	음성	가변적
용출액의 적혈구와 반응성	비반응	비반응	비반응	반응
페니실린-처리 적혈구	환자의 혈청 및 용출액과 반응	비반응	비반응	비반응

자가항체는 Rh형인 것으로 보이는 특이성을 나타낸다. 항체는 약물 투여를 중지하면 생산되지 않는다.

(2) 특발 혈소판 감소성 자반증 (Idiopathic Thrombocytopenia Purpura)

특발 혈소판 감소성 자반증은 이제 면역학적 혈소판 감소 자반증(immunologic thrombocytopenic purpura : ITP)으로 알려졌다. ITP 환자는 통상 점상출혈, 타박상, 월경과다, 사소한 외상에 의한 출혈 등을 나타낸다. ITP는 급성이거나 만성일 수 있다. 아동은 대개 급성 형태이고 성인은 거의 만성형이다. 이 흔한 질병은 SLE와 같은 다른 항체 관련 질병을 수반한다.

혈소판이 거의 없거나 심하게 감소된 상태인 혈소판 감소증($10\sim20\times10^9/l$)은 발생원인이 다양하여 대부분의 혈소판 감소증은 세 가지 범주로 분류된다.

① 혈소판 생산감소
② 혈소판 분포이상
③ 혈소판의 사용 및 파괴 증가

생산 감소는 종양세포에 의한 골수 침투에 의해 발생하며 통상 면역학적인 원인과는 관계가 없다. 혈소판 분포이상은 여러 가지 비면역학적인 원인으로 비장에서 혈소판이 은퇴하기 때문이다. 그러나 혈소판의 사용 및 파괴증가는 면역학적인 기전이 관련되어 있다. 파괴기전은 항원, 항체 및 보체에 의해 발생한다.

키니딘, 설폰아마이드 유도체, 헤로인, 모르핀, 뱀독 등과 같은 약물이나 이물질들은 혈소판을 파괴시킬 수 있다. 설폰아마디드 유도체는 혈소판 항원과 약물 항체 간의 상호작용에 개입되어 있다. 모르핀은 보체 활성화에 개입되어 있다.

세균성 패혈증은 세균성 항원·항체 면역 결합체에 혈소판을 부착시킴으로써 혈소판 파괴를 증가시킨다. 어떤 세균성 항원은 원래부터 혈소판에 부착하여 세균에 특이 항체가 결합하도록 한다. 이 기전이 *Plasmodium falciparum*에 의한 말라리아와 함께 혈소판 감소증을 발생시킨다. 자가항체와 동종면역 발생원은 혈소판 파괴를 증가시킨다. 동종면역 발생원에 의한 혈소판 감소증의 예로는 수혈 후 자반증과 동종면역 신생아 혈소판 감소증이 있다. 신생아 자가면역 혈소판 감소증은 태아의 혈소판 항원에 의해서와 모체의 IgG 혈소판 항체가 태반을 투과하여 모체를 면역시킴으로써 발생된다. 항원은 부친으로부터 태아에 유전되고 모체의 혈소판에는 없다. 수혈 후 자반증은 희귀한 형태의 동종면역 혈소판 감소증이다.

(3) 악성 빈혈(Pernicious Anemia : PA)

PA는 다양한 혈액학적 및 화학적 증상의 특징이 있는 megaloblastic anemia이다(표 17-9). 이것은 Intrinsic factor(IF)를 분비할 능력이 없으며 발생한 비타민 B_{12} 결핍증에 의해 발생한다. 대부분의 PA에서 항-내생 인자나 항-벽세포 항체가 보고되었다. 이러한 항체들은

표 17-9. 악성 빈혈의 혈액학 및 화학소견

혈액학 소견	헤모글로빈 헤마토크리트 적혈구 수 백혈구 수 혈소판 수 평균 적혈구 용적	심한 감소 심한 감소 감소 약간 감소 약간 감소 혹은 정상 증가
화학소견	혈청 철분 총 철-결합능력 철 포화 비율 혈청 페리틴	증가 정상 혹은 감소 증가 증가

악성 빈혈이 자가면역질환이라는 가설을 지원한다.

항-내생인자 검사법은 IF에 대한 항체를 측정한다. IF 항체는 PA의 진단에 사용된다. PA 환자의 60%에서 항체가 검출된다. 항-벽세포 검사법은 위의 위산 선의 주변에 있는 거대세포 벽세포에 대한 항체를 분석한다. PA 환자의 80%에서 벽세포 항체가 검출된다. 벽세포 항체의 존재하에 위 생체검경을 실시하면 거의 틀림없이 위염을 관찰할 수 있다. 벽세포에 대한 항체 역가가 낮으면 PA나 위축위염의 증거가 아니며 주로 성인 환자에서 검출된다.

8) 근육 신경이상

몇 가지 중요한 신경 질환이 면역계통과 관련이 있다. 면역계통은 중증 근육무력증 및 다발성 경화증의 발병과 병인에서 중요한 역할을 담당하고 있다. 뿐만 아니라 Amyotrophic Lateral Selerosis(ALS)은 현대 신경학 연구 중 가장 중요한 분야의 하나가 되었다.

(1) Amyotrophic Lateral Selerosis(ALS)

알쯔하이머병 및 파킨스병과 함께 ALS도 나이가 들어가면서 신경계통에 발생하는 소위 퇴행성 질병 중의 하나이다.

면역계통은 ALS와 관련이 있다. 단클론 파라 단백혈증은 ALS 환자 중에서 자주 나타난다. 또한 ALS 환자는 림프 증식 질병인 림프종, 왈덴스트롬 매크로 글로불린 저하증, 골수종 등의 발병율이 높다. 신경간 ganglioside GM-1에 대한 항체 발생율도 높다.

(2) 염증성 polyneuropathies

특발질환의 이 그룹은 급성 질환 Guillain-Barre syndrome(GBS)을 포함한다. GBS는 임상적으로 아급성으로 발병하며 중간 정도의 허약으로부터 생명에 위협적인 증상까지 다양한 특징을 갖는다. 감각증상은 현저하지 못하며 불안정한 혈압과 잠재적으로 치명적인 부정맥(arrhythmias)을 나타낸다. GBS는 급격히 진행되나 대부분 환자는 회복된다.

GBS의 병인은 밝혀지지 않았지만 말초신경계통(PNS)에 대한 비정상 면역반응이 관련되어 있다. 이 병은 바이러스 감염에 의해서 시작한다. 림프구와 대식세포가 PNS를 침투하고 마이엘린이 파괴된다. 일부 환자는 PNS 조직에 IgG, IgM 및 IgA가 침적됨을 볼 수 있다. CSF 내에 Ig 수준이 현저히 증가한다는 것은 국소적 면역 조절 변화를 의미한다.

(3) 중증 근무력증 Myasthenia Gravis

중증 근무력증은 신경 물리학적이며 면역학적 비정상의 신경근육 접합 질병이다. 이 질병에서는 아세틸콜린에 대한 수용체가 감소하여 연접 후(postsynaptic) 장애가 발생하고 신경근육 접합판에 해부학적 장애가 발생한다. AcHR 결합 항체는 골격근의 신경근육 접합부위의 아세틸콜린 수용체에 대하여 뿐만 아니라 AcHR-차단 항체에 대하여도 발생한다. Bun-garotoxin이나 아세틸콜린 리간드는 신경근육을 차단시키는데 중요하다. 중증 근무력증 환자의 33%가 AcHR-차단 항체를 갖고 있다.

발병에 있어 이 항체의 역할은 아직 밝혀지지 않았다. 보체-매개, 항체-결정 손상은 IgG, C3 및 C9 등이 근육 신경접합부에서 검출되고 운동종말판은 비정상이기 때문에 중증 근무력증에서 대단히 중요한 기전이다. AcHR에 대한 항체는 정상적인 분해속도를 증가시켜 사용할 수 있는 수용체가 거의 없게 만든다.

(4) 다발성 경화증(Multiple sclerosis)

다발성 경화증(MS)은 면역계통의 비정상과 관련된 중추신경계의 탈 마이엘린 질병(demyelinating disease)이다. CNS의 백색질을 통해서 분산되어 있는 다양한 크기의 탈마이엘린화(demyelinization) 부위가 특징이다. 반점은 대뇌, 시신경, 뇌줄기, 척수, 소뇌 등에서 형성되는 경향이 있다.

- 병인

100년간의 연구에도 불구하고 MS의 원인은 아직 밝혀지지 않고 있다. 하지만 대부분의 연구결과 감수성에는 유전적인 요인과 환경적인 요인이 함께 작용한다는 것을 보여준다. 역학적 연구소견은 MS의 원인으로 유전적인 감수성을 배경으로하여 발생하는 환경영향과 일치한다. 단일 환경요인이나 특정 환경요인은 아니다. 6형 herpesvirus 같은 바이러스 감염은 대단히 의심스럽지만 확정적인 요인은 아니다. 뿐만 아니라 전염성 단핵구증을 일으키며 다른 질병과도 관련이 있는 EBV도 MS 발병율을 증가시킨다.

· 역학

MS의 발병율과 치사율은 위도에 따라 변한다. MS는 열대와 아열대 지역에서 드물다. 유럽에서 발병율이 높고 MS 환자의 친척에서도 높으며 에스키모, 노르웨이 및 오스트레일리아 원주민 같은 소수인종이 MS에 대한 저항성이 있다는 것은 MS에 대한 유전적 소인이 있다는 것을 의미한다. 아프리카, 인디아, 중국, 일본, 남동아시아 등지에서 MS 발병율이 낮다.

MS는 성인기 초기에 발병하는 주요 후천성 신경질환이다. 대부분의 환자는 18~50세 사이에 증상이 나타난다. 여성이 남성보다 2배 정도 많이 발병한다. 온난화 기후에 살고 있는 유럽 원주민 1000명 중 1명이 전형적인 MS가 발병한다.

· 병리학

MS는 중추신경계의 T세포-의존 염증성 탈 마이엘린 질병(demyelinating disease)으로부터 기인한다. T림프구에 의해 발생한 염증성 탈 마이엘린 질병 B림프구로 하여금 항-마이엘린 항체를 생산하도록 유도한다.

진행되는 병리학적 과정에는 염증과 탈 마이엘린 질병의 특징이 있으며 반점이라고도 불리는 CNS 상처 부위 형성이 개입되어 있다. 반점은 활성화 T세포가 CNS로 침투하여 시작된 국소염증성 면역반응으로부터 기인한다.

이 T세포들은 역(reci pocal)부착분자를 통하여 혈관내의 상피세포에 결합하여 혈액-뇌 장벽을 통과한다. 금속 단백 분해효소(matrix metalloproteinase)라는 효소를 방출하여 T세포가 기저막과 세포외질을 통과할 수 있게 해준다. 동시에 기타의 혈액 면역계통세포가 CNS를 관통하여 부가적인 국소합성이 일어나고 손상성 염증매개인자를 방출하게 된다.

전체적인 결과는 마이엘린 피복의 파괴, 축삭 및 아교세포의 손상, 영구적인 조직 손상 형성 등이다.

염증을 촉진시키는 오스테오폰틴(osteopontin)은 MS의 면역공격과 병의 발전에 중요한 역할을 한다. 오스테오폰틴은 재발 및 관해 중에 마이엘린 손상 부위 및 마이엘린 생산세포, 신경세포 등에서 활성이 높다.

· 증상

MS는 수주일간 지속되는 신경학적 이상의 증상과 함께 재발성으로 시작한다. MS의 초기 징후는 보행곤란과 저린감, 통증, 시력저하 등과 같은 감각 이상이다. 탈 마이엘린 질병(demyelinating disease)으로 인한 초기 증상은 피로; 방광 및 창자 이상; 균형감손실; 기억손실; 언어장애; 연하곤란; 발작 등이 있다. 우울증은 일반적인 증상이다.

재발성 MS는 가장 흔한 형태이며 환자의 85%는 무증상으로 시작한다. 다른 형태의 MS로는 일차진행, 이차진행, 진행성 재발 등이 있다.

일차진행 MS는 시작부터 서서히 진행한다. 이차진행 MS는 재발성 MS 환자의 50%에서 10년 후 발병한다. 진행성 재발 MS는 매우 드물다. 환자는 일차진행으로 시작하지만 이어서 한 가지 이상의 형태로 재발한다.

· 검사법

핵자기 공명영상(MRI)는 MS를 진단하는데 있어 가장 중요한 방법이다. 어느 방법도 한가지 만으로는 진단할 수 없고 몇 가지 검사법을 병행해야 한다. 배제하여야할 조건으로는 콜라겐 혈관 질병; 비타민 B12 결핍증; 갑상선 질병이나 부신질병과 같은 내분비 질병 등이 있다. 라임병, 매독, HTLV-I 감염과 같은 전염성 질병을 배제하는 것도 중요하다. CSF 분석은 oligoclonal IgG band 패턴과 intrathecal IgG 생성과 같은 비정상 상태를 확인할 수 있다.

· 면역적 소견

탈 마이엘린 질병(demyelinating disease)이나 마이엘린 기초단백 성분에 대한 항-마이엘린 항체는 MS 환자나 기타 신경질환 환자에서 검출되지만 MS 환자의 CSF에서는 마이엘린 항체가 검출되지 않는다.

· oligoclonal band 검출

oligoclonal Ig는 혈액과 CSF에서 검출된다. oligoclonal Ig 형태는 전기영동시 감마지역에서 다중, 동질, 협소 및 희미한 밴드로 구성된다.

셀룰로즈 아세테이트에서 전기영동하면 oligoclonal 형태를 거의 해결할 수 없다. 그러므로 특히 농축 CSF를 사용할 경우에는 아가나 아가로즈 젤과 같은 해상력이 높은 메디아를 선택하여 전기영동할 필요가 있다.

동질 밴드가 CSF에서만 나타난다는 것을 확실히 하기 위해서는 혈청검체와 함께 동시에 CSF 검체도 전기영동한다. CSF에서만 밴드가 나타난다는 것은 CSF에서 이차적으로 나타나는 혈청 밴드보다는 내부에서 합성된다는 것을 의미한다. 드물지만 만일 현저한 CSF 밴드가 있다면 혈청내에서 동질밴드로 나타난다. 이러한 상황은 아급성 경화 범 뇌염에서 자주 나타난다.

고전적인 5개 밴드 형태를 뛰어넘는 단백질 해상력을 얻기 위해서 고해상력 전기영동을 실시해야 하는 일차 이유는 단백질 형태의 진단적 이용성을 높이기 위해서 CSF 내의 oligoclonal 밴드를 확인하는 것이다. CSF 단백질 중 약 80%가 혈장에서 유래한다. 정상 CSF의 전기영동형태는 정상 혈청 단백질 형태와 유사하지만 현저한 알부민 앞 밴드와 두개의 transferrin 밴드 같은 몇 가지 차이점이 있다.

· Oligoclonal 밴드의 중요성

Oligoclonal 밴드가 CSF에 존재하고 혈청에는 존재하지 않는다면 그것은 중추신경계가 IgG 생산을 증가시킨 결과이다. 국소 면역세포 축적과 연결되어 있는 뇌의 거미막 밑 공간에서 중추신경계의 IgG 생산이 이루어진다. 각각은 oligoclonal 밴드에 대하여 발생한 각자의 특이성을 갖고 있다. 비록 이 면역글로불린이 IgG이지만 몇 가지 집단의 면역글로불린 생산세포와 함께 본래 oligoclonal이다. 그러므로 oligoclonal 밴드라는 것은 전기영동에 의해서 나타나는 제한된 이질성을 가진 확실히 구별되는 IgG 집단으로 정의된다.

Oligoclonal IgG의 국소 CNS 생산을 확인하는 한 가지 검사법은 혈청을 1 : 100으로 희석하고 동시에 CSF 검체와 함께 검사하는 것이다. 혈청-CSF 검사법은 수막염, 두개내 종양, 혹은 뇌혈관질환 등과 같은 급성 혹은 만성 염증 때문에 혈관-뇌 장벽에 손상이 의심스러울 때 특히 유용하다.

혈청oligoclonal 밴드는 면역 결합체를 나타내고 Hodgkin 병이나 많은 질병에 대한 비특이 초기 면역반응 같은 질병과 관련이 있다.

· MS에 있어서의 소견

MS 환자의 CSF 총 단백질은 통상 정상이거나 약간 상승한다. 일반적으로 신경학적 질병이 없는 환자들은 총 CSF 단백질 중 10% 이하의 IgG 농도를 나타낸다. MS 환자의 70%는 전형적으로 총 CSF 단백질 중 11~35%의 IgG 농도를 나타낸다.

혈청 oligoclonal 밴드는 MS의 절대적 지표가 아니며 임상소견이나 기타 검사법으로부터 얻은 정보와 연결하여 확인해야 한다. 비록 oligoclonal 밴드가 병이 진행 중인 MS 환자의 90% 이상에서 존재할 수 있지만 병의 활성과 상호 관련 있는 것은 아니다. MS에 존재하는 정확한 밴드 수는 다양하다. 일부 연구에서 7~15개의 밴드를 확인하였다.

· 치료

메틸프레드니손(methyl-prednisolone)과 프레드니손 같은 코티코스테로이드 요법은 병의 재발을 막기 위한 일반 대중요법이다. 재발형 MS는 β-인터페론-1b(Betaseron), β-인터페론-1a(Avonex) 및 glatiramer acetate(Copaxone) 같은 면역조절제로 치료할 수 있다. 미래의 치료법으로는 현재의 요법들을 섞어서 사용하는 방법, 표준면역억제제 사용, 새로운 면역조절 물질 등이 있다. 자가 골수이식, 혈장교환, T세포 수용체 펩타이드 백신, 유전자 치료법 등도 효과적이다. MS와 백색질 장애의 마이엘린 손상 부위를 개선시키기 위해서 human cell과 oligoden drocyte 전구세포의 불멸 세포주를 이용한다. 장기이식의 결과로 생산된 마이엘린은 신경 전도를 회복할 수 있다.

프로제스테론은 중요한 마이엘린 단백질의 합성을 조절하는 유전자를 활성화시켜서 재 마이엘린화를 촉진시킨다.

(5) 신경병증(Neuropathies)

신경병증은 말초운동, 감각, 자율신경세포의 기능과 구조에 있어서의 장애를 말한다. 자가면역질환은 신경병증을 일으키는 질병 범주 중의 한 가지이다. 많은 경

표 17-10. 말초신경성분에 대한 항체와 관련된 신경병증

임상증후군	항 체
만성감각운동 탈미엘린신경병증	항-미엘린-관련 당단백
만성 축삭 감각 신경병증	항-설파타이드 혹은 항-콘드로이틴 설페이트
다초점운동 신경병증	항-GM1(IgM)
급성 축삭운동 신경병증	항-GM1(IgG)
Fisher 증후군	항-GQ1b
Guillain-Barr' e증후군	항-LM1, GD1b,GD1A,GT1b, 설파타이드, B튜불린
조화운동불능동반 거섬유감각신경병증 아급성감각신경병증/뇌척수염	항-GQ1b, GD3, GD1b, GT1b, 항1형 신경세포핵항체(항-Hu)

표 17-11. 임상특징과 항체의 관계

임상특징	항 체
확산 피부개입의 SSc(dcSSc)	Anti-RNA polymerase 1, antitopoisomerase
제한 피부개입의 SSc(lcSSc)	Anti-Th ribonucleoprotein anticentromere antibody
SSc - 다발 근육염 중첩 증후군	Anti- PM-Scl

우에서 자가면역이 병의 원인이 된다. 특이 신경병증후군과, 당지질과 신경항원에 대하여 발생한 항체 간에는 과학적으로 중요한 관계가 있다.

자가면역 신경병증에서 말초신경성분에 대하여 발생한 항체는 특이 임상증상과 관련이 있다(표 17-10). 이러한 증상과 항체 검사법은 치료 및 신경병증을 확인하기 위해 사용된다. 뿐만 아니라 많은 자가면역 신경병 증후군이 악성과 관련이 있어서 자주 병으로 발전한다. 이러한 증상들을 인식하면 조기 확인 및 치료가 가능하다.

자가면역 신경병증의 발전에 관련된 대부분의 항체는 당단백이나 당지질의 탄수화물 에피토프에 대하여 발생한다. 당지질은 신경막에 농축되어 있으며 지질부분은 이중막에 파묻혀 있고 탄수화물부분은 세포 밖으로 노출되어 있다. 탄수화물 에피토프의 세포밖 영역은 항체가 결합하기 쉽다.

피부경화증이라고도 알려진 전신성 경화증은 폭 넓은 임상, 병리, 및 혈청학적 이상의 특징이 있는 자가면역질환이다. 전신성 경화증 환자의 90% 이상이 자발적으로 ANA를 생산한다. 이 ANA를 발생시킨 세포 내 항원의 구조와 기능이 밝혀졌다. 이러한 혈청 자가항체는 전신성 경화증의 임상 특징과 관련이 있기 때문에 유용한 지표가 된다(표 17-11). 항-RNA 중합효소Ⅲ 항체 같은 새로운 지표자가항체는 넓은 면적의 피부와 관련된 전신성 경화증 환자에서 확인된다.

9) 신장이상(Renal Disorders)

대부분의 면역학적으로 매개되는 신장질병은 몇 개의 범주로 분류한다.

(1) 순환면역 결합체 관련 신장질병

순환면역 결합체 관련 신장질병은 비 신장 항원과 여

기에 결합할 수 있는 항체에 의해서 발병된다. 이 결합체가 사구체의 하나 혹은 그 이상의 부위에 결합체의 크기와 그 밖에 특징에 의존하여 축적된다. 잠재적으로 손상을 가할 수 있는 면역 결합체는 바로 그 자리에서 형성되며 이미 존재하거나 사구체에 고정된 항원이 개입한다. 뿐만 아니라 사구체 기저막에 있는 보체의 면역 결합체 활성화는 C3에 대한 수용체를 갖고 있는 세포에 의해서 증강된다. 활성화됨에 따라 화학주성물질과 같은 생물학적 활성인자가 방출되어 염증성 조직손상을 일으킨다. 이 형태의 신장 질병은 SLE에서 명확히 볼 수 있다.

(2) 막 증식성 사구체 신염

또 다른 형태의 사구체 질병인 막 증식성 사구체 신염은 비면역적으로 활성화된 보체에 의해서 발생한다.

어떤 세균산물이나 다당류에 의해서 C3의 부경로 활성화가 이루어진다.

(3) 항-사구체기저막 항체 관련 신장질병

항-사구체기저막 항체(anti-GBM)는 신장 사구체의 기저막에 의하여 유도된다(그림 17-3). 이 항체는 생체 내에서 사구체의 기저막에 대하여 발생하며 신관이나 폐기저막에서도 가능하다. 항체 생산을 자극하는 요인은 잘 알려지지 않았지만 메치실린 같은 약물의 결합이나 어떤 전염성 물질 혹은 다른 면역기전에 의해서 생긴 신장 손상이 면역항체 반응으로 유도할 수 있다. 최

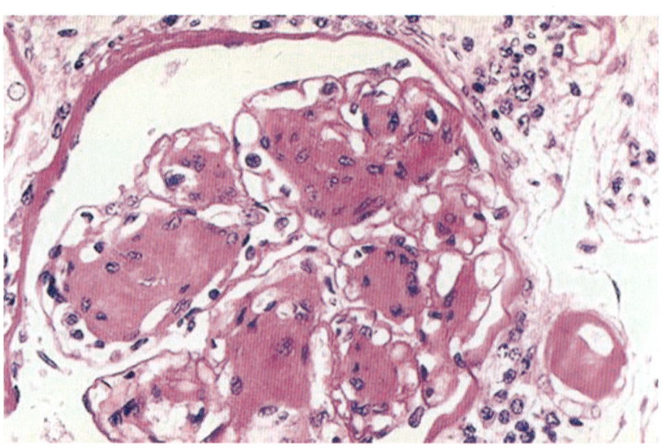

그림 17-3. 사구체 기저막에서 관찰되는 항체

종적인 결과는 보체 활성화가 있거나 없거나 간에 골수에 대한 직접적인 손상이다. 그러나 항-골수 항체의 생산은 자기 제한적이어서 신장과 같은 유발원의 제거 후 수주에서 수개월간 지속된다.

항-GMB 항체 고역가는 Goodpasture 병, SLE 초기, 혹은 항-GBM 신염 등을 의미한다. 그러나 항체가 없다해도 Goodpasture 병을 베제할 수 없다. 이런 형태의 신장 질병은 사구체 질병의 5% 미만에서 나타난다.

(4) 세뇨관 신염

신관을 포함하는 세뇨관 신염은 면역 결합체 매개 질병을 포함하는 여러 가지 원인과 관련이 있다. 침전인자로는 약물과 감염체 뿐만 아니라 이식된 신장도 포함된다.

10) 골격 근육 이상

(1) 염증성 근질환

염증성 근질환은 가장 일반적인 만성 염증성 질병으로서 6가지로 분류된다. 즉 일차 특발 다발근염, 일차 특발 피부근염, 종양과 관련된 다발 근염이나 피부근염, 아동기 다발근염이나 피부근염, 콜라겐-혈관질환과 관련된 다발근염이나 피부근염, 감염과 관련된 다발근염이나 피부근염 등이다.

이 모든 질병은 공통적으로 근접 근육의 대칭적 허약을 초래하는 림프구 염증과정으로 손상받은 골 근육이 특징이다.

다발근염은 특히 관절, 폐, 심장 등과 같은 다른 부위에 염증을 수반한다. 피부근염이란 용어는 질병의 임상적 특징이 피부에서 특징적 염증을 수반할 때 사용된다.

이 질병의 원인은 아직 밝혀지지 않았지만 면역 활성과 염증을 유도하는 환경인자에 노출된 후 유전적으로 감수성이 있는 사람에서 발병한다. 감염은 가장 가능성이 높은 발병요인이다. 감염에 대한 염증반응의 일부로서 감수성 개체는 급성 감염이 완전히 제거된 후에도 계속해서 근육을 파괴하는 세포성 면역공격을 지속적으로 일으킨다.

다발근염과 피부근염은 둘 다 여성에서 잘 발생하며 특히 아동기와 50대 사이에서 발병율이 최고치에 달한다. 임상적으로 이 질병은 근접근육허약, 통증, 피로, 미열 등을 수반하며 더욱 발전하면 위축증을 유발한다. 다발근염과 피부근염은 면역 파괴로부터 유발된다. 환자의 근육을 생체 검경하면 어린이의, 드물게는 어른의 혈관 벽에서 IgG와 보체가 침적된 혈관염을 볼 수 있다. B림프구가 우세하게 나타나며 CD4+ : CD8+ T세포 비율의 증가도 볼 수 있다. 활성화 T세포의 증가 확률도 다발근염과 피부근염에서 증가한다.

근육염 환자는 대개 면역학적 비정상이 심하다. 고유한 면역학적 특징의 하나는 어떤 세포질 단백질과 단백합성에 개입된 RNA의 자가항체에 의하여 촉발된다. 이러한 자가항체는 근육염 환자에서만 발견되어 근육염-특이 자가항체(MSAs)로 알려졌다. MSAs는 항원에 의해 유도되며, 근육염이 시작하기 수개월 전에 발생하며, 병의 활성과 항체역가 사이에 상관관계가 있고, 장기의 완전 회복 후 소멸된다.

11) 피부이상

다양한 자가면역이상이 피부 증상과 관련이 있다.

다른 임상정보와 연계하여 사용할 수 있는 두 가지 면역측정법이 있으며 하나는 피부의 기저막 영역에 대한 항체를 측정하는 것이고 다른 하나는 세포간 물질에 대한 항체를 측정하는 것이다.

항-피부(진피-표피) 항체는 bullous pemphigoid(유사천포창) 환자의 80% 이상에서 검출되지만 항체가 없다고 유사천포창을 배제할 수 없다. 항-피부(상피간) 항체는 pemphigoid(천포창) 환자의 90%에서 검출된다. 항체역가 상승은 천포창의 재발을 의미하며 역가 하락은 이 질병을 효과적으로 치료했다는 것을 의미한다. 항체가 없으면 이 질병으로 진단할 수 없다.

Chapter 18

전신홍반낭창 (Systemic Lupus Erythematosus)

학습목표

- SLE발달에 영향을 끼치는 호르몬과 약제와 같은 인자를 포함한 병인을 묘사한다.
- SLE의 역학, 증상 등을 설명한다.
- SLE진단평가를 포함한 SLE의 면역학적 소견을 묘사한다.
- 항 핵 항체의 실험실 평가를 설명한다.

18 전신홍반낭창(Systemic Lupus Erythematosus)

전신홍반낭창(SLE)은 자가면역질환의 고전적인 모델로서 일종의 전신 류마티스병이다. SLE는 관절, 결합조직, 콜라겐-혈관계 등과 같은 여러 계통이 동시에 포함된 SLE와 기타의 질병을 포함하는 질병의 집단에 대해서 가장 흔하게 사용되는 용어다.

1. 낭창의 종류

낭창은 discoid, 약물유도, 중첩증후군(혹은 혼합 결합조직병) 및 전신성의 4가지 종류가 있다(표 18-1).

Discoid낭창은 항상 피부로 제한되며 얼굴, 목, 두피 등에 발진으로 나타난다. discoid 낭창은 모든 낭창 증례의 10%를 차지한다.

약물유도 낭창은 일부 처방약을 사용한 후에 발생하며 전신성 낭창의 증상과 유사하다.

혼합결합조직병은 모든 낭창 증례의 10%를 차지하며 이 환자들은 낭창을 포함하는 결합조직병 중 한 가지 이상의 증상 및 징후를 나타낸다.

전신낭창은 항상 discoid 낭창보다 심각하며 피부, 관절, 폐, 신장, 심장, 뇌 등과 같은 신체의 모든 계통이나 기관에 영향을 미칠 수 있다. 모든 낭창 증례의 70%가 전신성이다. 그 중 절반 가량이 하나의 주요기관에 영향을 미친다.

2. 병인

SLE의 원인은 아직 밝혀지지 않았다(특발증). 아직 어떤 병인 물질도 확인되지 않았지만 면역계통의 원발성 조절장애가 발병에 중요한 역할을 한다. 그 밖의 요인으로는 성호르몬 효과, 유전적 성향 및 외부인자 등이 있다. 그러나 이러한 요인들이 복합하여 작용하면 상승작용이 발생할 수 있다.

SLE의 임상적 중요성의 대부분은 면역 복합체가 매개하는 혈관병증으로 인하여 조직에 손상이 생긴 결과이다. 혈소판 감소증이나 항-인지질 증후군 같은 기타의 상태는 항체가 직접 세포표면 물질이나 혈청성분에 영향을 미친다.

자가항체의 항원 특이성 외에도 다른 특성이 환자의 체내에서 형성되는 면역 복합체가 발병의 중요한 결정 요인이 된다. 강한 보체 활성항체로 구성되어 있는 복합체는 약한 복합체보다 발병을 잘 일으킨다. 부가적인 변수로는 면역 복합체의 크기와 복합체 제거 기전 작용 등이 있다.

반응을 중개하는 막분자를 포함하여, T세포에 대하여 발생한 항체는 SLE 환자에서 항상 검출된다. 자가면역의 발병에 있어서 항체의 역할은 아직 불분명하다.

1) 호르몬 영향

호르몬은 SLE에 큰 영향을 미친다. 사춘기에서 폐경기 사이의 여성 중 상당히 많은 수가 SLE로 고통을 받는다. 뿐만 아니라 임신 중이나 산후에 병이 악화되는 경향이 있다. SLE의 발병에는 특히 스테로이드성 성호르몬(estrogen)이 관련되어 있다. 뿐만 아니라 폐경후 estrogen 요법은 SLE 발병율을 증가시킨다.

2) 유전적 성향

SLE가 자발적으로 발병하는데는 유전요인으로 클라스Ⅱ MHC 내의 HLA-DR과 DQ 유전자좌에 연결되어 있는 유전자와 깊은 관련이 있다.

SLE는 가족내에서 발병율이 높기 때문에 유전 관계가 의심된다. 비록 SLE 환자가 정상인 집단과 비교할

표 18-1. 전신 홍반낭창의 분류기준

기 준	정 의
1. Malar rash(빰발진)	코 입술주름에는 잘 나타나지 않고 빰의 튀어나온 부분에 평평하거나 융기한 고정 홍반
2. Discoid(원반발진)	각질성 비늘과 모낭성 마개가 붙어 있고 융기한 홍반 부스럼. 오래된 환부에는 위축 흉터 발생
3. 광 감수성	태양광에 대한 비정상 반응의 결과로 피부발진 발생
4. 구강 궤양	통상 통증이 없는 구강 혹은 코 인두 궤양
5. 관절염	압통, 팽대, 삼출 등의 특징이 있으며 두곳 이상의 말초관절에서 비 침식성 관절염 발생
6. Serositis	a. 흉막염 – 내과의가 흉막염통증을 확인했거나 홍막삼출의 증거가 있을 때 b. 심장막염 – ECG에 의해 보고되었거나 심작막 삼출의 증거가 있을 때
7. 신장 이상	a. 매일 0.5g 이상의 지속적인 단백뇨 혹은 만일 정량하지 않았다면 3+이상의 반응 b. 세포원주 – 적혈구, 혈색소, 과립, 관모양 혹은 혼합
8. 신경학적 이상	a. 발작 – 감정을 흥분시키는 약물이 없거나 요독증, 케토산증 혹은 전해질 불균형 같은 대사이상 b. 정신병 – 감정을 흥분시키는 약물이 없거나 요독증, 케토산증 혹은 전해질 분균형 같은 대사이상
9. 혈액학적 이상	a. 용혈성빈혈(망상적혈구 증가) b. 백혈구감소증 – 2회 이상 4000/㎣일 때 c. 림프구감소증 – 2회 이상 1500/㎣일 때 d. 혈소판감소증 약물 제공 없이 100,000/㎣ 이상일 때
10. 면역적 이상	a. LE 세포 검사 양성 b. 항–DNA : native DNA에 대한 항체의 비정상 역가 c. Anti–Sm : Sm 핵항원에 대한 항체 존재 d. 최소한 6개월간 위 양성 매독검사 결과 양성이며 *Treponema pallidum* 매독균운동저지시험 또는 형광항체 흡착법으로 확인
11. 항 핵 항체	면역 형광법으로 비정상 역가의 항 핵 항체를 확인

때 조직적합성항원 중 HLA-B8, HLA-DRw2, HLA-DRw3 및 선택 B세포 동종항원 등을 갖고 있을 확률이 높지만 이러한 항원들을 갖고 있다고 해서 반드시 SLE가 발병되지는 않는다. 그러므로 이러한 유전자 중 두 가지 이상이 질병 감수성을 증가시키는데 개입되어 있으며 이러한 항원들은 다른 특이 질병관련 유전자와 연결되어 있을 수도 있다.

3) 환경요인

자외선, 세균 및 바이러스 감염 등을 포함하는 다양한 요인은 SLE의 증상을 유도하거나 악화시킬 수 있다. 이러한 요인들은 서로 다른 방식으로 작용한다. 일예로 자외선은 DNA를 싸이민(thymine) 이량체로 만들어 이 이량체가 DNA의 항원성을 심하게 변경시켜 결국 항-DNA 항체가 형성된다.

4) 약물 유도 낭창

약물 유도 낭창의 증상은 SLE와 유사하다. 가역성 약물유도낭창증후군은 화학적으로 다양한 약물에 의해 유발된다(표 18-2). 가장 흔한 약물로는 불규칙한 심장박동 치료에 사용되는 procainamide hydrochloride, 고혈압 치료에 사용되는 hydrazaline hydrochloride, chlorpromazine hydrochloride 및 항 경련제 등이 있다. 분만 조절제와 isoniazid 같은 약물은 증상 없이 항 핵 항체를 유도한다.

표 18-2. 전신홍반낭창의 임상적 특징 및 혈청학적 특징을 유발할 수 있는 약물

항부정맥제	Practolol, Procainamide hydrochloride, Hydrochloride
항경련제	Ethosuximide, Mephenytoin trimethadione, Phenytoin, Primidone
고혈압제	Hydralazine hydrochloride, Methyldopa
기 타	Chlorprothixene, Chlorthalidone, Chlorpromazine, Isoniazid, Methylthiouracil, Penicillamine, Penicillin, Propylthiouracil, Sulfonamides

이러한 약물을 사용하여 약물유도 낭창이 발병되는 사람은 극소수이며 증상은 통상 약물투여를 중단하면 서서히 사라진다.

약물 유도낭창의 생리기전은 아직 밝혀지지 않았다. 약물대사율, 면역 조절에 대한 약물의 영향, 숙주의 유전적 구성 등과 같은 요인들이 발병에 영향을 미친다.

비록 약물 유도 낭창이 SLE와 유사하지만 특발 SLE보다 증상이 미약하다. 약물유도 낭창 환자는 특히 호흡기와 다발 장막염 증상 및 징후로 고통을 겪는다. 약물유도 낭창에는 관련된 신장 및 중추신경계 질병이 없다. 뿐만 아니라 낭창-유도 약물도 특발 SLE를 악화시키지 않는다.

관련된 약물은 혈청학적 이상을 초래할 수 있다. procainamide hydrochloride와 hydralazine hydrochloride 같은 약물은 항 핵 항체, 항-적혈구 항체, 항-림프구 항체 등을 유도하는 성향이 대단히 강력하다. 이 경우 항체 고역가가 임상증상이 개선되지 않고도 수개월간 지속된다. 약물투여를 중단시켜도 항체역가는 통상 수개월내지 수년간 지속된다.

Procainamide- 유도 질병은 이중가닥 DNA(dsDNA)에 대한 항체를 생산하지 않는다. 약물유도낭창에서 항핵 항체는 히스톤-의존적이며 단일 항 핵 항체가 결코 아니다.

3. 역학

미국 낭창재단은 약 140만명의 미국인이 낭창을 앓고 있다고 발표했다. 결국 SLE의 발병율은 인구 100만명당 연간 50~70건으로 평가된다.

흑인, 미국원주민, 푸에르토리코인 및 아시아인(특히 중국인)과 같은 인종집단은 SLE 발병율이 높다. 또한 유색인종은 낭창 발병율이 2~3배 높다.

전체 인구집단에 근거한 발병율은 2000명당 1명이지만 20~64세 여성의 경우에는 700명당 1명이고 전신낭창 환자의 80%는 15~45세의 연령대에서 발병한다. 낭창은 가임기간의 여성에서 흔하게 발병하며 낭창으로 진단되기 수년전부터 존재할 수 있다. 20~64세의 흑인 여성의 발병율은 245명당 1명이다.

생존율은 진단 후 10년간 90% 이상이며 진행되는 신장 증상 및 중추신경계 질병 환자의 사망율이 가장 높다. 가장 흔한 사망원인 두 가지가 신장이상과 감염 합병증이다.

4. 증상

SLE는 급성 및 만성 감염질환이다. SLE 증상은 때때로 다른 미약한 질병과 유사하다. 이 질병의 증상은 광감수성 얼굴발진과 일시적 확산관절염으로 제한된 전형적 미약 질병에서부터 생명에 위협을 가할 수 있는 신장, 심장, 호흡기, 중추 신경계 증상까지 다양하다(그림 18-1). SLE는 종종 초기에 진행성 전신경화증(PSS), 다발근육염, 원발성 Sjogren 증후군, 원발성 Raynaud병 및 류마티스 관절염 등과 같은 다른 전신성 류마티스병과 구별하기 어렵다. 다발관절염과 피부염이 가장 흔한 임상증상이다.

이 질병의 과정은 매우 다양하며 항상 악화기와 관해기를 갖춘 만성과정과 비규칙 과정을 수반한다. 임상증상 및 징후에는 발열, 체중감소, 권태, 관절통, 관절염 등

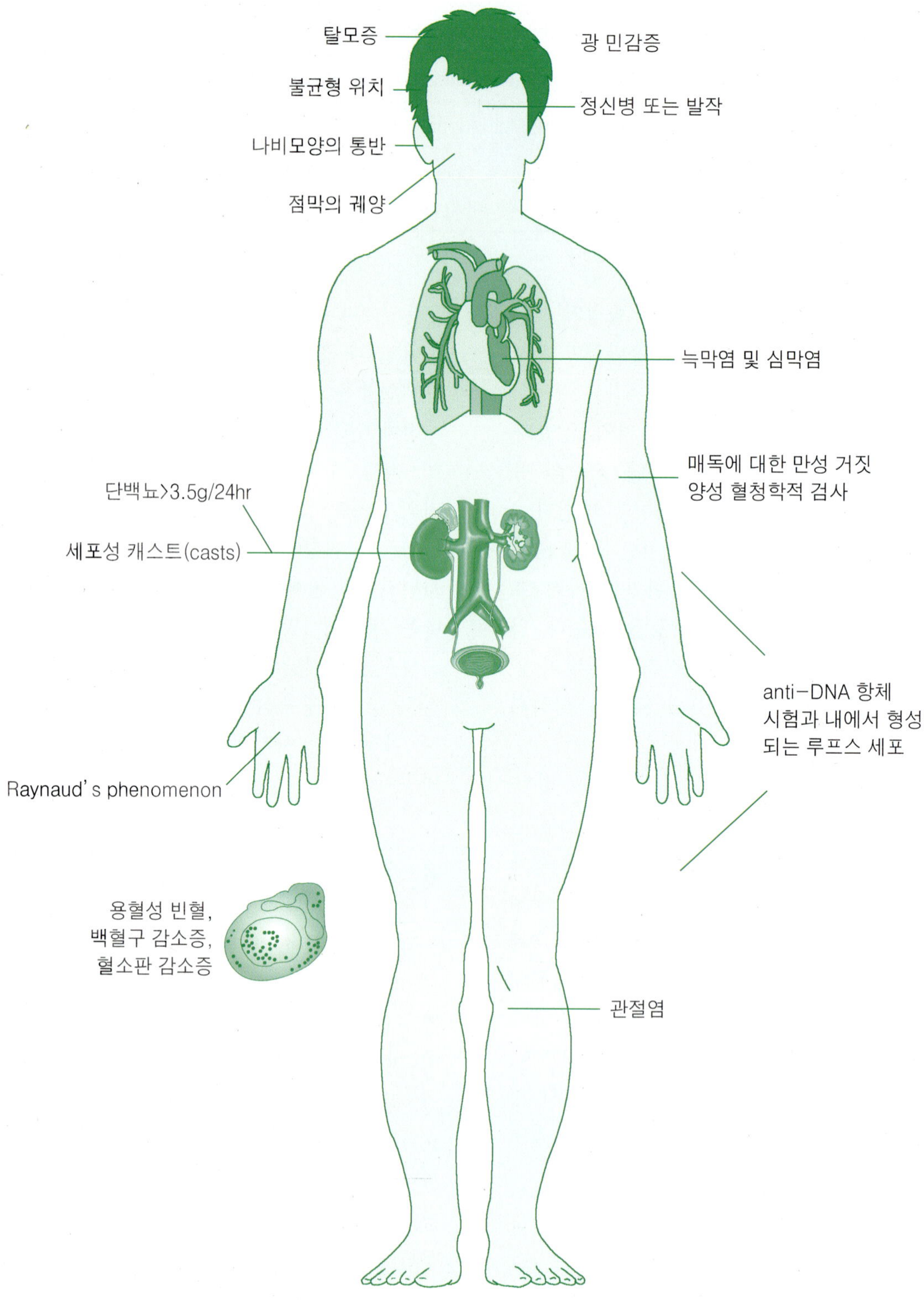

그림 18-1. 전신홍반낭창의 증상

표 18-3. 전신홍반 낭창의 증상(전체에 대한 백분율)

증 상	백분율
굽은관절(관절통)	95
37.8℃ 이상의 잦은 발열	90
관절염(관절팽대)	90
장기 혹은 심한 피로	81
피부발진	74
빈혈	71
신장 이상	50
심호흡시 흉통(흉막염)	45
코와 뺨을 가로질러 나비모양 발진	42
광선감수성	30
탈모	27
혈액응고 이상	20
Raymaud현상(추울시 손가락이 희거나 파랗게 변함)	17
발작	15
입이나 코의 궤양	12

이 있고 특징적인 홍반과 콧잔등에 나비모양의 반구진 발진도 있다. 뿐만 아니라 일반적인 감염이나 기회감염에 대한 감수성이 증가하는 경향이 있다. 여러 가지 기관이 동시에 영향을 받을 수도 있다.

1) 피부특징

SLE 환자의 20~25%는 초기 증상으로 피부병이 유발된다. 65% 정도의 환자는 질병 과정 중 때때로 피부병이 유발된다. 양뺨 윗쪽과 콧잔등을 가로질러 나타나는 특징적인 홍반과 반구진 발진은 홍반낭창이라는 병명을 갖게된 피부 특징이다(그림 18-2). 이 발진은 팔과 몸통에서도 관찰된다. 자외선 노출은 홍반 뿐만 아니라 다른 형태의 피부발진 부위도 악화시킨다.

피부 이상의 범위로는 두드러기, 혈관부종, 한냉 글로불린과 관련된 비 저혈소판 자반증, 비늘형성 및 구강과 생식기 점막의 궤양 등이 있다. 비록 진피와 외피의

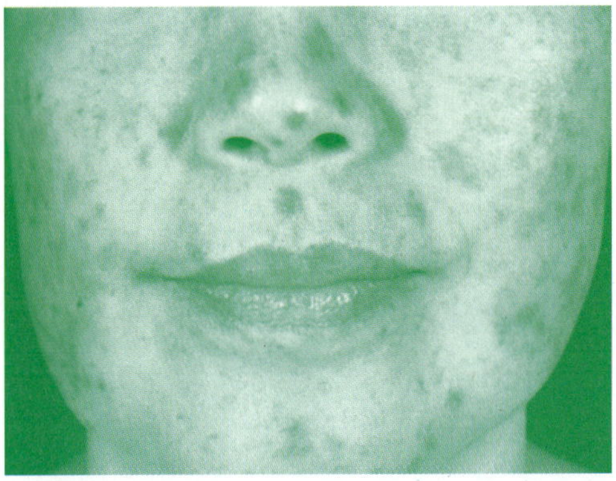

그림 18-2. 활성형 전신홍반낭창 환자의 인중, 윗입술 및 뺨에 발생한 안면발진

접촉 부위에 면역글로불린과 보체가 집중되는 현상과 특이 핵 리보 핵산 단백질(RNP) 항체, Sm 항체, 이중가닥 DNA 항체, 단일가닥 DNA 항체 등이 피부낭창의 발병에 직접적인 역할을 나타내지는 않지만 Ri(SS-A)와 아마도 La(SS-B) 항체는 유발인자로 작용할 수 있다.

확산 탈모증도 흔한 피부증상 중의 하나다. 탈모는 두 개의 농포진 부위에 의해 발생되며 종종 질병과정의 스트레스와 관련이 있다. 비록 농포진의 원인은 밝혀지지 않았지만 이러한 염증성 침투는 CD4+ 및 CD8+의 표현형을 갖고 있는 Ia-양성 T림프구가 존재한다는 특징이 있다.

SLE 환자의 2~3%는 낭창성 지방층염(panniculitis)을 나타낸다. 이 상태는 때때로 궤양을 형성하여 노란 지방질을 방출하는 압통 혹은 비압통성 피하결절의 특징이 있다. 더욱이 혈관 손상에 이어서 각종 비특이 피부 변화를 관찰할 수 있다. Raynaud 현상은 SLE 환자의 약 33%에서 볼 수 있으며 혈청 중에 핵 RNP 항체가 있는 SLE 환자에서 자주 나타난다.

2) 신장특징

신장에 대한 보체-매개 손상은 신장과 같은 조직에 고농도의 면역 복합체가 축적된 결과이다. 신장 질병의 진행은 예견하기 어렵다. 신장이 퇴행함에 따라 급성 사구체신염과 만성 후기 사구체신염의 특징인 요침전물이 나타난다. 급성 사구체신염은 요침전물 중에 적혈구, 백혈구 및 과립구의 원주(cast)가 존재하며 단백뇨가 출현한다. 말기 신장 이상이 발생하면 신장 투석이나 동종편 이식으로 조절할 수 있다.

SLE의 전신 괴사 혈관염에는 세혈관이 관련되어 있어서 신장에 이상을 유발한다. SLE 관련 신장이상을 분류하는 가장 널리 쓰이는 방법은 세계 보건기구 체계이며(표 18-4) 이는 조직병리를 근거로 하고 있다. 신장 질병의 단계는 Ig와 보체의 C3 사구체간질 혈관사이질에 축적되는 특징을 보이는 초기 형태의 Ⅱ단계로부터 가장 중증 형태인 Ⅴ단계까지 다양하다.

3) 림프절병증

말초 및 축삭림프절 비대와 비장 비대증은 모두 SLE 환자에서 발생하지만 이 상태는 통상 일시적이다. SLE 환자는 특히 이차적인 Sjogren 증후군과 관련이 있다면 정상인 집단보다 림프종 발병율이 현저히 높아진다.

4) 전신 홍반낭창의 장막염

장막염은 체강의 내부를 둘러싸는 결합조직의 얇은 층으로 된 중피를 구성하는 막의 염증을 말한다. 일종의 상피인 중피는 원래 원시 배아체강을 둘러싸는 중배엽으로부터 유래되었다. 중피는 복막, 흉막, 심장막 등과 같은 체표면의 장막을 덮는다.

이러한 장표면에 염증이 발생하면 무균성 복막염, 흉막염, 심장막염이 발생하고 때때로 심한 통증을 수반한다. 장막염의 존재하에서 혈전 장막염의 발병율은 증가하며 폐색전 형성이 유발된다.

5) 심폐특징

SLE 환자의 심근염은 지속성 빈맥을 유발할 수 있고 때때로 난치성 울혈성 심장질병을 유발한다. 허혈질환 혹은 더욱 흔하게 아테롬성 동맥경화증이 발생한다. 중증 신장증 환자나 오랜 기간동안 코티코 스테로이드를 복용

표 18-4. 전신홍반낭창으로 인한 신장이상 분류체계(WHO)

조직형태	클라스	빈도	단백뇨	신장증후군	사망(%)	요독증 사망(%)
정상	Ⅰ	<5				
사구체 간질	Ⅱ	15	68	0	18	0
국소증식	Ⅲ	20	100	15	30	11
확산증식	Ⅳ	50	100	87	58	36
막	Ⅴ	15	100	88	38	6

한 사람은 아테롬성 동맥경화증이 발생할 확률이 높다.

폐기능 연구는 SLE 환자의 높은 비율에서 확산 및 폐쇄의 장애를 일으킨다고 한다. 폐 관련 이차 임상문제점은 드물다고 한다. 그러나 대량객혈이 급성 폐포 출혈로 인해 발생한다. 이러한 합병증은 검출가능한 출혈이 없을 때 발생하며 치사율이 높다.

6) 위장관 증상

비특이 위장관 증상은 SLE 환자에서 빈번하지만 내장 및 복막혈관염에 의한 급성복부 통증은 그리 흔치 않다. 그러나 내장의 경색증 및 천공은 치사율을 높힌다. 급성 및 만성 췌장염도 급성 낭창의 이차 합병증으로 혹은 치료 중의 합병증으로 발병될 수 있다.

7) 근골격 특징

SLE의 특징적 관절염은 소관절과 대관절 좌우 양측에 대칭적으로 나타나는 일시 및 말초 다발 관절염이다. 만성관절염은 SLE 환자에서 장애와 기형을 초래한다. 류마티스양 손 기형은 환자의 약 10%에서 발생한다. 뼈 괴사는 25%의 환자에서 나타난다. 뼈 괴사관절병증 혹은 무혈관 괴사는 둔부나 무릎과 같이 무게가 나가는 관절에서 초기에 볼 수 있다.

8) 신경정신 특징

SLE에서는 중추신경계와 말초신경계에 증상이 나타나며 이에 이어서 다양한 신경학적 및 정신과적 증상이 나타난다. 가장 흔한 증상으로는 방향감각 및 인지력 손상과 기억 부족 등의 미약한 혼동에서부터 조급증, 정신분열증에 이르기까지 다양한 정신장애가 있다. 발작은 SLE의 초기 증상이며 다발 증상이 나타나기 전까지 오랫동안 지속된다. 뿐만 아니라 일부 환자는 간질과 심한 두통으로 고통을 받는다.

9) 임신에 대한 효과

임신 여성 SLE 환자에서 미성숙 분만과 자연유산 확률이 증가한다. 낭창을 앓고 있는 임신모와 태아는 둘다 임신 중에 각종 합병증이 발병할 확률이 높다. 임신여성은 임신기간 중 발작증상을 나타낼 확률이 높을 뿐만 아니라 산후 초기에도 높다. 모체의 항체가 태반을 투과하여 태아로 이동하면 간비장거대증, 혈구감소증, 광감수성 발진 등과 같은 일시적 이상을 야기할 수 있다.

이러한 상태는 항체역가가 감소하면 없어진다.

10) 후기-발병낭창

낭창은 연령, 성별, 인종에 상관없이 발생한다. 발병 평균 연령은 59세이고 낭창으로 진단되는 평균 연령은 62세이다. 후기 발병 낭창은 남성보다 여성에서 발병할 확률이 8배 높다. 후기 발병낭창은 주로 백인에서 발견되지만 모든 인종에서 발병한다.

대부분의 경우 증상은 상대적으로 미약하지만 고령층의 낭창증상은 류마티스 관절염, Sjogren 증후군, 류마티스 다발근육통증 등과 같은 다른 질병과 유사하다. 이러한 질병들을 구별하기란 대단히 어려워서 진단 지연이나 오진을 초래할 수 있다.

약물유도 낭창은 고령층이 낭창 증상을 일으킬 수 있는 약물치료를 필요로 하는 고혈압이나 심장질환 같은 상태에 놓일 가능성이 크기 때문에 고령층에서 자주 발생한다.

증상은 일반적으로 약물투여를 중단하면 서서히 사라진다. 후기발병낭창 환자는 일반적으로 생존율이 높고 이 병으로 인해 사망하는 경우는 거의 없으며 보존(conservative)치료시 치료합병증도 없다.

5. 면역적 소견

SLE 환자는 다양한 자가항체를 생산한다. 다양한 자가항체를 생산하는 이론에는 두 가지 가설이 있다. 하나는 소위 다클론 B세포 활성화라 부르는 가설로 항체형성 B림프구가 상대적으로 비특이적인 방법으로 자극된다. 두번째 가설은 SLE에서 면역반응은 항원이 특이적으로 자극한다는 것이다. 가장 강력한 증거는 오랜기간에 걸쳐 형성된 항체분자가 항원이 유도하는 반응을 특징으로 하는 유전자 재정열과 체세포 돌연변이를 나타낸다는 것이다.

SLE는 항 핵 항체(ANA), 면역 복합체, 보체수준저하, 면역글로불린 및 보체의 조직침적, 순환성 항응고물질 및 기타 자가항체가 존재한다는 것이 특징이다.

1) 세포적 측면

SLE는 면역계통의 조절기구에 생긴 결함으로부터 발생하는 질병이다. 루프스 신장염의 면역 발병기전은 T세포와 B세포의 기능에 여러 가지 이상이 발생하기 때문이다. 그러나 SLE는 T세포 혹은 B세포의 원발성 불능을 나타내는지 불확실 하지만 기능에 있어서의 변화가 발생한다.

림프구 아형(subset) 이상은 SLE의 주요 면역 특징이다. T세포 아형 중에서 억제T세포의 기능이 결핍되거나 감소하고 협조T세포가 과생산된다. SLE 환자에서 T림프구에 대한 특이성을 갖고 있는 림프구 독성 항체가 형성된다는 사실은 최소한 부분적으로 SLE 환자가 나타내는 T림프구 기능 활성에 대한 방해를 설명해 준다.

림프구 독성 항체는 보체의 존재하에서 T림프구를 파괴할 수 있고 말초혈액의 T세포를 도포할 수 있다.

억제T세포의 집단의 정상적인 기능인 B세포 항체 생산조절은 SLE 환자에서 결여되어 있다. 단지 한가지만의 원인으로 SLE가 발병되지는 않지만 환자들은 숙주자신과 외부항원에 대한 다양한 항체를 조절없이 생산하여 자발적인 B림프구과 활성상태를 나타낸다. 그러나 유행성 독감 예방주사 같은 일부항원에 대한 숙주반응은 많은 예에서 정상을 보이며 환자는 특이 조절 체액성 면역반응을 나타낸다.

2) 체액성 측면

순환성 면역 복합체는 SLE의 지표가 된다. SLE 환자는 원래의 자기항원이나 변경된 자기항원과 결합할 수 있는 다양한 혈청 항체가 있다. 검출될 수 있는 항체로는 핵성분 항체, IgG 항체 뿐만 아니라 다형 핵 백혈구, 적혁구, 혈소판 및 신경세포의 표면항원과 세포질 항원에 대한 항체가 있다.

SLE는 신체의 거의 모든 기관이나 조직에 대한 자가항체가 존재하는 특징을 갖는다. 이러한 항체는 SLE를 특이적으로 진단할 수 없지만 일부의 항체는 발병기전과 관련이 있다.

특히 DNA와 같은 숙주의 핵 항원에 대한 항체는 SLE에서 생산된 항체의 기본 형태이다. 항 핵 항체는 세포핵내에 있는 다양한 항원에 대하여 생산된 서로 다른 항체의 집단이다. 이 항체는 류마티스 질병과 비 류마티스 질병과 같은 SLE 이외의 질병에서 뿐만 아니라 특정 약물요법을 실시하고 있는 환자와 건강한 고령층에서도 발견된다.

항 핵 항체가 없다는 것은 사실 환자가 화학적으로 면역억제되지 않았다면 SLE라고 진단될 수 없다. 항 핵 항체 역가 및 특이 항-DNA 항체는 병이 진행되는 과정 중에 변동한다. 일부의 경우 역가 상승은 병의 악화를 미리 경고해 준다.

항체를 형성시키는 항원은 DNA와 RNA 같은 핵 분자나 히스톤 같은 단백질 및 핵산과 단백질 두가지로 구성된 결정기에 있다.

약물유도 낭창의 경우에는 히스톤에 대한 항체가 형성될 확률이 높다. 이 항체들 중 일부는 이중가닥 DNA에 대하여 형성된다. 항-native DNA(anti-nDNA) 항체는 1957년에 최초로 보고되었다. 항-이중가닥 DNA (anti-double-stranded DNA) 항체 고역가는 주로 SLE에서 볼 수 있으며 병의 활성과 상관관계가 있다. 대부분의 SLE 환자들은 동시에 핵단백질과 native DNA에 대한 항체를 생산한다.

기타의 핵 항체로는 단일가닥 DNA(ssDNA)의 결정기에 대하여 형성된 항체가 있다. 32 이상의 항체 역가는 자가면역반응에서 항체가 생성되었다는 것을 의미한다. 수용액 성분으로 추출할 수 있는 핵산단백질인 Smith항원(Sm)에 대한 항체는 항-Sm 항체가 거의 SLE 환자에서만 특이하게 발견되므로 SLE의 지표로 사용된다. 항-Sm항체는 SLE 환자의 25~30%에서 존재하지만 기타의 전신성 류마티스병에서는 거의 발생하지 않는다.

항 핵 항체(항-DNP)는 LE 세포에 대하여 발생하고 LE세포는 치료받지 않은 활성형 SLE 환자의 90% 이상에서 발견된다. 장막염의 증상이 있는 SLE 환자는 생체내에서 LE세포를 형성할 수 있다. LE세포 검사법은 핵 항원에 대한 항체를 검출하기 위하여 최초로 개발된 방법이다. IgG 항체와 deoxyribonucleohistone(DNP) 간의 상호작용을 발현시킨 결과 LE세포가 형성된다. 항-DNP는 LE 혈청인자라고 불린다.

Robert(Ro) 수용성물질-A(SS-A) 핵 항원에 대한 항체는 SLE 피부병 및 싱생아 SLE 증후군과 관련이 있다. Lane 수용성 물질-B(SS-B) 항원에 대한 항체는 SLE와 일차 및 이차 Sjogren증후군(SS)과 관련이 있다. SLE 환자가 SS-A항원을 갖고 있으면 병이 미약하다는 것을 의미한다. 단 한 가지의 항체로 존재한다면 일차 Sjogren 증후군과 관련이 있다.

적혈구에 대한 자가항체는 용혈성 빈혈을 초래하며 항-인간 글로불린검사법으로 검출할 수 있다. 호중구 및 혈소판 특이 막 자가항체와 림프구에 대한 자가항체(한냉반응성)는 SLE에 특이적이다. 항체 역가는 질병의 활성과 상호 관련이 있다.

3) 면역적 결과

항체는 대응되는 항원과 결합하여 면역 복합체를 형성한다. 단 핵 탐식세포계가 이 면역 복합체를 제거할 수 없을 때 복합체는 결과적으로 순환혈관에 축적된다. 이 순환성 면역 복합체는 여러 가지 표적기관의 혈관 기저막의 내피 밑 층에 축적되어 여기서 염증을 매개한다. 축적장소는 부분적으로는 관련된 특정 항원이나 항체의 생리화학적인 특성에 의해서 결정되며 이러한 특정으로는 크기, 분자배열, 면역글로불린의 클라스, 보체 결합능 등이 있다.

면역 복합체는 축적된 후 국소염증반응을 시작하여 염증부위로 이동하도록 호중구를 자극하고 보체를 활성화시키며 키닌과 프로스타글란딘의 방출을 초래한다. 이러한 활성들이 항체-의존, 세포-매개 세포 손상의 기본이 된다.

6. 진단법

실험실 소견에 표현된 SLE 증상은 다양하다. 조직학, 혈액학 및 혈청학적 이상은 이 질병의 다양한 특성을 반영한다.

1) 조직학적 변화

가장 초기의 병리학적 이상은 혈관염에서 볼 수 있다. 지지조직은 부종화되고 바로 이어서 호중구가 침투하며 그 후 형질세포와 림프구가 침투한다. 지속적인 염증은 조직학적으로 피브린과 유사한 세포성 동질 물질이 국소적으로 침적되게 한다.

결과적으로 세포가 괴사하여 발생한 핵 파편들이 ANA와 결합하여 혈구독소체(hematoxylin body)를 형성한다. 혈관 침적 부위에 면역글로불린, 특히 IgM과 IgG의 존재는 간접면역형광법으로 찾아낼 수 있다.

SLE에서는 신장병도 관찰된다. 한 가지 형태의 변화는 면역 복합체 신염에서의 신장변화와 유사한 상태인 증식성 사구체신염이다. 또 다른 형태의 신장병으로는 막 신염이 있다.

2) 혈액학적 증상

SLE에서 만성질환을 대표하는 normocytic normochromic anemia은 하나의 일치하는 요인이다. 일부환자는 적혈구의 피막을 보여주는데 이것은 항-인간글로불린(AHG) 양성으로 확인할 수 있지만 실제 용혈은 흔치 않다. 림프구 감소증은 흔하며 자주 병의 활성을 반영한다. 50~100×10^9의 저혈소판증도 관찰된다.

(1) 지혈검사

항-인지질 항체인 루프스 항응고제는 SLE와 관련하여 흔히 나타난다. SLE 환자의 20%에서 항-인지질 항체가 형성된다. 이 항체는 루프스 항응고제 검사법과 항-카디오리핀 항체 검사법으로 검출되는 한 집단의 항체군을 형성한다.

순환성 항응고제가 매독에 대한 위양성 혈청검사 결과를 일으킨다. 루프스 항응고제의 존재때문에 SLE 환자는 종종 프로트롬빈 시간연장과 부분프로트롬빈시간 결과를 나타내지만 루프스 항응고제는 거의 지혈에 문제를 일으키지 않는다. 저해제는 기타의 결핍 상태가 없다면 출혈과 반드시 관련된 것은 아니다.

루프스 항응고제는 하나의 저해제거나 프로트롬빈 활성인자이기 때문에 종종과 출혈보다는 과도 혈전증과 관련이 있다. SLE 환자는 혈전질환의 발생율이 높다. 비록 그리 흔치는 않지만 응고인자 Ⅷ, Ⅸ, ⅩⅠ, 및 ⅩⅡ 등에 대한 특이 응고인자 항체가 보고되었다. 항-인지질 항체-도포 혈소판이 제거되기 때문에 혈소판 감소증도 발생한다.

(2) LE세포

이전에는 SLE에 대한 표준검사법이 LE세포검사였다. 이 검사법은 현재 사용되고 있지 않지만 LE세포가 형성되는 원리와 상태를 이해하는데는 유용하다. 하나의 LE세포는 정상적인 분절 호중구이거나, 호중구나 림프구 중 하나의 만곡동질 및 팽대핵을 가지고 있는 기타의 탐식세포이다(그림 18-3). 핵단백질에 대한 항체가 핵을 피복하여 다형핵 호중구가 탐식하였을 때 LE세포가 형성된다. 로제트현상(Rosette)은 핵을 탐식할 수 있는 몇 가지의 탐식세포가 보여준다. Tart세포와 LE세포를 구별하기 위해서는 주의해야 한다. Tart세포는 통상 자신 이외의 세포 전체나 핵을 탐식하는 단구 같은 림프구가 대표적이다. 탐식된 물질은 LE세포 탐식에 비해 매우 잘 보존된다. 즉, 정상인에서 조차 발견된다.

Tart 세포의 중요성은 아직 밝혀지지 않았다.

골수내에서 세포가 파괴되면 핵 파편에 대한 탐식작용이 유발되고 드물게는 생체내에서 LE세포의 형성이 유발된다. 장막염 환자에서, 생체내에 형성된 LE 세포는 흉막액 같은 흡인액에서 관찰할 수 있다.

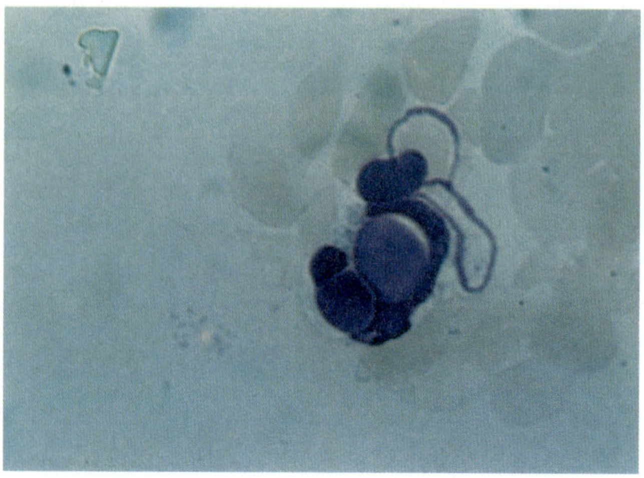

그림 18-3. 전신홍반낭창 환자의 말초혈액 중 LE세포

3) 혈청학적 증상

혈청검사는 종종 고농도의 항-DNA항체, 감소된 보체 수준, C3d 및 C3c와 같은 C3 보체 분해 산물의 존재 등을 밝힐 수 있다. 뿐만 아니라 일부의 증례에서 면역복합체를 대표하는 한냉 글로불린은 종종 SLE 환자의 혈청에 존재한다.

단클론 감마글로불린병증은 경우에 따라 보고되었기 때문에 감마글로불린의 현저한 증가는 고 점도 증후군(hyper-viscosity syndrome)이나 신세뇨관 산성증(renal tubular acidosis)을 초래할 수 있다. 보체감소증 환자에서는 혼합 IgM-IgG형의 혈청 한냉 글로불린이 발견된다.

한냉글로불린 수준은 SLE의 경중과 상관관계가 깊다. 신장병을 평가하는데 유용한 검사는 이중가닥 DNA에 대한 항체, C3 및 C4 수준(C4가 가장 민감하다), 한냉 글로불린 수준 등이 있다.

많은 환자에서 병의 활성과 각 검사에서의 비정상결과 간에는 상관관계가 있지만 신장병의 활성을 예견하는데 있어 검사 결과의 유용성은 떨어진다. 신장병의 활성을 감시하기 위한 가장 좋은 검사법은 혈청 크레아티닌, 요단백배설, 요침 전물의 검사 등이 있다.

(1) 보체

일부 보체 성분의 결핍은 루프스양 질병과 관련이 있다. 전부는 아니지만 일부의 결핍증은 6번 염색체의 보통염색체 열성유전자에 의해 암호화되는데 이 유전자는 HLA-DRw2와 연계 불균형을 이룬다. 보체결핍과 SLE의 관계는 보체결핍에 의해 유도된 비정상적인 감수성보다는 HLA-D영역 유전자가 관련되어 발생된다.

보체의 혈청수준은 특히 활동성 질병 중에 감소된다. SLE 환자에서 고전경로와 부경로에서 보체성분 결핍은 조직의 면역 복합체 침적부위에서 보체 소모의 결과로서 그리고 손상된 합성의 결과로서 혹은 이 두 가지가 조합된 결과로 발생된다. 보체수준 저하는 SLE 진단에 특이적이지는 않지만 환자를 치료하는데 있어서 유용한 지침이다. C3와 C4 같은 보체 수준은 통상 질병의 활성을 감시하는데 이용된다. 보체 수준저하 환자는 신장과 중추신경계에 이상이 발생할 확률이 높다. C1, C3 및 C4 결핍은 SLE와 기타 류마티스병과 관련이 있다.

(2) 항체

특히 IgM과 IgG와 같은 면역글로불린 수준의 비특이적 증가는 SLE에서 자주 나타난다. IgA 결핍은 정상인에서보다 SLE에서 더 흔하게 나타난다.

ANA 검사는 SLE를 일차선별하는 귀중한 방법이어서 실제로 핵항원과의 반응 범위가 넓을 뿐만 아니라 민감도가 높고 정도관리가 용이하기 때문에 LE세포검사법을 대체하고 있다.

(3) 항 핵 항체(Antinuclear Antibodies)

① ANA의 특징 및 의미

ANA는 IgM, IgG 및 IgA 같은 다양한 순환 글로불린의 집단이다(표 18-5). 이러한 면역글로불린은 숙주조직 내의 핵과 결합하거나 핵단백질, DNA 혹은 히스톤 등과 같은 핵 성분과 반응한다. 그러므로 ANA는 진정한 자가항체이다. 일반적으로 ANA는 기관 특이성이나 종 특이성이 없고 인간 백혈구와 같이 인간에서 유래한 핵 물질이나 래트 간, 마우스 신장과 같은 동물 조직에서 유래한 핵 물질과 교차반응할 수 있다.

실험실 검사에서 ANA가 검출되면 각종 전신성 자가면역 결합조직 이상을 의미한다. 이러한 질병들은 이중가닥 DNA, 단일가닥 DNA, Sm 항원 등과 같은 서로 다른 핵 성분과 반응하는 항체가 존재한다는 것을 의미한다. ANA는 SLE 환자를 진단하는 혈청학적 지표이며 이 질병은 고전적인 다발 자가면역질환이다. 이러한 형태의 다른 질병으로는 혼합결합조직병(MCTD); PSS 혹은 피부경화증; Sjogren 증후군; 다발근육염; 류마티스관절염 등이 있다. 소수의 종양성질병 환자도 ANA가 존재할 수 있다.

그러나 ANA는 질병이 없는 고령층이나 소수의 건강한 비고령층에서도 나타난다. 이 항체는 때때로 만성활동성 간염, 원발성 간경화증, 잠복원성 경화증 등과 같은 자가 면역과 관련된 간질환에서도 발견된다. 더욱이 ANA 수준의 변동은 procainamide, hydralazine hydrochloride, diphenylhydantoin, isoniazid, methyldopa, penicillin, tetracycline, streptomycin 및 경구 피임약 등과 같은 약물에 의해서 활성화되거나 유도될 수 있다. 환자에서 ANA의 의미는 환자의 연령, 성별, 임상 증상 및 증후, 기타 실험실 소견 등과 함께 평가해야 한다.

② ANA의 체계적 분류

체계적으로 분류하기 위해서는 ANA를 서로 다른 집단으로 나누어야 한다. 집단의 형태로는 DNA에 대한 항체, 히스톤과 비히스톤 단백에 대한 항체, 핵항원에 대한 항체 등이 있다.

· DNA에 대한 항체

DNA에 대한 항체는 이중가닥 DNA와 결합하는 항체와 단일가닥 DNA와만 결합하는 항체의 두 가지 집단으로 나눌 수 있다.

Native DNA와 반응하는 항체는 DNA의 β-helix의 deoxyribose-인산 골격에 있는 항원결정기와 결합한다. 이러한 자가항체는 특징적으로 간접 면역 형광법으로 항-토착DNA 항체를 검출하기 위해서 사용되며 기질인 Crithidia luciliae을 이용한다(그림 18-4). 변성 DNA와 반응하는 항체는 DNA의 퓨린염기와 피리미딘염기에 반응한다. 이러한 염기는 단일가닥 DNA 상에서 쉽게 접근할 수 있고 반면에 이중가닥 DNA는 β-helix 내에 파묻혀 있어서 접근불가능하다. 항-단일가닥 DNA 항체는 native DNA와 교차반응 할 수 없다. 단일가닥 DNA의 deoxyribose-인산골격의 구조변화는 항원성에 대단히 중요하다.

표 18-5. 전신류마티스 질환의 항체

전신홍반낭창	점진전신경화	다발근육염	류마티스 관절염
항 핵 항체	항 핵 항체	항 핵 항체	항 핵 항체
항native DNA	항-Scl-1	항-Jo-1	류마티스 인자
항-Sm			

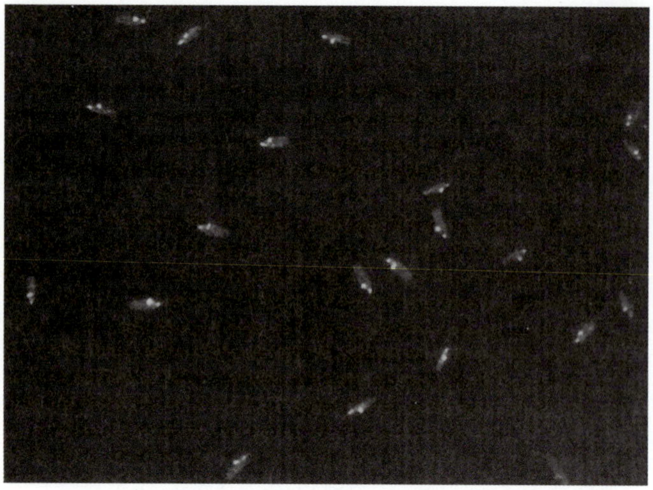

그림 18-4. 홍반의 형광항체직접법(기저막에 IgG 침착)

· 히스톤에 대한 항체

히스톤에 대한 항체는 H1, H2A, H2B, H3, H4 등과 같은 대부분의 주요 히스톤과 반응한다. 항-히스톤 항체는 procainamide 및 hydralazine 등과 같은 약물로 유도될 수 있다. procainamide-유도 홍반낭창은 증상이 있는 경우 특징적으로 히스톤 복합체 H2A-H2B에 대한 IgG 항체가 존재한다. 무증상의 경우 항체는 IgM으로 제한된다.

기타 핵항원에 특이한 항체는 통상, 다양한 특이성의 ANA를 갖춘 SLE와는 대조적으로 약물유도 낭창에서는 없다. 그러므로 항-히스톤 항체만 존재한다는 것을 입증하면 약물유도낭창과 SLE를 구별하는 유용한 방법이다.

· 비 히스톤 단백에 대한 항체

전신성 자가면역질환에 있어 또 다른 분류의 ANA는 수용성 비히스톤 핵 단백질 및 RNA-단백질 복합체와 결합하는 특징이 있다. 비 핵히스톤 단백질과 반응하는 임상적으로 중요한 항체들을 표 18-6에 열거했다.

· 핵소체 항원에 대한 항체

핵소체 항원에 대한 항체에는 U3-RNA-단백질 복합체(핵소체내의 효소-전사 리보솜 유전자), 7-2-RNP, RNA 중합효소 I, PM-Scl 등이 있다.

이러한 항-핵소체 항체는 주로 다발근육염-피부경화증의 중복과 관련이 있으며 이 경우 중복 발생율이 높고 역가도 높다. 그러나 PSS, 피부근육염, 피부경화증 등에서는 거의 검출되지 않는다.

4) 항 핵 항체의 진단법

항 핵 항체 검사법은 이러한 항체를 검출하고 측정하기 위한 간편하고 민감한 방법이다. 간접 면역 형광법은 원래 가장 선호되는 일차 선별 검사법이다. 만일 이 방법으로 양성결과가 나온다면 반응의 특이성을 결정하기 위해서 추가적으로 면역학적인 검사를 해야 한다. 이러한 검사법으로는 이중 면역 확산법, 방사 면역 측정법, 면역 침강반응, 면역 블로팅 등이 있다.

(1) 간접면역형광법

면역형광법에 의한 자가항체 검출은 가장 중요한 수단이다. 이 방법은 대단히 민감해서 보체결합이나 침강반응 같은 ANA 검사로 결과가 음성인 경우에도 양성을 나타낼 수도 있다. 현재 면역형광법은 ANA 일차선별검사용으로 가장 보편적으로 이용되는 방법이다.

① 원리

기질 조직내의 항원을 슬라이드에 고정한다. ANA는 특정 기관에 특이적이지 않기 때문에 핵이 있는 어느 조직이든지 기질로 사용할 수 있다. 가장 흔하게 사용되는 조직으로는 래트나 마우스의 간이나 신장 혹은 슬라이드 위에 배양한 섬유아세포 등이 있다. 만일 항체가 환자의 혈청에 존재한다면 항체가 기질의 핵에 결합한다. 기질을 세척한 후 형광 표지 염소 AHG와 반응시킨다. 만일 환자의 항체가 기질의 핵 항원에 결합되었다면 형광표지 염소 AHG가 이 항체에 결합할 것이다. 슬라이드를 현미경으로 관찰하면 자외선 형광을 관찰할 수 있다.

② 염색패턴 설명(그림 18-5)

ANA는 핵 자체와 반응하거나 핵단백질, DNA 혹은 히스톤과 같은 핵 성분과 반응하기 때문에 반응패턴은 핵내의 각종 항원의 분산 형태를 반영한다. ANA 감사에서 슬라이드를 관찰하면 다음과 같은 반응형태를 볼 수 있다.

· 확산 혹은 동질패턴(Diffused 또는 Homogeneous)

확산 혹은 동질패턴은 nDNA, dsDNA, ssDNA, DNP 혹은 히스톤 등에 대한 항체의 특징이 있다. DNP에 대한 항체는 LE 인자와 동일한 특이성을 갖고 있다. 공포(vacuole)를 관찰할 수 있지만 핵 전체가 고르게 형광을 발한다. 이런 형태는 류마티스 병에서 전형적으로 볼

표 18-6. 전신류마티스 질환의 비-히스톤 단백 및 비히스톤 · RNA 복합체에 대한 항체

항 체	질 환	발병율(%)
중심절/동원체	진행성 전신성경화증(PSS)의 CREST 변종 확산경화증	70~90
Jo-1	다발근육염	10~20
Ki항원	전신 홍반낭창(SLE)	31
Ku	다발근육염-경화증 중첩	20
Ma항원	SLE	55
Mi- I	피부근육염	20
NuMa항원	류마티스 관절염 쇠그렌 증후군 손목굴증후군 SLE	11 3
증식 세포 핵 항원(PCNA)	류마티스 관절염	90
RA관련핵항원(RANA)	PSS	20
SC-I70	SLE	30
Sm(Smith)	쇠그렌증후군	70
SS-A/Ro	SLE 기타 결합조직질환 쇠그렌 증후군	50 40~50
SS-B/la	SLE 혼합결합조직 질환	15 >95
UI-RNP	SLE	35

수 있다. 동질 ANA의 고역가는 SLE를 의미하는 반면, 저역가는 SLE, 류마티스관절염, Sjogren 증후군, MCTD 등에서 볼 수 있다.

· Peripheral pattern

Peripheral pattern은 nDNA, dsDNA, 혹은 DNP 같은 DNA 항체로부터 발생한다. 핵의 중심단백질은 단지 약간 염색되거나 전혀 염색되지 않지만 핵의 테두리는 강하게 형광을 발하여 세포질까지 확장되어 보인다. 이 형태는 활성형 SLE 및 Sjogren 증후군과 관련 있다.

· Speckled pattern

Speckled pattern은 DNA나 히스톤을 제외한 추출가능 핵 항원에 대한 항체가 존재할 때 발생한다. 항체는 생리식염수로 추출 가능한 핵 항원인 RNP와 Smith에 대하여 발생한다. 핵소체는 염색되지 않고 핵이 수많은 점의 형태로 형광을 발한다.

Sm 항원에 대한 항체는 SLE 환자에 특이적으로 관찰되므로 지표 항체로 사용할 수 있다. 항-RNP 항체는 SLE, 류마티스 관절염, Sjogren 증후군, PSS, MCTD 및 피부근육염 등과 같은 다양한 류마티스병 환자에서 관찰된다.

· 핵소체 패턴

핵소체 패턴 4-6S RNP 같은 핵소체 RNA에 대한 항

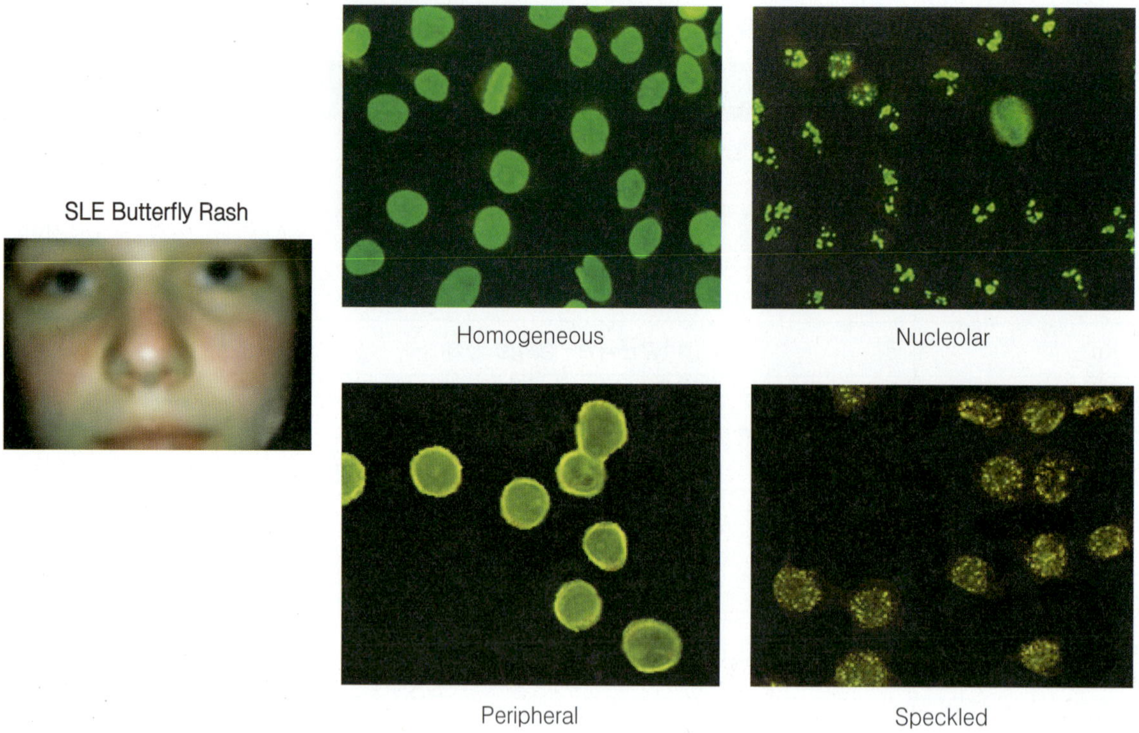

그림 18-5. ANA 검사의 염색패턴

체를 반영한다. 자외선으로 검사하면 적은 수이지만 크기가 다양한 둥글고 매끄러운 핵소체가 형광을 발한다. 핵소체형태는 PSS, Sjogren증후군, SLE 환자의 50%에서 볼 수 있다. 이 형태는 Raynaud 현상을 보이는 미진단 질병에서도 관찰된다.

· 항-중심절 항체

항-중심절 항체는 중기 및 간기 세포의 중심절 크로마틴과 반응한다. 조직배양세포상의 형태는 얼룩모양이다. 이 항체는 PSS의 CREST 변종에 대하여 대단히 선택적으로 나타난다. CREST 증후군은 석회증, Raynaud 현상, 식도 연동운동이상, 모세혈관 확장 등의 특징이 있는 전신 경화증의 변종이다. 이 항체는 SLE, MCTD 및 PSS 환자의 혈청에서도 드물게 발견된다.

7. 치료

대부분의 낭창 환자에 대해서 효과적인 치료 및 예방법은 증상을 최소화시키고 염증을 감소시키면 정상 신체기능을 유지시킬 수 있다. 광선 민감환자에 대해서는 태양광 노출을 피하고 광선 차단용품을 사용하면 발진을 예방할 수 있다. 규칙적인 운동은 근육약화와 피로를 예방하는데 도움이 된다. 예방주사는 특정감염에 대해서 보호해준다. 흡연, 과도한 음주, 지나치게 많거나 지나치게 적은 처방약 복용, 규칙적 건강확인의 지연 등은 현명하지 못한 행동이다.

낭창 환자에 대한 처방은 어느 기관이 개입되어 있는지 또는 병의 경중에 따라 결정한다. 가장 흔한 처방으로는 다음과 같다.

· 비 스테로이드성 소염제(Nonsteroidal antiinflamatory drug : NSAID) : 낭창을 포함하는 다양한 류마티스 병에 대해서 처방한다. 예로는 acetylsalicylic acid (as-pirin), ibuprofen(Motrin), naproxen(Naprosyn), in-domethacin(Indocin), nabumetone(Relafen), tol-metin(Tolectin) 등이 있다. 이 약제들은 통상 근육통, 관절통, 관절염 등에 대하여 사용된다. 새로운 NSAID로는 동일한 캡슐에 들어있는 prostaglandin (Arthrotec)이 있다. 기타의 NSAID는 아스피린과 동일한 방식으로 작용하지만 보다 더 강력하다.

- Acetaminophen : Tylenol과 같은 acetaminophen은 통증에 대하여 사용할 수 있는 온화한 진통제이다. 아스피린보다 위 자극을 적게 일으키지만 염증억제 효과가 아스피린만 못하다.
- Corticosteroid : prednisone과 같은 corticosteroid는 염증을 감소시키고 면역계통의 활성을 억제시키기 위해서 사용된다. 1개월 이상 매일 60mg의 prednisone을 복용하는 것처럼 장기간 고단위로 투약하면 부작용이 자주 발생한다. 부작용으로는 체중증가, 둥근 얼굴, 여드름, 쉽게 생기는 타박상, 골다공증, 고혈압, 백내장, 당뇨, 감염률증가, 위궤양, 과다활동, 식욕증가 등이 있다.
- Antimalarial : 말라리아 치료에 사용되는 Aralen과 같은 chloroquine이나 Plaquenil과 같은 hydroxychloroquine은 일부 낭창 환자에도 사용될 수 있다. 특히 낭창의 피부증상과 관절증상에 자주 처방된다.
- 면역조절제 : Imuran과 같은 azathioprine과 Cytoxan과 같은 cyclophosphamide는 세포독성이 있으며 감염을 억제시키는 corticosteroid류 약제와 유사한 방식으로 작용하고 면역계통을 억제시키는 경향이 있다. methotrexate와 cyclosporin과 같은 기타의 약제는 낭창의 증상을 조절하기 위해 사용할 수 있다.

새로운 약제들이 면역계통의 특이세포를 겨냥하여 개발되고 있다. 이러한 약제로는 항-DNA 항체 생산을 차단시키는 물질 혹은 다른 기전을 통해서 항체 생산을 억제하는 물질 등이 있다. 예로는 정맥주사용 면역글로불린이 있으며 혈소판 수를 증가시키기 위해 규칙적으로 주사한다.

- 항응고제 : 항응고제는 낮은 dose의 아스피린부터 heparin/coumadin까지 다양하다. 일반적으로 이러한 요법은 낭창 환자의 수명을 연장시키며 색전이나 혈전증의 실제 경우에 사용된다.

8. 항 핵 항체검사법

1) 원리

인간 혈청 중 순환 항 핵 항체(ANA)를 검출하고 정량하기 위한 기질로서 인간 상피세포를 사용하는 간접 효소면역측정법이다. 환자의 혈청검체는 완충액으로 희석하여 인간상피세포인 HEp-2 세포가 배양되어 있는 slide well에 가한다. HEp-2 세포는 특징적으로 핵이 거대하며 유사분열하는 모양이 존재하여 검출에 도움이 된다. 만일 특이항체가 존재하면 안정된 항원-항체 복합체를 형성하여 horseradish peroxidase(HRP)로 표지된 항-인간 글로불린과 결합한다. HRP는 3, 3'-diamino-benzidine과 반응하여 염색된다. 결과적으로 광학현미경으로 관찰할 때 짙은 갈색에서 검정에 이르는 염색형태를 나타낸다. 한 가지 이상의 순환 자가항체는 전신류마티스병의 지표이다.

2) 검체 채취 및 준비

환자는 검체 채취 전에 금식상태여야 한다. 검체를 채집하기 전에 환자에게 특별히 조치해야 할 필요는 없다. 일단 검체를 채집한 다음에는 바로 그 자리에서 환자 이름, 날짜, 병원등록 번호, 채취자 이름 등을 표시해야 한다. 최소한 5~8㎖ 정도의 혈액을 무균적으로 채혈하여 응고시킨 후 원심 분리하여 혈청만 분리해낸다.

혈청 검체는 2~8℃에 보관하면 2일 정도 사용가능하고 냉동과 해동을 반복하지 않는다면 채혈 후 24시간 내에 냉동시켰을 때 3개월 정도 사용가능하다. 용혈되거나 지방혈증이나 세균오염 혈청은 배경염색을 증가시키고 역가를 감소시키며 염색형태를 불확실하게 하기 때문에 검사에 적합하지 않다.

3) 시약, 소모품 및 장비

시약과 대조액에는 보존제로 NaN_3가 함유되어 있다.

NaN_3는 동관과 납관에 반응하여 고 폭발성의 금속 아자이드류를 형성할 수 있다. 따라서 사용 후 버릴 때 아자이드가 축적되는 것을 방지하기 위해 충분한 양의 물을 흘려야 한다. 또한 NaN_3는 독성이 있으므로 흡입하지 않도록 주의해야 한다.

- 기질 슬라이드 : 각각의 HEp-2 슬라이드 well은 슬라이드 상에서 배양되어 고정된 HEp-2 세포가 들어있다. 슬라이드는 -20℃에서 보관할 때 인쇄된 사용기한까지만 사용가능하다. 슬라이드의 평평한 표

면이나 봉투 표면을 만지지 말고 봉투의 가장자리를 만져 세포를 보호한다.

- 동결건조 HRP 접합체는 2~8℃에서 보관할 때 사용기한까지만 사용가능하다. 접합체 용액은 2~8℃에서 보관할 때 90일간 사용가능하다.
- HRP 염색시약 : 각 바이알에는 0.4% diamino-benzidine-HCl과 인산염완충액이 들어 있다. 치메로살(thimerosal)은 방부제로 첨가되었다. 바이알에 탈이온수를 성명수대로 가하여 염색용액을 만든다. 사용 직전에 바이알에 0.3% H_2O_2를 가한다. 바이알에 들어있는 염색시약은 2~8℃에 보관할 때 사용기한까지만 사용가능하다.

주의 : diaminobenzidine-HCL은 발암물질이므로 피부와의 접촉이나 흡입을 피해야 한다.

- 과산화수소 : 0.3%로 희석되어 있다. 과산화수소는 2~8℃에 보관할 때 사용기한까지만 사용가능하다.
- 생리식염인산염완충액(PBS) : 각 제품에는 분말형태의 PBS 혼합물이 들어 있다. 이것을 설명서대로 탈이온수에 녹여 2~8℃에 보관한다.
- 표본고정메디움 : 그대로 사용한다. 인산염완충액과 글리세롤이 포함되어 있다. 치메로살은 보존제로 첨가되었다.
- 시험관 및 받침
- 멸균 피펫
- 염색접시
- 습윤상자
- PBS용 플라스크
- pH 6~7의 이온수. CAP 1형
- 핀셋
- 커버슬라이드
- 세척병
- 흡습지
- 광학현미경

4) 정도관리

(1) 양성대조혈청

ANA-양성대조혈청은 40배 희석에서 강한 동질 염색패턴을 나타내는 ANA가 포함되어 있는 인간 혈청으로서 그대로 사용한다.

보존제로 0.1% NaN_3가 첨가되었다. ANA-양성대조혈청은 HEp-2 세포의 핵에서 동질염색형태를 나타내야 한다.

(2) 음성대조혈청

음성대조혈청은 40배 희석에서 전혀 자가항체가 검출되지 않는 인간 혈청으로서 그대로 사용한다. 보존제로 0.1% NaN_3가 첨가되었다. 음성대조혈청은 2~8℃에 보관할때 인쇄된 사용기한까지만 사용가능하다. ANA 음성대조혈청은 핵을 거의 혹은 전혀 염색시키지 않아야 한다.

대조혈청은 환자 검체를 시험하기 전에 미리 검사해야 한다. 검사법의 정도관리를 위해서 대조혈청은 정확한 양성 및 음성반응 결과를 나타내야 한다. 예상된 반응을 나타내지 않는 대조액은 사용하지 말고 환자 검체 결과도 보고하지 말아야 한다. 대조액이 예상된 결과를 나타내지 않으면 재검사하여 확인한다.

주의 : 대조혈청은 사람에서 유래한 것으로 임상검체와 동일한 방법으로 취급해야 한다.

5) 방법

검사전에 검체를 실온으로 유지한다. 다른 키트의 성분과 교차 사용하면 안된다.

- PBS로 각 혈청을 40배 희석하여 검체를 준비한다. 만일 혈청이 앞선 검사에서 양성으로 밝혀졌다면 종말점까지 역가를 측정해야 한다.
- 충분한 숫자의 슬라이드를 준비한다. 15~30분간 실온에 방치하여 실온이 되게 하고 봉투에서 꺼내는데 이때 반드시 봉투의 가장자리를 잡고 꺼낸다.
- 검체와 대조액을 가한다. 웰당 한 방울을 사용한다. 매 검사마다 반드시 양성대조와 음성대조를 반드시 포함시킨다. 이 단계부터 슬라이드는 계속 습윤 상태를 유지해야 한다.
- 슬라이드를 실온의 습윤상자에서 30분간 반응시킨다.
- 습윤상자에서 슬라이드를 꺼내어 PBS를 흘리며 세척한다. Well에서 멀리 떨어진 곳에 PBS를 직접 뿌린다.
- 슬라이드를 PBS가 채워진 염색용기에 5분간 담그

어 세척한다. 시작, 중간, 제거 직전 등에 슬라이드를 흔들어 세척이 잘되게 한다. 다시 한번 깨끗한 PBS로 반복한다.

- 슬라이드를 세척용액에서 꺼내어 여분의 PBS를 제거한다. 흡습지를 사용하여 수분을 제거할 때는 반드시 흡습지의 가장자리를 슬라이드 가장자리에 접촉하여 흡습시킨다. Well 위에 직접 흡습지를 접촉시키면 안된다. 다시 습윤상자에 넣는다.
- 접합체를 슬라이드의 각 well에 한 방울씩 떨어뜨린다.
- 슬라이드를 실온의 습윤상자에서 반응시킨다. 광선을 차단한다.
- 슬라이드를 습윤상자에서 꺼내어 PBS를 흘리며 세척한다.
- 슬라이드를 PBS가 채워진 염색 용기에 5분간 담그어 세척한다. 시작, 중간, 제거 직전 등에 슬라이드를 흔들어 세척이 잘되게 한다. 다시 한번 깨끗한 PBS로 반복한다.
- 염색시약을 제조하기 위해서 증류수 10㎕를 한 바이알에 가하고 사용직전에 다시 0.3% H_2O_2 병을 전량 여기에 가한다. 잘 혼합한다.
- 세척완충액에서 슬라이드를 꺼내어 여분의 PBS를 제거한 후 습윤상자에 보관한다. 각 웰에 염색시약을 충분히 가한다. 웰이 건조되지 않도록 한다. 여분의 염색용액을 제거한다.
- 슬라이드를 광선이 차단된 습윤상자에서 실온으로 15분간 반응한다.
- 슬라이드를 PBS가 채워진 염색 용기에 5분간 담그어 세척한다. 시작, 중간, 제거 직전 등에 슬라이드를 흔들어 세척이 잘되게 한다. 다시 한번 깨끗한 PBS로 반복한다.
- 세척액에서 슬라이드를 하나씩 꺼내어 슬라이드를 직각으로 세워 종이에 대고 가볍게 톡톡 쳐서 여분의 PBS를 제거한다.
  흡습지를 사용하려면 7항을 반복한다.
- 표본고정메디움을 각웰에 한방울씩 가하여 커버를 덮는다.
- 광학현미경의 대물렌즈를 40배의 배율로 고정시키고 슬라이드를 관찰한다.

6) 결과보고

(1) 음성

세포질-특이 혹은 핵-특이 염색이 관찰되지 않는다. 과산화효소 염색시약의 비특이 반응 때문에 세포가 약간의 색깔을 띨 수 있다.

(2) 양성

만일 세포의 핵이 음성대조 well보다 강하게 염색되었다면 혈청은 양성이다. 확실하게 구별할 수 있는 색깔 형태가 있다.

표 18-7에 나타낸 것과 같은 등급은 각 실험실에서 기준을 설정하는데 도움이 된다. 양성검체는 혈청을 두 배 희석하여 검사를 반복·확인해야 한다. 한 단계로 희석해서 일차 선별 검사를 분석할 때 분명치 못한 혼합 항핵 반응을 검출하기 위해서 모든 양성 ANA 형태를 종말점까지 희석하여 역가를 측정해야 한다. 종말점

표 18-7. 반응 등급

결 과	설 명
음 성	세포질이나 핵의 염색상이 관찰되지 않는다. 세포는 과산화효소의 염색약이 비특이 반응을 나타내어 약하게 변색한다.
경 계	Beige – 특이 염색
양 성	
1+	황갈색
2+	연한 갈색
3+	중간 갈색
4+	진한 갈색내지 흑색

역가는 확실히 구별되는 형태를 갖추었으며 1+의 색깔을 띤 최종 희석배수의 역수이다.

간접면역형광법과 효소면역측정법은 실험실에서 ANA를 일차선별하는데 가장 실용적인 방법이다. 효소-항체의 접합체를 사용하는 방법은 민감도와 반응형태가 면역형광법과 견줄만하기 때문에 장점이 있다. HRP 방법은 슬라이드를 영구적으로 보존할 수 있고 특수장비 없이 광학현미경만 필요로 한다는 장점이 있다.

ANA가 우연히 검사법에 사용된 항원 이외의 항원에 특이적이라면 위양성 결과가 발생할 수 있다. 기질이 아세톤으로 고정되어 부적절하게 세척된다면 위음성 결과도 발생할 수 있다. 그러나 고정시키지 않으면 일부 수용성 핵항원은 소실된다. 위음성 결과는 순환 면역복합체에 항 핵 인자의 반응 뿐만 아니라 항체 저역가와도 관련이 있다.

위양성은 비특이 염색때문에 발생하며 speckled pattern와 유사하다. 이러한 염색반응은 접합체나 혈청에 다른 조직 항원에 대한 항체가 포함되어 있을 때마다 발생한다.

7) 임상적용

결합 조직 질병 환자를 진단하는데 있어서 ANA는 주의해서 분석해야 한다. 적절한 검사조건하에서 ANA 음성은 일반적으로 SLE를 배제한다. 그러나 ANA 음성은 관해중인 자가면역질환이나 간접면역형광법이나 효소면역측정법으로 검출할 수 없는 핵 자가항체로부터 발생할 수 있다.

ANA 양성의 중요성은 관찰된 패턴에 달려 있다(표 18-8, 18-9). 각각의 형태를 중요하게 여겨야 하지만 일부 패턴은 고농도에서 다른 형태를 관찰하지 못하도록 막는다. 그러나 ANA패턴 분석은 핵 성분의 반응 패턴에 대한 부가적인 정보를 제공할 수 있다.

HEp-2 세포의 기질로서의 민감도 때문에 일부의 정상인도 40배 희석한 일차선별검사에서 낮은 정도로 염색될 수 있다. 10~80 정도의 ANA 역가는 통상 중요치 않지만 류마티스관절염이나 피부 경화증 환자에서 볼 수 있다. 항 핵 항체는 성별과 연령에 의존적이므로 저역가의 양성은 다른 임상증상 및 징후가 없는 일부의

표 18-8. 면역 혈액학적 질병

범 주	예
면역 용혈	온난 자가 면역 용혈성 빈혈 한냉 응집소 질병 약물-유도 용혈성 빈혈 신생아의 용혈성 질환
면역 혈소판 감소증	혈소판 감소에 의한 자반증 신생아의 동종 면역 혈소판 감소증
면역 호중구 감소증	자가 면역 호중구 감소증
면역 매개 수혈반응	급성 용혈 수혈 반응 열성 질병 폐의 과민반응 알러지 반응 지연형 용혈성 반응 수혈 후 이식편대숙주 질환
지혈과 응고결핍	자가면역 단백질 S결핍
빈 혈	악성 빈혈

표 18-9. 면역형광법에 의하여 인식되는 5가지 기본 염색패턴

염색패턴	항체유도항원	관련 질병
Homogenous 또는 diffuse nuclear pattern	chromatin Histone DS DNA	SLE 약물유도 SLE
RIM 또는 periperal pattern	DS DNA	SLE
FINE speckled nucleolar pattern	Non-DNA nucleolar SM KU UIRNP RO/SS-A RO/SS-B	SCLE
corse speckled nucleolar pattern	Anti-centrpmere	Scleroderma
Nucleolar pattern	Nucleolar RNA	Systemic sclerosis

사람에서는 정상일 수 있다. 만일 검체가 10배 희석에서 양성이라면 20에서 320배까지 희석하여 재검해야 한다. 항체역가가 높으면 높을 수록 결합조직 질병으로 진단할 확률이 높다. 항체역가의 변화도 질병활성을 관찰하기 위해 사용될 수 있다.

만일 ANA 검사가 양성이라면 반응의 특이성을 결정하기 위해서 별도의 면역학적 검사가 필요하다. 이러한 검사법으로는 이중면역확산법, 역 면역전기영동, 수동혈구응집반응, 방사면역측정법, 면역침강반응, 면역블로팅 등이 있다. LE 세포는 SLE 환자의 75%에서만 양성을 나타낸다.

8) 제한사항

어떠한 진단도 실험실 결과에만 단독으로 근거해서는 안된다. 임상자료, 항체역가 및 기타 실험실소견 등 모든 사항을 진단을 내리기 전에 검토해야 한다.

9. 항핵단백질에 대한 신속슬라이드 검사법

1) 원리

SLE 라텍스검사법은 deoxyribonucleoprotein(DNP)가 도포된 polystyrene latex 현탁액을 이용한다. 라텍스시약을 ANA가 포함되어 있는 혈청과 혼합하면 DNP-도포 라텍스입자에 항체가 결합하여 응집반응이 발생한다. 류마티스 관절염, 피부경화증, Sjogren 증후군, MCTD 및 약물유도 홍반낭창 등과 같은 전신 류마티스병과 SLE에서 양성 결과를 나타낸다.

2) 검체 채취 및 준비

검체를 채취하기 전에 환자에게 특별히 조치해야 할 필요는 없다. 일단 검체를 채집한 다음에는 바로 그 자리에서 환자 이름, 날짜, 병원등록 번호, 채취자 이름 등을 표시해야 한다. 최소한 2㎖ 정도의 혈액을 무균적으로 채혈하여 응고시킨 후 원심 분리하여 혈청만 분리한다.

혈청 검체는 2~8℃에 보관하면 3일 정도 사용가능하고 냉동과 해동을 반복하지 않는다면 채혈 후 24시간 내에 냉동시켰을 때 3개월 정도 사용가능하다.

3) 시약, 소모품 및 장비

SLE 키트내에는 다음의 성분들이 들어 있다.

1. SLE 시약. 소의 흉선에서 추출한 DNP가 polystyrene latex에 도포되어 있는 현탁액으로 2.5㎕ 병

에 들어 있다. 2~8℃에 보관하면 상표에 인쇄된 사용기한까지만 사용가능하다. 오염되었거나 냉동되었다면 사용하면 안된다.

2. 일회용피펫
3. 슬라이드: 반드시 깨끗해야 한다. 사용전에 세제로 세척한 후 증류수로 여러번 헹궈 건조시킨다.

기타 필요한 장비로는 타이머가 있다.

4) 정도관리

(1) 양성대조

매회 검사마다 검사해야 한다. 양성대조와 SLE 시약은 음성 대조에서 볼 수 있는 미약한 응집과는 확실히 다른 응집반응을 나타낸다. 만일 양성대조에서 응집반응을 볼 수 없다면 검체검사도 부적절한 것이다. 보존제로 0.1% NaN_3가 첨가되었다.

(2) 음성대조

음성대조와 SLE 시약 간의 반응은 검사 시작 2분 후에 약간의 과립 모양이 발생할 수 있다. 만일 응집반응이 관찰되면 검체검사도 부적절한 것이다. 보존제로 0.1% NaN_3가 첨가되었다.

경고 : 시약과 대조액에는 보존제로 NaN_3가 함유되어 있다.

NaN_3는 동관과 납관에 반응하여 고폭발성의 금속 아자이드류를 형성할 수 있다. 따라서 사용 후 버릴 때 아자이드가 축적되는 것을 방지하기 위해 충분한 양의 물을 흘려야 한다. 또한 NaN_3는 독성이 있으므로 먹거나 흡입하지 않도록 주의해야 한다.

5) 방법

주 : 실온

- 슬라이드가 깨끗한지 확인한다.
- 슬라이드의 첫번째 구역에 양성대조액을 한 방울 떨어뜨린다. 계속해서 음성대조액과 검체를 다음 구역에 떨어뜨린다.
- 라텍스시약을 흔들어준 후 검체와 대조액이 있는 구역에 한 방울씩 가한다. 다시 플라스틱막대로 골고루 퍼지게 저어준다.
- 슬라이드를 3분간 앞뒤로 흔들어준 후 응집을 관찰한다.

검사결과보고는 「양성」 혹은 「음성」으로 하며 양성은 응집반응을 나타낼 경우이고 환자가 만일 양성이라면 반정량검사법을 수행해야 한다. 음성은 응집반응을 나타내지 않은 경우다. 정해진 시간내에 응집반응을 관찰하지 않을 경우 틀린 결과가 발생할 수 있다.

SLE 환자 혈청은 각종 검사법으로 확인한 것처럼 몇 가지의 ANA가 포함되어 있다. 진단은 검사 결과와 임상증상에 근거해야 한다.

SLE에 동반하는 ANA 중 대부분이 류마티스 관절염, Sjogren 증후군, PSS 등과 같이 다른 전신 류마티스 병에서도 나타나기 때문에 SLE 진단시 한 가지의 검사법을 전적으로 의존하는 것은 위험하다.

6) 반정량 검사

- 시약과 검체는 사용전에 실온으로 유지한다.
- 생리 식염수로 검체를 2단계 희석법으로 원하는 만큼 희석한다.
- 슬라이드의 각 구역에 희석된 검체를 한 방울씩 가한다.
- 라텍스 시약을 흔들어 준 후 검체와 대조액이 있는 구역에 한 방울씩 가한다. 다시 플라스틱 막대로 골고루 퍼지게 저어준다.
- 슬라이드를 3분간 앞뒤로 흔들어준 후 응집을 관찰한다.

  SLE 시약에 의한 응집반응은 ABO식 혈액형 검사에서 나타나는 응집반응과 유사하며 간접광을 이용해 판독해야 한다.
- 슬라이드를 세제로 깨끗이 세척한 후 증류수로 헹군다.

Chapter 19

장기이식

학습목표

· 조직적합성 항원의 명칭과 일반적 특징을 설명한다.
· HLA와 MHC의 임상적용에 대하여 설명한다.
· 이식에서 주로 이용되는 용어를 정리한다.
· 장기이식의 형태를 묘사한다.
· graft-versus host질병을 설명한다.
· 이식편 대 숙주질병의 병인, 역학, 증상, 특징, 진단 및 예방을 설명한다.
· 이식 거부 반응을 묘사한다.
· 기관 또는 조직 거부의 기전을 설명한다.
· 면역억제 방법을 묘사한다.
· 이식 수술 후 합병증을 설명한다.
· 이종이식 특징을 설명한다.

19 장기이식

1. 소개

현재 인간에서는 골수, bone matrix, 피부, 신장, 간, 심장판막, 심장, 췌장, 각막, 폐 등과 같은 다양한 조직 및 기관을 이식하고 있다. 장기이식은 과민반응이나 자가면역 이외의 면역계통이 숙주에 거부현상 등 해롭게 작용하는 면역분야의 하나이다. 장기이식 초기에 조직 항원은 성공적인 이식에 중요한 것으로 인지되었다. 만일 아주 다른 외부항원을 면역능이 있는 숙주에 이식한다면 의심할 바도 없이 이식은 실패한다. 오늘날 많은 증례에서 숙주의 면역억제와 함께 조직적합성을 사용하여 조직 및 장기이식의 성공 가능성을 높이고 있다.

2. 조직적합성 항원

1) 일반적 특징

다른 개체의 피부이식편을 급성 거부할 수 있는 모든 척추동물은 숙주의 면역반응을 조절하는 여러 가지 유전자가 개입된 국소 혼합물을 가지고 있다. 이러한 항원 중 일부는 면역반응을 유발하는데 있어 다른 항원보다 훨씬 강력하여 주요 조직 적합성 복합체(major histocompatibility complex, MHC)라고 부른다.

MHC는 인간 백혈구항원(HLA)에 대한 암호를 풀어 단백질을 합성하고 이 항원은 T세포가 자기와 비자기를 구별하는 분자적 기초가 된다.

6번 염색체의 HLA복합체는 약 200개 이상의 유전자를 보유하고 있으며 이 중 40여 가지는 백혈구 항원에 대한 암호를 풀고 나머지는 HLA 유전자와 직접 관련이 없는 것으로 분류된다. 이 복합체 내의 많은 유전자들은 면역과 전혀 상관이 없다.

HLA 분자는 구조적으로 클라스Ⅰ과 클라스Ⅱ로 구분한다. 두 클라스는 세포표면의 이종이량체 구조이다. HLA 클라스Ⅰ 분자는 6번 염색체의 MHC 내에서 암호를 풀게되며 매우 다형적인 당단백질인 알파체인으로 구성되어 있다. 이 알파체인은, 15번 염색체의 비 HLA 유전자에 의해 암호화되며 비 다형적인 당단백질인 베타 2 마이크로글로불린과 비공유적으로 결합한다. HLA 클라스Ⅰ 및 Ⅱ분자의 배열(conformation)은 각각 8~25개의 아미노산으로 구성되는 펩타이드가 막투과성 이종이량 수용체의 림프구 표면 발현에 의해서 인식되기 위해 형성되는 한 개의 고랑을 제공한다. 신체의 모든 유핵세포는 비 막투과성 베타2 마이크로글로불린 분자와 결합한 막투과성 HLA 클라스Ⅰ분자를 나타낸다.

MHC는 D, B, C, A의 4가지 영역으로 분리된다. A, B 및 C 영역은 클라스Ⅰ 분자를 암호화하는 클라스 Ia 유전자이다. D 영역은 클라스Ⅱ 분자를 암호화한다. 클라스Ⅰ에는 HLA-A, HLA-B 및 HLA-C가 있다. 이 세 가지 유전자좌와 각각의 항원은 A, B, C와 함께 1, 2, 3 등으로 번호를 매긴다. 클라스Ⅱ 유전자 영역 항원은 HLA-D 영역에서 암호풀이되고 HLA-DR, HLA-DC (DQ) 및 HLA-SB(DP)로 세분된다.

복수의 대립유전자는 각각의 유전자좌에서 발생하며 HLA-A1이나 HLA-B27처럼 아라비아 숫자를 붙힌다. 만일 아직까지 전체적인 동의를 얻지 못했으면 HLA-A2[w69]나 HLA-Cw7처럼 대립유전자 번호 앞에 "w"를 붙인다. 각 유전자 좌의 클라스Ⅰ, Ⅱ 및 Ⅲ 항원 유전자는 상호 우성 대립 유전자로 유전된다. 가족내의 유전은 멘델의 법칙을 대단히 잘 준수한다.

세대간을 이어서 일배체형이 보존되는 것이 일반 법칙이다. 몇 가지의 HLA 유전자 좌에는 매우 강한 연계

표 19-1. 막 표면에 발현된 인간백혈구 항원(HLA)

클라스 I	
비발현	발현 적혈구, 각막 내피세포, 영양막 융모, 외분비 췌장, 이하선 꽈리세포, 십이지장 Brunner선
약발현	내분비 갑상선, 부갑상선, 뇌하수체, 췌장 섬 세포, 심근, 골격근육, 위점막 및 성숙 과립구
가변발현	간세포
발현	기타 모든 유핵세포
클라스 II	
비발현	적혈구; 모든휴지기 내분비세포 ; 간 세포 및 담즙 상피세포, 심근, 골격근육 및 평활근 세포 ; 식도 상피세포 ; 위 ; Brunner선 ; 결장 및 직장 ; 이하선 꽈리세포 및 관상피세포 ; 정자 ; 방광 ; 전립선 및 요관 상피세포 ; 신경세포 ; 혈소판 ; 성숙과립구 ; 및 휴지기 T세포
발현	B세포, 활성화T세포 및 미성숙 과립구 ; 후두개 상피세포 ; 기관지, 편도 및 부고환 ; 신장, 사구체 및 세관 ; 경질막 ; 장게르한스세포 ; 피부 ; 수지상세포 ; 십이지장 깊은층상피세포 ; 회장 ; 및 충수
HLA-DR 발현	단구, 대식세포 및 혈관내 피세포
HLA-DQ 발현 혹은 비발현	

불일치를 나타내어 인종에 따라 다른 과도 신장 일배체형을 만든다. 일례로 가장 흔한 백인의 과도 신장 일배체형인 AL, Xw7, BB, BfS, C2-1, C4AQOB1, DR3는 실제로 동양인에서는 없다.

클라스I 주요 장기이식 항원은 혈청학적으로 정의되었다. 클라스I 및 II 항원은 신체의 세포나 체액에서 발견될 수 있다(표 19-1). 클라스I 및 II 분자는 막 표면 단백질이다. 클라스I 분자는 막투과 당단백질이지만 클라스II 이량체 분자는 클라스I 분자와는 달리 두 개의 이량체가 세포막을 가운데로 하여 양쪽에 있다. 클라스I 및 II의 유전자 산물은 진화과정을 거듭하여 관계가 먼 것으로 보이지만 생화학적으로도 관계가 멀다. C2, C4A, C4B 및 Bf 등의 보체 성분 같은 클라스III 유전자산물은 불완전하지만 이러한 구조물들은 HLA-B와 HLA-DR 유전자좌의 사이에 있거나 근처에 있는 유전자로 밝혀졌다.

2) MHC/HLA의 역할

세포 표면 항원을 암호하는 조직학합성복합체는 쥐를 이용한 이식 거부 실험에서 처음 발견되었다. 공여자와 수여자 간에 항원이 적합하였을 때 이식편 생존율이 현저히 개선되었다. 곧 인간에서도 비교될만한 동종항원의 유전체계가 발견되었다.

HLA의 존재는 혈액형이 적절하게 일치함에도 불구하고 수혈반응을 나타내는 여러 번 수혈 받은 환자에서 최초로 인식되었다. 이 수혈반응이 적혈구 항원에 대해서 발생한 항체보다는 백혈구에 대해서 발생한 항체 때문에 일어난다는 것이 밝혀졌다. 동일항체가 곧 여러번 임신한 여성의 혈청에서도 발견되었다.

MHC 유전자 산물은 임상 면역학에서 중요한 역할을 한다. 일예로, 만일 MHC가 적합하지 않은 관계에서 이식한다면 이식편 거부반응이 일어나고 따라서 면역억제

요법을 필요로 한다. 이 항원은 대단히 중요하며 이식기관의 생착 혹은 거부의 유전적 기초에 영향을 미치는데 있어 ABO 항원에 이어 두번째로 중요하다.

HLA는 원래 이식거부 역할로 알려졌지만 이제는 HLA의 유전자 산물이 인체의 면역계통에서 결정적인 역할을 한다고 알려졌다. T세포는 직접 항원을 인식하지 않지만 항원이 항원제공세포, 즉, 대식세포의 표면에 있을 때는 항원을 인식한다. 항원의 존재 외에도 대식세포는 또다른 분자가 있어야 하며 이 분자는 MHC에 의해서 암호화되는 세포표면 당단백질이다. T세포는 유전적으로 동일할 때만 조직적합성 분자와 결합할 수 있다(MHC 제한).

클라스 I 및 클라스 II 항원은 둘 다 면역반응을 조절하는 T림프구의 표적으로 작용한다. 클라스 I 분자는 세포독성T세포와 표적세포 간의 상호작용을 조절하고 클라스 II 분자는 협조T세포, 억제T세포, 증폭T세포 같은 조절T세포의 활성을 제한한다. 그 결과는 클라스 II 분자는 협조T세포와 항원제공세포간의 상호작용을 조절한다. 클라스 I 항원에 대하여 발생한 세포독성T세포는 CD8세포에 의해 저해되는 반면 클라스 II 항원에 대하여 발생한 세포독성T세포는 CD4 세포에 의해 저해된다. 클라스 I 과 클라스 II 유전자 집단 내의 많은 유전자들이 아직도 기능이 밝혀지지 않았다.

클라스 III 분자는 클라스 I 및 II 분자와 전혀 관계가 없고 MHC 복합체 안에 혹은 근처에 존재한다는 유전적 연관도 없다. 클라스 III 분자는 보체 경로의 성분으로 작용하기 때문에 면역현상에 개입되어 있다는 것이다.

3) HLA 응용

HLA 적합은 골수이식에서 뿐만 아니라 기관이식에서도 대단히 중요하다. 동종신장이식에서 기관보존방법, 수확 및 이식 간의 경과시간, 이식전 수혈회수, 수여자 연령, 신장 이상의 원인 등은 모두 이식의 조기 성패를 결정하는 중요한 요소들이다.

그러나 HLA 적합성은 신장의 장기간 생착에 가장 강력한 영향을 미친다. HLA 적합 형제로부터 이식한 신장 1년 생착률은 95%에 달한다. 네가지 HLA-A 및 B 항원이 적합하지 않은 사망자 신장의 약 50~65%가 6개월간 기능을 발휘하지만 그 후 시간이 지날수록 악화된다. 또한 이경우 단지 15~25%만이 이식 후 4년간 기능을 발휘한다.

골수이식이 이식편대 숙주병(GVHD)의 발병율을 감소하기 위해서는 동일 HLA 공여자를 선별하는 것이 필수적이다. 그러나 숙주항원을 인식할 수 있는 공여자 골수 T세포를 고갈시키는 새로운 방법의 개발로 GVHD 발병율을 현격하게 감소시켰다.

HLA 적합 혈소판은 무작위 공여자 혈소판으로 치료에 불응인 환자에게 유용하다. 친자 감정에 있어서는 ABO, Rh, MNS, Kell, Duffy 및 Kidd 적혈구항원과 함께 HLA형 검사가 사용된다. 과거에는 대부분의 검사실이 혈통을 결정하기 위해 개인을 검사할 때 ABO, Rh, MNS 만을 사용하였다. 이 경우 판정이 잘못될 확률은 58%였다. Kell, Duffy, Kidd 적혈구 항원 검사 및 HLA 형 검사를 별도로 실시하면 정확도가 92%까지 증가한다.

HLA형검사는 법의학, 인류학, 면역학 등에서도 유용하다. 인종 선조 및 이동에 대한 연구에서 일부 항원은 실제로 독점적이고 한 인종에서만 확인된다. 일예로 A1 및 B8은 몽골계에서는 거의 나타나지 않고, Bw57은 백인이나 흑인에서 흔치 않다. 이러한 차이는 선조에 관한 결정을 정확하게 해준다.

HLA 검사는 진단 및 혈통검사 수단으로 점점 더 많이 사용되고 있다. HLA 항원과 이들 사이의 관계에 대한 지식은 면역학적으로 매개되는 반응, 자가면역질환, 일부 종양 및 기타 질병과 어떤 항원과의 관련때문에 중요시되고 있다(표 19-2). 비록 비 면역학적이지만 이러한 질병은 주요 MHC 영역내의 비 HLA유전자에 의해서도 영향을 받는다.

표 19-2. 인간 백혈구항원과 질병과의 관계

질 병	HLA
강직성 척수염	B27
Reiter증후군	B27
심상성 건선(Psoriasis vulgaris)	Cw6
류마티스 관절염	DR4
Behset병	B5(Bw51)
1형당뇨병	DR3
금-유도 신병증(nephropathy)	DR5
선천 부신 과다형성	B47
만성 림프구 백혈병	DR5
카포시 육종	DR5

어떤 질병의 발병율은 어떤 HLA 항원이 없는 개체에 비해서 그 항원을 갖고 있는 개체에서 높게 나타난다(표 19-3). 그러나 HLA-B27 항원은 진단에 사용하기에 충분한 질병관련성을 갖춘 유일한 HLA 항원이다. HLA 항원과 질병과의 관련 정도는 통계적으로 중요하지만 진단이나 예후로 사용되기에는 충분치 못하다.

정상인 백인의 8%만이 HLA-B27 항원을 갖고 있지만 강직성 척수염(AS)이나 Reiter 증후군과 관련된 척수염 환자의 90%는 B27 항원 양성이다. B27 양성 환자 중 대부분이 척추가 관련된 소아만성 관절염도 나타낸다. 그러므로 HLA-B27 일차 선별검사의 주목적은 강직성 척수염 환자의 친척에서 등에 통증이 발생했을 때 AS인지를 판단하는 것이고, 다음은 임균성 관절염으로부터 불완전 Reiter 증후군을 구별하거나 류마티스 관절염으로부터 만성 혹은 비전형 Reiter 증후군을 구별하는데 도움을 주는 것이다. 그러나 B27 검사가 음성이라 할지라도 AS나 Reiter 증후군을 배제할 수 없다.

4) 검사법

한 종 내에서 서로 다른 개체는 세포표면에 서로 다른 HLA 항원을 갖고 있기 때문에 외부항원을 도입하면 T세포를 자극한다. 이러한 T세포는 현저히 이식편거부에 관련되어 있고 또한 어떤 환경하에서는 항체 형성을 자극한다. 이러한 항체를 함유하고 있는 인간 혈청은 HLA 항원을 검출하기 위한 시약으로 사용할 목적으로 여러번 수혈 받은 환자나 여러번 임신한 여성으로부터 확보할 수 있다.

클라스Ⅰ 항원은 여러 가지 방법으로 검출할 수 있으며 가장 널리 이용되는 방법은 림프구 미세 세포독성법(보체-매개 세포독성)이다. 항혈청과 표적세포를 건조를 막는 미네랄 오일하에서 보체와 함께 반응시킨다.

만일 특이동종항체와 세포막 항원이 결합하면 보체-매개 손상이 세포벽에 발생하여 염료가 관통하게 되어 세포가 죽는다. 세포를 염색하여 세포가 죽은 것을 확인하며 트리판블루는 죽은 세포는 통과하여 염색되고 살아있는 세포는 통과하지 못해 염색되지 않아 현미경으로 관찰하기 쉽다. 기타의 방법으로는 백혈구응집반응과 혈소판의 보체결합이 있다.

클라스Ⅱ HLA-DR 및 HLA-DQ 특이성도 분리된 B세포표면에 항원 분자가 많기 때문에 B세포가 표적세포가 된다는 것을 제외하고는 클라스Ⅰ 검사법과 거의 같다. 현재 HLA-Dw와 HLA-DP는 혈청학적으로 결정되지 않고 시험관내에서 일차적으로 혼합림프구에 가해졌을 때(HLA-Dw) 아니면 이차적으로 혼합림프구에 재가해졌을 때(HLA-DP)이 분자들이 새롭게 DNA를 합성할 수 있는 능력의 유무로 검사한다.

표 19-3. 인간백혈구항원과 특정 질병의 발병율

항 원 존 재	관련 질병	발 병 율
B27	강직성척수염	100×*
	Reiter증후군	40×
	전포도막염	25×
	Yersinia 혹은 Salmonella로 류마티스 감염	20×
	척추가 개입된 건선성관절염	11×
	염승성 장질병과 관련된 척수염	9×
	척추가 개입된 소아 만성 관절염	5×
B8	만성소화장애증	9×
	애디슨병	6×
	중증근무력증	5×
	포진피부염	4×
	만성 활동성 간염	4×
	쇠그렌 증후군	3×
	인슐린-의존 당뇨병	2×
	갑상선중독증	2×
B5	Behset증후군	6×
BM38	건선성관절염	7×
BM15	인슐린-의존 당뇨병	3×
DR2	굿패스춰 증후군	16×
	다발 경화	4×
DR3	글루텐 감수성 장 병증(enteropathy)	21×
	포진 피부염	14×
	아급성 피부 홍반낭창	12×
	애디슨병	11×
	쇠그렌 증후군	10×
DR4	천포창	32×
	거세포관절염	8×
	류마티스관절염	6×
	청소년당뇨병	5×
DR5	소수관절의 청소년 관절염	5×
	공피증	5×
	하시모토갑상선염**	3×

* 인종에 따라 다르다. ** 유태인

3. 장기이식 용어

장기나 조직의 이식은 화상을 교정하기 위한 피부이식이나 탈모를 치료하기 위한 두피이식 같은 자가이식에서부터 돼지 심장판막을 사람에게 이식하는 것과 같은 이종이식까지 다양하다. 장기이식에서 사용되는 가장 최신의 용어를 표 19-4에 열거했다.

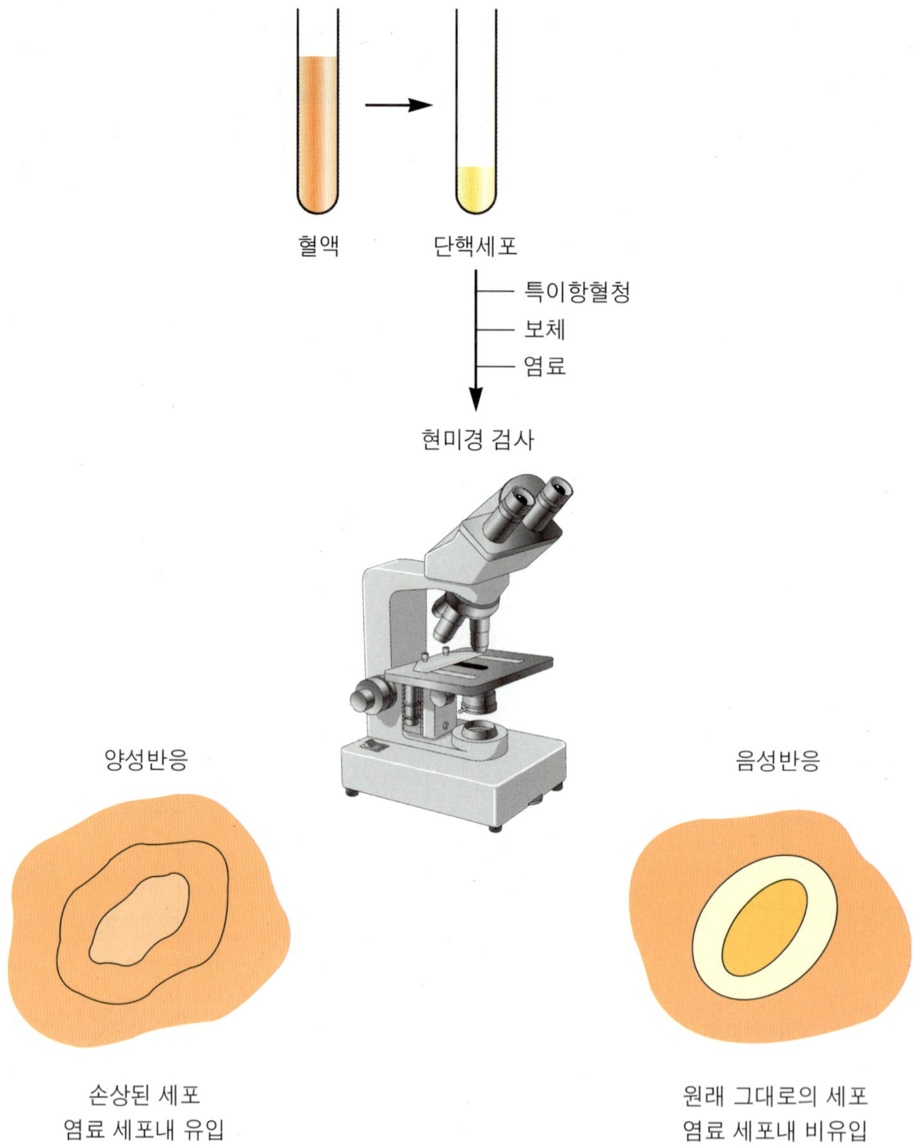

그림 19-1. 미세세포 독성검사법

표 19-4. 장기이식 용어

용 어	정 의
자가이식	피부, 모발, 뼈 등과 같이 같은 개체 내에서의 이식
동계이식	일란성 쌍생아에서 처럼유전적으로는 동질하지만 서로 다른 개체간의 이식
동종이식	동일 종이지만 유전적으로 다른 개체간의 이식, 공여자의 이식편에는 수여자에는 없는 항원이 존재한다.
이종이식	돼지의 심장판막을 사람심장에 이식하는 경우와 같이 서로 다른 종 간의 이식

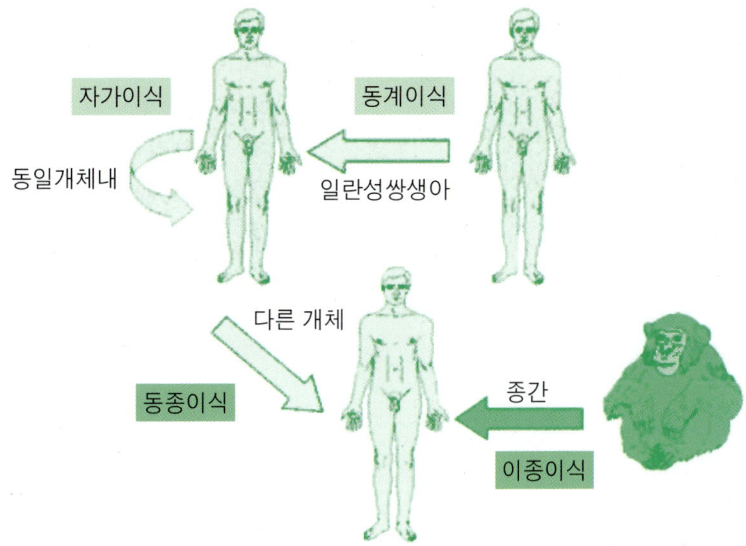

그림 19-2. 이식의 종류 및 특징

4. 장기이식의 형태

각막, 중이, 폐, 심장, 혈관, 간, 췌장, 신장, 뼈, 골수 및 피부 같은 11가지의 인체 장기를 이식할 수 있다. 장기 생착률은 싸이클로스포린 같은 면역억제제 덕분에 증가되었다.

살아있는 공여자의 장기이식은 최근 몇 년간 많은 관심을 갖게 되었다. 전국 장기 공유조직망 및 미 보건복지부에 따르면 생존 공여자 장기이식은 1999년에서 2000년 사이에 16.5% 증가하여 연간 증가율 중 최고에 달했다. 생존 공여자의 경우, 신장, 간의 일부, 췌장의 일부, 폐엽 등을 제공한다.

1) 신장

최초의 성공적인 신장이식은 일란성쌍둥이 간에 실시되었다. 신장이식에 이어 동종골수이식과 치사량 이하의 전신 방사선조사를 통하여 관용을 유도하였다. 1960년경에는 신장이식이 최종 단계의 신장질환을 치료할 수 있는 방법으로 확립되었다. 전신 방사선 조사는 계속 문제가 제기되었기 때문에 화학 면역억제가 치료방법으로 대두되었다.

동종 신장이식 수여자의 기준으로는 일반적으로 고령 환자와 악성 종양의 병력이 있는 환자는 배제한다. 뿐만 아니라 패혈증이나 만성감염 환자는 스테로이드나 면역억제요법으로 재활성화 될 수 있기때문에 장기이식 수여자로 적당치 않다.

65세 이상의 개인으로부터 장기 공여자는 생착률이 낮기 때문에 승인되지 않는다. 만성 신장질환이나 패혈증이 있어도 거절된다. 당뇨병, 고혈압, 결핵 등의 전신성 질병을 앓고 있는 사람도 장기를 제공할 수 없다. 가장 바람직스러운 사망자 장기 공여의 경우는 젊은이가 외상으로 사망했을 경우이다. 악성종양의 병력이 있는 사망자 로부터의 장기는 이식에 사용할 수 없다.

ABO 식 혈액형의 적합성외에도 신장을 적출하는 새로운 방법이 개발되었기 때문에 동반된 백혈구가 이식항원에 대해서 발생하는 감작 효과를 감소시켰다. HLA-A 및 HLA-B 적합성은 이식편의 생착률과 수여자의 수명 연장에 가장 크게 기여했다. HLA-A 및 HLA-B 적합 생착률 증가는 클라스 I 에 의해서 보다는 HLA-D 영역 관련 항원에 의해서 결정된다. 이식편 생착은 -DR, -MB, -MT 같은 D영역관련 항원에 달려 있다. 적혈구의 Lewis 항원과 X 및 Y 염색체와 관련된 H-Y 항원도 생착률에 영향을 줄 수 있는 또다른 항원계이다.

2) 심장판막

이종간 판막이식은 대동맥 판막 및 승모판 손상을 치료하는 표준적인 방법이다. 이종 판막제공원은 소나 돼지 같은 동물이며 항원성을 감소시키기 위해서 화학적으로나 물리적으로 변형된 판막을 사용한다.

이종 심장 판막 수여 환자는 이러한 변형된 판막에서는 거부 작용이 최소이거나 아예 없기 때문에 이식수술 후 면역억제조치를 하지 않는다.

3) 심장

심장이식을 위한 공여자 및 수여자 선별기준은 반드시 사망자 신장이식에 사용된 기준과 동일하다. 그러나 심장이식에서 가장 중요한 배제요인은 활성 감염의 존재이다. 심장 공여자는 불가역적인 장기 뇌사 상태여야 하지만 심장은 거의 정상 기능을 유지해야 한다.

심장을 적출하기 전에 공여자에게 예방 항생제와 세포독성 약물을 투여한다. 대부분의 경우가 위급한 상태이기 때문에 HLA 적합성에서 문제가 있어도 이식수술을 수행한다. 심장 수여자는 저지방 식사 뿐만 아니라 면역 억제제, 항응고제 등을 투여한다.

4) 각막

각막이식은 치료 목적으로 장기간 진행되어 왔다. 각막이식은 생체각막을 획득하고 보관하기가 용이하기 때문에 생착률이 대단히 높다.

각막이식은 통상 각막 궤양화에 대처하기 위해 수행된다. 각막은 혈관이 없고 클라스Ⅰ 이식항원 농도가 낮고, 클라스Ⅱ 항원이 없기 때문에 이식편 거부작용이 거의 없다. 또한 거부작용을 예방하기 위해서 각막 이식편을 가능한한 작게 하고 혈관이 있는 가장자리 부위를 피해 중앙에 위치시킨다. 중앙에서 벗어난 이식편은 혈관이 림프구를 이동시키기 때문에 면역적으로 실패할 확률이 높다. 면역억제제는 통상 투여하지 않는다.

5) 피부

면역원성이 없는 피부 대체 물질이 개발되어 동종 피부이식에 대한 요구가 낮아졌다. 동종피부이식은 피부가 클라스Ⅰ 적합성 항원밀도가 대단히 높기 때문에 거부 반응을 일으킨다. 그러므로 항원성 차이에 대한 감작과 인식이 쉬어 결과적으로 이식피부가 거부된다. 만일 피부를 이식해야 한다면 동종이식을 택하고 면역억제요법으로 처리해야 한다.

6) 간

잠재적인 간 수여자는 간질환이나 현재 감염이 없어야 한다.

간이식 수여자 중 가장 큰 집단은 선천성 담도폐쇄증 환자이며 다음은 간경화 환자들이다. HLA 교차적합은 생착률을 증가시키지만 조직형의 영향은 불확실하다. Azathioprine, corticosteroid 및 cyclosporin A 같은 면역억제제는 생착률을 증가시킨다. 간이식 후 주요 합병증으로는 담관누출이 있으며 환자 중 약 30~50%에서 발생한다.

7) 폐

성공적인 폐이식은 기술적, 유통적 및 면역학적 문제점 때문에 달성하기 어렵다. 기술적으로 폐 공여자 및 수여자는 적합성을 확보하기 위해서 반드시 동일한 기관지 환경을 갖고 있어야 한다. 다음의 기술적 문제점으로는 폐가 허혈 손상에 대단히 민감하며 수확 후의 보존이 어렵다는 점이다. 때때로 폐심장 이중 이식도 시도되었다. 이중이식은 단일 장기이식보다 쉽다.

폐는 감염에 민감해서 잠재 공여자 중에도 패혈증이 흔하다. 혈관계의 Ia-양성 세포밀도가 높고 폐포와 혈관에 갇힌 동반 백혈구 농도가 높기 때문에 심한 거부 현상이 자주 발생한다. 이식편을 유지하기 위해서는 강력한 면역억제요법이 필요하다. 많은 폐이식 수여자가 감염과 패혈증으로 사망한다.

8) 췌장

새로운 방식의 이식으로 췌장 전체를 사용하거나 분리된 섬(islet)세포만을 이식하는 방법이다. 기술적인 어려움과 비 가역적 거부반응 때문에 췌장 이식은 단기간만 성공적이었다. 그러나 복강 속으로 소량의 분리된 섬세포를 이식하는 방법은 생착률이 높다.

9) 뼈

Bone matrix 자가이식 혹은 동종이식이 자주 수행된다. 어떤 사지 보존 종양 절제술 후에 혹은 선천성 골격 이상을 교정하기 위해 bone matrix 이식을 수행한다. 뼈 공여자의 기준으로는 감염이 없고, 정맥주사 약물을 사용한 경험이 없으며, 장기간 steroid 복용이나 인간 성장호르몬 치료를 받은 경험이 없어야 한다. 뼈는 쉽게 확보 및 냉동할 수 있으며 냉동은 뼈를 보존시킬 뿐만 아니라 조직 적합성 항원의 감소라는 부가적인 이점도 제공해준다.

동종 뼈이식의 기술적 요구사항은 공여자의 골막을 모든 성분을 완전히 벗겨내고 수여자의 골막을 유지하는 것이다. 뼈이식은 이제 쉽다. 처리된 뼈는 면역원성 물질이 거의 없기 때문에 면역억제의 사용은 필요 없다.

10) 줄기세포(Stem cells)

줄기세포 이식을 통하여 뇌졸증이나 기타의 질병으로 인한 외상을 교정하기 위하여 가능성이 있다. 쥐를 이용한 연구에서 정상쥐와 뇌졸증으로 손상된 쥐에게 줄기세포를 이식하였을 때 뉴론이나 다른 성숙 뇌조직으로 분화되었다. 이식된 세포에 영양을 공급하기 위해 혈관도 성장한다.

5. 이식편 대 숙주질병 (Graft-Versus-Host Disease)

이식편 대 숙주 질병(GVHD)는 심한 면역타협 혹은 면역억제 환자에 있어서 수혈이나 이식의 거부반응 결과이다. 수혈된 면역적격 림프구의 숫자 보다는 숙주의 면역결핍 정도가 GVHD가 일어날 것인지 아닌지를 결정한다.

1) 병인

면역적격 T림프구가 공여자에서 면역결핍 혹은 면역억제 수여자에게 수혈될 때 수혈된 림프구는 숙주의 항원이 이물질이라고 인식하여 이 항원에 대해서 면역학적으로 반응한다(표 19-5). 보통의 이식편 대 숙주반응 대신, 역 이식편 대 숙주 반응이 발생하여 염증반응을 일으킨다.

정상적인 림프구 수혈 반응에서 GVHD의 결과는 통상 심각하지 않아 수여자가 외부 림프구를 파괴할 수 있을 정도이다. 그러나 면역억제 수여자 내에서 공여자의 림프구는 보관중인 혈액에서도 유사분열을 하는 것으로 보아 숙주의 림프구와 혼합되어 증식한다. 만일 수여자가 수혈된 림프구를 거부할 수 없다면 이 림프구는 조절을 받지 않아 숙주의 조직을 파괴하여 실제로 사망에 이르게 한다.

환자는 급성 혹은 만성 GVHD를 발병할 수 있다. 공여자와 수여자가 HLA나 H-2 유전자좌가 적합치 않을 때 치명적일 수 있다. 적합하지 않은 정도가 크면 클수록 거부 반응도 심하다.

2) 역학

면역능이 있는 동종 림프구를 심한 면역 타협 숙주에 이식할 때마다 GVHD가 발생한다. 위험 환자군으로는 중증 림프구감소증 및 골수억제 증상이 있는 면역결핍

표 19-5. 이식편대 숙주질병의 필요조건

인 자	내 용
면역적격 림프구의 발생원	혈액산물, 골수이식, 기관이식
환자와 수여자간의 HLA차이	HLA의 차이는 치명적이여서 차이가 심하면 심할수록 질병이 중증이다.
수여자세포를 거부할 능력 부재	이 환자들은 심하게 면역타협 혹은 면역 억제되어 있다.

혹은 면역억제 환자들이 있다. 골수 이식시 화학요법에도 불구하고 20~50%의 환자는 급성 GVHD가 발병하고 이 중 20~40%의 환자는 GVHD나 혹은 관련된 감염으로 사망한다.

만성 GVHD는 이식 후 6개월 이내에 20~40%의 환자는 GVHD나 혹은 관련된 감염으로 사망한다. 만성 GVHD 발병과 관련된 두 가지 요인은 고령과 급성 GVHD 사례가 있다.

수혈 관련 GVHD의 증례는 과거 20년간 대단히 증가했다. 혈액 종양으로 강력한 화학요법을 받고 있는 성인 환자와 골수수여환자에서 전신 방사선조사 후 혈액을 수혈 받은 뒤에 GVHD가 발병했다. GVHD는 중증 선천성 면역결핍증 유아와 교환 수혈에 이어 자궁내 수혈을 받은 유아에서도 발병한다. 수혈 후 GVHD 환자의 90%가 급성 합병증으로 사망한다. 사망원인은 일반화된 감염이다.

3) 증상

GVHD는 염증반응을 일으킨다. 수혈 후 증상은 3~30일 이내에 나타난다. 림프구는 장, 피부 및 간을 투과할 수 있기 때문에 피부궤양, 구강궤양, 설사 및 간 파괴 등과 같은 점막 파괴를 초래한다. 기타 임상 징후로는 황달, 발열, 빈혈, 체중감소, 발진 및 비장 거대증이 있다.

골수이식 환자에서 급성 GVHD는 이식 후 첫 3개월 내에 발병한다. 최초의 증상은 피부, 간, 위장관 등에 발생한다. 특히 손바닥과 발바닥의 홍반성 반구진 발진은 통상 GVHD의 최초 증상이다. 병의 진전은 때때로 복통을 수반한 설사와 간질환의 특징이 있다. 치료와 관련된 기타 증상 및 징후로는 발열, 과립구 감소증, 세균혈증이 있다. 때때로 cytomega-lovirus와 관련된 간질 폐렴도 발병한다.

4) 면역적 소견

면역 타협환자에서 이식된 림프구는 숙주의 항원을 이물질로 인식하여 이에 대하여 면역적으로 반응한다. 통상적인 이식편에 대한 숙주의 이식 반응 대신 반대의 GVHD가 발생한다.

정상적인 림프구수혈 반응에서 GVHD의 결과는 통상 수여자가 외부 림프구를 파괴할 수 있기 때문에 심각하지 않다. 그러나 만일 수여자가 수혈림프구를 거부할 수 없다면 이식 림프구는 조절되지 않은 채로 숙주의 조직을 파괴하여 사망에 이르게 한다.

5) 진단법

총 림프구수 감소와 같은 면역억제 혹은 면역결핍 검사법을 사용하여 환자가 GVHD를 발병할지 알 수 있다. C-반응단백질 증가와 같은 염증, 과립구 발생과 백혈구수 증가, 적혈구 침강속도 증가 등과 같은 증거는 GVHD가 발병했다는 것을 나타낸다. 빌리루빈 증가와 아민 전달 효소와 알칼리성 인산화효소 등과 같은 혈액효소의 특징이 있는 빈혈과 간질환의 합병증은 CMV와 같은 기회 감염체의 존재와 함께 진단에 도움을 줄 수 있다.

병리 특징으로는 피부의 진피와 표피의 경계지역에 있는 혈관 주위 공간으로 뿐만 아니라 입인두, 혀, 식도의 상피로 림프구 및 단구가 침투한다는 것이다. 침투된 조직내의 세포를 괴사 시키면서 소장 및 대장의 막힌틈(crypt)의 기저로 뿐만 아니라 간의 문맥주위 지역으로도 침투한다.

6) 예방

실제로 골수 수여자가 GVHD를 발병할 경우는 드물지만 단세포군 항체나 물리적 방법을 사용하여 골수의 성숙 림프구를 고갈시킴으로써 GVHD 발병율을 최소화할 수 있다. GVHD 위험은 그러나 골수이식 또는 혈액산물의 방사선 조사에 의하여 제거되지 않는다면 최소화할 수 있다. 수혈 후 GVHD 예방에 사용가능한 가장 경제적이고 효율적인 방법은 혈액산물을 방사선 조사하는 것이다. 최소한 1500 rad를 방사선 조사했다면 수혈 후 GVHD가 발병한 경우가 전혀 없다. 방사선 조사량은 최소 1500 rad에서 3000 rad가 적당하다.

몇몇 범주의 환자에게는 방사선 조사 산물이 임상적으로 의미가 있다.

(1) 고위험군

혈액산물을 반드시 방사선 조사할 필요가 있는 위험군 환자로는 다음과 같다.

- 자가 혹은 동종 골수 이식편 수여자. 자가 골수 이식편 수여자는 수술 후 GVHD 발병율이 동종 골수 이식편 수여자와 동일할 것으로 예상된다.
- T림프구가 개입된 중증 선천성 면역결핍 증후군 아동. 이식된 면역적격세포 수 보다는 숙주의 면역결핍 정도가 GVHD 발병 정도를 결정한다.

(2) 중간위험군

GVHD 발병율이 약간 낮은 환자로 다음과 같다.

- 교환 수혈 후 태반 내 수혈 받은 유아 및 교환 수혈만을 받은 유아. 태아와 신생아의 면역체계는 외부 림프구를 거부하기에 충분하도록 성숙되지 않을 수도 있다. 수혈림프구는 GVHD가 발병되지 않은 면역 관용숙주 내에서 장기간 동안 계속해서 순환할 수 있다. 미성숙 유아에게는 방사선 조사된 혈액을 수혈하는 것이 별로 적절치 않다.
- 림프종이나 급성 백혈병 같은 질병을 치료하기 위해 전신 방사선 조사나 면역 억제요법을 받고 있는 환자. 비록 이 환자들에 수혈되는 혈액산물을 일상적으로 방사선조사할 수 있지만 GVHD 발병율이 매우 낮기 때문에 절대적으로 필요한 것은 아니다. 그러나 특히 중증 치료-유도 면역 억제 환자나 특정 혈액 종양 환자에게는 혈액산물 방사선 조사를 권고한다.

(3) 저위험군

위험은 있지만 감수성이 최소인 환자로서 다음과 같다.

- 고형암 환자. GVHD 발병율은 결정하기 어렵다. 그러나 신경 모세포종 같은 비혈액 종양에서는 GVHD가 발병된다. 단일 단위의 적혈구를 수혈한 후 발병한 증례가 있다.
- 항-흉선세포 글로불린을 투여하고 있는 재생불량성 빈혈환자는 이론적으로 림프구 감소증이 오히려 치료에 의해 유도된 기간 동안 수혈후 GVHD 발병율이 증가한다.
- 이론적으로 수혈후 GVHD 발병율은 AIDS 환자에도 존재하지만 실제로는 관찰되지 않았다. 일상적인 방사선조사 혈액 사용을 권고하지 않는다.

(4) 특정 세포성분에 대한 방사선 효과

· 림프구

이온화 방사선은 림프구의 유사분열 활성과 모세포(blast)전환을 저해할 수 있다. 정상인 공여 림프구를 Cesium137을 이용하여 1500 rad 가량 조사하면 유사분열 유발물질에 의한 ^{14}C-thymidine 흡수가 90% 감소된다. 1500 rad 노출 후에는 유사분열 유발물질에 의한 모세포 전환이 85% 감소되며 5000 rad 노출 후에는 유사분열반응이 97~98.5% 감소된다.

· 과립구

이온화 방사선은 조사량에 따라 과립구 기능을 손상시킬 수 있다. 실제 과립구에 대한 손상 정도는 연구자에 따라 다르다. 방사선 조사량을 500 rad에서 120,000 rad 증가시키면 화학주성도 일직선으로 감소되었지만 10,000 rad에서 통계적 의미있게 감소되었다. 일직선의 조사량 반응곡선은 과립구 운동이 매우 소량의 방사선 조사에 의해서 영향을 받는다는 것을 밝혀준다. 2000 rad의 조사량은 림프구의 유사 분열을 제거하여 과립구에 심각한 손상을 입히거나 화학주성이나 살균력에 변화를 주지 않고도 GVHD를 예방한다. 수혈 전 방사선 조사는 파괴적 산화기전을 촉진시키지만 이 효과는 매우 변화가 심하다.

· 성숙적혈구

성숙적혈구는 방사선 조사에 저항성이 강하다. 적혈구를 10,000 rad에 노출시킨 후 52Cr-표지 생체내 적혈구 생존률은 조사하지 않는 대조와 동일했다. 적혈구의 생존률이나 3인산아데노신 및 2, 3 diphosphoglycerate 수준, 혈장헤모글로빈, 칼륨이온 등과 같은 시험관 내 특성에 변화를 주지 않고 2000 rad를 적혈구에 조사할 수 있다.

· 혈소판

이온화 방사선은 혈소판 기능을 손상시킬 수 있다.

손상은 조사량에 따라 다르지만 혈소판에 미치는 효과를 정확히 알아내기는 어렵다. 몇 가지 연구에서 5,000~75,000 rad에 노출시킨 후 생체내 혈소판 생존률에 변화가 없었다.

5,000 rad에 노출된 혈소판을 수혈한 후 예상 혈소판 수 증가가 33% 감소되었고 이와 유사하게 방사선 조사된 자가혈소판은 아스피린을 복용한 지원자 그룹에서 출혈시간을 교정하는 능력이 감소되었다. 한 연구에 따르면 5,000 rad 노출에 의해서는 혈소판 응집에 영향을 미치지 않아지만 콜라겐 반응에 대한 손상이 주목된다.

6. 이식편 손상요인

유전적인 면역원성에 근거한 거부 감수성은 신체의 기관마다 다르며(표 19-6), 기관은 혈관과 같은 요인에 의해서 영향을 받는다.

1) 이식편 거부형태

이식편 거부에서 감작 림프구와 항체의 역할은 서로 다르며 이식된 기관의 종류에 의해서 영향을 받는다. 특히 순환하는 소림프구 같은 림프구는 이식편 생착률을 낮추는데 효과적이다. 세포성 면역이 피부 및 고형암 거부를 담당하고 있다.

그러나 항체도 거부과정에 개입되어 있다. 이식편 내 세포성 및 체액성 요인의 작용은 대단히 복잡하다. 인간 신장이식 거부반응에는 초급성, 가속, 급성, 만성, 면역병리 등의 다섯가지가 있다(표 19-7).

· 제1군 및 제2군 거부반응

피부이식은 이식 연구에 가장 자주 사용되는 실험방

표 19-6. 이식조직의 면역원성(아래일수록 약하다)

면역원성 최강	골수 피부 랑게르환스 섬세포 심장 신장 간 골수 종간심장판막
면역원성 최약	각막

표 19-7. 신장이식의 면역 파괴에 근거한 이식 거부의 종류 및 특징

형	조직 손상시간	주요기전	원 인
초급성	수분내	체액성	공여자 항원에 대한 항체가 이미 형성
가속	2~5일	세포성	공여자 항원에 대한 항체로 이미 감작
급성	7~21일	세포성	공여자 항원에 대한 동종 반응 발달
만성	3개월 이후	세포성	숙주 및 이식편 관용 장애
새 기관에 면역손상	3개월 이후	1. 면역결합체 질병 2. 수용성항원과 결합체 형성	이식을 필요하게 하는 환경과 관련된 면역병리 기전

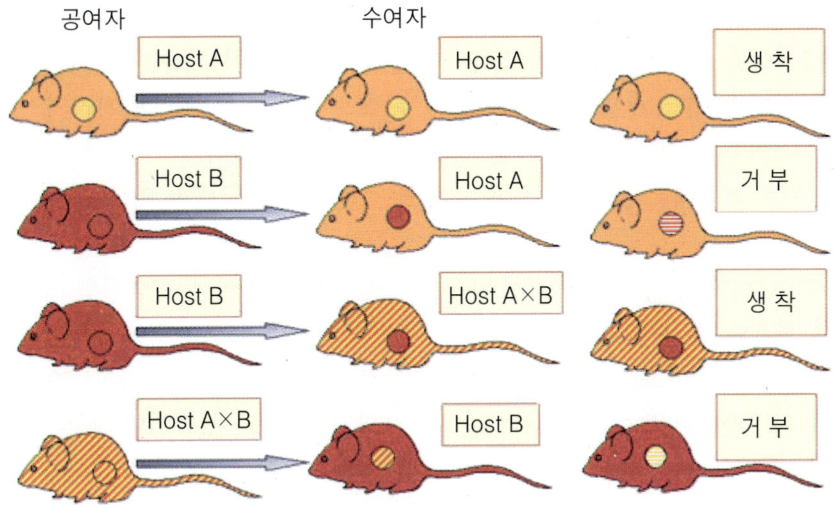

그림 19-3. 이식의 법칙

공여자와 수여자가 유전적으로 동질이면 이식이 가능하지만(첫째줄), 이질적인 경우에는 불가능하다(둘째줄). 수여자가 공여자의 일배체형을 갖고 있으면 이식이 가능하지만(셋째줄) 반대로 공여자가 수여자의 일배체형을 갖고 있으면 이식편의 나머지 일배체형에 의하여 거부 작용이 일어난다(넷째줄).

법이다(그림 19-3). 피부 및 고형암의 거부는 일차 및 이차로 나눌 수 있다. T세포에 의한 세포성 면역의 활성화는 일차 동종 거부반응의 가장 큰 원인이다. 림프구는 이전 노출로 감작된 세포성 항원을 직접 공격하거나 세포독성 림포카인으로 공격할 수 있다. 일차 거부반응에서 림프구의 일차적 역할은 반응초기의 조직학과 일치하여 적은 수의 다형핵 백혈구 및 형질세포와 함께 단핵구에 의한 침투를 보여준다. 감작은 이식 후 최초 며칠 내 발생하여 10~20일 후면 조직이 소실된다.

이전 거부작용의 결과로 감작림프구가 이미 존재한다면 재이식된 이차 거부작용으로부터 조직의 가속거부작용이 발생한다. 처음 장기를 수여한 감작개체에서 채취한 림프구는 이식편의 거부를 가속 시킨다. 이식편 거부는 항체의 도움도 있지만 주로 T세포가 담당한다.

· 초급성 거부반응

초급성 거부반응은 숙주내 사전 형성된 항체의 존재에 의해서 발생되며 항체는 공여 조직의 세포성 항원과 반응한다. 이러한 항체로는 통상 ABO식 혈액형에 관련된 항-A 혹은 항-B 항체나 MHC 클라스Ⅰ항원에 대한 항체(Ⅱ형 과민반응)가 있다. HLA-A, HLA-B, HLA-C(클라스Ⅰ)에 대한 항체를 갖고 있지만 HLA-DR(클라스Ⅱ)에 대한 항체가 없는 장기 수여자는 이 반응을 일으킬 확률이 높다.

세포항원과 항체의 상호작용은 보체계를 활성화시켜 이식편 세포용해와 이식조직내 혈병을 유도한다. 이식 후 수분 내에 초급성 거부작용으로 신장 동종 이식을 거부할 수 있다. 초급성 거부의 불가역적인 신장 손상은 적혈구 찌꺼기(sludge), 세동맥 및 사구체모세관 내 미세 트롬빈 발달, 탐식세포 침투 등의 특징이 있다.

유전자 조작된 돼지의 기관을 사람에게 이식시킬 수 있게 된 것이 오래되지 않았다. 미래의 이종이식은 초급성 거부라는 문제를 극복하는 것이 중요하다. 초급성 거부에서 수여자는 항체를 생산하여 이 항체가 이식된 기관의 혈관내 표면에 존재하면서 보체의 방출을 시작한다. 보체방출은 다시 염증, 팽윤, 혈관 봉쇄 등을 시작하여 기관 거부를 유도한다.

· 가속 거부반응

가속 거부는 동물 모델에서 관찰된 이차 거부에 비교된다. 이 경우 재이식은 초급성 거부보다 덜 심각하고 가속거부로 여겨진다. 가속거부는 T세포 매개반응의 활성화 때문이다.

· 급성 거부반응

급성 거부는 동종항원에 최초 노출된 후 발생한다. 급성 거부에서 공여자 항원은 반응성 T세포를 선택하여 6~14일 이내에 눈에 띄는 거부작용을 시작한다. 초기 작용은 T세포가 매개하지만 후기에는 항체와 보체가 개입한다.

급성 거부는 동물실험에서 이차 동종이식 거부와 유사하고 가속거부는 이차 거부와 유사하다. 둘 다 주로 세포가 매개한다. 면역·병리학적 변화로는 면역 결합체의 침적이 있으며 기타 과민반응이 수여자에 이미 존재한다는 것이다.

이식 후 약 10일만에 발생하는 급성 초기거부는 조직학적으로 세포성 침투가 두텁고 모세관 주변도 많이 붕괴되어 있는 특징을 나타낸다. 급성거부는 T세포가 개입되어 있는 세포-매개 과민반응이다.

Prednisone과 azathioprine으로 억제된 환자에서는 급성 후기 거부가 이식 후 11일 이상 경과하여 발생한다. 신장 동종 이식에서 급성 후기 거부는 항체 같은 면역글로불린과 보체가 세동맥 및 사구체모세관에 결합함으로써 발생하며 이러한 물질들은 면역형광법으로 확인할 수 있다. 혈관벽에 침적되어 있으며 이것은 급성 신장 이상을 일으킨다. 항체의존·세포매개 세포독성(ADCC)를 통해 항체-도포 세포에 대한 손상 가능성도 발생할 수 있다.

· 만성 거부반응

만성 거부는 대부분의 이식 수여자에서 발생한다. 진행과정은 느리지만 수개월 혹은 수년간에 걸쳐 기관 기능에 계속적인 손실을 초래한다. 그러나 만성 거부는 때때로 각종 면역억제요법에서도 발생한다.

신장 동종이식에서 이 잠행성 거부는 사구체 기저막에 면역글로불린과 보체 중 C3 성분의 내피 밑 축적과 관련이 있다. 이것은 경우에 따라 원래 이식의 원인이 되었던 면역 결합체 질환으로부터 발생하거나 이식된 신장으로부터 유래한 수용성 항원과 결합체를 형성함으로써 야기된다.

2) 면역관용

자기항원에 대한 관용의 중요성은 면역학의 연구 초기에 이미 인식되었다. 면역관용이란 특정 항원에 대한 비반응성을 획득하는 것이다. 자기관용은 중요한 과정으로서 자기항원을 인지하지 못한다면 자가면역질환을 초래할 수 있다.

면역관용에 대한 각종 경로가 밝혀졌다. T세포와 B세포는 둘 다 독립적으로 서로 다르게 영향을 받아 어떤 특정 환경하에서 관용적일 수 있다. 몇 가지 기전이 단독 숙주내에서 동시에 작용할 수 있다. 태아의 면역계통 발달 중 및 신생아의 첫 수주 동안, 면역계통의 그 어떤 세포도 성숙되어 있지 않다. 이러한 이유로 전체 면역계통은 이 단계에서 관용유도에 특히 민감하다.

· T세포 관용

T세포는 다른 성숙단계에서 관용에 현저한 차이를 보이지 않는다. 관용발생에 필요한 항원과 관용을 제공하는 환경은 T세포의 아집단에 따라 특이적이다.

T세포 관용은 최소한 세가지 경로가 있다.

① 클론 유산. 미성숙 T세포 클론이 B세포와 유사한 방식으로 유산된다.

② 기능소실. 성숙 T세포의 아집단은 T세포 집단의 기능 중 단지 한가지만 소실되도록 유도하면서 개별적으로 소실된다.

③ T세포 억제. T세포 억제인자가 기타 T세포 아집단이나 B세포의 활동을 능동적으로 억제한다.

· B세포 관용

하나의 B세포가 성숙됨에 따라 관용에 둔감하게 된다. 뿐만 아니라 B세포 성숙기간동안 관용을 발생하는 항원제공방식도 다르다. B세포 관용을 유도하는 네가지 경로가 밝혀졌다. 그러므로 관용의 방식은 세포의 성숙도, 항원, 면역계통에 항원을 제공하는 방식 등에 달려있다.

① 클론 유산. 저농도의 다가항원이 면역클론을 유산시킬 수 있다. 이러한 기전에 의한 면역 B세포의 관용은 매우 높다.

② 클론 고갈. T세포-비의존 항원을 반복 투여하면 모든 기능성 성숙 B세포 클론을 제거시킬 수 있다. 성숙 B세포에 대한 관용은 중간 정도이다.

③ 기능소멸. 협조T세포 아집단이 없고 T세포-의존

항원이 있으면, 협조T세포 아집단이 없고 억제T세포가 있으면 혹은 협조T세포 아집단이 없고 과량의 T세포-비의존 항원이 존재하면 성숙 B세포가 정상적으로 기능하는 것을 저해한다. 이 기전에 의한 B세포 관용은 중간 정도이다.

④ 항체형성세포 차단. 과량의 T세포-비의존 항원은 항체형성세포에 의한 항체분비를 저해한다. 이 기전에 의한 B세포 관용은 낮다.

· 면역반응 유전자 관련 항원

각종 항원 물질에 대한 특이면역반응은 면역반응 유전자(Ir)에 의해서 조절된다. Ir 유전자 조절은 유전적으로 우성이다. HLA-D영역과 동물의 I영역 간의 동질성은 인간 Ir 유전자가 HLA 복합체에 연결되어 있을 수도 있다는 것을 시사한다. 가계연구와 집단연구를 통해서 Ir 유전자의 존재를 증명했다. 또한 HLA-관련 질병 감수성 유전자와 HLA-질병 연관성을 통해서도 증명되었다. 이 유전자가 결핍된 사람은 비반응성이다.

일반적으로 받아들이고 있는 개념은 Ir 유전자가 T세포와 B세포 및 대식세포 간의 상호작용을 담당하고 있으며 이 탐식세포는 T세포 활성화에 필수적이라는 점이다. T세포 활성화는 활성형 협조기능으로의 전환과 림포카인의 생산에 필수적이다.

항원에 대한 증식반응처럼 지연형 및 접촉 과민반응의 매개는 통상 대식세포나 단구 같은 항원제공세포와 T세포간의 상호작용에 의존한다. 협조기능도 T세포와 항체분비세포의 전구체 간의 상호작용에 의존한다. T세포는 대식세포나 B세포에 결합된 특이 항원을 인식하고 대식세포나 B세포의 표면에 발현된 I영역유전자 산물을 인식함으로써 이러한 세포들과 반응할 수 있다. T세포는 정확하게 세부적인 항원구조를 인식하여 이러한 항원제시세포나 B세포의 표면에 발현된 두 가지의 밀접하게 관련된 면역반응 유전자 관련 분자를 구별할 수 있다.

7. 거부기전

1) 일반적 특징

서로 다른 조직에 의한 조직적합성 클라스Ⅱ 항원 발현에 있어서의 차이와 어떤 조직내 항원제시세포의 존재는 이식편의 생착에 대단히 중요하다.

공여자의 순환을 통하여 이식편으로 들어가는 항원제시세포는 이식편 거부를 일으킬 확률이 높다. 만일 이 동반림프구가 이식후 이식편을 떠나 림프계로 들어간다면 숙주를 감작시키는 효과가 대단히 높다.

이식편 거부는 기억과 특이성이라는 후천성 면역의 두가지 중요한 특징을 나타낸다.

수여자 내의 면역계에 접근할 수 있는 부위는 이식편 거부에 민감하다. 신체의 어떤 "특권" 부위는 동종이식편이 무한하게 생착할 수 있도록 한다.

2) T세포의 역할

이식편 거부는 주로 숙주의 T세포와 이식편의 항원 간에 상호작용으로 조절된다. 그러나 수식되지 않은 거부는 세포독성T세포, 활성화 대식세포 및 항체 등의 파괴 효과로부터 발생한다.

조직이식에서 이식편은 HLA-A, HLA-B 및 HLA-C와 같은 클라스Ⅰ 항원 갖고 있는 조직세포와 HLA-D와 면역반응유전자 관련 항원 같은 클라스Ⅱ 항원과 클라스Ⅰ 항원을 둘 다 갖고 있는 림프구로 구성된다.

클라스Ⅰ 항원에 특이한 활성화 T세포는 세포독성을 발현할 능력이 있으며 이식편의 내피세포와 실질세포(paren-chymal cell)를 둘 다 손상시킨다. 활성화 T세포들이 공여자 기관의 표적세포에 있는 클라스Ⅰ 항원에 결합하면 림포카인이 방출되기 시작하여 계속적으로 동종 이식편내에서 비특이 염증반응을 활성화시킨다.

공여자 조직의 클라스Ⅱ 항원에 특이한 T세포는 클라스Ⅱ 항원을 발현하지 않는 이식편의 실질세포(parenchymal cell)에 직접 결합할 수는 없다. 그러나 이 세포들은 림포카인 방출을 통하여 이식편내 림프구를 활성화시킨다. 그러므로 이식기관의 세포에 대한 세포독성 반응이나 심한 비특이 염증반응 혹은 두 가지 다 작용하여 이식편을 손상시킬 수 있다.

HLA-DR 같은 클라스Ⅱ 항원에 의한 협조T세포의 활성화는 인터루킨-1(IL-1)의 방출을 자극한다. IL-1은 계속해서 협조T세포로부터 각종 림포카인 방출을 자극하여 이 림포카인들이 대식세포, 세포독성 T세포, 항체 형성 B세포 등을 활성화시킬 뿐만 아니라 이식편의 면역원성을 증가시킨다.

더욱이 대식세포와 기타의 악세사리 세포는 계속해서 T세포 산물에 의해 자극되어 IL-1을 방출하고 다시 IL-1은 IL-2 수용체의 형성을 자극할 뿐만 아니라 협조 T세포에 의한 IL-2 방출도 자극한다.

IL-2는 활성화 협조 T세포와 세포독성 T세포에 발현된 특이 IL-2 수용체와 결합한다. 이 결합은 DNA 합성을 자극하여 실질적으로 IL-2 수용체를 갖고 있는 세포의 클론 증식을 자극한다. IL-2도 감마-인터페론의 방출을 유도하여 이 감마-인터페론이 대식세포를 활성화시키고 항원-활성화 B세포의 증식에 필요한 B세포 분화인자의 방출을 자극한다.

활성화 T세포에 의한 IL-2 의존 감마-인터페론의 방출은 내피세포의 표면에 클라스Ⅱ 분자의 발현을 유도할 뿐만 아니라 클라스Ⅱ 음성 대식세포의 발현도 유도한다.

거부과정 중 동종피부이식편을 조직학적으로 검사하면 진피가 단핵구, 그중에서도 대부분은 소림프구에 의해 침투된 것을 볼 수 있다. 이 림프구 축적은 며칠간 진행하여 이식편을 파괴시킨다. 비록 이 이식편 거부과정이 세포독성 T세포에 의해 발생되지만 어떤 경우에는 협조T세포도 MHC 유전자 차이에 의해서 거부를 일으킬 수 있다.

이식편 거부는 지연형 과민반응과 관련된 특별한 형태의 반응이어서 이 경우 궁극적인 이식편 파괴인자는 이 부위로 유입되는 단구와 대식세포이다. 이식편에서 관찰되는 대식세포가 이식편 파괴인자인지 아니면 염증반응과 세포 손상의 결과로 유입되었는지는 불분명하다.

3) 항체효과

세포성 면역은 이식편 거부에서 주요 효과기전이지만 항체도 역시 개입되어 있다. 항체는 초급성 거부를 일으킬 수 있지만 통상 세포성 면역보다는 심각하지 않다. 예외적으로 수여자가 이전에 동일한 항원으로 감작된 적이 있거나, 조혈세포에 대한 반응이 있거나, 신장동종이식에서처럼 이식편이 직접 숙주의 혈액순환에 연결되는 경우 등이 있다.

적혈구, 백혈구, 혈소판 및 항체의 수혈처럼 분산된 세포 이식편은 항원이 이미 존재하거나 발달되고 있는 항체반응에 완전히 노출되었기 때문에 거부과정에서 우위를 차지한 세포는 보체-활성화 막 손상에 대단히 민감하다. 만일 세포 용해가 즉각 일어나지 않는다면 항체는 옵소닌으로 작용하여 수혈된 세포를 탐식작용으로 파괴시키기를 촉진한다.

체액성 면역은 이종이식의 거부에서 중요한 역할을 한다. 이종이식은 공여자와 수여자 간에 많은 항원이 존재한다. 하나의 종은 관계가 먼 종의 세포에 대하여 응집소를 갖고 있어서 이식 되자마자 이종이식 조직을 공격할 수 있다.

4) 잠재이식 수여자의 면역학적 평가

공여자와 수여자 간의 적합성을 판별하기 위하여 개발된 검사법으로는 잠재 수여자의 혈청에 림프구 독성 교차적합이 양성인지 음성인지를 검사하는 방법이 있으며 양성이면 신장동종이식에서 초급성 혹은 가속 거부와 관련이 있다. ADCC는 조직 거부에 중요한 항체를 검출하기에 민감한 방법이다. 공여자 특이 항체를 검출하기 위해 공여자로부터 이식된 표적세포를 수여자로부터 채취한 혈청과 함께 배양시킨다. ADCC 교차적합 양성이면 이식이 실패활 확률이 높다.

5) 면역억제

면역억제는 통상 수여자가 동종이식편을 받아들이도록 하기 위해 면역반응을 수식하거나 억제하는데 필요하다. 면역억제는 이식전 유도 요법이거나 이식후 유지요법일 수 있다. 면역억제의 형태는 화학면역억제(표 19-8), 생물학 면역억제, 림프계통이나 공여기관의 방사선조사 등이 있다.

이식수술에 사용되는 물질의 면역억제 활성은 동종이식 거부반응을 직접 저해한다. 모든 면역억제 요법으

표 19-8. 장기이식의 면역억제

기 관	특 징
1945~1955	신장이식의 생착을 개선시키기 위해 사용된 6-mercaptopurine azothioprine 및 corticosteroid를 포함하는 항대사 물질에 관한 연구
1960 말기	항-림프구 항체
1976	싸이클로스포린 개발
1983	싸이클로스포린 FDA승인
1984	OKT3 FDA 승인
1987	Tacrolimus(FK506) 및 rapamycin(1989)에 대한 투자
1994	Tacrolimus(FK506) FDA승인
1995	Mycophenolic acid FDA승인(개발 후 30년 만에)
1997	Daclximab(zenapax) FDA승인
1999	Sirolimus(Rapamune) FDA승인

표 19-9. 면역억제의 형태

항원-비특이	항원-특이
Azathioprine, 스테로이드, 싸이클로스포린	신생아관용
항-림프구항체	촉진항체(항-동종)
방사선조사	T세포 수용체에 대한 항-이디오타입 항체 인간 신장이식의 수혈

로부터 제기된 문제는 감염에 민감 해진다는 점이다. 만일 감염이 발생하면 면역억제를 연기해야하고 바로 이때 동종반응이 자주 발생한다.

면역억제방법은 항원 특이적이거나 항원 비특이적일 수 있다(표 19-9). 항원-비특이 면역억제에는 약물이나 특이적으로 T세포의 기능을 변경시키는 방법이 있다. 많은 세포독성약물은 주로 분화하는 세포에 대하여 활성이 있으므로 공여자 항원에 의해서 분화하는 세포에 대하여 기능적 특이성을 갖고 있다. 이러한 약물의 사용은 다른 분화세포에 대하여 혹은 간과 같은 기관의 생리학적 기능에 대하여 이 약물들이 갖고 있는 독성에 의하여 제한된다.

항원-특이적 면역억제는 면역억제의 이상적 형태이다. 항원-특이 관용은 공여자 세포의 이식에 의해서 유도된 것이다. 이것은 일반적으로 실행불가능한 이식수술이지만 면역촉진 현상에서는 유용할 수 있다. 관용의 촉진은 신장동종이식 환자에서 시도된 적이 있다. 공여자-특이 이식수술에서 수여자는 예정 이식수술전에 신장공여자의 혈액을 몇차례 수혈 받는다. 이러한 수혈의 전체적인 효과는 부조직적합성 유전자좌, 적혈구 유전자좌, 백혈구 표면항원 등과 같은 HLA-관련 영역내의 항원보다는 공여자 이식항원에 대한 수여자의 관용으로 나타난다. 이 방법은 환자의 이식편 생착을 현저하게 연장시킨다.

· 세포독성약물

세포독성약물은 가장 흔하게 사용되는 면역억제요법으로서 알킬레이팅 물질(그림 19-4), 피린 및 피리미딘 유사체(그림 19-5), 엽산유사체(그림 19-6), 알킬로이드 등이 있다. 알킬레이팅 약물을 포함해서 우선적으로 선택되는 약물로는 azathioprine, 6-mercaptopurine, 6-thioguanine, 5-fluorouracil, cytosine arabinoside, methotrexate과 aminopterin 그리고 vinblastine과 vincristine 등이 있다.

그러나 단독으로 투여되는 대부분의 면역억제제는 모든 감수성있는 클론에 동등하게 작용하기 때문에 항원-특이 관용을 일으킬 수 없다. 싸이클로스포린 A 같은 약물은 예외로 하고 대부분의 면역억제제는 관용화 계획 내에 항원-특이 요소를 포함시킴으로써 항원 특이적으로 사용할 수 있다. 이 경우 면역억제제는 관용 발생의 보조제로 작용한다. 관용화 계획은 관용 유도의 문턱을 낮추고 항원에 의해 유발된 세포내 분화 서열을 차단시킨다.

· Azathioprine

1961년에 최초로 소개된 이후 다양한 활성을 지닌 항대사 물질은 경구 퓨린유도체로서 azathioprine은 항 거부요법의 기초가 되었다. Azathioprine은 6-mercaptopurine

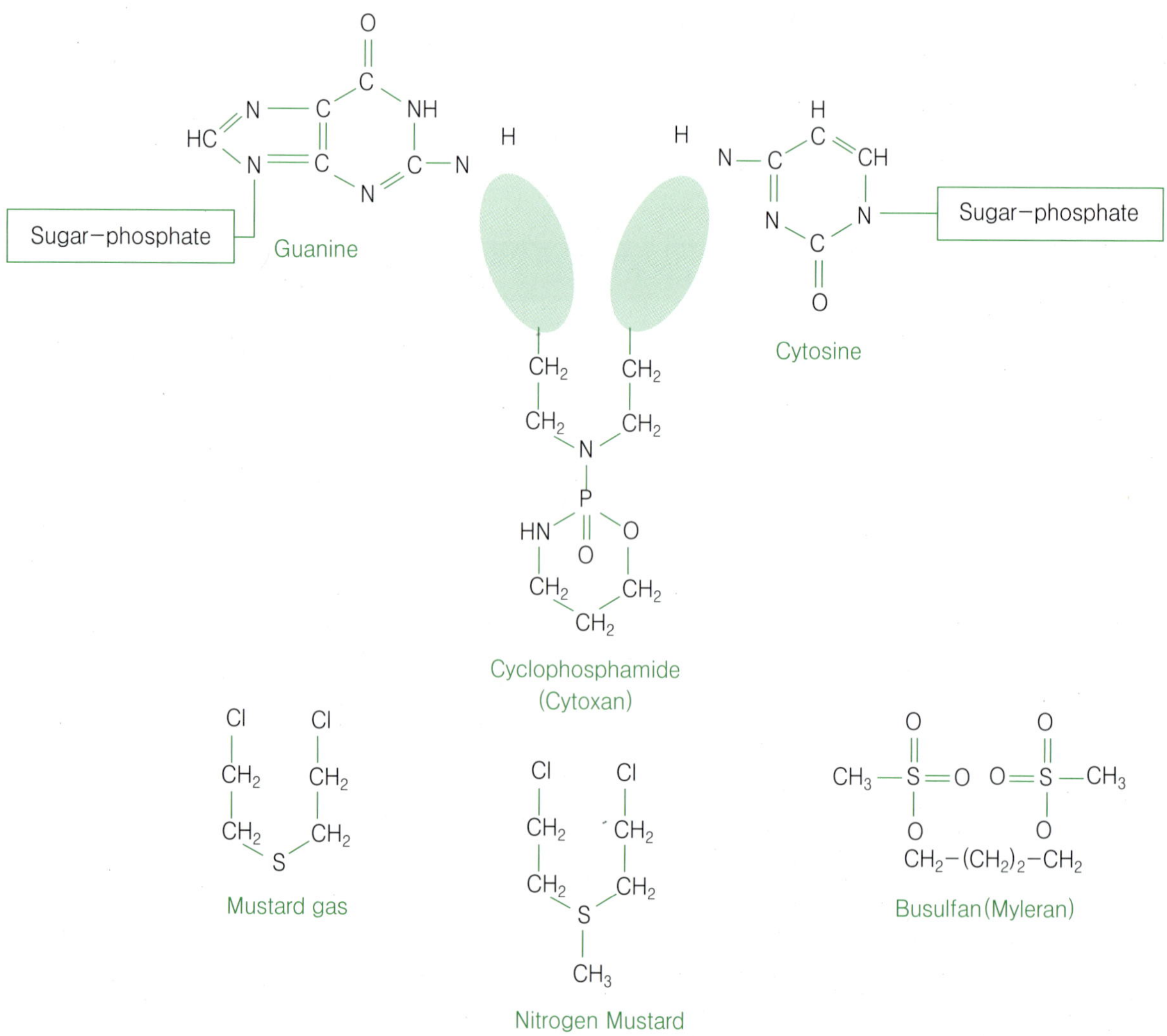

그림 19-4. Cyclophosphamide 및 busulfan의 구조

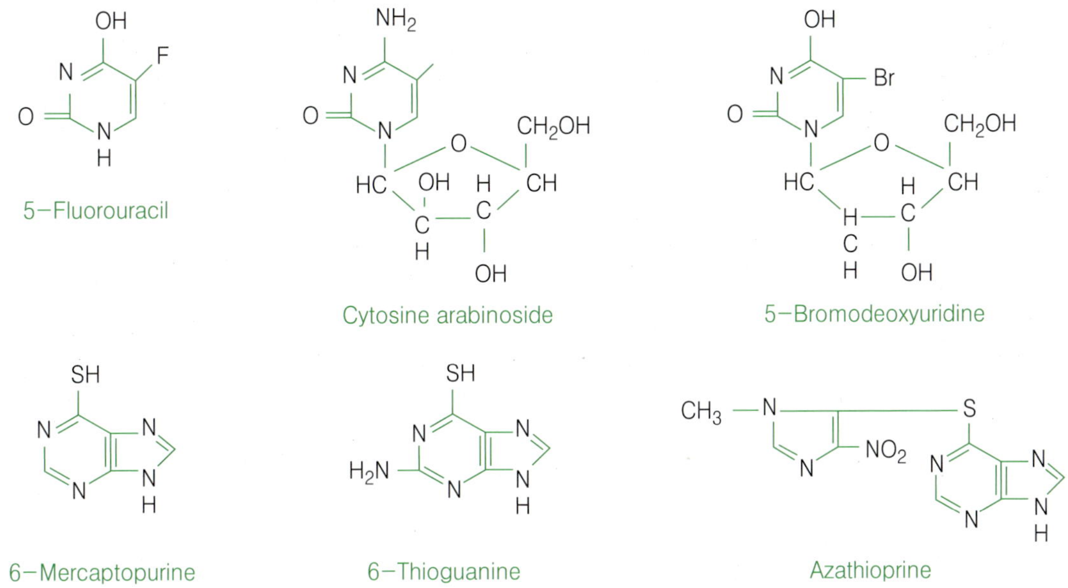

그림 19-5. Pyrimidine 유사체 및 purine 유사체

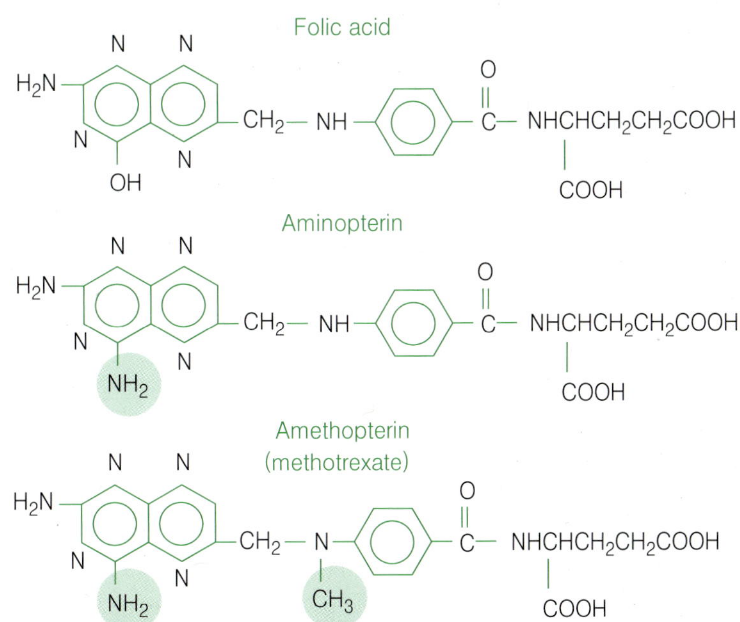

그림 19-6. Folic acid-aminopterine 및 methotrexate의 구조

에 대한 활성을 필요로하며 이것은 대사과정을 거쳐 활성형 6-thioguanine nucleotide가 된다. 생체내 대사물질처럼 azathioprine의 대사물질인 6-mercaptopurine은 세포 DNA에 통합된다. 이것은 퓨린뉴클레오타이드 합성과 대사를 저해하여 RNA의 합성과 기능을 변경시킨다. 그러므로 azathioprine은 효과림프구 클론의 증식주기 중 T세포 혹은 B세포 활성화의 초기 단계에 작용한다. Azathioprine은 일차면역반응을 저해하기 때문에 급성거

부를 저해하기에 유용하다. 그러나 이차 반응에는 거의 효과가 없거나 전혀없다. 부작용으로는 골수억제, 근육병증, 탈모증, 췌장염, 간염 등이 있다. 이 약물은 알로퓨리놀과 반응할 수 있다.

· 코티코스테이로이드류

코티코스테이로이드류는 azathioprine이나 싸이클로스포린 같은 다른 면역억제제와 병용 투여할 수 있다. 코티코스테이로이드류는 직접 항원유도 T세포 증식을 저해한다. 스테로이드(그림 19-7)는 IL-2 생성 T세포에 직접적인 기능을 하지 않는다. 그러나 이 약물은 단구가 IL-1을 방출시키지 못하도록 하여 항원-활성 T세포로부터 IL-2의 IL-1-의존 방출을 차단함으로써 림포카인의 생산을 저해한다. 화학주성저해 같은 단구의 다른 활성도 면역억제 과정에서 중요하다.

급성거부를 치료하기 위해서는 azathioprine를 많은 양을 사용한다. 뿐만 아니라 스테로이드는 필수영양인자로서 활성화된 T세포를 억제시킬 수 있는 IL-2의 생산을 저해하여 생체내 거부사례를 역전시킨다.

· 싸이클로스포린

곰팡이인 *Tolypocladium inflatum*으로부터 분리된 싸이클로스포린은 이식수술의 면역억제 요법에서 중요하게 되었다. 싸이클로스포린은 세포독성 T세포의 발생을 저해하여 T세포에 우선적으로 영향을 미친다. 코티코스테로이드와는 달리 싸이클로스포린은 모든 악세서리세포의 IL-1 방출 능력을 저해하지 않는다.

싸이클로스포린은 IL-2 유전자 전사 경로에 대한 calcineurin을 차단한다. 싸이클로스포린은 cyclophilin과 결합하고 이 결합체는 인산화효소인 calcineurin과 결합하여 저해한다. 이러한 작용으로 전사인자의 활성화를 저해한다.

활성화 T세포에 의한 B세포 성장인자와 분화인자의 분비도 싸이클로스포린이 저해한다. 그러므로 싸이클로스포린 영향하에서 협조T세포-의존성 B세포는 필수적인 협조T세포의 자극이 없기 때문에 완전하게 활성화되지 않는다.

그러나 정해진 복용량내에서 싸이클로스포린은 억제T세포의 활성화 증식을 완전히 저해하지 않는다. 최근에는 HLA 체계가 부적합할지라도 싸이클로스포린의 사용으로 신장 동종이식편의 생착을 연장시킬 수 있다. 코티코스테로이드의 부작용은 체액잔류, 전해질이상, 고혈당증, 고혈압, 소화궤양, 골다공증, 부신불충분 등이 있다. 간독성은 4~7%의 환자에서 나타난다. 싸이클로스포린은 포도즙, 에리쓰로마이신, 경구피임약 및 다양한 약물과 반응할 수 있다. 치료 범위가 좁기 때문에 약물감시가 중요하다. 새로운 형태의 싸이클로스포린 미세현탁액은 실제 환자의 혈액과 함께 순환하는 농도와 상관관계 있게 측정할 수 있는 장점이 있다.

· Tacrolimus

싸이클로스포린과 유사한 기전을 가진 macrolide인 tacrolimus (FK 506)은 일본의 토양 샘플에서 발견된 곰팡이인 *Streptomyces tsukub*에서 유도된다. FK 506은 싸이클로스포린보다 50~100배 강력하다. 일차표적은 협조T세포이며 면역반응의 기타면에는 거의 영향을 미치지 않는다. FK 506은 T세포 활성화과정의 초기에 작용하여 IL-2의 생산을 저해한다. 결과적으로 T림프구는 증식하지 않고 감마-인터페론의 분비가 저해되며 MHC 클라스Ⅱ 항원이 유도되지 않아 대식세포가 더이상 활성화되지 않는다.

FK 506은 싸이클로스포린보다 강력한 면역억제제 이기 때문에 환자 회복시간이 빨라진다. 또한 싸이클로스포린 비하여 세포독성이 크다. 부작용으로는 신독성, 고칼륨혈증, 저칼륨혈증, 저 마그네슘혈증, 고혈압 등이 있지만 그 정도가 약하다. FK 506 투여 환자는 CMV 같은 감염에 감수성이 증가하고 림프종이나 이식후 림프구 증식질환의 발병율이 높다. p450 3A4의 저해제 및 유발제는 약물의 복용양에 조절을 필요로 하는 대사속도 변화를 나타낸다.

· Sirolimus

sirolimus는 이스터섬의 토양 곰팡이인 *Streptomyces hygro-scopicus*에서 유도된다. 구조적으로 sirolimus은 tacrolimus와 유사하고 동일한 세포내 결합 단백질 혹은 FKBP-12라고 알려진 immunophilin을 갖고 있지만 작용기전은 전혀 새롭다. Sirolimus는 p450 3A4의 기질로서 T림프구의 활성화와 증식을 저해하며 이어지는 IL-2,

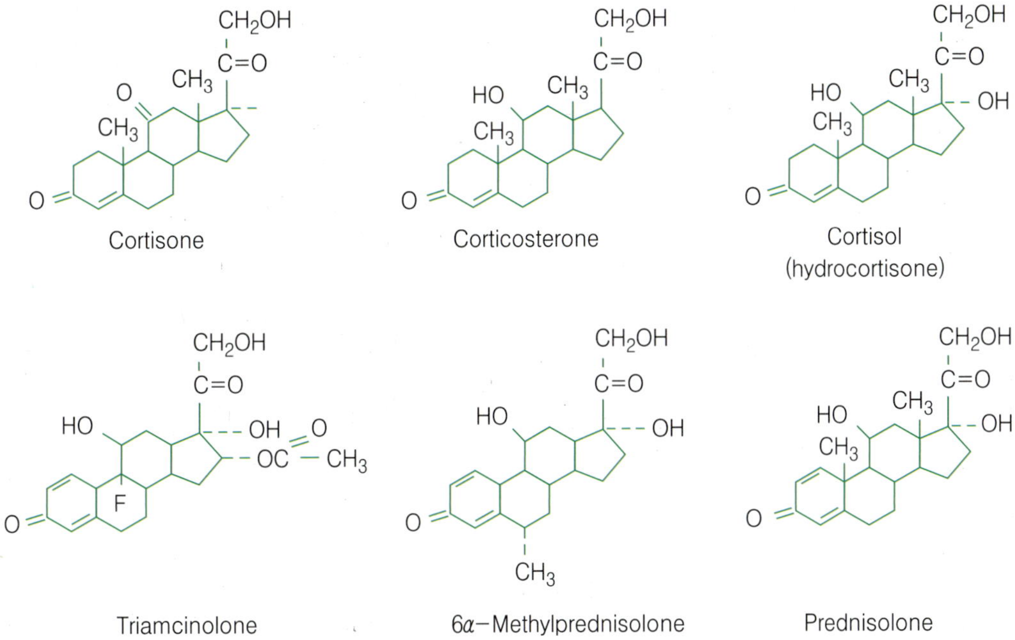

그림 19-7. 일부 스테로이드 면역억제의 화학구조

IL-4, IL-5의 생산을 저해한다. Sirolimus도 항체생산을 저해한다. Sirolimus는 급성 신장 동종이식 거부를 예방하기 위해 스테로이드와 함께 투여하는 보조제로 사용된다. 주된 부작용으로는 감염과 림프종 발병율 증가, 고 콜레스테롤 혈증, 고 트리글리세라이드 혈증, 세포간질 폐렴, 불면증, 떨림, 저혈소판증 등이 있다.

· Mycophenolate Mofetil

Mycophenolate mofetil(RS-61443)은 inosine 일 인산염 탈수소 효소를 저해하여 구아노신 합성을 저해한다. 이 약물은 T림프구 및 B림프구의 증식과 B림프구의 항체 형성을 저해하며 임상에서 무반응 신장 동종이식 거부의 예방과 치료에 효율적이다. Mycophenolate mofetil는 급성거부의 예방에 효과적이며 만성 거부를 지연시킨다. 부작용으로는 오심, 구토, 복통, 위장관 출혈, 빈혈, 호중구 감소 등이 있다.

· 항-림프구 글로불린

T 세포를 겨냥한 면역억제법으로는 이식 전에 림프구를 방사선조사하고 이식시에 다클론 IgG 항체인 항-림프구글로불린(ATG)를 사용하는 것이 있다. 신장 동종이식 수여자에서 거부를 예방하고 역전시키는데 ATG의 사용은 잘 확립되어 있다. 부작용으로는 림프구의 보체매개 용해, 혈청병, 백혈구감소증, 저혈소판증 등이 있다.

· 단클론 항체

CD3 막표면 표지가 모든 성숙 흉선 T세포에서 발견되기 때문에 OKT3 같은 단클론항체를 사용한다. OKT3가 성숙 T림프구의 표면에 결합되면 T림프구 고갈을 야기한다. OKT3의 사용은 거의 모든 급성 신장 이식거부를 역전시켜서 스테로이드-저항성 거부의 치료에 사용된다. 부작용으로는 싸이토카인-방출증후군, 호흡곤란, 무균수막염, 폐부종 등이 있다.

Dacliximab(Zenapax)는 최근에 IL-2 수용체의 **α**-서브유니트에 대한 인간화 단클론항체로 인정받았다. 삼중 혹은 이중 면역억제 계획으로 신장이식편 거부율을 낮출 수 있다.

6) 면역억제지침

장기이식 수여자의 면역억제를 위한 지침은 병원, 이

표 19-10. 간이식 지침서

시 간	처 방
수술전	메틸프레드니손 1g×1회
수술일	메틸프레드니손 1g×1회
1일	프레드니손 200mg(1일 4회)
2일	점점 줄인다.
0~5일	항-림프구항체(ATG)를 싸이클로스포린 A농도가 적당해 질 때까지 kg당 15mg으로 정맥투여
0~5일	Azapthioprine을 매일 kg당 1mg으로 정맥투여
6일	Azapthioprine을 매일 kg당 2mg으로 경구투여
이후	싸이클로스포린A를 매일 kg당 10~15mg 정맥투여(1일 2회)

식될 기관의 형태, 이식수술 후, 이식실패의 병인, 사전 상태 등에 따라 변화가 심하다(표 19-10). 더욱 강력한 면역억제제를 선택할 수 있기 때문에 지침은 더욱 복잡해지고 있다. 일반적으로 지침에는 싸이클로스포린이나 태크롤리무스 같은 림포카인 합성저해제, azathioprine이나 myophenolate mofetil 같은 nucleoside 합성저해제, 프레드니손 같은 스테로이드 등이 포함되며 이식전 요법으로는 항-흉선세포 글로불린, OKT3 혹은 Dacliximab 등이 있다.

· 면역억제의 새로운 방법

새로운 전략으로는 세포이식, transgenic 기관, chimera 개발, 국소면역억제, 만성거부의 예방 등이 있다.

7) 이식 수술 후 합병증

합병증은 이식수술과 관련이 있다. 합병증은 조기진단과 치료가 필수적이다. 이식수술의 일차적 위험은 거부와 감염이다. 감염은 주로 바이러스로서 CMV 80%, EBV 20~30%, B형간염바이러스, C형 간염바이러스 등이 있다.

기타의 병원체로는 *Pneumocystis carini*와 *Aspergillus*가 있다. 신장이식 수여자에서 중추신경계 감염과 관련이 있는 병원체로는 발생율이 낮아지는 순으로 *Listeria*, *Cryptococcus*, *Mycobacteria*, *Nocardia*, *Aspergillus*, *Mucor*, *Toxoplasma*, *Strongyloides* 등이 있다.

최근에 발간된 지침서는 이식에 대한 위험을 최소화하기 위한 것이다. 지침서에 따르면 이식수술팀은 다음의 세 가지를 반드시 수행해야 한다.

첫째, 이식수술 전 공여자와 수여자에 대해서 전염물질을 검사한다.

둘째, 이식수술 후 수여자에서 병원체가 있는지 확인한다.

세째, 나중에 감염을 확인하기 위해서 이식 수술전에 혈청 검체를 보관한다.

기관이식의 다섯 가지 주요합병증은 암, 골다공증, 당뇨병, 고혈압, 고콜레스테롤혈증 등이다.

(1) 암

기관 이식수여자는 암 발병율이 20% 더 높다. 비-호지킨 림프종 발병율은 40% 증가한다. 수술 후 6~12개월 내에 림프종 발병율이 높다. 이식 수여자는 피부암 발병율이 높고 경부암 발병이 약간 증가한다.

(2) 골다공증

일반적으로 골다공증은 여자에서 25%, 남자에서 12.5% 정도 발병한다. 질병에 영향을 미치는 요인으로는 연령, 폐경 후 상태, 활동이 적은 생활습관, 부적절한 칼슘섭취 등이 있다. 이식수여자는 이식전 부동상태와 스테로이드 요법의 장기효과 때문에 골다공증을 발병할 확률이 높다. 규칙적인 골밀도 측정은 이식수술 후 보살핌에서 일상적인 요소이다.

(3) 당뇨병

당뇨병의 위협은 두 가지 위험 집단으로 나뉘어 하나는 25%를 차지하는 이미 당뇨병을 앓고 있는 경우와 나머지는 20%를 차지하는 수술후 당뇨병 발병의 경우다. 전자는 안정화될 때까지 인슐린 투여량을 증가시킬 필요가 있다. 수술 후 스테로이드-유도 고혈당증은 이식편에 악영향을 미치는 생리상태를 유발할 수 있다. 스테로이드 요법은 당뇨병에 대한 가족성향을 악화시킬 수 있다.

스테로이드는 말초조직에 의한 인슐린 사용을 감소시키고, 수용체를 감소시켜 인슐린 저항성을 발생시키며, 인슐린 생산을 감소시키고, 포도당 가용성을 돕기 위해 간에 의한 글리코겐 분해를 가속화시킨다.

이러한 대사 활성은 고혈당증을 지속시킨다. 당뇨병은 이식편 생착에 위협적일 뿐만 아니라 다른 건강에 해를 끼치는 결과를 초래하며 성인 실명, 혈관병증, 신경병증, 망막병증, 방광 감염 및 수명단축 등을 유발한다.

(4) 고혈압

혈압에 있어서 비정상적인 증가는 통상 이식 수여자에서는 이미 존재하는 상태이다. 이 상태는 주로 신장 이상과 관련이 있다. 고혈압은 환자의 건강과 이식편의 생착에 악영향을 미친다.

(5) 고 콜레스테롤혈증

혈중 콜레스테롤 증가는 환자와 이식편에 미치는 장기적 혈관 효과때문에 심각한 이식 후 문제이다. 고 콜레스테롤혈증은 환자의 식욕회복이나 식사제한 해제의 결과일 수 있다.

8) 이종이식

이종이식은 이식수술에 있어서 필연적인 과정이며 세계적으로 이식에 필요한 장기가 부족한 상태이다. 돼지의 심장 판막은 이미 인간 심장에 사용되고 있고 돼지 췌장 섬세포는 당뇨병을 치료하기 위해 사용되고 있다. 그래서 이종간 전기관 이식을 상상하는 것이 황당한 것이 아니다.

돼지의 기관은 인간의 것과 그 크기가 비슷하며 사육이 쉽고, 돼지와 인간간의 광범위한 생물학적 차이가 돼지의 전염병이 인간에 감염될 확률을 낮기 때문에 인간에 기관을 공여할 수 있는 동물로 선호되고 있다.

이종이식은 암, AIDS, 당뇨병, 간 이상, 피킨슨병 등과 같은 생명에 위협을 가하는 질병을 치료하기 위해 다른 종으로부터 채취한 세포나 조직을 사용한다.

윤리적 및 의학적 관심이 이종이식에 집중되고 있다. 한가지 실질적인 위험은 이식된 조직이 한번 수여자에게 유입되면 활성화되어 감염을 일으키는 알려지지 않은 잠복감염을 옮길 수 있다는 것이다. 뿐만 아니라 아직까지 최적 항-거부약물사용 지침이 마련되지 않았다.

Chapter 20

류마티스 관절염

학습목표

- 류마티스성 관절염의 병인, 역학 증상을 묘사한다.
- 류마티스성 관절염의 진단적 평가 및 면역학적 특징을 설명한다.
- Felty's 증후군과 juvenil류마티스성 관절염을 설명한다.
- 류마티스성 관절염의 평가 및 동정에 있어서 이용되는 진단 과정을 설명한다.

20 류마티스 관절염

1. 병인

류마티스 관절염(RA)의 병인은 아직 분명치 않다. 여기에는 유전적 요인뿐만 아니라 호르몬과 정신신체(psychosomatic)의 요인도 중요하다. 면역학적 요인이 류마티스 관절염의 관절과 관절 이외의 증상에 관련되어 있다는 것이 분명하다. 한가지 이상의 질병을 일으키는 물질에 대한 비정상적인 숙주반응으로 인하여 RA가 발생한다. 비록 아직 분명치는 않지만 감염요인에 의해서도 가능하다.

2. 역학

관절 질환은 알려진 질병 중 가장 오래된 것 중 하나이다. 관절염과 골 관절염은 가장 흔한 만성질환에 속한다. RA의 발병율은 전세계적으로 1~2%에 달하며 인종에 상관없이 발생한다.

RA는 어떤 연령층에서도 발병할 수 있지만 통상 30~50세 층에서 가장 흔하게 발생하고 65세 이상의 연령에서는 발병율이 10% 이상이다. 과체중으로 인해 RA가 발생하는지 아니면 RA로 인해 과체중을 유발하는지는 분명치 않지만 과체중은 분명히 무릎 골관절에 대한 위험요인으로 작용한다.

RA의 남성 : 여성 발생비율은 1 : 2.5이며 여성의 경우 15세 이상의 연령에서 관절염이 시작되며 연령이 증가할수록 관절염 발생도 증가한다. 45세 이상 여성의 경우 관절염은 활동을 제한하는 가장 큰 원인으로 작용한다. 과체중인 여성의 경우, 교육받은 기간이 11년 이하인 여성의 경우, 연간소득이 2만불 이하인 여성의 경우에서 관절염 발생율이 증가한다. 관절염으로 인해 활동에 제한을 받는 여성의 비율도 백인에서보다 흑인, 인디언, 알래스카 토착민 등에서 높다.

RA는 전세계적으로 발생되며 특정 유전 관계도 없는 것으로 밝혀졌다. 다만 RA 환자의 자식세대에서 발생율이 약간 증가하며 HLA-DR4의 일배체형을 가진 사람에서 발생율이 매우 높다.

RA 환자들은 수명이 짧고 주요 사망원인은 심혈관질환으로서 그 중 동맥경화증이 흔하여 항-류마티즘 약제의 동맥에 대한 부작용, 혈관내피세포에 대한 만성 전신성 염증효과, RA와 동맥경화증의 공통 작용기전 등과 연관되어 있을 것으로 예상하고 있다.

RA 환자의 경우 국소감염이나 동맥의 감염이 증가하여 합병증이 발생한다. 그 중 치명적인 것으로 패혈증, 폐렴, 폐농양, 신우신염 등이 있다. 과거 10년간 더욱 효과적인 약물들이 개발되어 RA 약물 치료법이 많이 개선되었다.

3. 증상

류마티스 질환이라는 말은 분명한 경계가 없이 전신홍반낭창과 같은 자가면역질환을 비롯하여 류마티스 관절염, 골 관절염, 골다공증, 통풍, 건염 등의 100여가지 증상에 대하여 류마티스 질환이라고 부르고 있다.

RA는 관절의 만성 전신성 자가면역 질환이며 진행성 염증질환이지만 질환에 따라 차이가 심하여 단기간의 미약한 증세에서부터 전신성 맥관염과 관련된 다발성 관절염에 이르기까지 다양하다(그림 20-1).

RA의 발병은 다음의 3단계로 이루어진다.

- 일차 발병요인에 의한 활액막염 시작
- 초기 염증반응을 지속시키는 계속적인 면역반응

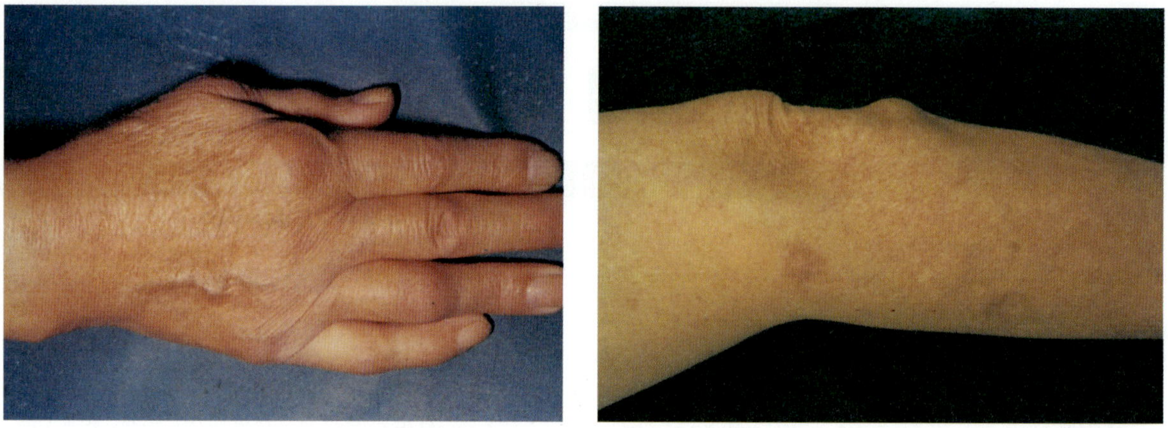

그림 20-1. 류마티스 관절염의 특징

· 활액막에서의 염증반응을 조직의 증식성 파괴과정으로 전환

RA는 종종 피로, 식욕부진, 전신허약 및 관절조직에만 국한되지 않은 통증과 뻣뻣함 등과 같은 전구증상과 함께 시작한다. 관절증상은 통상 수주에서 수개월 간에 걸쳐 점차적으로 나타나며 체중 감소와 피로같은 전신성 증상, 류마티스 피하결절 공막과 외공막의 염증부위 같은 시각장애, 맥관염, 다발성 단신경염같은 신경병, 근장애, 심막염같은 심장증상, 흉수같은 호흡기 증상, 골다공증, 만성 류마티스 관절염, 신 비대증, 빈혈, 혈소판감소증, 호중구감소증 등의 복합증인 Felty 증후군 등도 나타난다.

RA에 대한 진단 기준은 다음과 같아서 1항부터 4항은 최소 6주간 지속되어야 하며 적어도 4가지 항에 해당되어야 한다.

① 아침 기상시 최소한 1시간 이상 관절부위가 뻣뻣함
② 3개 관절부위 이상 관절염이 있거나 최소한 3부위의 관절에서 연골조직이 팽창되었거나 물이 찬 경우로 이러한 증상이 발생가능한 14개 관절부위는 좌 · 우의 근위부지골간(posterier interphalangeal, PIP), 중수수지(meta carpophalangeal, MCP), 손목, 팔꿈치, 무릎, 발목 및 중족지골 등의 관절임
③ 손목, 중수수지(MPC), 근위부지골간 관절에 관절염이 있는 경우
④ 관절염이 대칭적으로 발생한 경우, 2항에서 열거한 신체부위에만 해당
⑤ 골 융기, 신근 표면, 관절 근접부위 등에 류마티스 결절이 있는 경우
⑥ 혈청 내 류마티스 인자 양성인 경우
⑦ 방사선 검사로 증상을 나타내는 관절이나 그 주변의 뼈가 침식되었거나 탈회(decalcification)가 보이는 경우

이러한 상태가 6개월 이상 지속되면 RA 환자라고 할 수 있다. 여러 군데의 관절이 지속적으로 부어있거나 혈청 내 류마티스인자 IgM의 높은 수준, 기능장애 초기, 특정 HLA 클라스 Ⅱ의 유무 등과 같은 예후 지표는 아직 RA의 초기 단계에 있는 중증 환자를 확인하는 데 도움을 준다.

4. 관절 해부 및 생리학

가동(diarthrosis)관절은 관절여백을 활액세포가 들어있는 활막으로 둘러쌌다. 활액세포는 단백질을 합성할 뿐만 아니라 탐식작용도 한다. 활액은 투명하고 점성이 있는 액체로서 그 기능은 관절공간의 마찰을 줄이고 관절연골에 영양분을 공급하는 것이다. 여기에 기계적, 화학적, 면역학적, 세균학적 손상이 가해지면 활막과 모세관의 투과성에 변화가 발생하여 염증반응이 발생한다.

뿐만 아니라 염증성 활액에는 하이알류론산(hyaluronic acid)를 분해할 수 있는 효소가 들어있어서 활액의 윤활 작용을 크게 손상시킨다.

신체에 발생한 여러 가지 이상이 활액의 화학적 조성과 활액세포의 수와 형태에 변화를 유발한다. 활액을 분석하면 관절질환에 대하여 진단할 수 있다. 관절 천자를 통하여 관절액을 생체 검경하고 그 결과는 병력, 의사 소견, 방사선 필름 등과 함께 임상 자료의 기본이 된다. 흡인된 활액을 분석하는 것은 관절강 내에서 발생한 현상에 대해서 혈액검사보다 잘 반영해주기 때문에 필수적이다. 일예로 항 핵항체(ANA) 같은 비정상적 검사결과, 적혈구 침강속도(ESR) 증가, 요산농도 증가, 류마티스 인자(RF) 등은 정상인이나 관절질환과 전혀 관계없는 사람에서도 나타난다.

이수화물 피로인산칼슘(calcium pyrophosphate dihydrate) 침착증, 통풍, 패혈성 관절염 등의 질병은 활액분석으로 구별할 수 있으며 그 검사 결과에 따라 다시 RA나 SLE로 분류할 수 있다. 활액분석은 또한 유전분증(amyloidosis), 혈액증, 갑상선 기능부전, 조직흑변증 등이나 심지어는 단순한 부종 같이 전혀 공통점이 없는 질병을 진단하는 데에도 도움이 될 수 있다.

뿐만 아니라 관절 천자는 상승한 관절 내압을 완화시킨다. 활액을 제거하면 증상도 완화되고 결국 관절손상도 감소된다. 염증산물의 제거는 전염성 관절염 치료에 대단히 중요한 요소이며 다른 형태의 관절염에도 효과가 있다.

활액에 대한 일상검사에는 세균수, 결정체, 그람염색, 미생물 배양 등을 포함시켜야 한다. 활액이 혼탁하거나 패혈성 관절염으로 의심되면 그람염색과 미생물 배양을 실시해야 한다. 감염되었을 가능성이 높으면 그람염색은 필수적이다. 그 밖에 관찰하거나 측정해야 할 사항으로는 액량, 외관, 점도, 뮤신(mucin) 검사, 단백질 및 포도당 분석 등이 있다.

5. 면역적 소견

RA의 발병기전에는 두가지 가설이 있다.

1) 혈관외 면역 결합체 가설

활막과 활액에서 항원과 항체가 결합한다. 항원은 콜라겐, 연골, proteoglycan, 섬유소원, 섬유소, 수용성 핵단백 및 부분적으로 분해된 IgG 등과 결합하여 존재한다. 이 물질들은 관절 조직이나 염증반응의 부산물에서 발견할 수 있다. 이러한 결합체는 연골조직내 항체와 결합하여 생물학적으로 활성이 있는 다양한 물질을 생성해내는 보체반응을 유도하고 이어서 탐식작용, 가수분해 효소 유리와 함께 탐식작용, 독성 O_2 생산, 아라키돈산(arachidonic acid) 생성 등은 염증과 조직손상에 직접적인 반응을 한다.

2) 활막의 세포매개 손상 가설

지연형 과민반응 처럼 류마티스 활막에 주로 T림프구가 축적되기 때문에 세포매개 손상으로부터 RA가 야기된다. 관절염증과 관절파괴에 영향을 주는 림포카인이 이 가설을 뒷받침한다.

류마티스 활막을 면역형광법으로 검사하면 많은 양의 IgG와 IgM을 볼 수 있을 뿐만 아니라 혈관이나 간질 결합조직에서도 볼 수 있다. 활막에 존재하는 형질세포의 절반은 세포질 내에서 자기 관련 IgG(self-associating IgG)라고도 부르는 유사 IgG 분자와 결합하는 IgG RF를 분비한다.

류코트리엔은 손상에 대한 염증반응에서 가장 중요한 역할을 하여 RA 발병 뿐만 아니라 천식, 건선, 염증성 장질환 등과 같은 기타의 염증 질환에도 관여한다. 류코트리엔은 아라키돈산 다단계 반응(cascade)이라고 알려진 일련의 효소작용을 통하여 막성 인지질로부터 직접 합성되는 산화지방산 집단 중의 주요성분이다. 류코트리엔 억제제나 길항제는 항염증약물 집단에서 중요한 물질이기 때문에 현재는 주로 류코트리엔에 연구를 집중하고 있다.

6. 진단법

RA의 특징은 낮은 혈청 철을 나타내며 철 결합능력

은 낮거나 정상이다. 대부분의 환자에서 적혈구 침강속도는 정도는 다르지만 상승하며 대략 질병의 활성과 비례한다.

혈청 단백질을 전기 영동하면 α-2 글로불린과 감마글로불린의 양이 증가하고 알부민은 약간 감소하여 나타난다. 감마 글로불린 상승은 여러 가지 세포가 관계한다.

RA의 면역학적 특징으로는 RF, 면역 복합체, 보체수준, ANA 등이 있다.

1) 류마티스 인자 (Rheumatoid Factor : RF)

RF는 항-글로불린 항체로서 통상 인간이나 일부 동물 IgG 중 Fc 절편에 있는 항원결정기에 대한 특이성을 갖고 있는 항체라고 정의한다. RF는 IgM, IgG, IgA 등으로 구성되지만 주로 IgM과 IgG로 된 RF가 많다.

성인 중 약 70%가 IgM RF를 발현하지만 RA에 특이적인 것이 아니다. RF는 RA의 예후를 판단하는데 있어 대단히 중요하여 RF 양성이면 통상 중증 RA이며 결절이 나타나고 맥관염, Felty 증후군, Sjogren 증후군 등처럼 다른 기관에도 이상이 발생한다.

감작 면양 적혈구와 라텍스 응집반응, 벤토나이트(bentonite) 면상반응 등과 같은 RF 응집법은 IgM RF를 검출할 수 있다. 이 방법들은 반정량적이기 때문에 역가 변화를 민감하게 검출하지 못하고 단지 응집되는 RF만을 검출할 수 있다. 최근에 혼탁측정법, 방사면역측정법, 효소결합면역흡착법(ELISA) 등의 검사법이 사용된다.

RF는 간염이나 전염성 단핵구증 같은 바이러스나 세균 감염 뿐만 아니라 결핵, 기생충 질환, 아급성 세균성 심내막염, 암 등과 같은 일부 만성 감염증과도 관련이 있다. 고령층에서 RF값이 증가한다.

2) 면역 복합체

일부 RA 환자의 혈청에서는 수용성의 순환하는 면역복합체와 면역글로불린, 보체성분, RF 등으로 구성된 한냉응집 단백질을 검출할 수 있다. IgG와 IgM의 항-감마글로불린이 이러한 복합체의 주성분이다.

RA의 혈관병소나 실질(parenchymal)병소는 특히 IgG에 대한 항체를 함유한 면역 복합체에 의해 발생된 손상으로부터 야기된다. 맥관염은 IgG와 7S IgM RF로 만들어진 결합체에 의해 발생한다. 한냉 글로불린 검사결과 양성이면 면역 결합체가 다량으로 존재한다는 것을 의미하여 혈관 외 발현, 특히 맥관염의 확률이 높아진다.

3) 보체수준

RA 환자에서 혈청 중 보체수준은 맥관염 환자의 경우는 제외하고 통상 정상이다. 용혈성 보체수준은 환자의 33%에서 특히 RF와 면역 결합체 수준이 높은 환자에서 낮아진다. 모든 환자에서 C4 및 C2 수준은 대단히 낮아진다.

4) 항 핵 항체

항 핵 항체(ANA)는 RA환자의 14~28%에서 나타나며 이러한 환자들은 통상 중증 질환으로 고통을 당하게 된다.

7. Felty 증후군

Felty 증후군은 비장거대증, 백혈구감소증의 RA와 관련이 있으며 RF 역가가 높고 ANA 양성이며 류마티스 결절이 특징이다. 뿐만 아니라 이 환자들은 면역복합체 역가가 높으며 총 보체 수준은 낮다.

세균에 감염이 잘 되는 특징이 있으며 이 환자의 95%에서 HLA-DR4가 발견된다.

8. 유년기 류마티스 관절염

1) 병인

유년기 류마티스 관절염(Juvenile rheumatoid arthritis : JRA)는 유년기에 시작하는 만성 활막염을 말한다. 병인은 성인의 RA와 유사하며 감염, 자가면역, 외상 등의 요인 외에도 다양하다. JRA는 human intracisternal A-type particle(HIAP)라고 불리는 레트로바이러스 입자와 관련이 있다. JRA 환자 중 다수에서 이 입자에 대한 항체가 검출된다. 이 항체는 전신홍반낭창, Sjogren 증후군, 그레이브스병 등과 같은 자가면역질환 환자 중 다수에서 검출된다. 이 4가지 질병은 몇가지 유전적 요인과 내부 혹은 외부자극과 함께 HIAP가 존재하면 발병한다.

2) 증상

진단기준은 16세 이전에 6개월 이상 연속적으로 관절 팽창을 나타냈으며 유년기 관절염을 일으킬 만한 다른 상태는 없어야 한다.

증상이나 면역적 소견에 따라 다음과 같이 분류한다 (표 20-1).

(1) Still병

JRA 환자 중 20%가 Still병으로 고통을 받는다. 이 환자들은 대개 HLA-DR5이다.

전신적 발현은 초기에 일어나고 각종 증상이 함께하여 발진, 장막염, 림프선병증, 간 비 종대증, 백혈구 증가증 및 빈혈 등과 함께 고온의 간헐열 등이 포함된다. 진단은 다발성 관절염과 관절통이 초기에는 잘 나타나지 않기 때문에 빠뜨리기 쉽다. 대개 관절염 후기에 발생하고 만성 다발성 관절염으로 발전하는 경우는 드물다.

(2) 다발성 관절염

다발성 관절염은 5군데 이상의 관절에서 발생하며 환자의 40%를 차지한다. HLA-DRw6은 이 형태의 관절염과 관계가 있다.

(3) Pauciarticular

4군데 이하의 관절에서 관절염이 발생하고 환자의 40%를 차지한다. 이것은 다시 2가지의 아형으로 분류한다. Ⅰ은 주로 6세 이하의 소녀들이 발병하며 ANA 양성이고 홍채염(iridocyclitis)을 수반하여 실명케한다. 조직적합성 항원은 HLA-DR5와 HLA-DRw6이다. Ⅱ는 양측성 천장골염의 증상을 나타낸 6세 이하의 소년에게서 발병하며 주요 조직접합성항원은 HLA-B27이 관계있다.

(4) 류마티스 관절염

RA 기준을 만족시키는 아동 중 나머지 20%가 여기에 속하며 주요 조직적합성 항원은 HLA-DR4이다.

3) 면역적 소견

JRA의 면역학적 특징으로는 RF, 면역 복합체, ANA 등이 있다.

(1) 류마티스 인자

약 20%의 아동이 RF 양성이며 이 환자들은 대부분

표 20-1. 유년기 류마티스 관절염(JRA)

분 류	시작 연령	면역적 소견
전신적 발병(Still 병)	제한없음	ANA 음성, RF 음성
RF 음성 다발성 관절염	제한없음	ANA 양성 25%, RF 음성
RF 양성 다발성 관절염	고령	ANA 양성 50%, RF 양성 100%, HLA-DR4
pauciarticular Ⅰ	유년	ANA 양성 60%, HLA-DR-5, HLA-DRw6, HLA-DRw8
pauciarticular Ⅱ	고령	HLA-B27

성인 RA가 유년기에 발생한다. 라텍스응집법으로 음성인 아동 중 65%에서 숨겨진 RF를 검출할 수 있다. 이 범주에 속하는 어린이는 임상적으로 성인 RA를 발현시키지 않는다.

(2) 면역 복합체

Still병과 활막염의 증상이 있는 환자에서는 수용성 면역 복합체를 검출할 수 있다. 이 복합체에 대한 모니터링은 진단과 예후에 이용할 수 없다.

(3) 항핵항체

JRA 환자 중 극히 소수에서 ANA가 검출된다. Pauciarti-cular과 만성 홍채염 증상이 있는 대부분의 소녀는 양성이다.

9. 치료

관절염의 치료목적은 동통과 불편감을 완화하고 기형 및 관절기능 감퇴를 막고 생산적이고 활력있는 생활을 유지시키는 것이다. 염증을 억제하며 보조장치로 기계적 및 구조적 장애를 보충한다. 치료법 선택에는 관절압박 감소, 물리요법, 약물요법, 외과적 수술 등이 있다.

RA치료로 흔히 사용되는 약물은 비 스테로이드성 소염제(nonsteroidal antiinflammatory drug, NSAID), corticosteroid, disease-modifying antirheumatic drug (DMARD) 등 3가지 범주가 있다.

1) 비 스테로이드성 소염제(NSAID)

전통적인 RA치료법은 salicylate와 ibuprofen 같은 NSAID를 사용하는 것으로서 만성염증을 감소시키는 효과가 있다. 아스피린이 이 계열의 가장 오래된 약제이지만 현재는 새로운 NSAID의 출현으로 인하여 많이 대체된 상태이다. Prosta-glandin은 서로 관련있는 한 집단의 화합물로서 면역조절을 포함한 각종 생리반응의 매개인자 역할을 한다.

프로스타글란딘은 주로 COX(cyclooxygenase) 경로를 통하여 아라키돈산으로부터 유도된다. NSAID는 COX의 2가지 isoform(COX-1, COX-2)을 차단시켜 프로스타글란딘의 합성을 억제한다.

Vioxx와 Celebrex 같은 새로운 NSAID는 염증반응 동안 조직손상에 반응하여 주로 상향조절 되는(upregulated) COX-2 효소를 선택적으로 차단시키지만 COX-1은 안전성을 증가한다.

2) Corticosteroid / Glucocorticoid

Cortisone이나 prednisone 같은 코티코스테로이드는 소염활성과 면역조절활성을 둘 다 갖고 있다. 글루코 코티코 스테로이드는 세포막을 관통하여 세포질 내로 들어가 글루코 코티코 스테로이드 수용체를 활성화시켜 이 수용체가 활성단백질(activator protein-1, AP-1)과 nuclear factor kappa B의 전사를 방해하여 유전자 발현을 억제한다. 글루코 코티코 스테로이드가 억제하는 단백질에는 IL-1, IL-2, IL-6, IL-8, TNF-α, IFN-r 등이 있다. 글루코 코티코 스테로이드는 COX-2 억제제이다.

코티코스테로이드 경구투여는 고혈압, 감염 감수성 증가, 골다공증 등과 같은 다양한 부작용을 유발할 수 있다.

3) 질병변형 항 류마티스약물(Disease Modifying Antirheumatic Drug : DMARD)

질병변형 항 류마티스약물(DMARD)에는 leflunomide (Arava), 수용성 IL-1 수용체, TNF 억제제(Enbrel), infliximab(Remicade), 항 말라리아제, methotrexate, 근육내 금염(intramuscular gold salt), 수산화 클로로퀸(hydro-xychloroguine), sulfasalazine, d-penicillamine, cyclosporin A나 cyclophosphamide 같은 면역억제제, azathioprime같은 세포독성 약제 등이 있다.

(1) Leflunomide

Leflunomide는 methotrexate보다 X-선 관절 침식을 막는 효과가 우수하다. 작용기전은 아직 완전히 밝혀지지는 않았지만 dihydroorotate dehydrogenase라는 효소를 저해하여 직접법을 통한 피리미딘 생합성과 tyrosine kinase 활성을 억제할 수 있는 능력과 관계가 있다. 시험관 내 연구를 통해서 감수분열과 IL-2-자극 T세포에 대한 억제효과가 증명되었다.

(2) 수용성 IL-1 수용체

수용성 IL-1 수용체(IL-1Ra)는 면역작용과 전 염증성 기능을 갖고 있고 자가유도(autoinduction)도 스스로 발현을 조절할 능력이 있는 싸이토카인이다. RA에 있어서 질병의 심한 정도와 관절 파괴의 정도는 혈장과 활액의 IL-1 수준과 상관관계가 있다. IL-1Ra는 내재성 수용체 길항제이다.

(3) Anakinra(kineret)

인간 재조합 IL-1 수용체 길항제(hu rIL-1Ra)인 Anakinra는 1가지 이상의 DMARD 약제로 치료에 실패한 18세 이상의 환자에서 중증 RA의 증상을 완화시키는 목적으로 사용된다.

Anakinra는 유전자 재조합기술로 만들어진 단백질로 당류가 결합되어 있지 않은 형태의 IL-1Ra이다. Anakinra는 IL-1R 타입 Ⅰ에 결합하여 IL-1의 생물학적 활성을 차단시킨다. Kineret이란 상품명으로 시판되고 있다.

(4) 종양 괴사 인자 억제제 (Tumor Necrosis Factor Inhibitor)

TNF-**α**는 대식세포와 림프구가 생산하는 전 염증성 싸이토카인으로서 류마티스 관절에서 다량으로 발현되며 관절 내에서 국소적으로 활액 대식세포와 관절활막을 투과한 림프구에 의해서 생산된다. TNF-**α**는 전 염증효과를 갖고 있기 때문에 TNF-**α**를 저해하면 RA에 임상적으로 유용한 효과가 있다.

(5) Etanercept

Etanercept는 인간의 IgG1 항체의 Fc 부분에 대한 TNF 수용체 중 p75 단백질 내의 2개의 세포외 결합 도메인과 결합하는 융합 단백질이다. 이 단백질은 모두 인체의 것이므로 면역원성이 낮아 항-etanercept 항체를 생산할 수 없다.

자연적으로 발생하는 수용성의 p75 TNF 수용체는 순환 혈액에 존재하며 감염에 대한 염증반응에서 TNF의 활성을 제한하는 한가지 경로의 일부가 된다. 융합단백질은 TNF-**α**와 고친화력으로 결합하는 수용성 분자이다. 단세포군 항체와 유사하게 etanercept도 치료제로 투여했을 때 세포표면 TNF-**α** 수용체와 TNF-**α**의 결합을 차단하면서 순환혈액의 TNF-**α**와 결합하여 TNF-**α**를 순환혈액으로부터 제거한다. Etanercept는 TNF 활성을 저해한다.

2002년에 승인받은 etanercept는 건선성 관절염을 치료하는 최초의 약품으로서 단독 혹은 methotrexate와 병용 투여한다. 건선성 관절염은 통상 관절과 피부 두 곳에 다 증상이 나타나며 통증이 심한 만성염증성 질병이다.

다른 형태의 관절염과 달리 건선성 관절염 환자도 피부에 비늘모양의 붉은 반점과 함께 진행성 관절통증과 관절팽대가 특징이다. 이 건선성 관절염은 전형적으로 피부반점으로 시작하여 곧바로 관절로 진행된다. Enbrel이란 상품명으로 시판되고 있다.

(6) Infliximab

Infliximab은 methotrexate와 병용 투여하여 methotrexate에 적절하지 않은 반응을 나타내는 중간 내지 중증 RA환자에서 증상을 완화시키고 구조적 손상의 진행을 막는다.

Infliximab은 친화력과 특이성이 높게 TNF-**α**에 결합하는 키메라 단세포군항체이다. TNF에 결합하는 항체 결합부위는 마우스에서 유래한 것이고 나머지 75%는 인간의 IgG 항체에서 유래한 것이다. Infliximab는 원래 불응성 염증성 장질환의 치료목적으로 개발되었으나 현재는 RA치료에 사용한다. Infliximab는 염증세포의 표면에 있는 TNF-**α** 수용체와 TNF-**α**의 결합을 차단하면서 순환혈액의 TNF-**α**와 결합하여 실질적으로는 순환혈액으로부터 TNF-**α**를 제거한다. Etanercept와 마찬가지로 Infliximab도 TNF의 활성을 저해한다.

단클론 항체 요법은 항체주입과 관련되어 발열, 오한, 두통 등의 증상을 나타내는 싸이토카인 유리 증후군을 유발할 수 있으며 마우스 서열을 적게 하고 주입속도를 늦추어 키메라 항체나 인간화 항체를 사용하면 그 확률을 감소시킬 수 있다. Remicade란 상품명으로 시판되고 있다.

(7) Methotrexate

Methotrexate는 비교적 초기에 사용할 수 있고(4~6주) 유효성이 양호하며 투여가 쉽고 환자 관용성이 높기 때문에 가장 널리 사용되고 있는 DMARD 약제이다. Methotrexate는 엽산 길항제이며 면역억제 및 세포독성 효과는 dihydrofolate 환원효소의 억제에 의하여 유도된다.

Methotrexate는 대부분의 환자가 5년 이상 지속적으로 사용할 수 있는 유일한 DMARD 약제여서 RF와 류마티스 결절이 있고 운동기능이 불량하고 유년기이며 X-선 필림상에 침식이 관찰되는 등 예후가 불량한 환자에서 사용된다. Rheumatrex와 Trexall이란 상품명으로 시판되고 있다.

(8) Hydroxychloroquine과 Sulfasalazine

이 약제들은 특히 RF 음성이며 증상이 미약한 환자에게 처음 사용된 DMARD 약제이다. 이 중 한가지를 택하여 NSAID, 코티코스테로이드 혹은 다른 DMARD와 함께 병용투여한다. Hydroxychloroquine은 Plaquenil이란 상품명으로 시판되고 있다.

(9) 근육 내 금(gold)

최근까지 근육 내 금 염(gold salt)은 가장 자주 사용되는 DMARD 약제였지만 독성 때문에 이제는 단지 methotrexate로 실패했을 때만 사용된다. 여러 가지 가설의 작용기전에 있지만 RA 환자에서 금이 어떻게 작용하는지 밝혀지지 않았다.

(10) d-Penicillamine

d-Penicillamine은 상대적으로 독성이 강하며 주사형 금(gold)과 유사하다. 독성이 약한 약제로 치료가 되지 않은 지속적이고 진행성의 RA환자를 중심으로 처방한다.

4) 면역억제제 및 기타 세포독성약제

Azathioprine, cyclophosphamide, cyclosporin A 등과 같은 면역억제제 및 기타 세포독성 약제들은 methotrexate를 제외하고 전신성 맥관염 같은 파괴적 질병이나 관절외 증상이 있는 환자에게만 사용한다. 가장 흔히 사용되고 있는 것으로는 azathioprine cyclophosphamide (Cytoxan) 및 cyclosporin A 등이 있다. 이러한 약제들은 독성이 강하기 때문에 다른 약제로 치료되지 않는 목숨에 위협을 가하는 관절 외 증상이나 중증 관절질환의 경우에 사용된다.

Azathioprine은 퓨린 유사물질로서 Imuran이란 상풍명으로 시판되고 있으며 특히 신부전 환자에게나 allopurinol이나 angiotensin 전환효소 저해제를 병용투여할 때 심하게 골수를 억제할 수 있다.

cyclophosphamide는 알킬화제로서 Cytoxan이란 상품명으로 시판되고 있으며 골수억제, 미성숙 난소이상, 출혈성 방광염, 감염증 등의 독성이 강하며 방광암의 발생율을 증가시킨다. 때문에 단순 RA의 치료에는 사용하지 않고 있다.

Cyclosporin은 신장이나 간 이식 후 동종이식편 거부반응을 차단시키기 위해 사용되는 면역 억제제 로서 IL-2의 전사를 방해하여 T세포 기능을 저해한다.

5) 기타 약제

항 말라리아 약제는 신속하게 흡수되고 상대적으로 안전하며 관용성이 양호하며 특히 증상이 미약내지는 중간 정도의 관절염 치료에 효과적인 완화제이다. 항 말라리아 약제가 어떻게 RA환자에 치료효과를 갖는지에 대한 작용기전은 아직 밝혀지지 않았다.

10. 라텍스응집법

1) 원리

RA 라텍스 응집법은 환자의 혈청 중에 존재하는 류마티스 인자로 불리는 항체와 감마글로불린으로부터 유래한 항원 간의 반응을 기초로 한다. 라텍스 시약은 변성된 감마글로불린을 라텍스입자에 도포(coating)하여 현탁액 상태로 보관하며 검사시 항원의 역할을 한다. 만일 혈청 중에 RF가 류마티스 관절염의 예후 판단과 치료관리에 있어 대단히 중요하지만 전신홍반낭창, 쇠그렌 증후군, 매독, 간염 등과 같은 다양한 질병에서도 양성결과가 발생할 수 있다.

2) 검체 채취 및 준비사항

(1) 준비사항

검체를 채집하기 전에 환자에게 특별히 조치해야 할 필요는 없다. 일단 검체를 채집한 다음에는 바로 그 자리에서 환자 이름, 날짜, 병원등록 번호, 채취자 이름 등을 표시해야 한다. 최소한 2㎖ 정도의 혈액을 무균적으로 채혈하여 응고시킨 후 원심 분리하여 혈청만 분리한다.

혈청 검체는 2~8℃에 보관하면 1일 정도 사용가능하고 냉동과 해동을 반복하지 않는다면 채혈 후 24시간 내에 냉동시켰을 때 3개월 정도 사용 가능하다. 지방혈증이나 세균오염 혹은 용혈 혈청은 검사에 적합하지 않다.

검체 혈청을 희석액으로 20배 희석하여 완전히 혼합한다.

3) 시약, 소모품 및 장비

다음의 물품들을 Kit 형태로 구입한다.

- RHEUMATEX : Dropper가 포함되는 라텍스 시약으로 Wampole Laboratories(Cranbury, NJ)에서 생산한다. 이 현탁액은 면역글로불린을 감작시킨 라텍스 입자와 보존제로서 0.1% 아지드화 나트륨을 포함한 완충액으로 구성된다. 사용전 잘 흔들어 사용한다.
  이 현탁액은 2~8°C에 보관하되 냉동시키면 안된다. 적절하게 보관하면 포장에 인쇄된 사용기한 내에는 안정적이다. 사용기한 이후에는 사용하면 안된다. 정도관리용 대조액이 적절한 반응을 나타내지 않으면 재검사 한다. 그리고 결과가 반복적으로 음성이면 버린다. 라텍스 시약은 우유와 같이 균질하여야 하며 약하게 흔들어 덩어리가 제거되지 않으면 버린다.
- 20배 농축희석액
  0.85% NaCl을 Glycine 완충액에 녹이고 보존제로서 2.0% NaN_3를 함유하고 있다.
  희석액은 2~8°C에 보관하여 사용기한 내에만 사용한다. 정도관리 검사결과 이상이 있으면 재검사해서 결정한다. 혼탁되었거나 입자성 물체가 보이면 버린다.
- 슬라이드 글라스
  - 기타 필요장비 및 소모품
  - 타이머
  - 37°C 수조
  - 12×75mm 시험관
  - 피펫
  - 원심분리기
  - 조명장치
  - 모세관
  - 증류수

4) 정도관리

매회 검사시마다 양성대조 및 음성대조를 사용해야 한다.

- 양성대조액
  류마티스 인자 양성인 사람의 혈청, 보존제로 0.1% NaN_3 함유, 2~8°C 보관, 이 양성대조액에서 응집반응이 나타나지 않으면 라텍스 시약이나 양성대조액 중 하나 혹은 둘 다 변질 되었다는 것을 의미한다. 용액은 맑아야하고 혼탁하거나 오염이 분명하다면 사용하지 않는다. 이 용액을 희석하여 사용하면 안된다. 반응결과는 1분 이내에 즉시 확인하여 항상 응집반응을 나타내야 한다.
- 음성대조액
  류마티스 인자 음성인 사람의 혈청, 보존제로 0.1% NaN_3 함유, 2~8°C 보관, 용액은 맑아야하고 혼탁하거나 오염이 분명하다면 사용하지 않는다. 이 용액을 희석하여 사용하면 안된다. 반응결과는 1분 이내에 즉시 확인하여 응집반응이 보이면 재검사한다. 만일 재검사에서도 응집이 나타나면 사용하지 말아야 한다. 음성대조액은 약간 혼탁할 수도 있다.

5) 검사방법

검사하기 전에 모든 시약과 검체를 실온으로 유지해야 한다.

(1) 정성 검사법

환자 혈청을 희석액으로 20배 희석하여 모세관으로 흡입한 후 슬라이드에 표시된 원 위로 수직으로 세워 1방울만 자유낙하시켜 떨어뜨린다.

- 검체의 양쪽에 있는 원안에 마찬가지 방법으로 각각 양성 및 음성 대조액을 1방울씩 떨어뜨린다.
- 라텍스 시약을 흔들어주고 각각의 원 안에 1방울씩 떨어뜨리고 플라스틱 막대로 원 밖으로 나가지 않도록 하며 원 안에서 전체적으로 골고루 분산되도록 저어준다.
- 분당 8~10회 정도의 속도로 1분간 슬라이드를 앞뒤로 기울이며 반응시킨다.
- 즉시 백열등 하에서 관찰한다. 이때 양성검체는 쉽게 육안으로 응집을 관찰할 수 있으나 약양성 검체는 아주 작은 입자거나 부분적으로 약간 큰 덩어리로 나타난다. 음성검체는 전체적으로 고르게 혼탁해 보인다.

경고 : 시약과 대조액에는 보존제로 NaN_3가 함유되어 있다.

NaN_3는 동관과 납관에 반응하여 고폭발성의 금속 아자이드류를 형성할 수 있다. 따라서 사용 후 버릴 때 아자이드가 축적되는 것을 방지하기 위해 충분한 양의 물을 흘려야 한다. 또한 NaN_3는 독성이 있으므로 먹거나 흡입하지 않도록 주의해야 한다.

라텍스 응집법은 양혈구응집법보다 민감도가 약간 더 높고 특이도는 거의 동등하다.

검체의 채취와 취급과정은 검사결과에 영향을 미칠 수 있으므로 떨어뜨리는 방울의 양, 혼합과정, 반응시간, 반응온도 등을 사용설명서에 따라 엄격하게 준수해야 한다.

양성반응 강도는 다음과 같이 표시한다.

1+ 불투명한 배경에 매우 작은 덩어리
2+ 약간 불투명한 배경에 작은 덩어리
3+ 투명한 배경에 중간 크기의 덩어리
4+ 투명한 배경에 큰 덩어리

(2) 슬라이드 정량검사법

검체가 양성반응을 나타내면 정량검사를 실시하기 위해 검체를 희석액으로 단계희석하여 RF수준을 정량적으로 결정한다.

- 20배, 40배, 80배 등과 같이 검체를 희석액으로 최소한 6단계 이상 단계희석하여 각각의 희석검체를 서로 다른 원 안에 순서대로 1방울씩 떨어뜨린다.
- 이하 정성 검사법 순서에 따라 검사한다.

(3) 시험관 정량검사법

- 12×75 시험관을 1~11까지 표시하고 시험관 wire rack에 준비한다.
- 1번 시험관에 희석액을 1.9ml를 가하고 2~9번 시험관에는 1ml씩, 10~11번 시험관에는 0.8ml씩 가한다.
  - 1번 시험관에 검체를 0.1ml 가하여 잘 혼합하고 이 액을 2번 시험관으로 1ml를 옮긴 후 이 과정을 9번 시험관까지 순서대로 반복한다. 9번 시험관에서는 1ml를 버린다.
  - 10번 시험관에는 양성 대조액 0.2ml를 가하고 11번 시험관에는 음성 대조액 0.2ml를 가한다.
  - 각 시험관의 희석배수와 역가로 판정된 희석배수에서의 혈청내 RF 농도는 다음과 같다.
  - 각 시험관에 라텍스시약을 1방울씩 떨어뜨린다.

시험관 번호	희석 배수	농도(IU/ml)
1	1 : 20	60
2	1 : 40	120
3	1 : 80	240
4	1 : 160	480
5	1 : 320	960
6	1 : 640	3840
7	1 : 1280	7680
8	1 : 2560	
9	1 : 5120	
10	+	
11	−	

- 모든 시험관을 흔들어 혼합하고 37°C에서 15분간 반응시킨 후 1000g에서 2분간 원심분리한다.
- 각각의 시험관을 손으로 잡고 골고루 현탁될 때까지 흔들고 백열등하에서 검은 배경을 이용하여 응집덩어리가 있는지 관찰한다.

(4) 결과보고

양성을 나타내는 마지막 희석배수가 그 검체의 RF 역가이다. 20배 희석액에서 응집괴가 없으면 40배 희석액에서 응집괴가 보일지라도 음성으로 판정한다. 시험관 정량검사법은 80배 이상의 희석 검체에서 반응을 나타내야 양성으로 판정하며 20이나 40의 역가는 약양성을 의미한다. 시험관 정량검사법이 슬라이드 정량검사법보다 훨씬 민감도가 높아 두 방법 간에는 같은 검체라도 역가가 다를 수 있다.

6) 오진원인

다음과 같은 경우 위양성 결과가 발생할 수 있다.

- 혈청검체가 지혈증, 용혈, 세균오염이 심할 경우
- 반응시간을 2분 이상으로 하여 반응액이 건조로 인해 심하게 감소한 경우

전신홍반낭창, 쇠그렌 증후군, 매독, 간염 등과 같은 질병 환자는 위양성 결과를 나타낼 수 있다. 결절성 관절주위염, 류마티스염, 골관절염, 골관절증, 암, 일부 바이러스성 근육통 등과 같은 질병에서는 발생율은 낮지만 양성반응을 나타내기도 한다. 순환성 RF는 질병과는 별도로 연령이 높아짐에 따라 나타나기도 한다.

7) 임상적용

RF는 임상적으로 RA로 진단된 환자 중 70~80%의 혈청 내에 존재한다. Felty 및 쇠그렌 증후군 같은 변종 RA 환자는 거의 모두 RF 양성이다. 또한 RA가 중증일수록 RF역가도 높다. 비록 라텍스 응집법이 RA에 대해서 임상적 진단과 95% 이상의 호환성을 갖고 있지만 RF 양성이라고 해서 반드시 RA 환자라고 할 수는 없다. 라텍스 응집법을 사용하여 RF를 검출할 때는 건강한 사람의 5% 미만에서 양성반응이 발생할 수 있다. 60세 이상의 경우 약 30%가 RF 양성이다.

8) 제한사항

다른 검사법의 경우와 마찬가지로 라텍스응집법을 사용하여 얻은 결과도 귀중한 자료로서 의사가 결정한 임상정보와 함께 RA 진단에 활용된다.

특정 RA 환자 중 약 25%는 RF 음성을 나타낸다. Juvenile rheumatoid Arthritis(JRA) 환자로부터 채혈한 혈청은 통상 순환성 RF 음성을 나타낸다.

정성검사법에서 응집반응의 강도는 실제 역가를 나타내는 것이 아니다. RA 농도가 아주 높을 때에는 오히려 약한 반응이 나타날 수 있다. RHEU-MATEX는 사용법이 중간 정도의 복잡성을 갖고 있다.

11. IgM RF의 정량검사법

1) 원리

정량적으로 검사하기 위해서는 마이크로웰을 고정상으로하여 효소표지면역측정법을 사용한다. 마이크로 플레이트의 각 웰에 사람의 IgG를 도포한 후 검체를 희석하여 가하고 반응시킨다. 이때 혈청 내의 RF IgM 항체는 웰에 도포된 IgG에 결합하므로 결합되지 않은 성분들을 세척해낸 후 과산화효소가 접합된 산양 항-인간 IgM(goat anti-human IgM)을 각 웰에 가하고 반응시킨다. 이 접합체는 고정상에 결합된 IgM 항체와 결합하므로 다시 결합되지 않은 성분들을 세척해낸 후 기질용액을 가하여 반응시키면 기질이 가수분해되면서 색깔변화가 발생한다.

일정시간 후 반응을 정지시키고 흡광도를 측정하면 흡광도가 검체내 항체농도에 비례하여 증가한다.

RF의 유무를 확인하는 것은 다른 만성 염증성 관절염으로부터 류마티스 관절염을 구별하여 진단하는데 있어 대단히 유용하다.

RA의 임상특징을 가진 환자의 IgM RF 존재 확률은 70~80%이다. 또한 RF 역가는 예후와 치료에 있어 중

요하다. 그러나 RF는 간염이나 전염성 단핵구증 같은 세균성 및 바이러스성 질환 ; 결핵, 기생충질환, 아급성 세균성 심내막염 등과 같은 일부 만성 감염증 및 암 등과도 관련이 있다. 정상의 고 연령층에서도 역가가 높다.

2) 검체 채취 및 준비사항

검체를 채집하기 전에 환자에게 특별히 조치해야 할 필요는 없다. 일단 검체를 채집한 다음에는 바로 그 자리에서 환자 이름, 날짜, 병원등록 번호, 채취자 이름 등을 표시해야 한다. 최소한 2㎖ 정도의 혈액을 무균적으로 채혈하여 응고시킨 후 원심 분리하여 혈청만 분리해 낸다.

혈청 검체는 2~8℃에 보관하면 7일 정도 사용 가능하고 냉동과 해동을 반복하지 않는다면 채혈 후 24시간 내에 냉동시켰을 때 3개월 정도 사용가능하다. 37℃에서 신속하게 해동시켜야 한다. 검체에서 입자가 확인되면 검사전에 원심분리로 입자를 제거한다. **불활화**시키면 안된다.

3) 시약, 소모품 및 장비

Sigma Chemical사는 Rheumatoid Factor EIA507 제품을 시판하고 있다. 제품에 포함된 모든 시약은 2~6°C에 보관하며 병에 표시된 사용기간 내에 안정하다. 인간 IgG가 도포된 마이크로웰은 2~8°C 보관시 약 60일 동안 안정하다. 세척액과 반응정지액은 실온이나 냉장에 보관한다.

- Rheumatoid Factor ELISA 플레이트. 각 웰을 인간 IgG로 도포한 마이크로 플레이트 사용후 비닐봉투를 밀폐하여 건조상태를 유지해야 한다.
- 검체희석액. Tween-20, 소 혈청 알부민, 인산염 완충액, 생리식염 pH 7.2±0.2의 용액. 보존제로 0.04% 치메로살(thimerosal) 함유
- 양성 대조액. IgM RF를 함유하고 있는 인간 혈청. 보존제로 0.04% 치메로살 함유
- 캘리브레이터 A, B, C, D 보존제로 0.04% 치메로살 함유
- 음성대조액. 정상인 혈청. 보존제로 0.04% 치메로살 함유
- 접합체. 산양 항-인간 IgM에 접합된 horseradish 과산화효소, 보존제로 0.04% 치메로살 함유
- TMB 기질. 3.3.5. t-tetramethylbenzidine(TMB)와 dimethyl sulfoxide(DMSO)로 된 용액. TMB 용액은 독성이 있어 눈, 피부, 호흡기 등을 자극시킬 수 있고 돌연변이도 유발할 수 있다.
- 세척액. 인산염완충액, 생리식염, Tween-20 등으로 구성된 용액. 보존제로 0.04% 치메로살 함유, 세척액도 눈, 피부, 호흡기 등을 자극시킬 수 있다. 세척액을 사용농도로 희석시킨 후에는 2~8°C에서 30일간, 실온에서 7일간 사용 가능하다.
- 반응정지액. 1mol/l의 황산과 0.07mol/l의 염산을 포함한 용액, 흡입하면 독성이 있어 화상과 암을 유발한다.

(1) 기타 필요 소모품 및 장비

- 450nm에서 흡광도를 측정할 수 있는 ELISA 판독기
- 10~200ml의 피펫, 50~200ml의 멀티피펫 및 팁
- 멀티피펫 용의 시약용기
- 타이머
- 1L 실린더
- 세척액 용의 squeeze bottle
- 증류수
- 10% 표백제를 함유한 용기
- 1, 10, 25ml짜리 혈청학 피펫

4) 정도관리

(1) 양성 대조액

IgM RF를 함유한 인간혈청, IU/ml로 함량 표시

(2) 음성 대조액

IgM RF가 검출되지 않는 인간 혈청

5) 검사방법

(1) 주의사항

- 플레이트 바닥을 깨끗이 한다.
- 시약을 희석시키지 않는다.
- 시약을 다른 제품과 혼용하지 않는다.
- 로트번호가 다른 제품과 혼용하지 않는다.
- 입을 사용하여 피펫팅을 하지 않는다.
- 시약과 검체가 세균오염이나 교차오염되지 않게 한다.
- 변색된 시약은 사용하지 않으며 보관시 광선을 차단한다.
- 주의해서 플레이트를 세척한다.
- 용액이 튀거나 공기 중으로 비말되지 않도록 한다.
- 사용법을 준수한다.
- 접합체가 아지드화나트륨에 노출되지 않도록 한다.
- 모든 시약이 표백제를 포함한 용액에 노출되지 않도록 한다.

(2) 시약 제조

- 희석액. 100ml의 농축 희석액을 900ml의 증류수와 혼합시킨다.
- 접합체. 10배 농축 접합액 1부피에 세척액 9부피를 가하여 제조한다. 검사회수 당 필요한 접합체액의 양을 표 20-2에 나타냈다. 필요한 양 만큼만 제조한다. 나머지 10배 농축액은 다시 냉장 보관한다.
- 그 밖의 시약은 그대로 사용한다.

(3) 과정

- 냉장고에서 제품을 꺼내 20~25°C의 실온을 유지하도록 한다. 캘리브레이터, 대조액, 검체 등을 감안하여 웰 수를 감안하되 매 검사마다 블랭크, 캘리브레이터, 양성대조, 음성대조 등을 반드시 포함시킨다.
- 비닐봉투를 개방하여 항원이 도포되어 있는 스트립(strip)을 꺼내고 나머지는 다시 밀봉하여 2~8°C로 냉장보관한다.
- 1개의 스트립에 있는 12개의 웰을 순서대로 블랭크, 캘리브레이터 A, B, C, D, 음성 대조액, 양성 대조액으로 표시하고 나머지에는 검체로 표시한다.
- 희석용기의 각 웰에 희석액을 190μl씩 가하고 각각의 캘리브레이터 A, B, C, D, 음성 대조액, 양성 대조액과 검체를 10μl씩 가하여 20배 희석한다. 이때 멀티피펫을 100μl로 맞추고 용액을 흡입과 방출을 수회 반복하여 완전히 혼합한 후 각각의 용액을 100μl씩 검사용 스트립으로 옮긴다.
- 웰을 덮고 실온에서 20분간 반응시킨 후 반응용액을 버리고 3회 세척해낸다. 마지막에는 플레이트를 뒤집어 종이수건에 두드려 웰에 세척액이 남아있지 않도록 한다. 자동세척기의 경우에는 세척액량을 300~350μl/well, 3회 세척으로 조절하여 사용하고 마지막은 마찬가지로 종이수건을 사용하여 나머지 세척액을 제거한다.
- 접합체액에 검체를 가할 때와의 동일한 순서와 속도로 각 웰에 100μl씩 가하고 덮은 후 실온에서 20분간 반응시키고 5항에서와 같이 세척한다.
- TMB 기질용액은 접합체액을 가할 때와 동일한 순서와 속도로 각 웰에 100μl씩 가하고 실온에서 10분간 반응시킨 후 여기에 반응정지액 50μl씩을 가하여 완전히 혼합되도록 플레이트를 살살 두드린다. ELISA 판독기를 450nm로 고정시키고 블랭크를 기준으로 하여 각각의 흡광도를 측정한다. 반응정지액을 가한 후 30분 이내에 흡광도를 측정한다.

표 20-2. 접합체액 제조

검사회수	스트립수	10배 농축액(ml)	세척액(ml)
8 9-16	1 2	0.1 0.2	0.9 1.8

(4) 정도관리

- 검사를 실시할 때마다 매번 블랭크; 캘리브레이터 A, B, C, D; 양성 대조액 및 음성 대조액 등을 포함시킨다.
- 제품 내에 포함된 기록지를 참고한다. 이 기록지에는 4가지 캘리브레이터의 특징이 기록되어 있다. 검사결과가 기록지와 일치하지 않는다면 부적절한 것이므로 이 결과를 사용하면 안된다.
- 〈 양성 대조액과 음성 대조액은 각각 15 〉 IU/ml 이상, 5IU/ml 미만 등의 값을 나타내야 한다. 또한 음성 대조액의 흡광도를 양성 대조액의 흡광도로 나눈 값이 ≤ 0.9 이하여야 한다. 이 조건들을 만족시키지 못하면 검사가 적절하게 수행되지 않았으므로 재검사 해야 한다.

6) 결과해석

(1) 계산

정상상태와 질병상태의 검체에 대한 검사결과와 WHO 국제기준을 근거로 해서 최대 정상 IU 값을 결정하고 캘리브레이터를 제조했다. 따라서 기록지에 적혀있는 캘리브레이터의 IU값을 참고하여 검체의 IU값을 결정할 수 있다.

(2) 흡광도를 IU로 전환하기

검체의 흡광도는 캘리브레이터를 사용하여 구한 표준곡선을 이용하여 IU값으로 전환된다. 4가지의 캘리브레이터에 대하여 Y축에 흡광도를, X축에 해당하는 IU값을 표시하고 점을 이어서 표준곡선을 구한다. 검체의 흡광도를 표준곡선상에 표시하고 X축의 값을 읽으면 검체의 IU값이 된다.

(3) 해석

음성 〈 6 IU/ml
양성 ≥ 6 IU/ml
강양성 〉 25 IU/ml

7) 제한사항

- 임상소견과 기타의 검사법 결과와 연계하여 검사결과를 해석해야 한다.
- 결과가 음성이라고 해서 RA를 배제할 수 없다. RA로 판정된 환자의 약 25%가 RF 음성의 결과를 나타낸다.
- 일부 비 류마티스 상태, 결합조직질환, 간염 같은 기타의 질병상태는 RF 양성을 나타낼 수 있다.
- RF는 IgA, IgG, IgM 등 3가지 클라스의 Ig로 존재하며 본 제품은 IgM RF만을 검출하도록 제조되었다.
- ELISA로 재현성있는 검사결과를 얻기 위해서는 주의해서 피펫을 사용하고 반응시간과 반응온도를 엄격히 준수해야할 뿐만 아니라 웰 세척과 용액 혼합을 완전하게 해야 한다.
- 용혈되었거나 황달, 지혈증 등의 검체는 ELISA 검사 결과에 영향을 미치므로 사용하지 않는다.

8) 임상적용

RF의 측정은 의사가 RA환자의 진단, 예후 및 치료관리하는데 있어 중요하다.

9) 제한사항

이 검사법으로 얻은 결과는 진단을 돕는 목적으로만 사용될 뿐이지 이 결과만으로 진단해서는 안된다.

Chapter 21

종양면역학(Tumor Immunology)

학습목표

· 양성종양과 악성종양을 비교 설명한다.
· 소아 및 성인에서의 종양역학을 묘사한다.
· 인체 종양에서 주요 병인 특징을 설명한다.
· carcinoantigenesis의 단계를 비교한다.
· 암 · 유발 유전자를 설명한다.
· 암에 대한 신체방어를 묘사한다.
· 종양표지의 특징을 묘사한다.
· 종양 치료법 특징에 대하여 설명한다.

21 종양면역학(Tumor Immunology)

1. 개념

종양학은 종양의 치료와 연구에 집중하는 의학의 한 분야이다. 종양이라는 용어는 흔히 반응이나 염증상태보다는 덩어리를 형성하는 세포의 증식을 기술하기에 사용된다. 종양은 신생물로서 양성과 악성으로 구분된다. 대부분의 종양은 외배엽, 내배엽, 중배엽 등과 같은 내피세포가 그 근원이며 나머지의 종양은 결합조직이 근원이 된다(그림 21-1). 양성과 악성을 구별하는 주요 기준은 악성종양의 정상조직 침투능력과 다른 이차 부위로 전이하는 능력이다.

1) 양성종양(Benign Tumors)

양성종양은 흔히 지방종(lipoma)에서 처럼 세포의 종류에 접미어 oma를 첨가하여 명명하지만 림프종, 흑색종, 간암 등은 예외적이다. 분비선으로부터 야기한 양성종양은 선종(adenoma)라 부르고 표피세포로부터 야기한 것은 polyp 혹은 papilloma라고 부른다.

양성 종양의 특징은 캡슐로 둘러 싸여있고, 느린 성장, 비확산, 유사분열 활동 최저, 양친 조직과 유사 등의 특징이 있다.

다른 형태의 양성 종양은 과다형성 기관 내에 존재하는 조직의 과성장과 그리고 위내 췌장조직과 같이 외부 부위에 정상조직, 즉 분리종(choristoma)과 관련이 있는 비-신생물 부위를 포함한다.

2) 악성종양

표피세포 근원의 악성 신생물은 암(cancer, carcinoma)

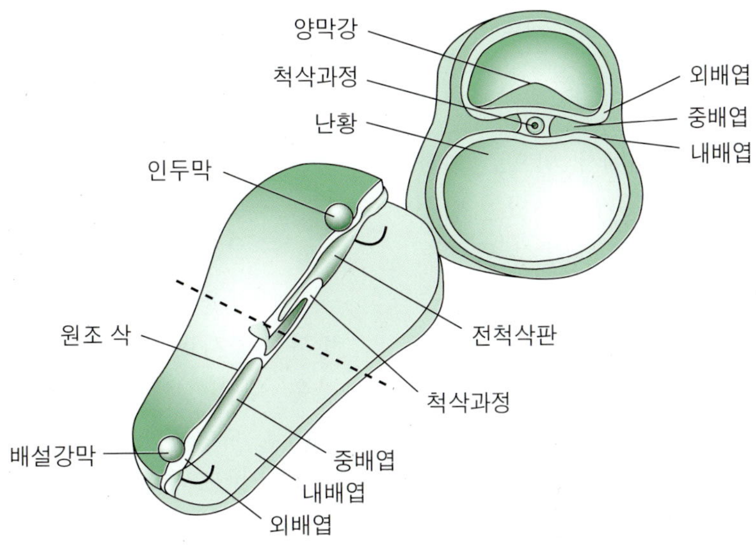

그림 21-1. 태아 일차 배아층

이라고 부른다. 식도나 폐 같은 평편 표피 세포로부터 야기한 악성종양은 선암(adenocarcinoma)라고 부르고 비뇨계의 이행 상피세포로부터 야기된 악성종양은 transitional cell carsinomas라고 한다.

악성종양의 다른 종류는 아민 전구체 흡수종양과 탈탈산 종양이 있다. 이것들은 폐의 소-세포암(small-cell carcinoma of lung) 같이 신경능선과 신경외배엽으로부터 야기된 신경 내분비 종양이다. 섬유육종처럼 결합조직의 악성종양과 기형종은 난소나 고환의 기형종처럼 세가지의 생식세포층에서 유도된다.

악성종양의 특징은 다음과 같다.

- 축적되는 세포수의 증가
- 다른 조직으로 침투
- 림프를 통한 분산 혹은 체강에 암세포를 박아 파종
- 전이
- 세포내 특징적 핵
- 화이브로넥틴 같은 인테그린분자에 대한 수용체, 이것은 악성세포가 콜라겐 분해효소Ⅳ나 단백분해효소 같은 세포외 물질에 부착하는 것을 도와주며, 특히 콜라겐 분해 효소는 피부의 기저막을 용해
- 혈관형성과 콜라겐 축적을 촉진하는 변형성장인자 알파 및 베타(TGF-**α**, **β**)의 분비
- 수술, 방사선조사, 화학요법 등으로 박멸시켜도 때때로 재발

2. 역학

폐암, 대장암, 유방암 등은 미국내에서 암으로 인한 사망원인의 선두에 있다. 발생율이 증가하고 있는 암종으로는 폐암, 유방암, 전립선암, 췌장암, 다발성 골수종, 악성 흑색종, 호지킨 림프종 등이 있다. 감소하고 있는 암종으로는 위암, 경부암, 자궁내막암 등이 있다.

1) 성인암

일생동안 암을 발병할 확률은 여자에서보다 남자에서 높다. 남자에 흔한 세가지 암은 전립선암, 폐암, 대장암이고 여자에는 유방암, 폐암, 대장암이다. 백혈병은 40세 미만의 남자와 20세 이하의 여자에서 암으로 인한 사망 중 가장 흔한 원인이다. 사망자의 연령을 감안하여 사망의 원인을 암에서 제외함에도 불구하고 암으로 인한 사망자수는 계속 증가하고 있다.

2) 소아암

1세부터 14세 사이의 아동에서 암은 증가하고 있다. 급성림프구백혈병은 가장 흔한 소아암 사망원인이고 이어서 중추 및 교감 신경계암, 악성림프종, 연조직 육종, 신장암 등의 순이다.

특정 암에서 위험요인은 대단히 중요하다. 흡연은 암의 33%에서 원인이 된다. 그 밖의 위험요인으로는 고지방 저섬유식, 비만, 편식 생활습관 등이 있다.

일부 암은 특정 집단에서 많이 발생한다. 흑인은 백인보다 암 발생율이 20% 높다. 유방암은 연령에 따라 발생율이 증가하고 사망은 지리적 조건과 관계 있다. 유방암에서 가족력은 특히 일촌 간의 유방암 경력, 30세 후 초산, 섬유세포 질환여부, 경구피임약이나 호르몬 대체요법, 유방 방사선조사, 이전의 유방암, 음주 등은 모두 위험요인이 된다.

3. 암의 병인

신생물을 유발하는 대부분의 요인은 아직 밝혀지지 않았다. 병인은 화학물질과 방사선조사 같은 환경관련 요인, 숙주 및 질병관련요인, 바이러스요인 등이 있다.

1) 환경요인

암 발생율은 어떤 환경요인과 관련이 있다(표 21-1). 방사선 조사도 급성백혈병, 갑상선암, 육종, 유방암 등과 같은 특정 형태의 암과 관계가 깊다. 다염화biphenyl (PCB), 다이옥신, 유기염소 살충제(DDT) 등과 관련된 여성은 반드시 검사를 통하여 이러한 화학물질에 의한 유방암이 발병되지 않았음을 확인해야 한다.

표 21-1. 종양과 관련된 환경요인

형 태	요 인	종 양
에어로졸 및 산업공해	아스베스토스(실리카) 납, 동, 아연, 비소, 방향성 물질, 담배 염화비닐 벤젠 아닐린염료, 활성탄	중피종 폐암 간 혈관육종 백혈병 피부암 및 방광암
약 물	남성화스테로이드 Stilbestrol(출생전) 에스트로겐(폐경후) 하이란토인 클로람페니콜, 알킬화약물	간세포암종 질샘암 자궁내막암종 림프종 림프종, 백혈병
전염성물질	EB바이러스 인간파필로마 바이러스 2형허프스바이러스 HIV(HTLV-III) HTLV-I B형감염	버킷 림프종, 비인두암, 호지킨병 경부암 경부암 카포시 육종, 바호지킨 림프종, 뇌의 원발 림프종, 방관암 비-호지킨 림프종 간세포암종

대부분의 화학적 발암 물질은 원래의 상태에서는 불활성이지만 사이포크롬 p450이나 세균효소 혹은 알콜유도 효소 등과 같은 효소에 의해서 활성화 된다.

방사선 조사 발암에서 *α*-입자, *β*-입자, 감마선, X-선 등과 같은 이온화 입자는 물을 유리방사선으로 분해하여 원발성 암 유전자를 활성화 시킴으로써 DNA에 대해 돌연변이를 일으킨다. 특히 UV 같은 자외선은 싸이미딘 이중합체를 형성시켜 DNA 분자를 변형시킴으로써 기저 세포암이나 악성흑색종 같은 피부암을 일으킨다.

2) 숙주 및 질병관련요인

대부분의 숙주요인은 예상 암 발생율이 높은 것과 관계가 깊다. 일예로 다운증후군과 같은 유전적 질병이 있다면 백혈병 발생율이 높다. 유전적 이상과 백혈병 간의 관련은 줄기세포에서 생식세포 돌연변이 혹은 체세포 돌연변이와 일치한다.

고환에서 발생하는 악성종양인 생식 세포암이 가족간에 집중적으로 발생하는 현상이 특히 형제 자매간에서 관찰된다.

면역결핍증후군 환자에서 암발생율은 대단히 증가하여 예상치보다 10,000배 높다. 선천성, 후천성 및 약물유도 면역억제 환자에서 림프종 발생율 증가는 정상 면역계통의 이상과 혹은 정상 피드백 조절의 손실로 항원의 자극과 일치한다. 기타 암관련 조건은 표 21-2에 나타냈다.

3) 바이러스

일부의 암은 바이러스가 원인이다. 암유발 RNA 혹은 DNA 바이러스가 복제 주기를 완료하지 못하도록 방해하는 비허용 세포는 때때로 지놈(genome)에 변화를 일으켜 원발성 암 유전자를 활성화 시키거나 억제 유전자를 불활화 시킨다.

표 21-2. 종양 관련 질병

질 병	관련 종양
Paget병	골육종
잠복고환증	고환암
신경섬유종증	뇌암,유종
식도막증	식도암종
무위산성빈혈 및 악성빈혈	위암종
경변	간암
담식증	쓸개암
만성염증성 창자병	결장암
이동성 혈전정맥염	선암(특히 취장의)
중증근무력증, 진정적혈구계무형성	갑산선종
콩팥증후군	막성 암종, 림프종(특히 호지킨병)

4. 암발생 단계

일부 암 상태는 암이 되기전 일련의 성장 변화를 통해 진전한다. 일례로 경부암은 편평상피세포(metaplasia)로부터 편평상피세포의 과다형성으로 발전하며 마지막으로 침투성 암이 된다. 자궁 내막암은 자궁내막 초 신생물(hyperplasia)로부터 진전하여 비전형성 자궁내막 초 신생물 그리고 마지막으로 침투성 암이 된다.

암은 세포의 증식을 촉진하는 종양유전자의 활성화와, 세포의 성장을 방해하는 암 억제유전자 활성의 손실 등을 포함하는 일련의 유전자 변화로부터 야기된다.

발암 유전자의 돌연변이나 과 발현은 조절되지 않는 세포증식을 자극할 수 있는 단백질을 생산하고 반면에 암억제 유전자의 돌연변이나 손실은 이 이상 더 세포증식을 조절할 수 없는 비기능성 단백질의 생산을 초래한다. 돌연변이 세포는 증식하여 다음 세대의 세포들이 계속 응집되어 악성종양을 형성한다.

원래는 MOB-5라고 불렀던 인터루킨-24(IL-24)는 손상이나 감염에 반응하여 면역계통이 항상 분비하는 단백질이다. 대장암 세포에서 IL-24가 그 수용체에 결합하면 암세포가 스스로 성장할 능력을 갖게 된다. 분비 단백질은 성장, 이동 혹은 생존에 필요한 신호를 전달하기 위해 한 세포에서 다른 세포로 방출된다. 이러한 단백질은 홀로 활성을 나타낼 수 없으며 수용체를 통해서나 수여세포의 수용체들을 통해서 작용한다.

5. 암 유발 소인의 유전자

암 유발 소인을 갖는 유전자는 몇 가지 방법으로 작용한다.

- 이 유전자는 외부에서 발생한 전구발암원(precarcinogen)이 세포의 지놈을 직접 손상시킬 수 있는 활성형 발암 형태로 대사되는 속도에 영향을 미친다.
- 이 유전자는 DNA에 대한 손상을 복구할 수 있는 숙주의 능력에 영향을 미친다.
- 이 유전자는 정상세포 증식과, 관련조직 증식의 조절을 담당하고 있는 기관의 기능에 영향을 미친다.

특정 유전자좌에 기능성 대립유전자가 없으면 악성과정이 발생한다(표 21-3). 일예로 BRCA2 유전자좌에 어떤 돌연변이가 있는 사람은 DNA 복구경로가 DNA에 대한 마모와 손상을 적절하게 회복시킬 수 없기 때문에 유방암이나 난소암 같은 기타 암발생율이 85%에 달할 정도로 높다.

대장암을 유발한 유전자에 있어서의 돌연변이는 원래 암을 유발할 수 있다. 이 유전자는 APC로서 정상적으로 survivin이라는 단백질의 발현을 제한한다. APC가 변화될 때 survivin은 장시간 작용하며 죽는 대신 대장의 줄기세포가 과집단을 형성하여 결과적으로 암이 된다. Survivin은 대장암에서 과 발현된다. Survivin은 세포가 정상적으로 죽는 과정이 계획된 세포 사망 혹은 아팝토시스를 저해한다. 계획대로 죽는 것 보다는 오히려 암세포는 조절에서 벗어나 성장한다. APC 유전자는 survivin 생산을 차단시켜 survivin의 양을 조절한다.

6. Proto-Oncogenes

Proto-Oncogenes는 신체내에서 성장과 복구과정에 개입된 단백질을 암호화하는 정상세포내 성장조절의 중추로 작용한다.

이 유전자는 발암유전자나 암을 발생시키는 유전자에 선행한다. 성장과정에 개입된 ras 같은 Proto-Oncogenes의 활성화나, 세포분열에 제동을 가하는 유전자에 결합하거나 활성화시켜서 성장을 계속하는 p53 같은 억제유전자의 불활화는 하나의 세포를 신생물로 전환시킨다. p53 유전자의 결함은 모든 암 발생의 반을 차지한다.

그러나 Proto-Oncogenes 중 하나만이 암발생을 증가시키는 유전자와 관련있는 것은 아니다. 암 과정에 이러한 유전자가 거의 개입되지 않은 것은 이러한 유전자가 암발생유전자 쌍으로 전환되는 것과 함께 특정 표적 조직내에서 발생하는 체세포 돌연변이의 결과이다.

7. 발암 유전자의 역할

암의 유전적 표적은 발암 유전자이다. 발암 유전자는 HER-2/neu 같은 다양한 암종 유전자와 관련이 있다. 발암 유전자는 정상 유전자가 변환된 것이다. 평생 다양한 돌연변이가 정상 유전자를 악성 발암 유전자로 전환시킬 수 있다. 일단 발암 유전자가 돌연변이로 활성화되면 과도 혹은 부적절 세포증식을 촉진한다.

발암 유전자는 여러 가지 암 중 약 15~20%에서 확인되었고 이러한 세포의 악성 경향을 결정짓는다. 30가지 이상의 발암 유전자가 확인되었으며 일부는 특정 암종과 연관이 있다(표 21-3). 각각의 유전자는 암세포의 특징적인 표현형을 발생시킨다.

세포의 정상 성정과정에 개입된 주요 발암유전자 산물로는 sis 발암 유전자의 성정인자, 표피성장인자 수용체(EGFR), src 발암 유전자의 막관련 단백질 카네이즈, ras 발암 유전자의 막관련 구아닌 삼인산-결합단백질, ras 발암 유전자의 세포질 단백질 카이네이즈, c-myc 발암 유전자의 핵내 전사 조절인자 등이 있다.

뿐만 아니라 암억제 유전자는 p53이나 Rb 발암 유전자처럼 조절되지 않는 세포 성장에 대하여 억제작용을 한다.

표 21-3. 특이 유전자좌의 동형접합손실과 관련된 종양

종양 형태	관련 염색체
2형 복합 내분비샘 신생물	1
신장세포 암종	3
폐암종	3
결장 암종, 가족성대장 폴립증	5
2a형 복합 내분비샘 신생물	10
Wilms 종양, 간아세포증, 횡문근육종	11
망맥모세포종(Retinoblastoma)	13
관상 유방암(Ductal breast carcinoma)	13
결장 암종	17
청(acoustic) 신경초 종, 수맥종(meningioma)	22

1) 활성 기전

점 돌연변이(point mutation), 버킷 림프종의 142나 t8 같은 전위, 유전자 산물의 과발현과 함께 유전자 카피수 다수를 의미하는 유전자 증폭 등은 활성 기전이다.

- c-erbB-2(HER-2/neu) 발암 유전자의 과 발현은 침투성 관상 유방암 환자의 34%에서 관찰되며 생존률이 희박하다.
- 점 돌연변이 ras proto-oncogenes의 활성화는 모든 암의 30%와 연관이 있다. 급성 골수성 백혈병 환자의 25%가 이 점 돌연변이를 나타낸다. Ras는 대장암과 췌장암에서 자주 돌연변이 되어 ras 활성화는 IL-24와 그 수용체의 조절되지 않는 발현을 유도한다.
- 필라델피아 염색체라고도 불리는 22번 염색체에 bcr-abl 혼성 유전자의 형성과 함께 9번 염색체에서 22번 염색체로 abl proto-oncogenes의 전위는 만성 골수성 백혈병을 야기한다.
- 점 돌연변이 같은 억제 유전자의 불활화는 억제할 수 없는 세포분열을 유도하고, 13번 염색체에 있는 RBI 억제유전자 중 각각의 elgl 불활화는 아동의 악성 망막 모세포종과 관련이 있고, 17번 염색체에 있는 p53억제유전자의 불활화는 대장, 유방, 폐 및 중추신경계에 발생한 모든 악성 종양의 25%~50%를 차지한다.

2) 바이러스성 발암 유전자

각종 RNA 및 DNA 바이러스는 악성종양과 관련이 있다. Epstein-Barr 바이러스와 파필로마 바이러스는 각각 버킷 림프종과 경부암의 병인인 발암의 원인이 된다.

바이러스는 바이러스성 발암 유전자를 표적세포로 옮겨서 이곳에 확고히 자리를 잡는다. 이어서 후손 클론은 바이러스성 유전자를 옮겨 클론의 악성 표현형을 유지한다.

3) 종양억제 유전자

최근 아주 다른 종류의 암 유전자가 발견되었으며 이 종양억제 유전자는 정상세포에서 세포 성장의 증식을 조절한다. 이런 유전자가 불활화되었을 때 증식에 대한 차단은 제거되어 세포는 조절에서 벗어나 성장을 시작하고 혹은 유전적으로 고갈된 세포 자신이 조절되지 않고 증식한다. 이 종양 억제 유전자를 항발암 유전자라고 부른다.

정상세포에서 종양 억제 유전자의 작용에 관한 많은 자료가 있다. 정상세포는 한 조직내의 서로 다른 세포에 음성 성장 효과를 미친다. 정상세포도 자신의 성장과 인접 세포의 성장을 위해 음성 조절 인자를 분비한다. 확산인자도 인접 환경내의 다른 세포의 말기분화를 유도하기 위해 정상세포가 방출한다. 이러한 인자의 예로는 β-인터페론, 종양 성장 인자, 종양 괴사 인자(TNF) 등이 있다.

정상 유전자 산물은 어떤 방법으로 악성 변형을 억제한다. 정상세포는 이 성장-억제 및 분화-유도 인자의 존재를 검출하는 수용체를 갖고 있어서 이 인자들이 음성 성장 신호를 처리하여 적당한 성장조절로 반응 하도록 한다. 유전자는 음성 성장 조절인자의 검출과 반응에 필요한 단백질을 암호화 하고 있다. 만일 이 과정이 불활화의 결과로 혹은 염색체 유전자좌의 손실 같은 중요한 성분의 부재의 결과로 기능에 이상이 생기면 세포는 계속해서 유사분열 자극에 반응하지만 증식을 중단하는데 필요한 음성피드백에 반응할 능력을 소실한다.

사람은 하나의 유전자 목록을 보유하여 각각의 유전자는 특정 세포의 성장을 음성조절한다. 이러한 유전자의 체세포 불활화는 암세포 성장을 시작시키거나 양성종양을 악성종양으로 변형시킨다. 그러므로 종양억제유전자의 체세포 불활화는 암 발생에서 발암 유전자의 체세포 활성화만큼 중요하다.

8. 암에 대한 신체 방어

종양이 면역거부과정을 회피하는데 있어서의 성공을 그 어떤 단순 설명도 만족하지 않지만 신생물 세포의 초기 클론은 면역반응에 의해 제거된다. 악성종양의 성장은 주로 종양세포의 증식능력과 이 세포들이 숙주조직을 침투하여 멀리 떨어져 있는 부위에 전이할 수 있는 능력에 의해 결정된다. 악성종양은 숙주방어기전을 회피하거나 극복할 수 있다.

종양 면역의 일반적 특징은 다음과 같다.

- 종양은 숙주의 면역계통에 의해 이물질로 인식되는 항원을 발현한다.
- 정상 면역반응은 종종 종양성장을 저해하지 못한다.
- 종양세포를 살해하여 종양의 숙주를 종양에서 벗어나게 하기 위해 면역계통을 자극할 수 있다.

종양에 대한 숙주 방어기전은 체액성이면서 세포성이다. 효과인자 기전으로는 T림프구, 자연살해세포, 대식세포, 항체 등이다.

1) T림프구

세포독성 T림프구(CTL)는 생체내에서 효과적인 항종양면역력을 제공한다. 이식된 종양의 CTL매개 거부반응은 생체내에서 아주 효과적인 특이 항 종양면역의 유일한 성공적인 예이다. 사람 고형암의 염증성 침윤으로부터 유도된 단핵구 세포는 일명 종양 침윤 림프구라고 하며 CD4+T세포는 효과적인 CTL 발달을 위해서 싸이토카인을 제공함으로써 항 종양 반응에 역할을 한다.

2) 자연 살해세포

자연 살해세포는 종양에 대한 직접적인 인식이나 종양-특이 T림프구에 의해 생산된 싸이토카인의 결과로 활성화된다. 이러한 세포는 CTL이 세포를 살해하는 것과 동일한 용해기전을 사용하지만 T세포 항원 수용체를 발현하지 않고 특이성이 넓다. 종양 살해에 관한 연구는 IL-2-활성화 자연 살해세포의 역할에 집중되어 있다. 림포카인-활성화 살해세포라고 불리는 이 세포는 말초혈액세포를 배양하거나 IL-2를 과량 투여한 암환자에서 채취한 종양 침투림프구를 배양하여 시험관내에서 유도할 수 있다.

자연살해세포는 종양의 발달, 특히 바이러스 항원을 발현하는 종양에 대해서 면역 감시의 역할을 한다.

3) 대식세포

활성화 대식세포는 싸이토카인인 TNF를 생산한다. 이름이 의미하는 바대로 TNF는 종양을 살해하지만 정상세포는 살해하지 않는다. TNF는 직접적인 독성 효과와 종양혈관에 대한 간접적인 효과로 종양을 살해한다.

4) 항체

항체는 항종양 면역반응의 효과를 매개하는데 있어 T림프구보다는 덜 중요하지만 암을 보유하고 있는 숙주는 각종 종양 항원에 대하여 항체를 생산한다. 이 항원은 종양표지로 작용한다.

악성 종양이 숙주에 의해 이물질로 인식되는 단백질 항원을 발현하지만 면역감시가 일부 종양의 과성장을 제한한다는 사실에도 불구하고 면역계통은 자주 암의 발생을 저해하지 않는다. 즉 종양의 빠른 성장과 확산이 면역반응의 효과기전을 압도하기 때문이다.

9. 종양표지

정상세포가 악성세포로 변형되었을 때 그 세포는 성숙 정상세포에는 없는 특유의 항원을 발현한다. 종양은 종종 숙주가 항체를 형성하는 종양-특이 항원(TSA)을 생산한다. 바이러스-유도 종양은 가장 항원성이 높고 화학물질-유도 항원은 가장 항원성이 낮다.

호르몬이나 효소 등과 같은 종양표지는 종양 내에 있거나 종양에 의해 생상된 물질이며 혹은 숙주와 정상조직을 구별하기 위해서 또는 종양의 존재를 결정하기 위해서 사용될 수 있다. 그리고 종양항원에 반응하여 숙주에 의해 생산되기도 한다. 비-신생물 상태도 종양표지를 나타낼 수 있다.

일부 종양표지는 암을 선별 검사하기 위해 사용되지만 더 흔하게는 재발을 감시하거나 환자내 암 부하의 정도를 결정하기 위해 사용된다. 종양표지는 생화학, 면역화학 및 분자 검사법을 사용하여 조직과 체액에서 정량적으로 측정될 수 있다(표 21-4).

가장 최초로 발견된 것은 종양항원은 벤스-존스 단백질로서 다발성 골수종 환자에서 발견된 면역글로불린의 L chain이다. 종양표지는 전립선암, 유방암 및 방광암 환자에 대한 진단과 감시에 특히 중요한 역할을 한다.

일반적으로 검사에 사용되는 세 가지 종양표지는 carcino-embryonic antigen(CEA), 전립선 특이항원(PSA) 및 CA15-3 등이다.

그 밖의 잘 알려진 종양표지로는 골암의 알칼리성 인산화효소와 콜라겐형 표지, 골수종의 면역글로불린, 신경모세포종과 크롬친화세포종의 카테콜아인과 그 유도체들, carcinoid의 세라토닌 대사산물 등이 있다. 뿐만 아니라 호르몬 수용체, cathepsin-D, HER/neu 발암유전자, 플라스미노겐 수용체 및 저해제 등과 같은 유방조직 예후 표지도 있다. FDA로부터 승인 받은 암표지의 목록은 계속 증가하고 있다(표 21-5), 다중표지 조합은 일부 암을 관리하는데 이용할 수 있다(표 21-6).

표 21-4. 정상 유전좌의 체세포 돌연변이에 의해 형성된 종양

발암 유전자	종 양
ad1	만성골수백혈병
myc	버킷림프종
N-*myc*	신경모세포종
EGFR, HER-2	유선종양
Ras type	각종 종양

표 21-5. 혈청내 종양표지 농도가 증가하는 비-종양상태

종양표지	정상농도	
CEA	2.5ng/ml 이하	염증성 장질환, 췌장염, 위염, 흡연자의 만성기관지염, 알콜성간질환, 간염
AFP	40ng/ml 이하	임신, 바이러스성 감염후 간 조직 재생중, 화학적으로 유도된 간 괴사, 부분적 간절제, 낭성섬유증, 모세혈관 확장성 운동실조증, 미성숙 유아 및 티로신혈증
β-HCG	음성	임신
혈청 산성 인산화효소	음성	임신
데반 알칼리성 인산화효소	음성	임신

표 21-6. 신생물내 종양표지

종양표지	임상적 의미
CEA	각종 종양환자의 치료에 대한 반응을 감시
AFP	간암이나 배아세포 암의 진단
CA125	난소암의 진단
β-HCG	배아세포 종양의 진단
전립선 산성 인산화효소	전립선암의 진단

1) 종양 항원의 분류

자기-HLA 항원 뿐만 아니라 종양세포도 종양항원을 발현한다. 아직까지 확인된 종양항원은 네 가지의 형태로 분류되어, 화학적으로 유도된 종양에 있는 종양-특이 항원, 바이러스로 유도된 종양에 있는 종양-관련 항원, 태아성종양, 평편종양항원 등이 있다.

(1) 종양-특이 항원(Tumor Specific Antigen)

화학적으로 유도된 종양은 TSA라 불리는 항원을 발현하여 각각의 종양에만 고유하게 관련되어 있다. 이러한 항원들은 정상세포에서는 발견되지 않는다. 또한 이 항원은 아마도 화학물질로 유도된 모든 항원이 고유한 표현 특징을 갖고 있기 때문에 동일한 발암물질로 발생한 서로 다른 종양간에 교차 반응을 거의 혹은 아주 나타내지 않는다.

(2) 종양-관련 항원 (Tumor Associated Antigens)

종양-관련 항원(TAA)는 종양발생 바이러스에 의해서 암호화되는 세포표면 분자이다. 이러한 항원들은 바이러스 표면에 발현되지 않지만 숙주세포에 의해 합성된다. TSA와는 대조적으로 TAA는 바이러스 특이적이다. 그러므로 각각의 특이 바이러스는 근원 조직이나 동물 종에 관계없이 동일한 항원을 유도한다.

(3) 태아성 종양 항원(Carcinofetal Antigen)

잘 분화된 조직은 태아 유전자 산물을 거의 혹은 전혀 생산하거나 분비하지 않는다. 악성세포의 비정상적인 행위는 정상적으로는 태아기에만 발현되는 유전자에 가해지는 억제를 해제시킨다. 이 태아기 활성 유전자의 산물은 자기로 인식되기 때문에 체액성 혹은 세포성 면역반응을 일으키지 않는다.

그러나 악성 변형이 일어나는 동안, 유전자 해제는 이러한 유전자 산물을 생산하여 농도가 증가한다. 이 산물을 태아성 종양항원(oncofetal) 단백질이라 부른다. AFP, CEA는 태아 종양항원 등이 있다.

(4) Spontaneous Tumor Antigen(STA)

STA는 발생기전이 없으며 자연발생적으로 종양을 유발하는 항원이다. STA 종양이 화학적, 물리적, 바이러스에 의하여 생성된 종양과 유사한 지의 관계는 불확실하다. 실질적인 실험 데이타는 이들 종양이 독특한 항원을 생산하지 않는 것으로 보고하지만 일부 데이타는 이들 결과에 반대입장을 보인다.

2) 특이 종양표지

특이 종양표지로는 alpha-fetoprotein(AFP), Beta human chorionic gonadotropin(β-hCG), CA 15-3, CA 19-9, CA 27.29, CA 125, CEA, PSA 및 전립선 산성 인산화효소, 갖가지 효소표지, 갖가지 호르몬 표지 등이 있다.

(1) AFP

AFP는 통상 태아의 간과 난황낭에 의해 합성된다. 간암, 내배엽 부비동 종양, 비정상 피종성 고환암, 고환이나 난소의 기형암종, 세로칸 및 꼬리뼈의 악성 종양 등과 같은 상태에서 ng내지 mg의 수준으로 혈청으로 분비된다. 뿐만 아니라 간으로 전이된 위암 및 췌장암 환자의 일부는 AFP 수준이 높다. AFP와 β-hCG는 둘 다 기형암종 환자의 85%에서 분비되기 때문에 이 환자에서는 원래 정량검사를 해야 한다. AFP 농도는 간염이나 낭성 섬유증 같은 비신생물 상태에서도 증가한다.

AFP는 화학요법과 방사선요법에 대한 환자의 반응을 감시하기에 신뢰할만한 지표이다. 대사 반감기가 생체내에서 4일이므로 2~4주 간격으로 농도를 검사해야 한다.

(2) β-hCG

자궁외 단백질인 β-hCG 베타서브유니트(β-hCG)는 생체내 대사 반감기가 16시간인 민감한 종양표지이다. 1ng/mg 이상의 β-hCG 혈청수준은 임신이나 자궁외임신, 내배엽 굴종양, 기형암종, 융모막 암종, 고환 배아암종, 폐의 귀리세포암종 등과 같은 악성종양을 강하게 의미한다.

표 21-7. 혈청내 종양표지

암형태	AFP	CEA	β-HCG	신경 enolase	기타호르몬
부신피질	−	−	−	−	+
유방	−	+	−	−	−
융모막암종	−	−	+	−	+
결장	Rare	+	−	−	−
식도	−	+	−	−	+
위	Rare	+	−	−	−
난소	−	Rare	−	−	+
췌장	Rare	+	−	−	Rare
부갑상선	−	−	−	+	+
크롬친화세포종	−	−	−	+	+
폐(귀리세포)	−	−	+	+	+
폐(편평세포)	−	+	+	−	+
고환증	−	−	−	−	−
Teratocarcinoma	+	−	+	−	−
갑상선(콜로이드)	−	−	−	−	+
감상선(수질)	−	−	−	+	+

(3) CA 15-3

CA 15-3은 MUC-Ⅱ 유전자가 암호화하여 대부분의 선 상피세포의 표면에 발현되는 고분자량 당단백질이다. 검사의 주목적은 유방절제술 후 환자를 감시하는 것으로서 25U/ml을 CA 15-3에 대한 참고치로 사용하며 1기 유방암 검출률은 단지 5%이다. 2기이상으로 진행될수록 민감도가 양호해지며 종양부하를 잘 측정할 수 있게 된다.

간질환 환자, 일부 염증상태, 기타 암종 등을 포함하는 기타의 상태에서 양성일 수 있다. CA 15-3 농도 변화는 절대 농도보다 예견을 정확하게 할 수 있다. 시간이 경과함에 따라 종양표지는 신체내 일정상태로 종양에 의한 항원생산과 분해 및 배출간의 균형을 나타낸다. 종양 발생의 변화는 종양지표 농도변화에 의해 반영된다.

(4) CA 19-9

CA 19-9는 Lewis 혈액형에 관련된 당지질이다. 농도 증가는 췌장암, 간 담낭암, 직장 결장암, 위암, 간암 및 유방암 환자에서 볼 수 있다. 주로 직장 결장암과 췌장암의 지표로 사용되며 특히 CEA보다 췌장암에 대한 특이성이 높다. CA 19-9는 또한 위장관암-관련 항원으로도 알려져있다.

(5) CA 27.29

유방암은 때때로 단당류가 산소로 연결된 다당류 사슬을 갖고 있어 분자량이 매우 큰 당단백인 뮤신 항원을 생산한다. 이 CA 27.29는 유방암-관련항원이라고도 부르며 이에 대한 단클론 항체는 이 항원의 혈청농도를 정량적으로 측정하는데 사용된다. 이 항체는 MUCI 유전자의 산물인 유방암-관련 항원의 에피토프를 인식한다. 이 항원은 MAM6, 모유(milk)뮤신항원, CA 27.29 및 CA 15-3 등으로 불린다. 이 종양표지를 유방암의 조기 재발을 예견하기에 다른 검사법과 연계하여 유용하게 사용된다. 그러나 유방암 선별 검사에는 사용할 수 없다. CA 27.29의 농도가 38U/ml 이상으로 증가하면 치료 받은 유방암 환자에서 재발이 발생했다는 것을 나타내며 부가적인 검사를 할 필요가 있다.

표 21-8. 종양표지의 응용

표 지	내 용
AFP 및 β-HCG	고환의 배선세포종양 환자의 치료와 감시에 조합하여 이용
CEA, AFP및 LDH	다른기관과 관련된 간 전이로부터 원발간암을 구별하기 위해 조합하여 이용
유리 PSA와 총 PSA 비율	전립선암과 양성전립선 비대를 구분
CEA 및 각종 mucin	유방암에 조합하여 이용
TAG-72, CEA 및 CA19-9	위암에 이용되지만 TAG-72 하나만 사용시의 민감도 보다 높지 않다.
CA-125	일정기간 연속적으로 측정하면 난소암의 조기진단이 가능하다.

(6) CA125

뮤신과 비슷한 당단백질인 CA 125는 체강 상피세포와 난소암종세포의 표면에 발현된다. CA 125는 조기 난소암에서 상대적으로 더 민감하다. 이 항원은 한 난소낭선 암종 환자의 세포주에 대하여 개발한 단클론 항체와 결합한다. 이 항원은 암종과, 골반염질환과 자궁내막증 등과 같은 각종 기관의 양성 질병에서는 증가하지만 특히 난소암과 자궁 내막 암종에서 유용하다.

(7) carcinoembryonic antigen(CEA)

CEA는 임신 중 정상 태아의 내분비 조직에서 주로 발견되는 세포표면 단백질이다. 만일 CEA가 성숙한 사람에서 검출된다면 제한적인 진단가치가 있지만 악성과 양성, 늑막 및 복수 삼출 간을 구별하는데 유용하다. CEA는 1965년에 최초로 결장암 환자에서 특이적으로 증가하는 종양표지로 발표되었고 후에 폐암, 유방암, 간암, 췌장암 등과 같은 기타의 암 환자에서도 증가됨이 확인되었다. 12ng/ml 이상의 혈장 농도는 악성과 연관이 깊다. CEA 수준 증가와 관련된 신생물 발생 상태는 중배엽적으로 유도된 위장관 신생물과 목 및 유방암 등이다. 또한 흡연자 중 20%와 흡연경력자 중 7%에서 CEA 수준이 증가한다.

치료에 의해 2ng/ml의 정상수준으로 하락한 후 CEA가 다시 증가하면 임상적으로 암의 재발을 의미한다. 지속적인 상승은 병이 지속되고 있으며 치료 효과가 적다는 것을 나타낸다. 결장 제거 재수술 환자에서 CEA 수준 복귀 속도는 약 1달만에 정상 수준으로 하락하지만 4개월이 소요되기도 한다. 혈액검체는 치료경과를 확인하기 위해 2~4주 간격으로 채취해야 한다.

(8) 전립선-특이 항원 및 전립선 산성인산화효소

전립선암은 남성의 암사망 원인 중 중요한 위치를 차지한다. 전립선암의 종양표지에는 두가지가 있으며 하나는 PSA이고 나머지는 전립선 산성인산화 효소이다. PSA는 전립선 조직-특이적이며 전립선암-특이적은 아니다. PSA는 거의 전립선 표피세포에서만 분비되는 단백분해효소이다. 정상 분비선구조가 양성이나 악성 종양 염증에 의해 파괴되었을 때 PSA 혈액수준은 증가한다.

혈청 PSA는 양성종양과 비교하여 종양의 단위 부피당 크게 증가하며 종양 부피에 직접 비례한다. 유리 PSA는 양성과 악성전립선암 간의 구별에 유용하다. 뿐만 아니라 종양의 진전과 치료 효과를 감시하는데도 유용하다.

전립선암을 진단하는 기타의 검사법에는 PSA 초과시간의 증가를 측정하는 PSA속도법, 혈청 PSA 농도와 전립선 부피의 비율을 측정하는 PSA 밀도법, 연령에 따라 증가하는 PSA 농도를 계산하는 연령-조정 PSA법, 생물·통계적으로 처리된 알고리즘, 유리 및 총 PSA, 복합 PSA 및 가장 최근의 PSA와 유사하지만 동일한 분자가 아닌 KallikreinⅡ 등이 있다.

전립선 산성인산화 효소는 또 다른 전립선암 표지이다. 전립선암에서만 전적으로 진단되는 혈청내 효소이다.

(9) 기타 효소표지

젖산 탈탄산 효소(Lactic dehydrogenase : LDH)는 대단히 흔하게 측정되고 있는 해당경로의 효소이다. LDH 수준은 고형암의 무게와 상관관계가 있기 때문에 암의 진전을 감시하는데 사용될 수 있다.

뉴론-특이 엔올라제(Neuron-specific enolase)는 신경능선으로부터 유도된 모든 암세포에 특이한 동종효소(isoenzyme)이다. 효소증가는 neuroblastoma, pheochromocytoma, oat cell carcinoma, 기타 neural crest 유도 종양 등에서 확인된다.

태반 알칼리성 인산화효소는 임신기간 중에 검출된다. 정소암(seminoma)과 난소암의 상태에서 검출된다.

(10) 기타 호르몬 표지

부적절한 호르몬의 혈청수준이나 증가는 종양표지로 작용할 수 있다. 부신피질 자극 호르몬(ACTH), 칼씨토닌, 카테콜아민 등은 내분비기관과 평편세포 폐종양의 분화된 종양에 의해서 분비된다. 귀리세포(Oat cell)암종은 β-hCG, 항 이뇨 호르몬, 세로토닌, 칼씨토닌, 부갑상샘 호르몬 및 ACTH를 생산한다. 이 호르몬들은 치료에 대한 환자의 반응을 추적하기 위해 사용될 수 있다.

뿐만 아니라 일부 유방암은 프로제스테론과 에스트라디올 수용체를 나타내며 이 수용체로는 항 호르몬요법에 대한 양성반응과 깊은 상관 관계가 있다. 신경아세포종, 크롬친화세포종 등의 환자는 소변에서 검출될 수 있는 카테콜아민 대사산물을 분비한다. 신경아세포종도 신경-특이 엔올라제와 ferritin을 방출하므로 이 지표는 진단과 예후에 사용될 수 있다.

3) 유방암, 난소암 및 경부암 표지

순환성 유방암 항원은 십여년간 치료효과를 감시하고 재발을 평가하기 위해 사용되어 왔다. 에스트로겐과 프로제스테론 수용체는 예후지표와 치료요법 선택 지표로 사용된다. 상대적으로 새로운 방법은 발암 유전자 HER-2/neu를 예후지표와 치료요법선택 지표로 사용하는 것이다. 이것은 HER-2/neu 수용체를 표적으로 하는 화학요법제로 herceptin 도입에 특히 유용하다. 암 부위에 HER-2/neu를 발현하는 유방암 환자는 예후가 불량하여 HER-2/neu 유전자를 발현하지 않는 환자보다 생존기간이 짧다. HER-2/neu 검사법은 두가지 임상적 기능이 있어서 하나는 transtuzamab 같은 herceptin 요법에 반응하기 위한 예견 지표이고 나머지는 예후 지표이다.

최근 젊은 여성에서 원발성 유방암의 발생을 강력하게 예견할 수 있는 새로운 지표가 보고되었다. 이미 확립되어 있는 70가지 유전자 프로파일을 이용한 미세정열 분석법으로 양호-예후 유전자-발현 서명은 암의 발병을 예견하는데 대단히 유용한 인자라는 것을 입증하는 것이다.

(1) 피부 증식 인자 수용체

피부 증식 인자 수용체(Epidermal growth factor receptor : EGFR)와 인간 피부증식인자 수용체-2(HER-2, HER-2/neu 혹은 c-erB-2)는 정상 상피세포에 발현된 막관통 tyrosine kinase 수용체이지만 일부 암세포에서는 과 발현된다.

두 수용체 중 어느 하나는 정상인에서 세포표면 으로부터 방출되어 순환하지만 암 환자에서는 비정상적으로 고수준이다.

항체를 이용하는 면역측정법을 사용하여 혈청이나 혈장 중의 농도를 측정할 수 있어서 환자의 HER-2/neu나 EGFR 상태를 실시간 평가할 수 있거나 환자를 감시하기 위한 반복시험을 할 수 있으며 표준화되고 정량적인 방법으로 검사할 수 있다.

HER-2와 EGFR은 이러한 성장인자 수용체의 발암능력을 저해할 수 있는 치료법을 개발하기 위한 중요한 약리활성의 표적이 된다. 치료법으로는 HER-2 단백질 과발현을 표적으로하여 차단시키도록 고안된 소분자 저해제가 있다.

Herceptin에 대한 transuzamab는 HER-2/neu를 과 발현하는 세포를 표적으로하는 인간화 항체요법의 효율성을 증가시키기 위해 화학요법과 병행하여 성공적으로 사용되고 있다. IMC-225라고 알려진 항-ECFR 항체는 EGFR 발암단백질을 과 발현하는 세포에 대하여 반응한다.

(2) 유방암 분자 진단법

이배체(diploid), 이수체(aneuploid) 등과 같은 DNA 분석법 및 Go, G1, G2M 등과 같은 세포 주기 분석법을 사용하면 유방암과 같은 일부 고형암을 진단하는데 효과적이다. 유방암에서, S기가 늦고 DNA가 이배체이면 상대적으로 예후가 양호하며, S기의 세포수가 많고 이수체이면 예후가 불량하다.

종양에 대한 DNA 분석법은 예후가 점점 불량한 순으로 이배체, 근이배체, 사배체, 이수체, 고사배체, 저배체 등으로 분류한다. 종양의 GoG1DNA 함량과 정상의 GoG1DNA 함량 비율을 DNA 지수라고 부른다. 치료법 선택과 예후를 평가하기 위해서는 배수체 상태와 S기 분획을 호르몬 수용체 상태와 같은 기타의 지표와 결합시켜야 한다.

4) 방광암

방광암 환자를 관리하기 위해 사용되는 종양표지를 찾기 위해 많은 연구를 수행하였고 결과적으로 Matritech Nuclear matrix protein(NMP-22)와 Bard's BTA 검사법과 같은 방법들이 임상용으로 FDA의 승인을 받았다.

거의 모든 인간 종에는 암의 악성 증식을 촉진시키는 성장효소인 telomerase가 포함되어 있다. 정상세포는 이 효소를 항상 갖고 있지는 않다. 이 효소는 종양세포의 DNA를 갱신하여 무한히 복제하도록 한다.

Telomerase는 난소암 세포에서 처음 발견되어 나중에 실제로 모든 암세포에 존재한다는 것이 확인되었다. 다른 생세포들이 telomerase의 기능을 필요로 하는지 아닌지에 대해서는 아직 확실하지 않다. 일예로, telomerase를 저해하면 줄기세포에 악영향을 미치는데 이 세포는 혈액세포와 림프구를 생산하도록 도우며 이 효소의 기능을 필요로 한다.

두번째로, telomerase 저해는 이 효소가 기능을 발휘할 인체 계통에서 생리적으로 입증되거나 검사되지 않았다. 마지막으로 telomerase에 기초한 약물은 암의 확산 능력을 감소시켜야 한다. Telomerase 저해제에 대한 일차 선별검사와 이 효소의 작용을 차단하는 화학물질을 발견하고 개발하는 향후의 연구 계획을 확립하여 좀더 효과적인 항암 약물을 고안할 수 있다.

10. 종양치료법

최근까지 암을 치료하기 위해서 수술, 방사선조사, 화학요법 등과 같은 세가지 양식을 사용해 왔다. 새로운 양식으로는 인터페론과 같은 생물학적 반응 조절 물질(BRM)이 있다. 암이 스스로 영양과 산소를 공급하기 위하여 새로운 혈관을 형성하는 것을 막는 혈관 형성 저해제를 포함하여 여러 가지 새로운 치료법의 암치료 효과를 입증했지만(표 21-9), 약물유도 면역억제와 단독 IFN 요법 혹은 병용은 수술 후나 혈액암과 같이 수술이 적절치 않은 경우에 가장 흔히 사용되는 치료법이다.

1) 화학요법제

항요법에서 약물은 치료, 완화, 효과적인 요법을 개발하기 위한 연구 목적 등으로 사용된다. 약물작용기전은 세포 유사분열 주기와 관련이 있다.

- 세포 주기 작용, 단계 특이
- 세포 주기 작용, 단계 비특이
- 비세포 주기작용

(1) 세포주기 작용 및 단계 특이

이 범주에 속하는 약물은 유사분열의 S, G_2 혹은 M기에 작용한다.

S기 작용약물은 항-대사산물, antifol, 합성효소저해제 등으로 나눈다. 항-대사산물은 nucleotide 유사체를 DNA로 병합시켜 5-fluorouracil, 6-mercaptopurine, 6-thiopurine 혹은 fludarabine 등과 같은 비정상 핵산이 개입된다.

Antifol은 이수화엽산 환원효소의 경쟁적 저해제로 작용하며 이 효소는 methotrexate처럼 싸이미딘 합성에 필요한 메틸기의 발생을 위해 반드시 필요하다.

표 21-9. 악성 종양의 면역 요법

방 법		물 질	작용기전
능 동	특 이	종양세포 및 그 추출물	세포성 및 체액성 반응
	비특이 전신	BCG Corynebacterium parvum의 세포벽을 메탄올로 추출한 성분, 슈도모나스백신 Levamisole, interferon	일반 면역 능력 단핵탐식세포 계통의 활성 증가 면역능력 회복
	비특이 국소	BCG, 바이러스, 합텐, dinitrochlorobenzene	대식세포 활성화 : bystander효과로 종양세포 살해
수 동	특 이	동종기관 발생항체 표적단클론항체 면역 RNA전달인자와 같은 림프구 및 그 추출물 림프구-활성화 살해세포	수용성 항원 제거 혹은 표적세포 직접사멸 항함제나 방사성 동위원소에 결합 면역전달 종양세포의 용해

합성효소저해제로는 cytosine arabinoside 같은 DNA 중합효소 저해제와 hydroxyurea 같은 뉴클레오타이드 환원효소 저해제가 있다. G2기 작용 약물로는 DNA를 절단하는 bleo-mycin과, topoisomerase와 결합하여 DNA 내의 이중가닥을 파괴하는 Eposin, Etopophos, Vepesid, VP-16 등과 같은 etoposide가 있다.

M기 작용약물로는 감수분열시 발생하는 방주체를 저해하는 vincristine, rinblastine 등과 같은 vinca alkaloid계와 미세관(microtubule)을 안정화시키는 Taxol과 같은 paclitaxel이 있다.

(2) 세포주기작용 및 단계 비특이

이 범주에 속하는 약물은 DNA 이중가닥에 끼어드는 물질이거나 알킬화시키는 물질, 5-fluorouracil 등이 있다. DNA에 끼어드는 물질의 예로는 Adriamycin, Daunomycin, Idarubicin, Mitoxatrone 등과 같은 anthracycline계와 Dactinomycin-D, Cosmegan Lyorac 등과 같은 actinomycin D가 있다. 알킬화 물질로는 cyclophosphoamide와 ifosfamide가 있다.

이러한 약물들은 방향족 고리를 DNA 이중나선구조의 염기쌍 사이로 삽입시켜서 정상적인 DNA를 왜곡시킨다.

(3) 비세포주기 작용

이 범주에 속하는 약물은 다섯 가지의 형태, 즉, 알킬화물질, L-asparagine효소, 코티코스테로이드, 호르몬 길항제, 기타 약물 등이 있다. 알킬화 물질은 mechlorethamine(Mustargen), cyclophosphamide(Cytoxan), chlorambucil(Leukeran) 그리고 melphalan(Alkeran) 등과 같은 nitrogen mustard 및 mustard유도체가 있으며 DNA의 이중가닥 사이를 교차연결시켜서 정상적인 DNA 복제를 방해한다. 이러한 방해작용은 세포독성이 있을 뿐만 아니라 잠재적으로 돌연변이와 암을 발생시킨다. Asparagine 효소는 단백질 합성을 저해한다.

Glucocorticosteroid는 가장 흔히 사용되고 있는 스테로이드다. Steroid는 손상을 가하는 염증성 면역반응을 조절한다. 표적세포는 단구와 T림프구이다. 단구는 IL-1 생산을 차단하고 TNF-γ를 차단하며 화학주성을 감소시켜 결과적으로 T세포의 활성화와 단구와 호중구의 활성화 및 재보충을 저해하며 염증부위로 세포의 이동을 저해한다. 종양에 사용된 스테로이드로는 prednisone과 같은 glucocorticoid류, diethylstilbestrol과 같은 estrogen류, testosterone propionate과 같은 androgen류, medroxyprogesterone이나 megestrol acetate과 같은 progestation 물질 등이 있다.

Tamoxipen과 같은 호르몬 길항제는 특이세포질 수용체와 경쟁적으로 결합한다.

(4) 싸이토카인류

IFN, IL-2, CSF 등과 같은 싸이토카인은 또다른 일군의 암화학요법 약물을 형성한다. IFN, IL-2, CSF는 일부 암환자에 사용되고 있다. 현재 IFN은 털 세포 백혈병(hairy cell leukemia), 만성 골수성 백혈병, 다발 골수종 등의 환자를 치료하기 위해 사용되고 있다. IL-2는 신장 세포암과 흑색종 치료에 사용되고 있다. CSF는 화학요법-유도 호중구 감소증의 기간을 감소시키며 투여량을 강화하여 치료효과를 높일 수 있다.

(5) 인터페론

재조합 IFN-α의 개발은 가장 신속한 항신생물약제이다. IFN은 1957년에 원래 자연적으로 생산되는 항-바이러스 물질로 인식되었으나 곧 항-신생물 특성이 확인되었다. 대량의 고순도 IFN-α를 재조합 DNA 기술로 준비한다. IFN은 바이러스로 자극된 림프구로부터 수확된 배양 상청을 정제하여 만들며 IFN이 종특이성 물질이기 때문에 동물모델을 이용하여 실험할 수 없다.

IFN-α는 광범위한 악성종양에 활성이 있다. IFN-α는 단구나 림프구 같은 효과세포 없이도 종양성장을 저해할 수 있다. 가장 주목할만한 IFN의 효능은 B세포, T세포, 림프구 근원의 혈액 암에서 효과가 있다. 후천성 면역결핍증후군과 관련된 카포시 육종 환자에서도 활성이 높다. 그러나 대부분의 고형암에 대한 활성은 전혀 없다.

IFN은 단독 치료약물로도 사용되었지만 몇 가지 세포독성 약물이나 다른 형태의 인터페론과 병용 투여 했을 때 여러 가지 세포주에서 부가적인 효과나 상승 효과를 발생할 수 있다. 일예로, 표준약제에 대하여 저항성이 있는 혈액암 환자는 IFN-α와 저항성을 나타내는 세포독성 약물을 동시에 혹은 차례로 투여 했을 때 치료 효과를 나타낸다.

악성종양을 관리하는데 있어서 궁극적인 IFN의 역할은 아직 완전히 밝혀지지 않았다. IFN 단독투여 혹은 세포독성약물과 병용투여, 방사선요법 혹은 기타 림포카인요법은 많은 악성 환자들에 대하여 매우 효과적이다.

2) 약물-유도 면역억제효과

고형암이나 백혈병과 같은 악성종양을 치료하기위해 사용되는 약물은 면역반응, 지연형과민반응, 특이항체생산 등에 지대한 면역억제 효과를 갖고 있다(표 21-10). 약물에 의해 유도된 면역저하의 예로는 코티코 스테로이드가 골수로부터 순환 혈액으로 배출되는 것을 차단시키기 때문에 T세포를 고갈시키는 것과 엽산 길항제

표 21-10. 면역 반응에 미치는 화학요법 효과

	항 체		지연형 과민반응	
	일차반응	이차반응	일차반응(원래)	이차반응(기억)
Corticosteroid	0	0	++	+
Methotrexate	++	+	+	0
6-Mercaptopurine	0	+	+	0
Azathioprine	0	+	+	0
6-Thioguanine	0	+	+	0
Cytosine arabinoside	+	++	0	0
Cyclophosphamide	++	0	+	0
L-asparaginase	+	0	0	0
Daunomycin	+	0	+	0

표 21-11. 새로운 치료약물

약 명	작용방식	적 용
Herceptin	HER-2 수용체에 결합하여 성장억제	유방암
Rituxan	세포막 단백질을 표적으로 하는 단클론항체	비-호지킨 림프종
Campath	표적세포파괴	만성림프성 백혈병
Gleevec	성장억제	만성골수백혈병

와 퓨린 유사체에 의해 발생된 항체반응의 역기능 등이 있다. 이러한 이유로 면역억제에 이은 이차감염은 치료를 시작한 암 환자와 임상적 회복 중인 환자에서 사망의 주요 원인이다.

3) 최근 경향

종양에 대한 면역요법은 능동 혹은 수동요법의 형태를 취할 수 있다.

(1) 능동면역요법

① 죽은 종양세포, 종양항원 혹은 펩타이드로 제조합 예방주사
② 보조자극 인자와 싸이토카인을 발현하여 종양에 대한 세포성 면역을 촉진 및 T림프와 NK세포의 증식과 분화를 자극하는 싸이토카인으로 치료
③ 염증성 물질의 국소투여에 의하거나 혹은 림프구의 다클론 활성인자로 작용하는 물질의 전신 치료에 의한 면역계통의 비특이 자극

(2) 수동면역요법

① 항암작용을 갖춘 배양 면역세포를 종양을 갖고 있는 숙주로 옮기는 수동 세포 요법
② 특이 종양면역 요법을 위한 종양-특이 단클론 항체 투여

암치료의 새로운 방법 중 하나는 감시를 개선하여 비정상세포를 제거하기 위하여 신체 내 자연 면역반응을 증강시키는 것이다. 예로는 IFN 투여와 결핵에 대한 BCG 예방주사 접종이 있다. BCG는 대식세포와 T림프구의 특정 부위로 이동을 촉진시키고 그 곳에서 종양세포를 파괴한다. 이것은 현재 일차요법은 아니다.

4) 새로운 약물요법

암치료에 사용되는 약물 목록은 계속적으로 증가하고 있다. www.phrma.org라는 welosite에서는 402가지의 실험 약물을 열거하고 있다. 새로운 치료 약물은 다양한 작용 방식과 응용을 표적으로 하고 있다(표 21-11).

찾아보기

『ㄱ』

『ㄴ』

『ㄷ』

『ㅈ』

『ㅍ』

『ㅎ』

INDEX

『A』

『B』

『C』

『D』

『E』

『F』

『G』

『H』

『I』

『O』

『P』

『R』

『S』

『T』

『V』

『W』

『Z』

저자소개

최승구(신한대학교)
김충환(마산대학교)
양병선(진주보건대학교)
이재상(동암의학연구소)
조혜현(전주기전대학교)
강태숙(목포과학대학교)
박창은(남서울대학교)
엄용빈(순천향대학교)
정무상(제주한라대학교)
최원창(대전과학기술대학교)
김선희(서해대학교)
서　설(대구보건대학교)
육근돌(대전보건대학교)
정병균(서영대학교)
홍승복(충북보건과학대학교)
김유현(원광보건대학교)
신영순(대전보건대학교)
이영종(광주보건대학교)
정우복(동남보건대학교)
황석연(대전대학교)

면역혈청학

2009년 7월 20일 초판발행
2015년 3월 20일 초판 2쇄발행

지은이 : 최승구 · 강태숙 · 김선희 · 김유현 · 김충환
박창은 · 서　설 · 신영순 · 양병선 · 엄용빈
육근돌 · 이영종 · 이재상 · 정무상 · 정병균
정우복 · 조혜현 · 최원창 · 홍승복 · 황석연
펴낸이 : 이상태
펴낸곳 : 청구문화사
주소 : 120-831 서울특별시 서대문구 성산로 11길 15
전화 : 02) 332-0541(代) FAX : 02) 337-9577
등록 : 1990년 11월 2일 제9-247호

가격 40,000원

ISBN 978-89-5616-636-0 93510